Dr. med. Samuel Hahnemann

Organon 6 der Heilkunst

Lern- und Arbeitsbuch - Gesamtausgabe

Mit Grafiken zu jedem Paragraphen

Herausgeber Günter Macek

Layout & Satz, Grafische Gestaltung, Verlag & Vertrieb:
Verlag Peter Irl • Neurieder Str. 8 • 82321 Buchendorf bei München
Tel.: 089/8935630 • Fax: 089/89305321
E-Mail: info@irl.de • Internet: www.IRL.de
ISBN 978-3-933666-31-4
1. Auflage 2007

„Titelbild unter Verwendung einer Vorlage des Instituts für Geschichte der Medizin der Robert Bosch Stiftung Stuttgart hergestellt; Abdruck mit freundlicher Genehmigung des Inhabers der Rechte für die Vorlage"

Inhalt

Organon 6 der Heilkunst

Lern- und Arbeitsbuch - Gesamtausgabe

Vorwort

Hahnemanns Organon wird zu Recht als die „Bibel der klassischen Homöopathie" bezeichnet. Sie ist die wichtigste Primärquelle der homöopathischen Heilmethode. Allerdings bleibt dieses grundlegendste Werk der Homöopathie vielen Homöopathen verschlossen – wegen der ungewohnten Ausdrucksweise, vielfach verschachtelten Sätzen über mehrere Seiten und einer auf den ersten Blick nicht erkennbaren Gliederung. Jeder, der sich mit Homöopathie beschäftigt, kennt das Problem „Organon". Man weiß, wie wichtig das Organon ist, dass es für die erfolgreiche Behandlung unentbehrlich ist und dass darin die wirklichen Grundlagen der Homöopathie (für manche Homöopathen auch die gesamte Homöopathie) niedergeschrieben wurden. Aber die genannten Nachteile führen dazu, dass man das Organon nur nach mehrmaligem Studium versteht.

Darum beginnen die meisten Homöopathen immer wieder aufs Neue zu lesen und lernen und legen das Organon erneut nach kurzer Zeit weg. Dieser Vorgang wiederholt sich öfters. So war es zumindest bei mir und den meisten meiner mir bekannten Kollegen. Um das Organon verständlich zu machen, bin ich daher bei der Aufbereitung des Buches folgendermaßen vorgegangen:

- Eine Struktur der Paragrafen wurde erstellt und grafisch aufbereitet.
- Jedem Paragrafen wurde ein Name gegeben.
- Jeder Paragraf wurde in zusammengehörige Abschnitte aufgelöst.
- Der neue Text wurde gegliedert, um die Lesbarkeit zu erhöhen.
- Der Text – die Sätze – wurden aufgelöst.
- Wenn möglich, wurden „neuere", gebräuchliche Worte verwendet.
- Unwichtige Passagen (v. a. Wiederholungen) wurden weglassen, sofern dies möglich war und der Sinn des Paragrafen dadurch nicht verändert wurde.
- Wichtige Passagen (das Wesentliche) wurden hervorgehoben.
- Jeder Paragraf wurde grafisch oder tabellarisch dargestellt.

Dieses Ziel habe ich verfolgt und ich hoffe, es ist mir zumindest großteils gelungen. Es haben sich sicher Fehler eingeschlichen – so wie dies bei jeder Arbeit der Fall ist. Darum ist es mir ein Anliegen, dass Sie mir Kritikpunkte, Fehler, Missverständliches usw. mitteilen (buch.organon@gmail.com), sodass ich dieses Buch fortlaufend verbessern kann.

Salzburg / Freilassing im April 2006

Organon 6 der Heilkunst
Theorie (§§ 1 - 70)

Übersicht Organon

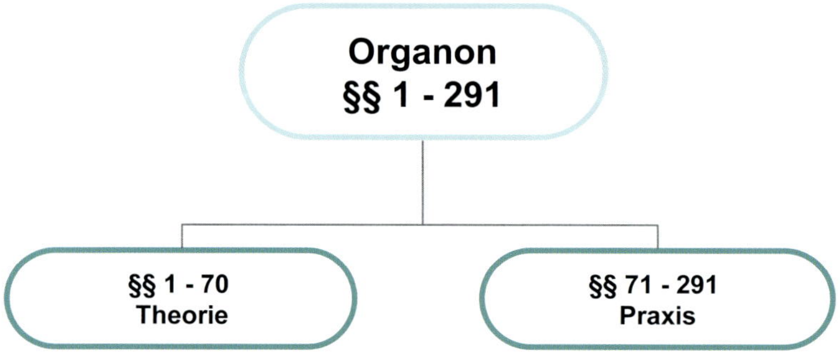

Übersicht Organon

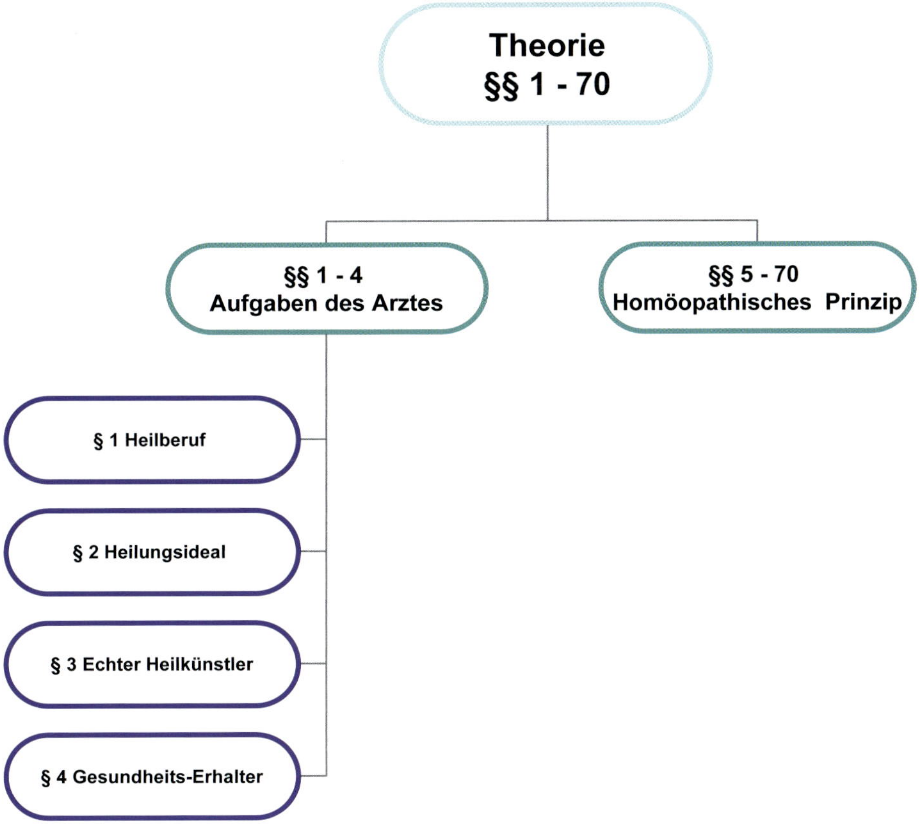

§ 1 (Heilberuf)

§ 1
Des Arztes höchster und einziger Beruf ist, kranke Menschen gesund zu machen, was man Heilen nennt (1).

(1) Nicht aber (womit so viele Aerzte bisher Kräfte und Zeit ruhmsüchtig verschwendeten) das Zusammenspinnen leerer Einfälle und Hypothesen über das innere Wesen des Lebensvorgangs und der Krankheitsentstehungen im unsichtbaren Innern zu sogenannten Systemen, oder die unzähligen Erklärungsversuche über die Erscheinungen in Krankheiten und die, ihnen stets verborgen gebliebene, nächste Ursache derselben u.s.w. in unverständliche Worte und einen Schwulst abstracter Redensarten gehüllt, welche gelehrt klingen sollen, um den Unwissenden in Erstaunen zu setzen, während die kranke Welt vergebens nach Hülfe seufzte. Solcher gelehrter Schwärmereien (man nennt es theoretische Arzneikunst und hat sogar eigne Professuren dazu) haben wir nun gerade genug, und es wird hohe Zeit, daß, was sich Arzt nennt, endlich einmal aufhöre, die armen Menschen mit Geschwätze zu täuschen, und dagegen nun anfange, zu handeln, das ist, wirklich zu helfen und zu heilen.

Der höchste und einzige **Beruf des Arztes** ist es:

- **kranke Menschen gesund zu machen**.
- Dies nennt man **Heilen** (1).

(1) **Nicht aber** (womit Ärzte so viel Kraft und Zeit verschwendeten):

- **das Erstellen** (Zusammenspinnen) von **Hypothesen und von leeren Einfällen**
  - über das innere Wesen des Lebensvorganges
  - über die Krankheitsentstehung im unsichtbaren Inneren (zu sogenannten Systemen)
- **oder auch** die vielen **Erklärungsversuche**
  - über Krankheitserscheinungen und ihre Ursache (die Ihnen immer verborgen blieb)
  - welche den Unwissenden in Erstaunen versetzen sollen (durch unverständliche Worte und abstrakte Reden)

während die Welt vergebens nach Hilfe sucht (seufzt).

Solche **theoretische Arzneikunst** (gelehrte Schwärmereien) gibt es genug.
Der **Arzt soll**:

- aufhören mit Reden (Geschwätze) zu täuschen
- und anfangen zu handeln, also wirklich zu helfen und zu heilen.

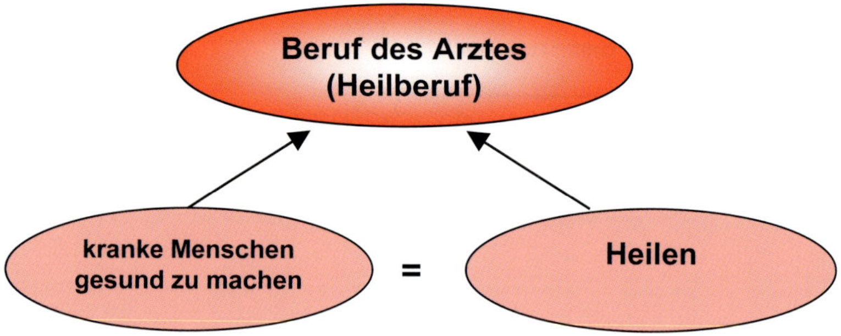

§ 2 (Heilungsideal)

§ 2
Das höchste Ideal der Heilung ist schnelle, sanfte, dauerhafte Wiederherstellung der Gesundheit, oder Hebung und Vernichtung der Krankheit in ihrem ganzen Umfange auf dem kürzesten, zuverlässigsten, unnachtheiligsten Wege, nach deutlich einzusehenden Gründen.

Das höchste **Ideal der Heilung** ist:

- Die schnelle, sanfte und dauerhafte **Wiederherstellung der Gesundheit**
- oder **Hebung und Vernichtung der Krankheit** in ihrem ganzen Umfang
- auf dem kürzesten, zuverlässigsten und **vorteilhaftesten Weg**
- nach **deutlich einzusehenden Gründen**.

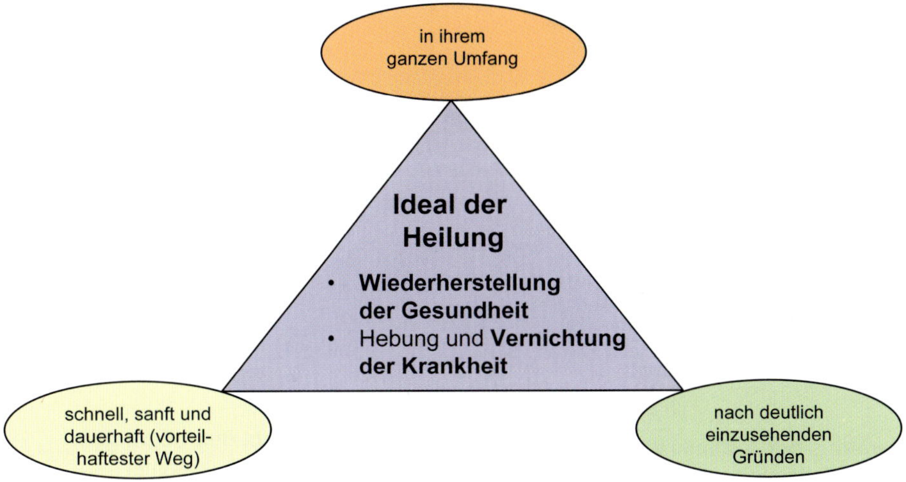

§ 3 (Echter Heilkünstler)

§ 3
Sieht der Arzt deutlich ein, was an Krankheiten, das ist, was an jedem einzelnen Krankheitsfalle insbesondere zu heilen ist (Krankheits-Erkenntniß, Indication), sieht er deutlich ein, was an den Arzneien, das ist, an jeder Arznei insbesondere, das Heilende ist (Kenntniß der Arzneikräfte), und weiß er nach deutlichen Gründen das Heilende der Arzneien dem was er an dem Kranken unbezweifelt Krankhaftes erkannt hat, so anzupassen, daß Genesung erfolgen muß, anzupassen sowohl in Hinsicht der Angemessenheit der für den Fall nach ihrer Wirkungsart geeignetsten Arznei (Wahl des Heilmittels, Indicat), als auch in Hinsicht der genau erforderlichen Zubereitung und Menge derselben (rechte Gabe) und der gehörigen Wiederholungszeit der Gabe: - kennt er endlich die Hindernisse der Genesung in jedem Falle und weiß sie hinwegzuräumen, damit die Herstellung von Dauer sei: so versteht er zweckmäßig und gründlich zu handeln und ist ein ächter Heilkünstler.

Der Arzt ist ein **echter Heilkünstler**, wenn er zweckmäßig und gründlich handelt und folgende Aufgaben beherrscht:

1. **Krankheitserkenntnis, Indikation**: wenn er deutlich einsieht, was an jedem einzelnen Krankheitsfall im Besonderen zu heilen ist.
   (**Similia** = das Ähnliche)
2. **Kenntnis der Arzneikräfte**: wenn er deutlich einsieht, was an jeder Arznei im Besonderen das Heilende ist.
   (**Similibus** = durch das Ähnliche)
3. **Wahl des Heilmittels, Indikat**: wenn er das Heilende der Arzneien nach deutlichen Gründen beim Kranken so anwendet, dass Genesung erfolgen muss, hinsichtlich
   - der richtigen Arznei (Wahl des Heilmittels, Indikat)
   - als auch der Zubereitung und Menge (richtige Gabe)
   - als auch der Gabenwiederholung
     (**Curentur** = ist zu heilen)
4. Wenn er die **Hindernisse der Genesung** kennt und
   - weiß, wie sie zu beseitigen sind und
   - damit die Herstellung von Dauer ist.

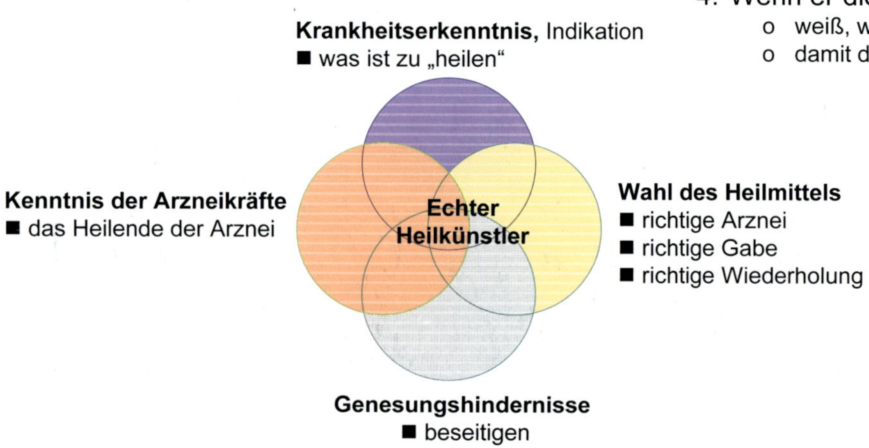

§ 3 (Fortsetzung)

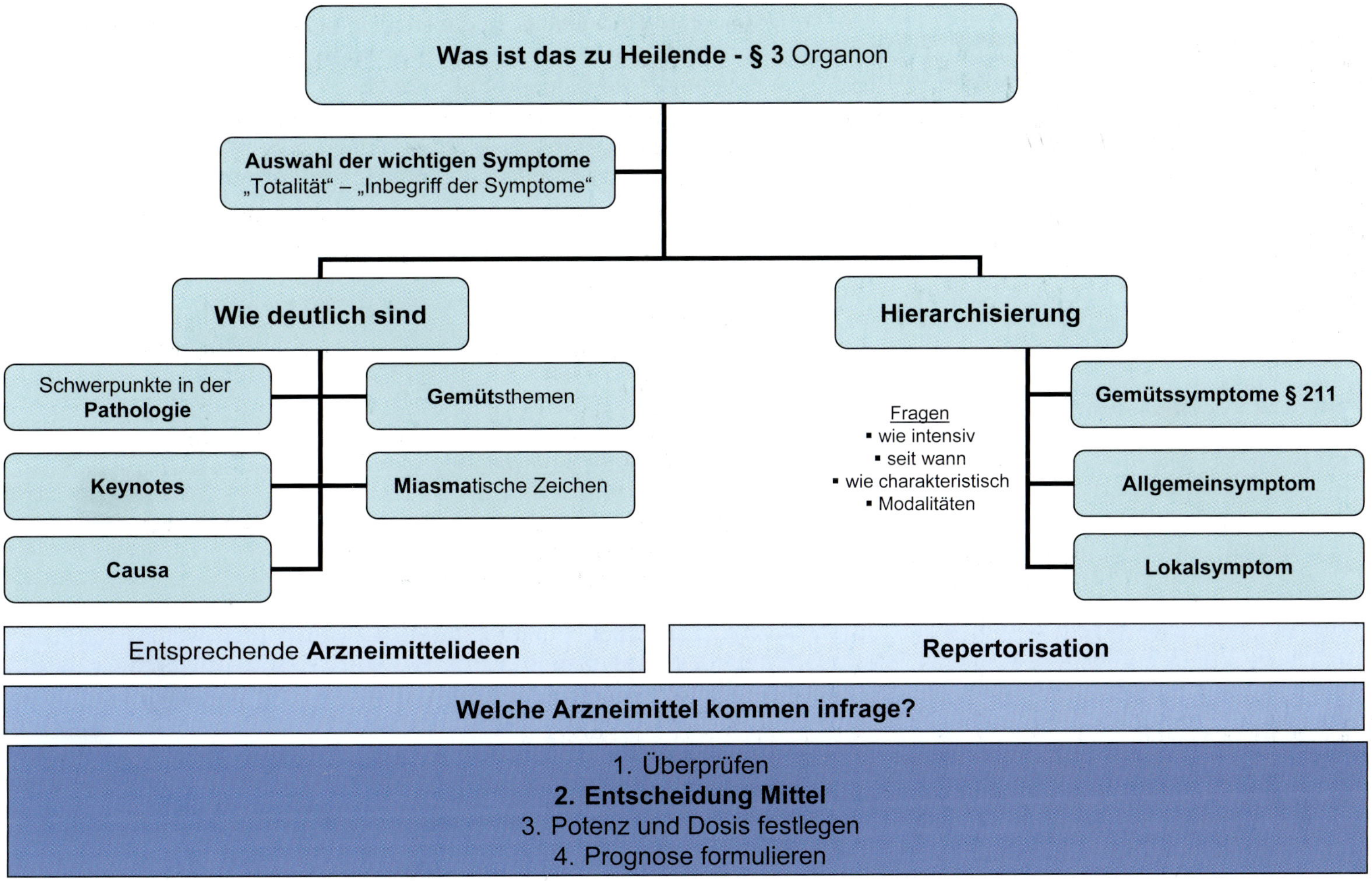

§ 4 (Gesundheits-Erhalter)

§ 4
Er ist zugleich ein Gesundheit-Erhalter, wenn er die Gesundheit störenden und Krankheit erzeugenden und unterhaltenden Dinge kennt und sie von den gesunden Menschen zu entfernen weiß.

Der echte Heilkünstler ist gleichzeitig ein **Gesundheits-Erhalter**:

- wenn er die Dinge **kennt,** welche
    - die Gesundheit stören und
    - die Krankheit erzeugen und (aufrecht)erhalten,
- und sie von den gesunden Menschen **entfernen kann**.

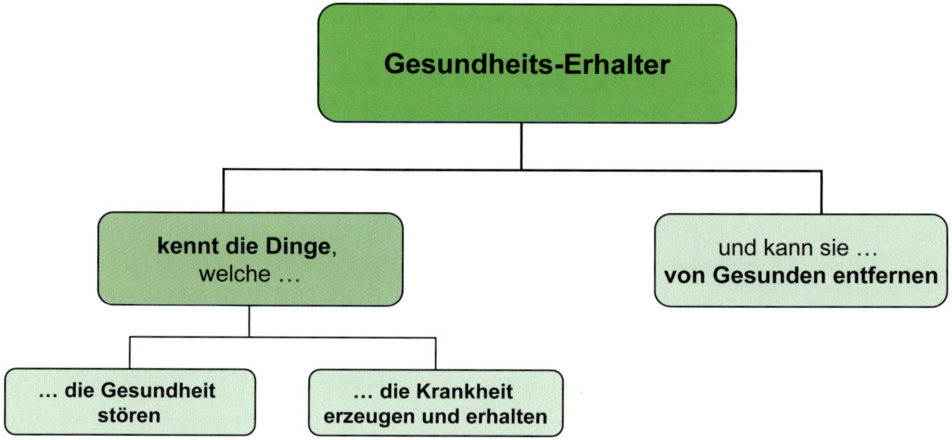

Übersicht Organon

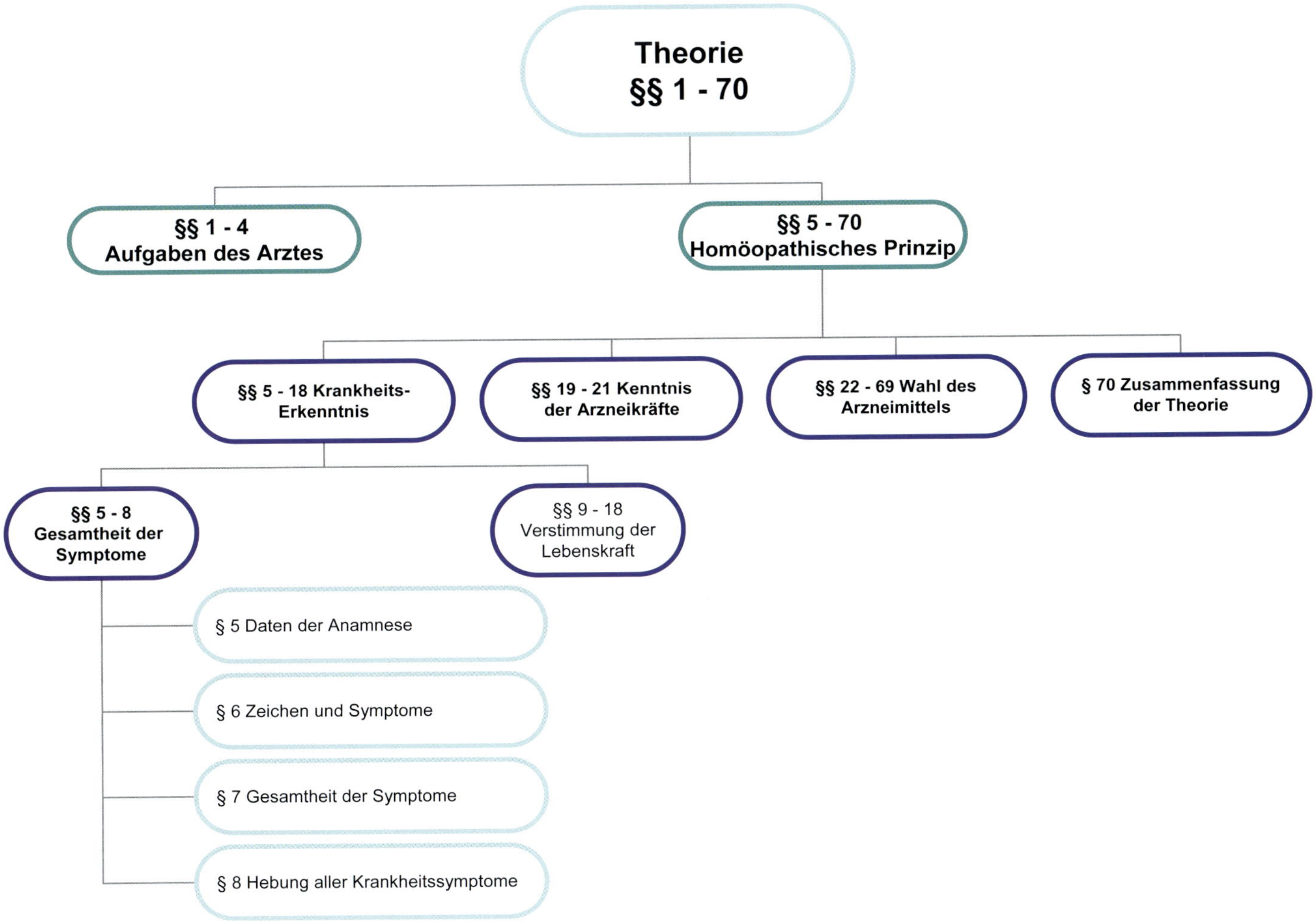

§ 5 (Daten der Anamnese)

§ 5
Als Beihülfe der Heilung dienen dem Arzte die Data der wahrscheinlichsten Veranlassung der acuten Krankheit, so wie die bedeutungsvollsten Momente aus der ganzen Krankheits-Geschichte des langwierigen Siechthums, um dessen Grundursache, die meist auf einem chronischen Miasm beruht, ausfindig zu machen, wobei die erkennbare Leibes-Beschaffenheit des (vorzüglich des langwierig) Kranken, sein gemüthlicher und geistiger Charakter, seine Beschäftigungen, seine Lebensweise und (Gewohnheiten, seine bürgerlichen und häuslichen Verhältnisse, sein Alter und seine geschlechtliche Function, u.s.w. in Rücksicht zu nehmen sind.

Als **Hilfestellung bei der Heilung** dienen dem Arzt:

- bei einer **akuten** Erkrankung die Daten der wahrscheinlichsten Veranlassung
- sowie bei einem **langen Leiden** (chronisch) die wichtigsten Momente der Krankheitsgeschichte, um die Grundursache zu finden, welche meist auf einem chronischen Miasma beruht.

zu berücksichtigen sind dabei vor allem
- die erkennbare Körperbeschaffenheit (vor allem des langwierig Kranken)
- seine Eigenart (Charakter) des Gemüts und des Geistes
- seine Beschäftigungen
- seine Lebensweise und Gewohnheiten
- seine bürgerlichen und häuslichen Verhältnisse
- sein Alter
- seine geschlechtliche Funktion
- usw.

Die **Daten der Anamnese** … dienen als Hilfestellung bei der Heilung	
Akute Krankheiten: die wahrscheinlichste Veranlassung	**Chronische Krankheiten:** die wichtigsten Momente der Krankengeschichte
	berücksichtigen: - Körperbeschaffenheit - Gemüt und Geist - Beschäftigungen - Lebensweise, Gewohnheiten - häusliche Verhältnisse - Alter - Sexualität - ….

§ 6 (Zeichen und Symptome)

§ 6
Der vorurtheillose Beobachter, - die Nichtigkeit übersinnlicher Ergrübelungen kennend, die sich in der Erfahrung nicht nachweisen lassen, - nimmt, auch wenn er der scharfsinnigste ist, an jeder einzelnen Krankheit nichts, als äußerlich durch die Sinne erkennbare Veränderungen im Befinden des Leibes und der Seele, Krankheitszeichen, Zufälle, Symptome wahr, das ist, Abweichungen vom gesunden, ehemaligen Zustande des jetzt Kranken, die dieser selbst fühlt, die die Umstehenden an ihm wahrnehmen, und die der Arzt an ihm beobachtet. Alle diese wahrnehmbaren Zeichen repräsentiren die Krankheit in ihrem ganzen Umfange, das ist, sie bilden zusammen die wahre und einzig denkbare Gestalt der Krankheit (1).

(1) Ich weiß daher nicht, wie es möglich war, daß man am Krankenbette, ohne auf die Symptome sorgfältigst zu achten und sich nach ihnen bei der Heilung genau zu richten, das an der Krankheit zu Heilende bloß im verborgnen und unerkennbaren Innern suchen zu müssen und finden zu können sich einfallen ließ, mit dem prahlerischen und lächerlichen Vorgeben, daß man das im unsichtbaren Innern Veränderte, ohne sonderlich auf die Symptome zu achten, erkennen und mit (ungekannten!) Arzneien wieder in Ordnung bringen könne und daß so Etwas einzig gründlich und rationell kuriren heiße?

Ist denn das, durch Zeichen an Krankheiten sinnlich Erkennbare nicht für den Heilkünstler die Krankheit selbst - da er das die Krankheit schaffende, geistige Wesen, die Lebenskraft, doch nie sehen kann und sie selbst auch nie, sondern bloß ihre krankhaften Wirkungen zu sehen und zu erfahren braucht, um hienach die Krankheit heilen zu können? Was will nun noch außerdem die alte Schule für eine prima causa morbi im verborgnen Innern aufsuchen, dagegen aber die sinnlich und deutlich wahrnehmbare Darstellung der Krankheit, die vornehmlich zu uns sprechenden Symptome, als Heilgegenstand verwerfen und vornehm verachten? Was will sie denn sonst an Krankheiten heilen als diese?

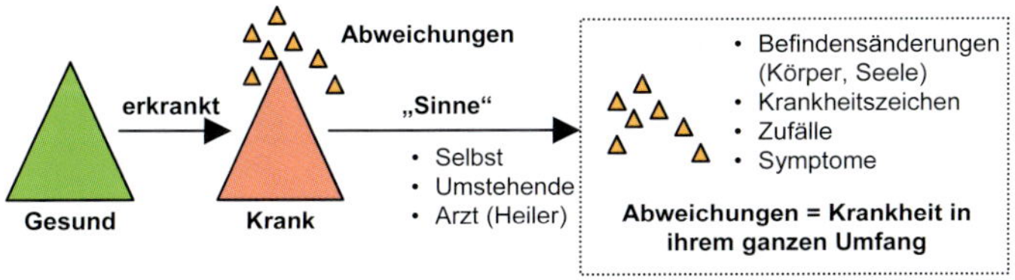

Der vorurteilslose Beobachter nimmt an jeder einzelnen Krankheit

- nur Befindensänderungen an Körper und Seele,
- Krankheitszeichen,
- Zufälle
- und Symptome

wahr, die durch die Sinne erkennbar sind.

Das sind **Abweichungen vom früher gesunden Zustand** des Kranken,

- die dieser selbst fühlt,
- welche die Umstehenden an ihm wahrnehmen
- und welche der Arzt an ihm beobachtet.

Diese wahrnehmbaren Zeichen

- **verkörpern die Krankheit in ihrem ganzen Umfang**.
- Gemeinsam bilden sie die wahre und einzige Gestalt der Krankheit (1).

(1) Anstatt am Krankenbett sorgfältig auf die Symptome zu achten und sich danach bei der Heilung genau danach zu richten, **wird versucht, das Heilende der Krankheit im Inneren** (verborgen und unerkennbar) **zu suchen und zu finden**. Und das mit dem Vorgeben, das im Inneren Veränderte zu erkennen und mit (unbekannten) Arzneien wieder in Ordnung bringen zu können, ohne dabei besonders auf die Symptome zu achten. Dies nennen sie dann gründlich und rational behandeln.

Der Heilkünstler dagegen betrachtet die mit den Sinnen erkennbaren Zeichen der Krankheiten als Krankheit selbst. Die geistartige Lebenskraft – welche die Krankheit erzeugt – kann er nicht sehen. Er braucht dies auch nicht. Er braucht nur die krankhaften Wirkungen erkennen, um danach die Krankheit heilen zu können. Welche prima causa morbi (erste Ursache einer Krankheit) will die alte Schule im Inneren suchen? Die deutlich wahrnehmbaren Zeichen der Krankheit – die Symptome – verwirft sie. Aber was sonst als diese Krankheitssymptome will sie („die alte Schule") denn heilen?

§ 7 (Gesamtheit der Symptome)

§ 7
Da man nun an einer Krankheit, von welcher keine sie offenbar veranlassende oder unterhaltende Ursache (causa occasionalis) zu entfernen ist (1) sonst nichts wahrnehmen kann, als die Krankheits-Zeichen, so müssen, unter Mithinsicht auf etwaniges Miasm und unter Beachtung der Nebenumstände (§. 5.), es auch einzig die Symptome sein, durch welche die Krankheit die, zu ihrer Hülfe geeignete Arznei fordert und auf dieselbe hinweisen kann - so muß die Gesammtheit dieser ihrer Symptome, dieses nach außen reflectirende Bild des innern Wesens der Krankheit, d.i. des Leidens der Lebenskraft, das Hauptsächlichste oder Einzige sein, wodurch die Krankheit zu erkennen geben kann, welches Heilmittel sie bedürfe, - das Einzige, was die Wahl des angemessensten Hilfsmittels bestimmen kann - so muß, mit einem Worte, die Gesammtheit (2) der Symptome für den Heilkünstler das Hauptsächlichste, ja Einzige sein, was er an jedem Krankheitsfalle zu erkennen und durch seine Kunst hinwegzunehmen hat, damit die Krankheit geheilt und in Gesundheit verwandelt werde.

(1) Daß jeder verständige Arzt diese zuerst hinwegräumen wird, versteht sich; dann läßt das Uebelbefinden gewöhnlich von selbst nach. Er wird die, Ohnmacht und hysterische Zustande erregenden, stark duftenden Blumen aus dem Zimmer entfernen, den Augen-Entzündung erregenden Splitter aus der Hornhaut ziehen, den Brand drohenden, allzufesten Verband eines verwundeten Gliedes lösen und passender anlegen, die Ohnmacht herbeiführende, verletzte Arterie bloßlegen und unterbinden, verschluckte Belladonne-Beeren u.s.w. durch Erbrechen fortzuschaffen suchen, die in Oeffnungen des Körpers (Nase, Schlund, Ohren, Harnröhre, Mastdarm, Scham) gerathenen fremden Substanzen ausziehen, den Blasenstein zermalmen, den verwachsenen After des neugebornen Kindes öffnen u.s.w.

(2) Von jeher suchte die alte Schule, da man sich oft nicht anders zu helfen wußte, in Krankheiten ein einzelnes der mehrern Symptome durch Arzneien zu bekämpfen und wo möglich zu unterdrücken - eine Einseitigkeit, welche, unter dem Namen: symptomatische Curart, mit Recht allgemeine Verachtung erregt hat, weil durch sie nicht nur nichts gewonnen, sondern auch viel verdorben wird. Ein einzelnes der gegenwärtigen Symptome ist so wenig die Krankheit selbst, als ein einzelner Fuß der Mensch selbst ist. Dieses Verfahren war um desto verwerflicher da man ein solches einzelnes Symptom nur durch ein entgegengesetztes Mittel (also bloß enantiopathisch und palliativ) behandelte, wodurch es nach kurz dauernder Linderung sich nachgängig nur um desto mehr verschlimmert.

Bei einer Krankheit,
- bei der weder eine veranlassende noch eine unterhaltende Ursache zu entfernen (1) ist,
- **kann man nur die Krankheitszeichen wahrnehmen.**

Es sind allein die Symptome,
- **die bei einer Krankheit auf die geeignete Arznei hinweisen**,
- unter Berücksichtigung eines möglicherweise vorhandenen Miasmas und von Nebenumständen (§ 5).

Die **Gesamtheit der Symptome** ist:
- **das nach außen reflektierte Bild des inneren Wesens der Krankheit = das Leiden der Lebenskraft**
- das Einzige, wodurch die Krankheit zeigt, welches Heilmittel sie braucht.
- Daher ist die **Gesamtheit (2) der Symptome** für den Therapeuten **das Einzige**, **das er** an einer Krankheit erkennen und **hinweg-zunehmen hat**.
- Damit wird die Krankheit geheilt und in Gesundheit verwandelt.

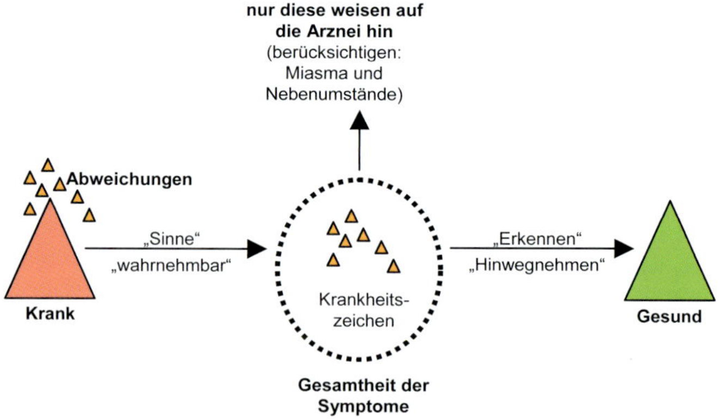

§ 7 (Fortsetzung)

(1) **Jeder Arzt räumt diese (veranlassende oder unterhaltende Ursache) zuerst weg** – das schlechte Befinden lässt dann von selbst nach.
Also:

- stark duftende Blumen aus dem Zimmer entfernen ⇨ Übelkeit, Hysterie
- den Splitter aus dem Auge ziehen ⇨ Augenentzündung
- den zu festen Verband lockern ⇨ Brand
- verletzte Arterie freilegen und unterbinden ⇨ Ohnmacht
- verschluckte giftige Beeren durch Erbrechen entfernen
- Fremdkörper aus Körperöffnungen entfernen
- den Blasenstein zermalmen
- den verwachsenen After eines Neugeborenen öffnen
- usw.

(2) **Die Schulmedizin versucht seit jeher, ein einzelnes der zahlreichen Symptome mit Arzneien zu bekämpfen, also zu unterdrücken.**

- Diese Art der Behandlung wird als **symptomatische Behandlung** bezeichnet und sie **ist zu verachten**.
- Es wird dadurch nichts gewonnen sondern viel verdorben, weil ein einzelnes Symptom nur durch ein entgegengesetztes Mittel (palliativ) behandelt werden kann.
- Nach kurzer Linderung verschlimmert es sich umso mehr. Ein einziges Symptom ist aber nicht die Krankheit selbst.

§ 8 (Hebung aller Krankheitssymptome)

§ 8
Es läßt sich nicht denken, auch durch keine Erfahrung in der Welt nachweisen, daß, nach Hebung aller Krankheitssymptome und des ganzen Inbegriffs der wahrnehmbaren Zufälle, etwas anders, als Gesundheit, übrig bliebe oder übrig bleiben könne, so daß die krankhafte Veränderung im Innern ungetilgt geblieben wäre (1).

(1) Wenn jemand dergestalt von seiner Krankheit durch einen wahren Heilkünstler hergestellt worden, daß kein Zeichen von Krankheit, kein Krankheits-Symptom mehr übrig und alle Zeichen von Gesundheit dauernd wiedergekehrt sind, kann man bei einem solchen, ohne dem Menschenverstande Hohn zu sprechen, die ganze leibhafte Krankheit doch noch im Innern wohnend voraussetzen? Und dennoch behauptete der ehemalige Vorsteher der alten Schule, Hufeland, dergleichen mit den Worten (s. d. Homöopathie S. 27. Z. 19.): „Die Homöopathik kann die Symptome heben, aber die Krankheit bleibt" - behauptete es theils aus Gram über die Fortschritte der Homöopathik zum Heile der Menschen, theils weil er noch ganz materielle Begriffe von Krankheit hatte, die er noch nicht als ein, dynamisch von der krankhaft verstimmten Lebenskraft verändertes Sein des Organisms, nicht als abgeändertes Befinden sich zu denken vermochte, sondern sie für ein materielles Ding ansah, was nach geschehener Heilung noch in irgend einem Winkel im Innern des Körpers liegen geblieben sein könnte, um dereinst einmal bei schönster Gesundheit, nach Belieben, mit seiner materiellen Gegenwart hervorzubrechen! So kraß ist noch die Verblendung der alten Pathologie! Kein Wunder, daß eine solche nur eine Therapie erzeugen konnte, die auf bloßes Ausfegen des armen Kranken losging.

Nach Beseitigung (Hebung) **aller Krankheitssymptome**
(und des Inbegriffs der wahrnehmbaren Zufälle)

- **bleibt nur Gesundheit übrig.**
- Es ist undenkbar und durch nichts nachweisbar, dass die krankhafte Veränderung im Inneren bestehen bleibt (1).

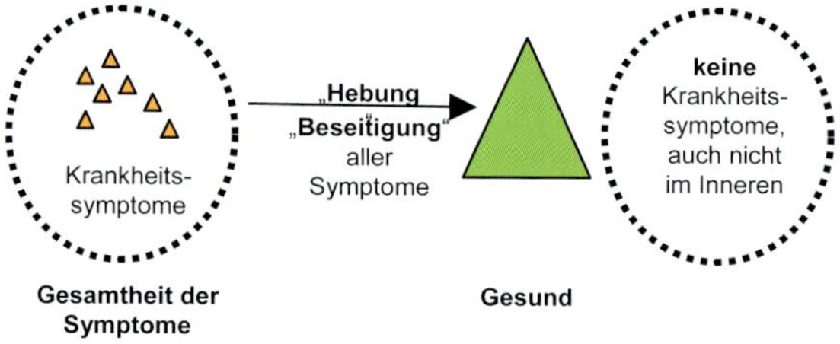

(1) **Sind durch einen echten Heilkünstler alle Symptome einer Krankheit verschwunden und alle Zeichen von Gesundheit auf Dauer wiedergekehrt, dann kann man davon ausgehen, dass die Krankheit auch nicht mehr im Inneren vorhanden ist** (von ihm wohnt).

Das Gegenteil aber behauptet **Hufeland**: „Die Homöopathie kann die Symptome heben, aber die Krankheit bleibt". Er behauptet dies zum Teil aus Gram über die Fortschritte der Homöopathie und zum anderen, weil er Krankheit noch als ein materielles Ding begreift. Er kann es sich noch nicht als etwas Dynamisches - als krankhaft verstimmte Lebenskraft, als abgeändertes Befinden - vorstellen.

Hufeland sieht also Krankheit weiter als ein materielles Ding, welches nach einer Heilung noch im Inneren des Körpers liegen geblieben sein könnte, um irgendwann bei Gesundheit und nach Belieben in seiner materiellen Form wieder hervorzubrechen.

Übersicht Organon

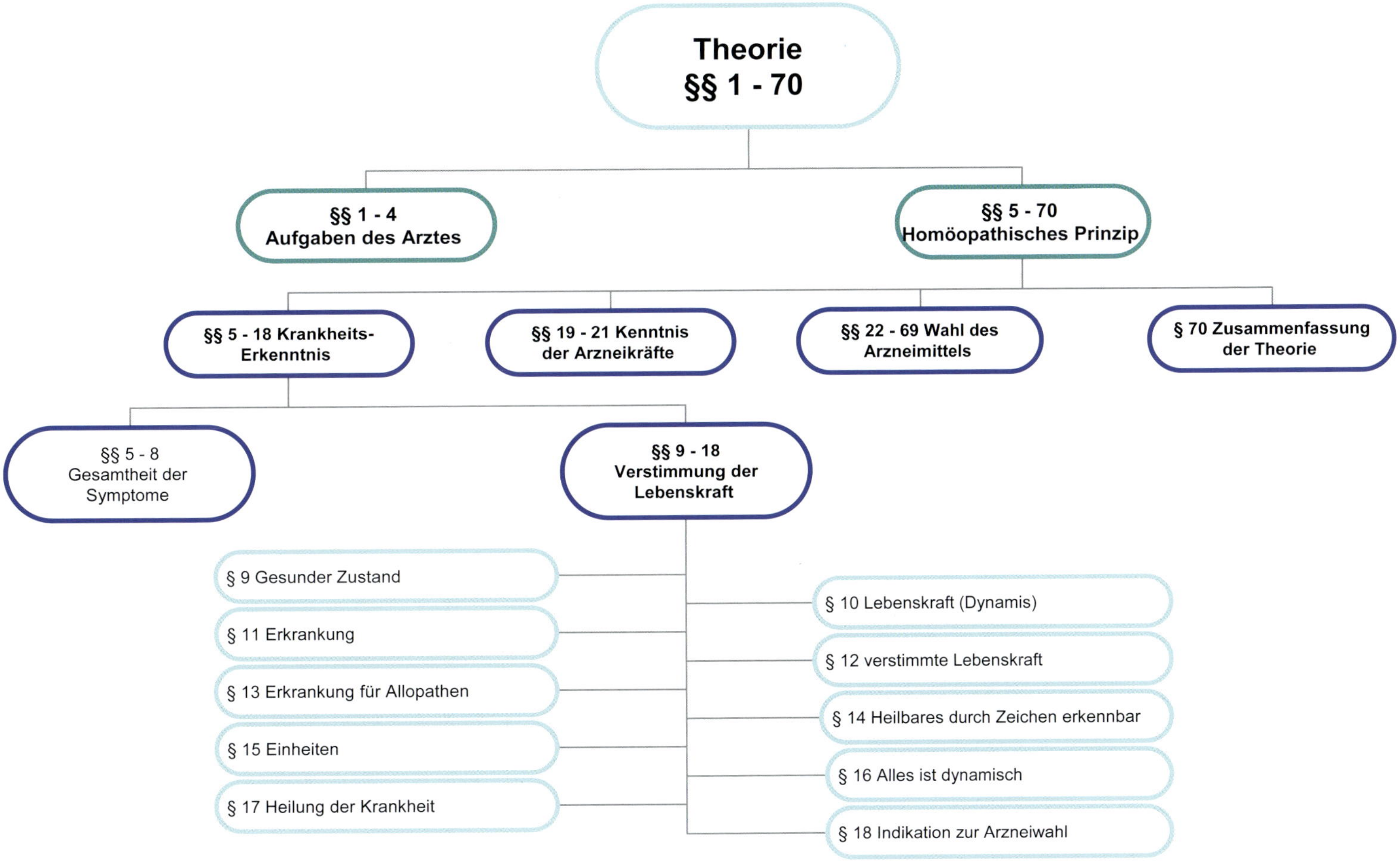

§ 9 (Gesunder Zustand)

§ 9

Im gesunden Zustande des Menschen waltet die geistartige, als Dynamis den materiellen Körper (Organism) belebende Lebenskraft (Autokratie) unumschränkt und hält alle seine Theile in bewundernswürdig harmonischem Lebensgange in Gefühlen und Thätigkeiten, so daß unser inwohnende, vernünftige Geist sich dieses lebendigen, gesunden Werkzeugs frei zu dem höhern Zwecke unsers Daseins bedienen kann.

Im gesunden Zustand des Menschen wirkt die geistartige Lebenskraft (Autokratie; Dynamis) **uneingeschränkt**.

Als **Dynamis** (= Wirkkraft)

- erfüllt sie den materiellen Körper (Organismus) mit Leben
- und hält alle seine Teile (Gefühle, Tätigkeiten) in harmonischem Gange.

So kann sich unser Geist dieses Werkzeuges (der Lebenskraft) bedienen, zum höheren Zwecke unseres Daseins.

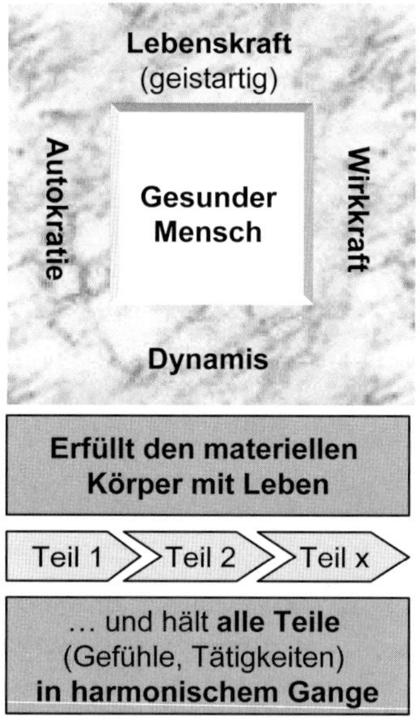

§ 10 (Lebenskraft, Dynamis)

§ 10
Der materielle Organism, ohne Lebenskraft gedacht, ist keiner Empfindung, keiner Thätigkeit, keiner Selbsterhaltung fähig (1); nur das immaterielle, den materiellen Organism im gesunden und kranken Zustande belebende Wesen (das Lebensprincip, die Lebenskraft) verleiht ihm alle Empfindung und bewirkt seine Lebensverrichtungen.

(1) Er ist todt und, nun bloß der Macht der physischen Außenwelt unterworfen, fault er und wird wieder in seine chemischen Bestandtheile aufgelöst.

Ohne Lebenskraft ist der materielle Organismus

- keiner Empfindung,
- keiner Tätigkeit und
- **keiner Selbsterhaltung fähig** (1).

Nur das immaterielle belebende Wesen,

- welches den materiellen Organismus im gesunden und kranken Zustand belebt (= Lebensprinzip, **Lebenskraft**),
- verleiht ihm alle Empfindungen und bewirkt Leben.

(1) **Ohne Lebenskraft ist der Organismus tot**. Nur der Außenwelt ausgesetzt, fault der Organismus und wird in seine chemischen Bestandteile aufgelöst.

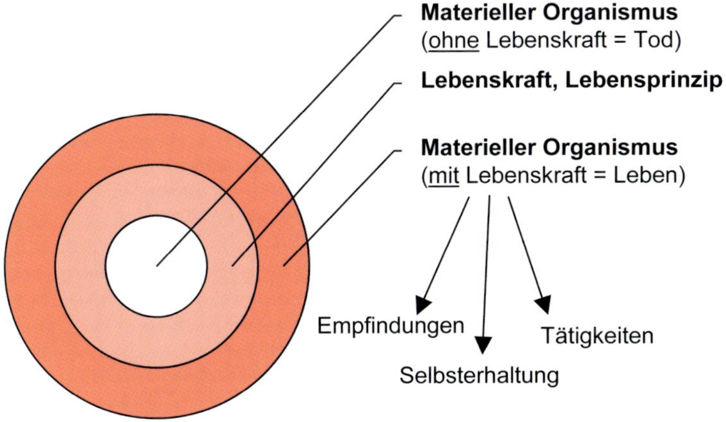

§ 11 (Erkrankung)

§ 11

Wenn der Mensch erkrankt, so ist ursprünglich nur diese geistartige, in seinem Organism überall anwesende, selbstthätige Lebenskraft (Lebensprincip) durch den, dem Leben feindlichen, dynamischen (1) Einfluß eines krankmachenden Agens verstimmt; nur das zu einer solchen Innormalität verstimmte Lebensprincip, kann dem Organism die widrigen Empfindungen verleihen und ihn so zu regelwidrigen Thätigkeiten bestimmen, die wir Krankheit nennen, denn dieses, an sich unsichtbare und bloß an seinen Wirkungen im Organism erkennbare Kraftwesen, giebt seine krankhafte Verstimmung nur durch Aeußerung von Krankheit in Gefühlen und Thätigkeiten, (die einzige, den Sinnen des Beobachters und Heilkünstlers zugekehrte Seite des Organisms), das ist, durch Krankheits-Symptomen zu erkennen und kann sie nicht anders zu erkennen geben.

(1) Was ist dynamischer Einfluß, dynamische Kraft?

Wir nehmen wahr, daß unsere Erde durch eine heimliche, unsichtbare Kraft ihren Mond in 28 Tagen und etlichen Stunden um sich herumführt und wie dagegen der Mond unsere nördlichen Meere abwechselnd in festgesetzten Stunden zur Fluth erhebet und in gleichen Stunden wieder zur Ebbe sinken läßt (einige Verschiedenheit beim Voll- und Neumonde abgerechnet). Wir sehen dieß und erstaunen, weil unsere Sinne nicht wahrnehmen, auf welche Weise dieß geschieht. Offenbar geschieht es nicht durch materielle Werkzeuge, nicht durch mechanische Veranstaltungen, wie menschliche Werke. Und so sehen wir noch viele andere Ereignisse um uns her, als Erfolge von der Wirkung der einen Substanz auf die andere, ohne daß ein sinnlich wahrnehmbarer Zusammenhang zwischen Ursache und Erfolg zu erkennen wäre

Der kultivirte, im Vergleichen und Abstrahiren geübte Mensch, vermag allein, sich dabei eine Art übersinnliche Idee zu bilden, welche hinreicht, um, beim Auffassen solcher Begriffe, alles Materielle oder Mechanische in seinen Gedanken davon entfernt zu halten; er nennt solche Wirkungen dynamische, virtuelle, das ist, solche, die durch absolute, spezifische, reine Macht und Wirkung des Einen auf das Andere, erfolgen. So ist z.B. die dynamische Wirkung der krankmachenden Einflüsse auf den gesunden Menschen, sowie die dynamische Kraft der Arzneien auf das Lebensprincip, um den Menschen wieder gesund zu machen, nichts als Ansteckung und so ganz und gar nicht materiell, so ganz und gar nicht mechanisch, als es die Kraft eines Magnetstabes ist, wenn er ein, in seiner Nähe liegendes Stück Eisen oder Stahl mit Gewalt an sich zieht. Man sieht, daß das Stück Eisen von einem Ende (Pole) des Magnetstabes angezogen wird; aber wie es geschieht, sieht man nicht. Diese unsicht- bare Kraft des Magnets bedarf, um das Eisen an sich zu ziehen, keines mechanischen (materiellen) Hülfsmittels, keines Hakens oder Hebels; sie zieht es an sich und wirkt so auf das Stück Eisen, oder auf eine Nadel von Stahl mittels einer reinen immaleriellen, unsichtbaren, geistartigen, eignen Kraft, ...

Erkrankt ein Mensch,

- **dann ist zu Beginn** (ursprünglich) **nur die selbsttätige, geistartige Lebenskraft verstimmt,**
- und zwar **durch den dynamischen** (1) **Einfluss eines krank machenden Agens** (wirksames Prinzip, schädlicher dynamischer Einfluss)**.**

Nur das verstimmte Lebensprinzip kann dem Organismus

- die widrigen Empfindungen verleihen
- und ihn so zu abweichenden Tätigkeiten (gestörten Funktionen) veranlassen, die man **Krankheit** nennt.

Dieses Lebensprinzip

- **ist** unsichtbar und **nur an den Wirkungen erkennbar**.
- Es gibt seine krankhafte Verstimmung nur durch **Krankheitszeichen** (in Gefühlen und Tätigkeiten) zu erkennen.
- Dies ist das Einzige, was der Heilkünstler mit den **Sinnen** vom Organismus erkennen kann.

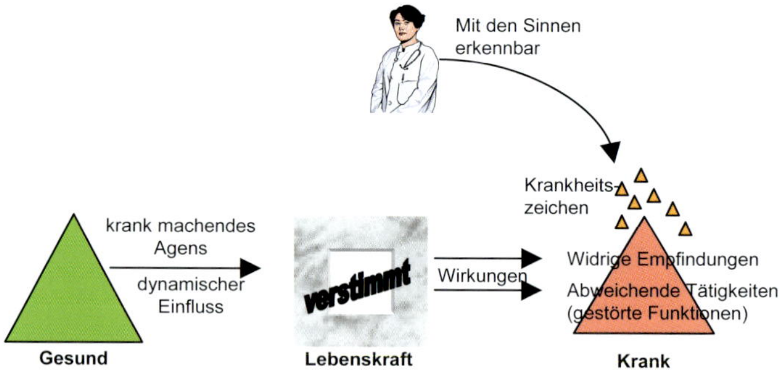

§ 11 (Fortsetzung)

... dynamisch, theilt auch der Stahl-Nadel die magnetische Kraft eben so unsichtbar (dynamisch) mit; die Stahl-Nadel wird, auch wenn der Magnet sie nicht berührt, auch schon in einiger Entfernung von ihm, selbst magnetisch und steckt wieder andere Stahl-Nadeln mit derselben magnetischen Eigenschaft (dynamisch) an, womit sie vom Magnetstabe vorher angesteckt worden war, so wie ein Kind mit Menschen-Pocken oder Masern behaftet, dem nahen, von ihm nicht berührten, gesunden Kinde, auf unsichtbare Weise (dynamisch) die Menschen-Pocken oder die Masern mittheilt, das ist, es in der Entfernung ansteckt, ohne daß etwas Materielles von dem ansteckenden Kinde in das anzusteckende gekommen war, oder gekommen sein konnte, so wenig als aus dem Pole des Magnetstabes etwas Materielles in die nahe Stahl-Nadel.

Eine bloß spezifische, geistartige Einwirkung theilte dem nahen Kinde dieselbe Pocken- oder Masern-Krankheit mit, wie der Magnetstab der ihm nahen Nadel, die magnetische Eigenschaft.

Und auf ähnliche Weise ist die Wirkung der Arzneien auf den lebenden Menschen zu beurtheilen. Die Natur-Substanzen, die sich uns als Arzneien beweisen, sind nur Arzneien in sofern sie (jede eine eigne spezifische) Kraft besitzen, das menschliche Befinden zu ändern durch dynamische, geistartige Einwirkung (mittels der lebenden, empfindlichen Faser) auf das geistartige, das Lehen verwaltende Lebensprincip.

Das Arzneiliche jener Natur-Substanzen, die wir im engern Sinne Arzneien nennen, bezieht sich bloß auf ihre Kraft, Veränderungen im Befinden des thierischen Lebens hervor zu bringen; bloß auf dieses, auf das geistartige Lebensprincip, erstreckt sich dessen, Befinden ändernder, geistartiger (dynamischer) Einfluß; so wie die Nähe eines Magnet-Poles dem Stahle nur magnetische Kraft mittheilen kann, (und zwar durch eine Art Ansteckung) aber nicht andere Eigenschaften, (nicht z. B. mehr Härte oder Dehnbarkeit, u.s.w.)

Und so verändert auch jede besondere Arznei-Substanz, durch eine Art von Ansteckung, das Menschen-Befinden auf eine, ihr ausschließlich eigenthümliche Weise, und nicht auf die einer andern Arznei eigne, so gewiß die Nähe eines Pocken kranken Kindes einem gesunden Kinde nur die Menschen-Pocken-Krankheit mittheilen wird und nicht die Masern. Dynamisch, wie durch Ansteckung, geschieht diese Einwirkung der Arzneien auf unser Befinden, ganz ohne Mittheilung materieller Theile der Arznei-Substanz.

Auf die beste Art dynamisirter Arzneien kleinste Gabe, - worin sich nach angestellter Berechnung nur so wenig Materielles befinden kann, daß dessen Kleinheit vom besten arithmetischen Kopfe nicht mehr gedacht und begriffen werden kann, äußert im geeigneten Krankheits-Falle bei weitem mehr Heilkraft als große Gaben derselben Arznei in Substanz. Jene feinste Gabe kann daher fast einzig nur die reine, frei enthüllte, geistartige Arznei-Kraft enthalten, und nur dynamisch so große Wirkungen vollführen, der eingenommenen rohen Arznei-Substanz selbst in großer Gabe, nie erreicht werden konnte.

(1) Was ist dynamischer Einfluss, dynamische Kraft?

Die Erde führt den **Mond** durch eine unsichtbare Kraft in ca. 28 Tagen um sich herum. Der Mond hebt die nördlichen Meere abwechselnd zu Flut und Ebbe.

- Mit den Sinnen kann man nicht wahrnehmen, warum dies geschieht.
- Offenbar geschieht dies nicht durch materielle Dinge.

Es gibt noch viele **andere Ereignisse**, die durch Wirkung einer Substanz auf eine andere Substanz erfolgen, ohne dass ein wahrnehmbarer Zusammenhang erkennbar ist.

Solche Wirkungen nennt man dynamisch (virtuell), d. h. sie erfolgen durch die reine Macht des einen auf das andere.

So ist die dynamische Wirkung des krank machenden Einflusses auf den gesunden Menschen nur **Ansteckung** (so wie die dynamische Kraft der Arzneien auf das Lebensprinzip, um den Menschen wieder gesund zu machen), also nicht materiell oder mechanisch (ebenso wie die Kraft eines Magnetstabes).

- Man sieht, wie das Eisen von einem Pol des Magnetstabes angezogen wird, aber **man sieht nicht, wie das geschieht**.
- Es erfolgt durch eine immaterielle, geistartige Kraft – also dynamisch.

Die **magnetische Kraft** wird der Stahl-Nadel unsichtbar (dynamisch) mitgeteilt. Die Stahl-Nadel wird vom Magneten schon in einiger Entfernung

- (also auch ohne Berührung) selbst magnetisch
- und steckt andere Stahl-Nadeln mit derselben magnetischen Eigenschaft an.

So wird ein Kind, das **Pocken oder Masern** hat, diese Pocken oder Masern auf andere gesunden Kinder in der Umgebung (ohne Berührung) auf unsichtbare Weise übertragen – also dynamisch.

Ähnlich ist die Wirkung der Arzneien auf Menschen. Die Substanzen sind nur deshalb Arzneien, weil sie die **spezifische Kraft** besitzen, das Befinden zu verändern – durch geistartige, **dynamische Einwirkung** auf das geistartige (das Leben verwaltende) Lebensprinzip.

Das arzneiliche dieser Natur-Substanzen (Arzneien) bezieht sich nur auf ihre Kraft,

- **Befindensänderungen des Lebens hervorzubringen.**
- **Nur auf das Lebensprinzip erstreckt sich sein dynamischer Einfluss**.
- So wie auch ein Magnet dem Stahl nur magnetische Kraft mitteilt (durch Ansteckung), aber keine anderen Eigenschaften wie z. B. Härte.

§ 11 (Fortsetzung)

Es sind nicht die körperlichen Atome dieser hoch dynamisirten Arzneien noch ihre physische oder mathematische Oberfläche (womit man die höhern Kräfte der dynamisirten Arzneien, immer noch materiell genug, aber vergeblich deuteln will), vielmehr liegt unsichtbarer Weise in dem so befeuchteten Kügelchen oder in seiner Auflösung eine aus der Arznei-Substanz möglichst enthüllte und freigewordene, spezifische Arzneikraft, welche schon durch Berührung der lebenden Thierfaser auf den ganzen Organism dynamisch einwirkt (ohne ihm jedoch irgend eine, auch noch so fein gedachte Materie mitzutheilen) und zwar desto stärker, je freier und immaterieller sie durch die Dynamisation (§. 270) geworden war.

Ist es denn unserm, als so reich an aufgeklärten und denkenden Köpfen gerühmten Zeitalter so ganz unmöglich, dynamische Kraft als etwas Unkörperliches zu denken, da man doch täglich Erscheinungen sieht, die sich nicht auf andere Weise erklären lassen! Wenn Du etwas Ekelhaftes ansiehst und es hebt sich in Dir zum Erbrechen, war da etwa ein materielles Brechmittel in Deinen Magen gekommen, was ihn zu dieser antiperistaltischen Bewegung zwang? War es nicht einzig die dynamische Wirkung des ekeln Anblicks auf Deine Einbildungskraft allein? Und, wenn Du Deinen Arm aufhebst, geschieht es etwa durch ein materielles, sichtbares Werkzeug? einen Hebel? Ist es nicht einzig die geistartige, dynamische Kraft Deines Willens, die ihn hebt?

Jede Arznei verändert (durch Ansteckung) das Befinden **auf eine ihr eigene Weise,** und nur auf diese.

- So teilt ein Kind mit Pocken einem gesunden Kind auch nur die Pockenkrankheit mit – und nicht die Masern.
- Diese Einwirkung auf das Befinden erfolgt dynamisch **durch Ansteckung, ohne materielle Teile der Substanz**.

Die **kleinste Gabe** einer dynamisierten Arznei

- bewirkt (im geeigneten Krankheitsfall) wesentlich mehr Heilkraft als große Gaben davon.
- Diese kleinste Gabe enthält praktisch nichts mehr Materielles, deshalb kann sie nur mehr die geistige Arzneikraft enthalten.
- **Nur dynamisch kann sie eine so große Wirkung erreichen**, wie sie in großen Gaben der Rohsubstanz nie erreicht werden könnte.

Es sind weder die Atome der Arzneien noch die Oberfläche – beides noch materiell,

- womit man die hohen Kräfte der dynamisierten Arzneien erklären möchte.
- Vielmehr liegt in den befeuchteten Kügelchen oder in der Auflösung eine **unsichtbare und aus der Substanz frei gewordene spezifische Arzneikraft**.
- Diese wirkt durch Berührung mit dem lebenden Gewebe dynamisch auf den ganzen Körper ein – ohne Materie.
- Und dies um so stärker, je immaterieller sie durch die Dynamisation wurde.

In unserem aufgeklärten Zeitalter muss es doch möglich sein, sich **dynamische Kraft als etwas Immaterielles** vorzustellen.

Täglich sieht man Dinge, die sich nur auf diese Weise erklären lassen:

- Sieht man etwas Ekelhaftes ⇨ dies führt zum Brechreiz, obwohl kein Brechmittel in den Magen gekommen ist, das zu dieser peristaltischen Bewegung zwingt.
  Es ist nur die dynamische Wirkung des ekelhaften Anblicks auf die Einbildungskraft.
- Hebt man den Arm, dann geschieht dies nicht durch etwas Materielles – wie einem Hebel. Es ist allein die dynamische Kraft des Willens, die den Arm hebt.

§ 12 (verstimmte Lebenskraft)

§ 12
Einzig die krankhaft gestimmte Lebenskraft bringt die Krankheiten hervor (1), so daß die, unsern Sinnen wahrnehmbare Krankheits-Aeußerung zugleich alle innere Veränderung, das ist, die ganze krankhafte Verstimmung der innern Dynamis ausdrückt und die ganze Krankheit zu Tage legt. Hinwiederum bedingt aber auch das Verschwinden aller Krankheits-Aeußerungen, das ist, aller vom gesunden Lebens-Vorgange abweichenden, merkbaren Veränderungen mittels Heilung, eben so gewiß die Wiederherstellung der Integrität des Lebens-Princips und setzt folglich die Wiederkehr der Gesundheit des ganzen Organism nothwendig voraus.

(1) Wie die Lebenskraft den Organism zu den krankhaften Aeußerungen bringt, d.i. wie sie Krankheit schafft; von diesem Wie und Warum kann der Heilkünstler keinen Nutzen ziehen und sie wird ihm ewig verborgen bleiben; nur was ihm von der Krankheit zu wissen nöthig und völlig hinreichend zum Heilbehufe war, legte der Herr des Lebens vor seine Sinne.

Krankheiten werden allein (einzig) **durch die krankhaft verstimmte Lebenskraft hervorgebracht** (1).

Die **Krankheitsäußerungen**,
- die wir mit unseren Sinnen wahrnehmen,
- drücken die ganze innere Veränderung - die ganze krankhafte Verstimmung der inneren Dynamis aus.
- Dadurch wird die ganze Krankheit gezeigt.

Das Verschwinden aller Krankheitsäußerungen (aller merkbaren Veränderungen, die vom gesunden Lebensvorgang abweichen) **durch Heilung bewirkt andererseits,**
- **dass das intakte Lebensprinzip wiederhergestellt wird**.
- Dies setzt die Wiederherstellung der Gesundheit des ganzen Organismus voraus.

(1) Fragen des Heilkünstlers, wie die Lebenskraft Krankheit schafft - dieses **WIE und WARUM – führen nicht weiter**. Es bleibt ihm immer verborgen.

Nur das, was er (der Heilkünstler) von einer Krankheit wissen muss und zum Heilen erforderlich ist, legt Gott vor seine Sinne.

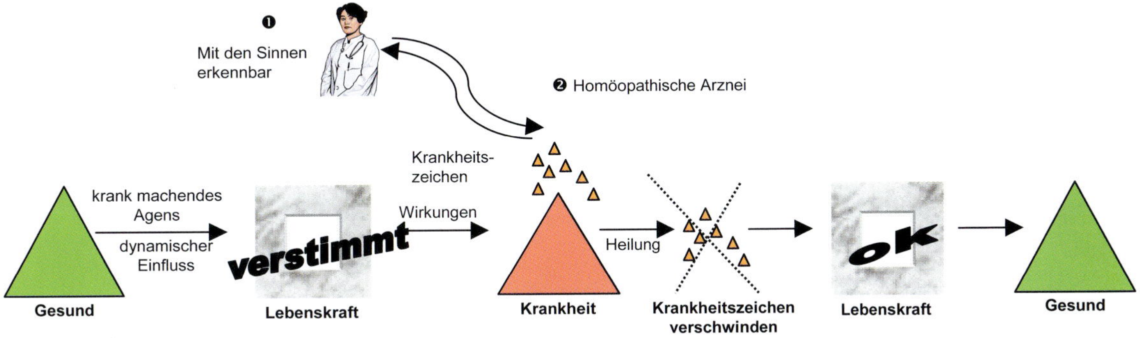

§ 13 (Krankheit für Allopathen)

§ 13
Daher ist Krankheit (die nicht der manuellen Chirurgie anheimfällt), keinesweges wie von den Allöopathen geschieht, als ein vom lebenden Ganzen, vom Organism und von der ihn belebenden Dynamis gesondertes, innerlich verborgnes, obgleich noch so fein gedachtes Wesen ein Unding (1), was bloß in materiellen Köpfen entstehen konnte und der bisherigen Medicin seit Jahrtausenden alle die verderblichen Richtungen gegeben hat die sie zu einer wahren Unheilkunst schufen) zu betrachten. .

(1) Materia peccans!

Krankheit ist (sofern sie nicht in den Bereich der Chirurgie fällt)
- kein innerlich verborgenes Wesen
- das vom lebenden Ganzen (Organismus und ihn belebenden Dynamis) gesondert ist.

Für **Allopathen** ist dies aber so.
- Dadurch entstanden bisher alle diese verwerflichen Medizinrichtungen,
- welche die Allopathie zu einer wahren „Unheilkunst" machen.

Erkrankung

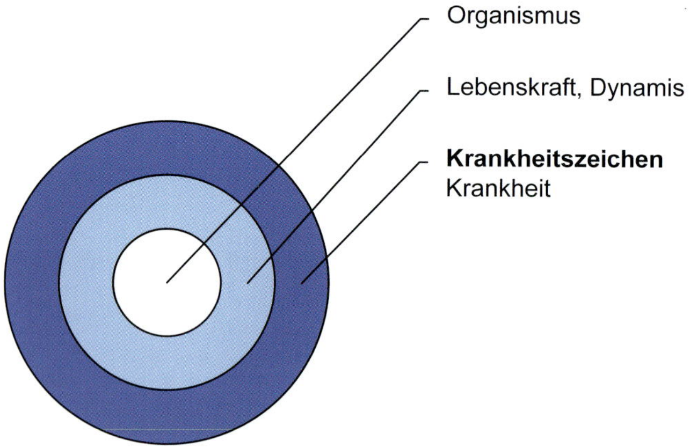

Erkrankung für Allopathen

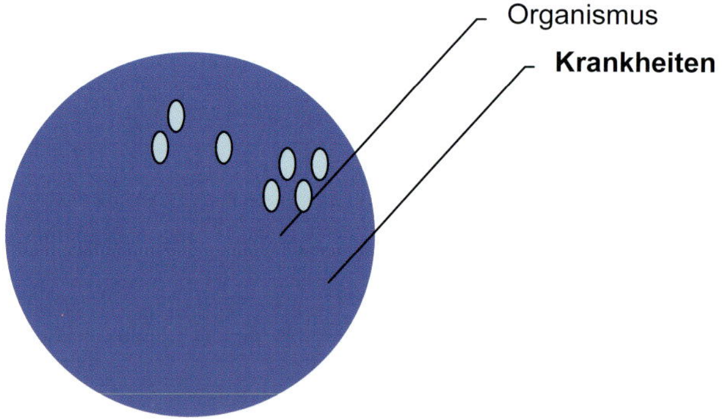

§ 14 (Heilbares durch Zeichen erkennbar)

§ 14

Es giebt nichts krankhaftes Heilbare und nichts unsichtbarer Weise krankhaft verändertes Heilbare im Innern des Menschen, was sich nicht durch Krankheits-Zeichen und Symptome dem genau beobachtenden Arzte zu erkennen gäbe, - ganz der unendlichen Güte des allweisen Lebenserhalters der Menschen gemäß.

Alles Krankhafte, das heilbar ist (auch wenn es unsichtbar im Inneren des Menschen ist), **gibt sich** dem Arzt

- durch Krankheitszeichen
- und Symptome

zu erkennen.

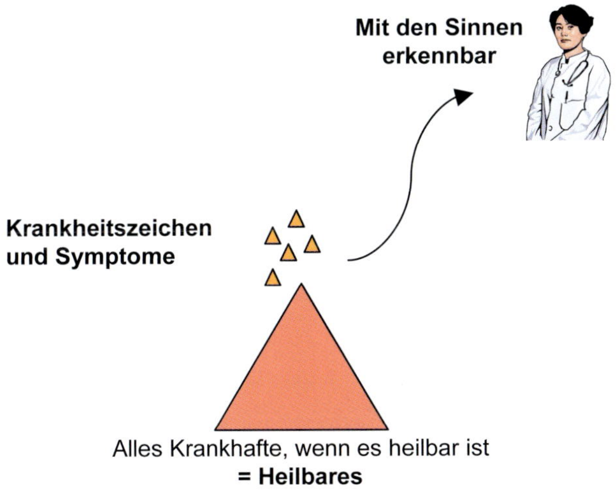

§ 15 (Einheiten)

§ 15
Das Leiden der krankhaft verstimmten, geistartigen, unsern Körper belebenden Dynamis (Lebenskraft) im unsichtbaren Innern und der Inbegriff der von ihr im Organism veranstalteten, äußerlich wahrnehmbaren, das vorhandene Uebel darstellenden Symptome, bilden nämlich ein Ganzes, sind Eins und Dasselbe. Wohl ist der Organism materielles Werkzeug zum Leben, aber ohne Belebung von der instinktartig fühlenden und ordnenden Dynamis so wenig denkbar, als Lebenskraft ohne Organism; folglich machen beide eine Einheit aus, obgleich wir in Gedanken diese Einheit, der leichtern Begreiflichkeit wegen in zwei Begriffe spalten.

Sie bilden ein Ganzes - eine **Einheit**:
- einerseits **das Leiden der krankhaft verstimmten Lebenskraft**
- und andererseits der **Inbegriff der Symptome** (die das Übel darstellen, äußerlich wahrnehmbar sind und von ihr erzeugt werden)

Sie sind dasselbe - sie sind eins.

- Der Organismus ist das (materielle) Werkzeug zum Leben. Die ordnende Dynamis belebt ihn.
- Genauso ist Lebenskraft ohne Organismus nicht denkbar. Sie bilden eine **Einheit**.

Nur aus Gründen der Deutlichkeit (Begreiflichkeit) denken wir diese Einheit in zwei Begriffen.

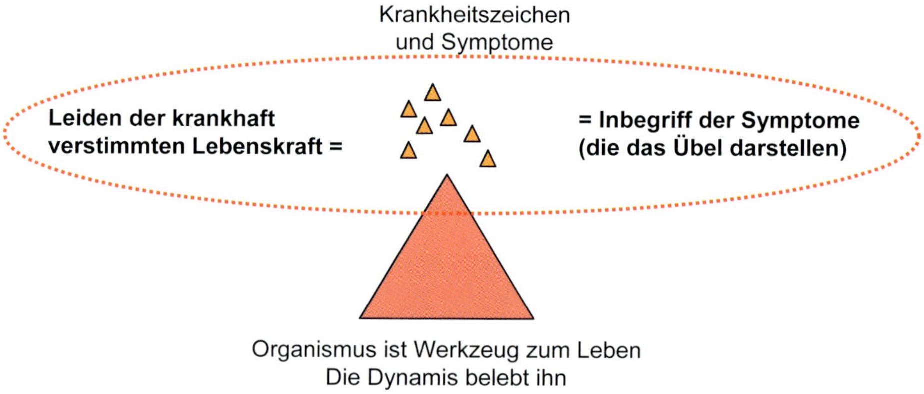

§ 16 (Alles ist dynamisch)

§ 16
Von schädlichen Einwirkungen auf den gesunden Organism, durch die feindlichen Potenzen, welche von der Außenwelt her das harmonische Lebensspiel stören, kann unsere Lebenskraft als geistartige Dynamis nicht anders denn auf geistartige (dynamische) Weise ergriffen und afficirt werden und alle solche krankhafte Verstimmungen (die Krankheiten) können auch durch den Heilkünstler nicht anders von ihr entfernt werden, als durch geistartige (dynamische,* virtuelle) Umstimmungskräfte der dienlichen Arzneien auf unsere geistartige Lebenskraft, percipirt durch den, im Organism allgegenwärtigen Fühlsinn der Nerven. Demnach können Heil-Arzneien, nur durch dynamische Wirkung auf das Lebensprincip Gesundheit und Lebens-Harmonie wieder herstellen und stellen sie wirklich her, nachdem die unsern Sinnen merkbaren Veränderungen in dem Befinden des Kranken (der Symptomen-Inbegriff) dem aufmerksam beobachtenden und forschenden Heilkünstler, die Krankheit so vollkommen dargestellt hatten, als es um sie heilen zu können, nöthig wahr.

(*) M. s. Anm. zu § 11

- **Schädliche Einwirkungen** (auf den gesunden Organismus) **und**
- **feindliche Potenzen** (die von der Außenwelt her die Harmonie des Lebens stören)
- **können die Lebenskraft** (geistartige Dynamis) **nur dynamisch** (geistartig) **ergreifen und reizen** (affizieren).

Die Krankheiten (krankhafte Verstimmungen) kann man nur durch dynamische (geistartige) Umstimmungskräfte entfernen, welche die Arzneien auf die (geistartige) Lebenskraft ausüben.

Die Arzneien können nur durch dynamische Wirkung (auf das Lebensprinzip) die Gesundheit und Lebensharmonie wiederherstellen.

Die merkbaren **Befindensveränderungen des Kranken**, die wir mit den Sinnen wahrnehmen können, zeigen die Krankheit so vollkommen, wie dies zur Heilung erforderlich ist.

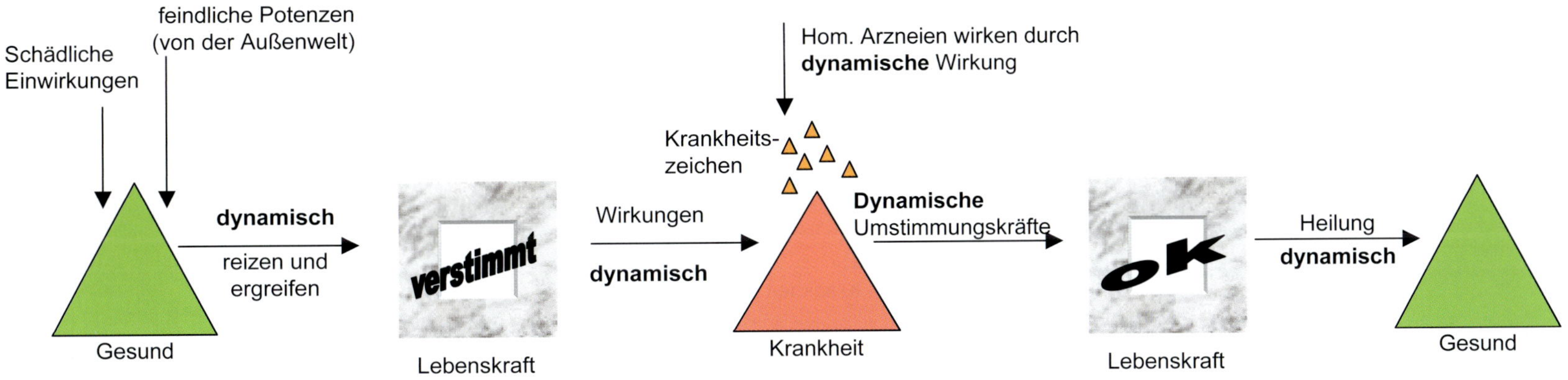

§ 17 (Heilung der Krankheit)

§ 17
Da nun jedesmal in der Heilung, durch Hinwegnahme des ganzen Inbegriffs der wahrnehmbaren Zeichen und Zufälle der Krankheit, zugleich die ihr zum Grunde liegende, innere Veränderung der Lebenskraft - also das Total der Krankheit - gehoben wird (1), **so folgt, daß der Heilkünstler bloß den Inbegriff der Symptome hinweg zu nehmen hat, um mit ihm zugleich die innere Veränderung, das ist, die krankhafte Verstimmung des Lebensprincips - also das Total der Krankheit, die Krankheit selbst, aufzuheben und zu vernichten** (2). **Die vernichtete Krankheit aber ist hergestellte Gesundheit, das höchste und einzige Ziel des Arztes, der die Bedeutung seines Berufes kennt, welcher nicht in gelehrt klingendem Schwatzen, sondern im Helfen besteht.**

(1) 1) So wie auch die höchste Krankheit durch hinreichende Verstimmung des Lebensprincips mittels der Einbildungskraft zuwege gebracht und so auf gleiche Art wieder hinweg genommen werden kann. Ein ahnungartiger Traum, eine abergläubige Einbildung, oder eine feierliche Schicksal-Prophezeiung des, an einem gewissen Tage oder zu einer gewissen Stunde unfehlbar zu erwartenden Todes, brachte nicht selten alle Zeichen entstehender und zunehmender Krankheit des herannahenden Todes und den Tod selbst zur angedeuteten Stunde zuwege, welches ohne gleichzeitige Bewirkung der (dem von außen wahrnehmbaren Zustande entsprechenden) innern Veränderung nicht möglich war; daher wurden in solchen Fällen, aus gleicher Ursache, durch eine künstliche Täuschung oder Gegenüberredung nicht selten wiederum alle den nahen Tod ankündigenden Krankheitsmerkmale verscheucht und plötzlich Gesundheit wieder hergestellt, welches ohne Wegnahme der Tod bereitenden, innern und äußern krankhaften Veränderungen, mittels dieser bloß moralischen Heilmittel nicht möglich gewesen wäre.

(2) Nur so konnte Gott, der Erhalter der Menschen, seine Weisheit und Güte bei Heilung der sie hienieden befallenden Krankheiten an den Tag legen, daß er dem Heilkünstler offen darthat, was derselbe bei Krankheiten hinweg zu nehmen habe, um sie zu vernichten und so die Gesundheit herzustellen. Was müßten wir aber von seiner Weisheit und Güte denken, wenn er das an Krankheiten zu Heilende (wie die, ein divinatorisches Einschauen in das innere Wesen der Dinge affektirende, bisherige Arzneischule vorgab) in ein mystisches Dunkel gehüllt, im Innern verschlossen, und es so dem Menschen unmöglich gemacht hätte, das Uebel deutlich zu erkennen, folglich unmöglich, es zu heilen?

Bei einer **Heilung** wird:

- der ganze Inbegriff der Symptome (wahrnehmbare Zeichen und Zufälle) weggenommen und
- dadurch auch die innere Veränderung der Lebenskraft (die ihr zugrunde liegt - d. h. das Total der Krankheit) beseitigt (1).

Man muss nur **den Inbegriff der Symptome wegnehmen, um damit gleichzeitig die Krankheit selbst** (krankhafte Verstimmung des Lebensprinzips; das Total der Krankheit) **aufzuheben und zu vernichten** (2).

Die vernichtete Krankheit = wiederhergestellte Gesundheit. Sie ist das einzige Ziel des Arztes.

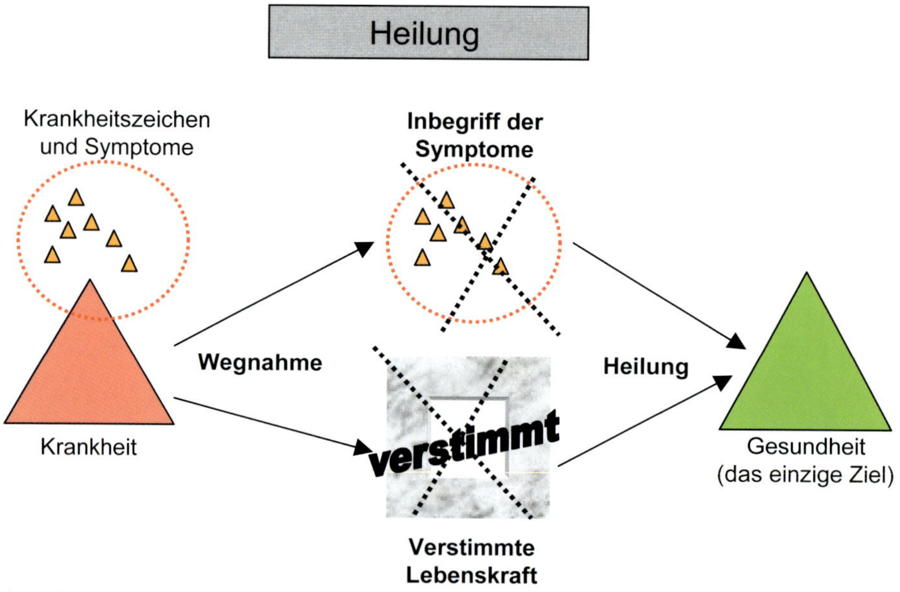

§ 17 (Fortsetzung)

(1) Eine große Verstimmung des Lebensprinzips durch die **Einbildungskraft** kann die schlimmste Krankheit erzeugen und auf gleiche Art auch wieder entfernen. Ein vorausahnender Traum, eine abergläubische Einbildung oder eine Schicksalsprophezeiung des Todes bringen oft alle Zeichen des herannahenden Todes (sogar den Tod selber). Die ist nur möglich, wenn gleichzeitig die innere Veränderung (die dem wahrnehmbaren Zustand entspricht) bewirkt wird. Andererseits kann man durch eine künstliche Täuschung manchmal alle Krankheitszeichen (die den nahen Tod ankündigen) entfernen - und Gesundheit stellt sich ein. Ohne Wegnahme der krankhaften Veränderungen, **nur mit moralischen Heilmitteln, wäre dies nicht möglich.**

(2) Gott zeigt dem Heilkünstler, was er bei Krankheiten zu entfernen hat, um sie zu vernichten (und damit Gesundheit wiederherzustellen). Sonst wäre es den Menschen unmöglich, das Übel zu erkennen und zu heilen.
Er hat das an Krankheiten zu Heilende nicht verborgen. Dies geben allerdings die Allopathen vor und gleichzeitig beanspruchen sie eine „seherische Einsicht“ in das innere Wesen der Dinge.

§ 18 (Indikation zur Arzneiwahl)

§ 18
Von dieser nicht zu bezweifelnden Wahrheit, daß, außer der Gesammtheit der Symptome, unter Hinsicht auf die begleitenden Umstände (§ 5.) an Krankheiten auf keine Weise etwas auszufinden ist, wodurch sie ihr Hülfe-Bedürfniß ausdrücken könnten, geht unwidersprechlich hervor, daß der Inbegriff aller, in jedem einzelnen Krankheitsfalle wahrgenommenen Symptome und Umstände die einzige Indication, die einzige Hinweisung auf ein zu wählendes Heilmittel sei.

Die Gesamtheit der Symptome ist (unter Berücksichtigung der begleitenden Umstände, siehe § 5)

- das Einzige, wodurch Krankheiten sich zeigen.

Der Inbegriff aller Symptome und Umstände **ist** (in jedem einzelnen Krankheitsfall)

- die einzige Indikation (Hinweis)
- auf das zu wählende Heilmittel.

Gesamtheit der Symptome, Inbegriff der Symptome: nur dadurch zeigen sich Krankheiten
(+ begleitende Umstände)

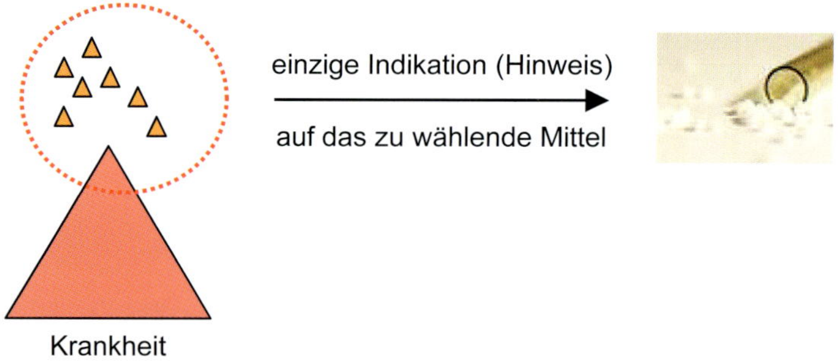

Übersicht Organon

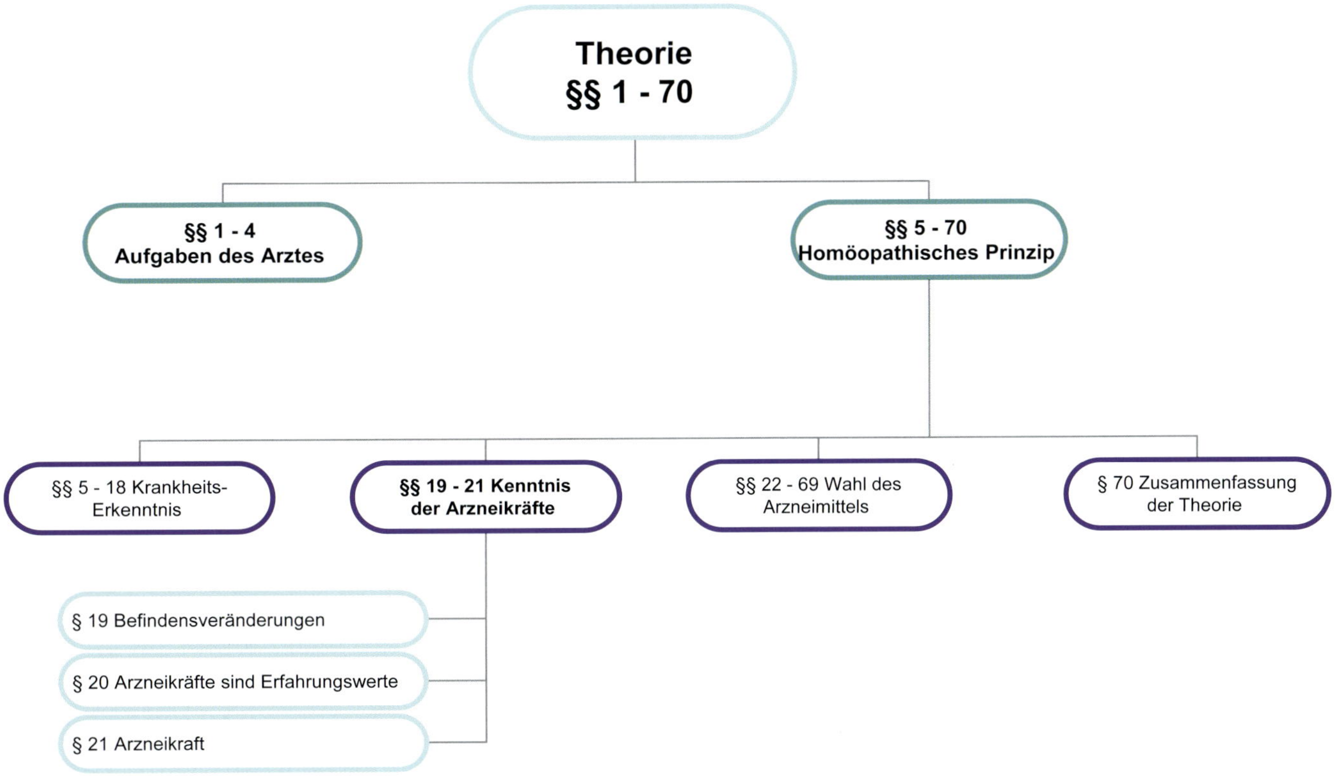

§ 19 (Befindensveränderungen)

§ 19
Indem nun die Krankheiten nichts als Befindensveränderungen des Gesunden sind, die sich durch Krankheits-Zeichen ausdrücken, und die Heilung ebenfalls nur durch Befindensveränderung des Kranken in den gesunden Zustand möglich ist, so sieht man leicht, daß die Arzneien auf keine Weise Krankheiten würden heilen können, wenn sie nicht die Kraft besäßen, das auf Gefühlen und Thätigkeiten beruhende Menschenbefinden umzustimmen, ja, daß einzig auf dieser ihrer Kraft, Menschenbefinden umzuändern, ihre Heilkraft beruhen müsse.

- **Krankheiten** sind **Befindensveränderungen des Gesunden** - und drücken sich nur durch Krankheitszeichen aus.
- **Heilung ist nur durch eine Befindensveränderung** des Kranken in den gesunden Zustand **möglich**.
- **Arzneien können Krankheiten** nur **heilen**, weil sie die Kraft besitzen, **das Menschenbefinden** (beruhend auf Gefühlen und Tätigkeiten (des Organismus) **umzustimmen**. Ihre Heilkraft beruht ausschließlich auf dieser Tatsache.

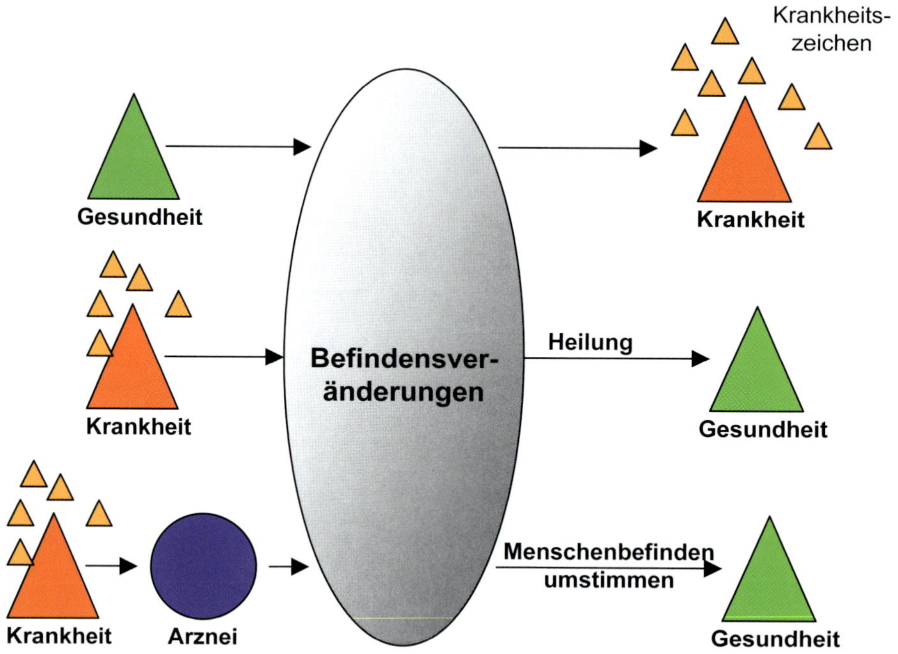

Die **Heilkraft der Arzneien** beruht ausschließlich auf ihrer **Fähigkeit, Menschenbefinden umzustimmen.**

§ 20 (Arzneikräfte sind Erfahrungswerte)

§ 20
Diese im innern Wesen der Arzneien verborgene, geistartige Kraft, Menschenbefinden umzuändern und daher Krankheiten zu heilen, ist an sich auf keine Weise mit bloßer Verstandes-Anstrengung erkennbar; bloß durch ihre Aeußerungen beim Einwirken auf das Befinden der Menschen, läßt sie sich in der Erfahrung, und zwar deutlich wahrnehmen.

Die im inneren Wesen der **Arzneien verborgene** (geistartige) **Kraft,**

- Menschenbefinden umzuändern
- und Krankheiten zu heilen,

ist mit bloßem Verstand (auf dem theoretischen Weg) **nicht erkennbar**.

Nur durch ihre Äußerungen beim Einwirken **auf das Befinden** des Menschen

- **lässt sie sich wahrnehmen** (kann erforscht werden).
- Dies ist nur durch Erfahrung möglich.

Die **Arzneikräfte** … sind im Inneren (Wesen) verborgen	
Menschenbefinden umzuändern →	**Krankheiten zu heilen**
Eigenschaften ▪ sind nur mit dem Verstand (in der Theorie) nicht erkennbar, ▪ sondern sie sind **Erfahrungswerte** und sind daher ▪ nur durch ihre Äußerungen bei Wirken auf das Befinden wahrnehmbar ▪ und können auf diese Weise erforscht werden.	

§ 21 (Arzneikraft)

§21
Da nun, was niemand läugnen kann, das heilende Wesen in Arzneien nicht an sich erkennbar ist und bei reinen Versuchen, selbst vom scharfsinnigsten Beobachter, an Arzneien sonst nichts, was sie zu Arzneien oder Heilmitteln machen könnte, wahrgenommen werden kann, als jene Kraft, im menschlichen Körper deutliche Veränderungen seines Befindens hervorzubringen, besonders aber den gesunden Menschen in seinem Befinden umzustimmen und mehre, bestimmte Krankheitssymptome in und an demselben zu erregen, so folgt: daß wenn die Arzneien als Heilmittel wirken, sie ebenfalls nur durch diese ihre Kraft Menschenbefinden mittels Erzeugung eigenthümlicher Symptome umzustimmen, ihr Heilvermögen in Ausübung bringen können, und daß wir uns daher nur an die krankhaften Zufälle, die die Arzneien im gesunden Körper erzeugen, als an die einzig mögliche Offenbarung ihrer inwohnenden Heilkraft, zu halten haben, um zu erfahren, welche Krankheits-Erzeugungskraft jede einzelne Arznei, das ist zugleich, welche Krankheits-Heilungskraft jede besitze.

Das heilende Wesen der Arzneien ist an sich nicht erkennbar.
Bei reinen Versuchen kann man an ihnen (was sie zu Arzneien oder Heilmitteln macht) **nur jene Kraft** wahrnehmen, welche
- im menschlichen Körper deutliche **Befindensveränderungen hervorbringt,**
- besonders aber den **gesunden Menschen** in seinem Befinden umstimmt und **bestimmte Krankheitssymptome** in und an ihm **erzeugt**.

Wenn **Arzneien als Heilmittel** wirken, können sie auch **nur durch diese Kraft** (Menschenbefinden durch Erzeugung von Symptomen umzustimmen) **ihr Heilvermögen verrichten**.

Die **krankhaften Zufälle** (welche die Arzneien im gesunden Körper erzeugen) sind die einzige Form, mit denen sie ihre **enthaltene Heilkraft darlegen**.

So erfahren wir, welche
- **Krankheitserzeugungskraft,** d. h. **zugleich**
- welche **Krankheitsheilungskraft**

jede Arznei besitzt.

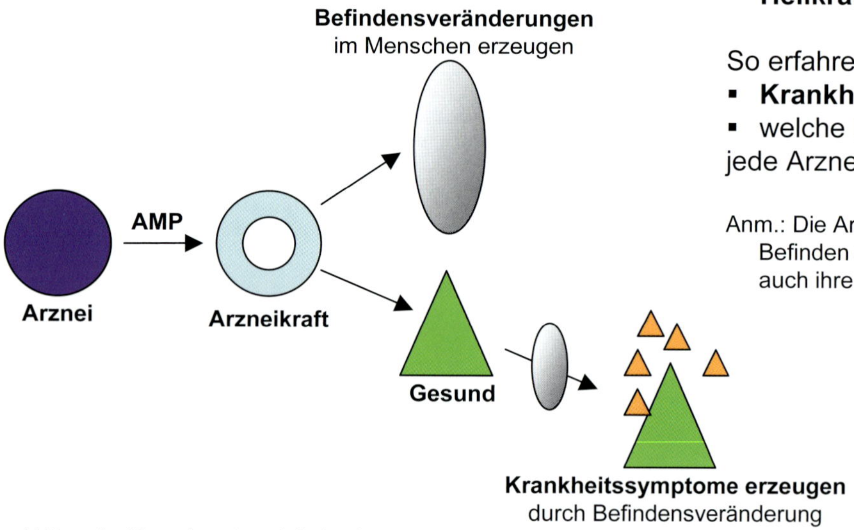

AMP = reine Versuche = Arzneimittelprüfung

Anm.: Die Arzneikraft zeigt sich durch die Fähigkeit, im gesunden Menschen das Befinden umzustimmen und Krankheitssymptome hervorzurufen. Dadurch wird auch ihre Heilungskraft erkennbar.

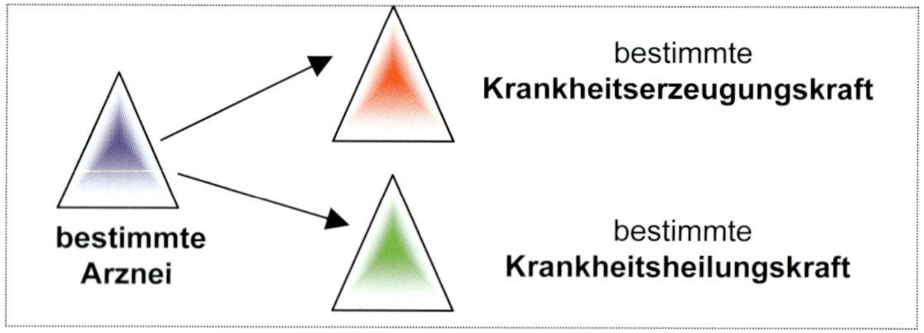

Übersicht Organon

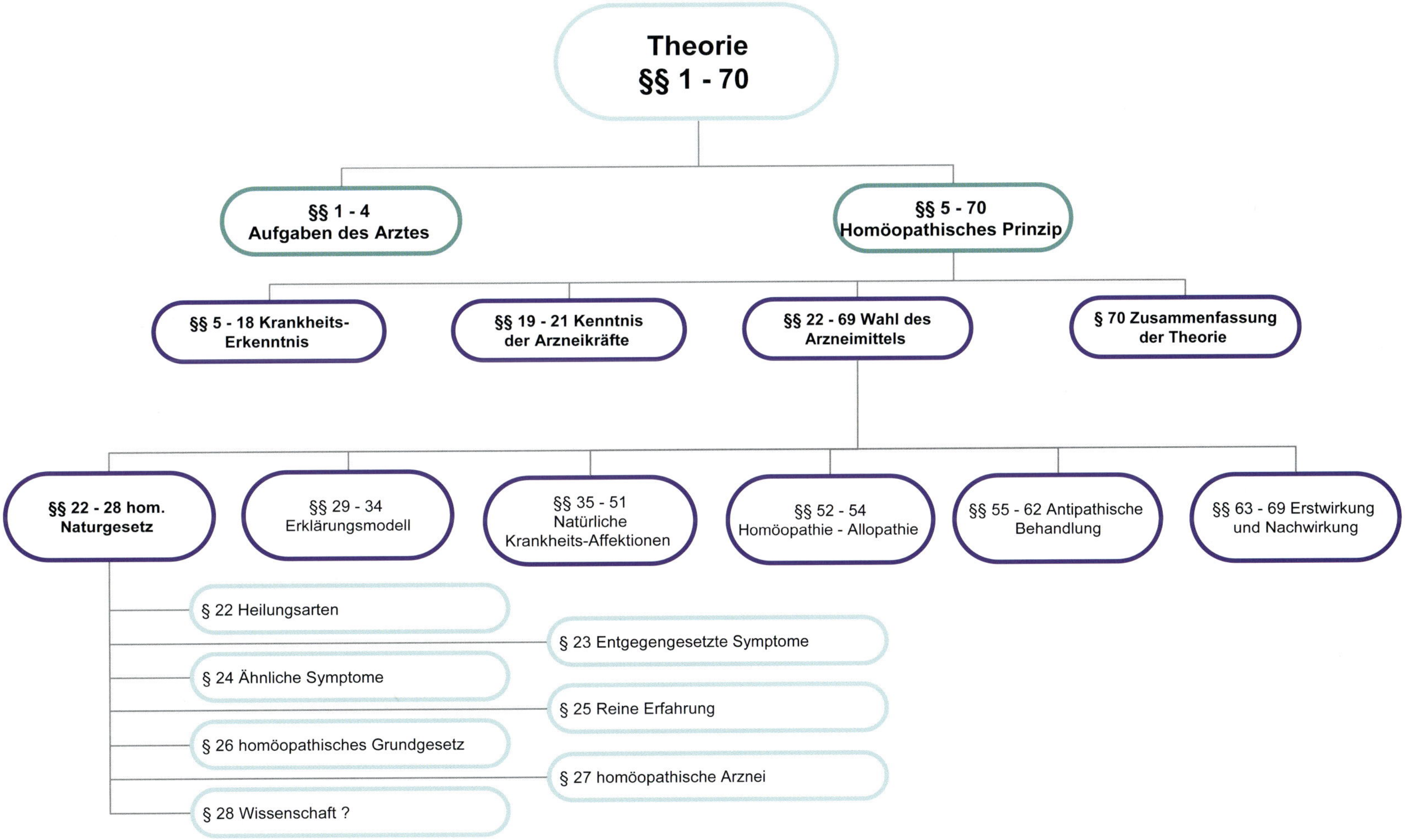

§ 22 (Heilungsarten)

§ 22
Indem aber an Krankheiten nichts aufzuweisen ist, was an ihnen hinwegzunehmen wäre, um sie in Gesundheit zu verwandeln, als der Inbegriff ihrer Zeichen und Symptome, und auch die Arzneien nichts Heilkräftiges aufweisen können, als ihre Neigung, Krankheits-Symptome bei Gesunden zu erzeugen und am Kranken hinwegzunehmen, so folgt auf der einen Seite, daß Arzneien nur dadurch zu Heilmitteln werden und Krankheiten zu vernichten im Stande sind, daß das Arzneimittel durch Erregung gewisser Zufälle und Symptome, das ist, durch Erzeugung eines gewissen künstlichen Krankheits-Zustandes die schon vorhandnen Symptome, nämlich den zu heilenden, natürlichen Krankheitszustand, aufhebt und vertilgt, - auf der andern Seite hingegen folgt, daß für den Inbegriff der Symptome der zu heilenden Krankheit diejenige Arznei gesucht werden müsse, welche (je nachdem die Erfahrung zeigt, ob die Krankheitssymptome durch ähnliche oder durch entgegengesetzte Arznei-Symptome (1) am leichtesten, gewissesten und dauerhaftesten aufzuheben und in Gesundheit zu verwandeln sind) ähnliche oder entgegengesetzte Symptome zu erzeugen, die meiste Neigung bewiesen hat.

(1) Die außer diesen beiden noch mögliche Anwendungsart der Arzneien gegen Krankheiten ist die allöopathische Methode, wo Arzneien, deren Symptome keine direkte, pathische Beziehung auf den Krankheitszustand haben, also den Krankheitssymptomen weder ähnlich noch opponirt, sondern ganz heterogen sind, verordnet werden. Diese Verfahrungsweise treibt, wie ich schon anderswo gezeigt, ein unverantwortliches, mörderisches Spiel mit dem Leben des Kranken, mittels gefährlich heftiger, nach ihren Wirkungen ungekannter Arzneien, auf leere Vermuthungen hin, in großen, öfteren Gaben gereicht; sodann mittels schmerzhafter, die Krankheit auf andere Stellen hinleiten sollender Operationen, mittels Minderung der Kräfte und Säfte des Kranken durch Ausleerungen von Oben und Unten, Schweiß oder Speichelfluß; besonders aber durch Verschwendung des unersetzlichen Blutes, wie es die eben herrschende Routine haben will, blindhin und schonungslos angewendet, gewöhnlich unter dem Vorwande, als müsse der Arzt die kranke Natur in ihren Bestrebungen sich zu helfen, nachahmen und sie befördern, ohne zu bedenken, wie unverständig es sei, diese höchst unvollkommnen, meist zweckwidrigen Bestrebungen der bloß instinktartigen, verstandlosen Lebenskraft nachahmen und sie befördern zu wollen, welche unserm Organism nur anerschaffen ward, um, solange dieser gesund ist, unser Leben in harmonischem Gange fortzuführen, nicht aber, um in Krankheiten sich selbst zu heilen. Denn besäße sie hiezu eine musterhafte Fähigkeit, so würde sie den Organism gar nicht haben krank werden lassen. Von Schädlichkeiten erkrankt, vermag unsere Lebenskraft nichts anderes, ...

An Krankheiten ist nur der Inbegriff der Zeichen und Symptome hinwegzunehmen, um sie in Gesundheit zu verwandeln.

Arzneien besitzen zum Heilen nur zwei Fähigkeiten:

- Krankheitssymptome bei Gesunden zu erzeugen
- Krankheitssymptome am Kranken wegzunehmen

Arzneien werden also nur dadurch **zu Heilmitteln** (fähig, Krankheiten zu vernichten), dass sie:

- durch Erzeugung (Erregung) von Zufällen und Symptomen, d. h. durch Erzeugung eines künstlichen Krankheitszustandes
- die schon vorhandenen Symptome (den zu heilenden Krankheitszustand) aufheben und vertilgen.

Für den **Inbegriff der Symptome** muss dagegen die Arznei gesucht werden, welche die Fähigkeit besitzt, ähnliche oder entgegengesetzte Symptome zu erzeugen. Je nachdem, was die Erfahrung zeigt: ob die Krankheitssymptome durch ähnliche oder entgegengesetzte Arzneisymptome (1) (leicht, dauerhaft, ...) sich in Gesundheit verwandeln lassen.

Heilungsarten (in der Theorie)
Arzneien werden zu Heilmitteln ▪ wenn sie einen **künstlichen Krankheitszustand erzeugen können,** ▪ der die **vorhandenen Symptome aufhebt und vertilgt.**
Dazu benötigt man jene Arznei, welche die Fähigkeit besitzt,
Variante 1: **ähnliche Symptome** zu erzeugen oder Variante 2: **entgegengesetzte Symptome** zu erzeugen oder Variante 3: andersartige (heterogene) Symptome zu erzeugen (Allopathie).

… als ihre Verstimmung durch Störung des guten Lebens-Ganges des Organism's und durch Leidens-Gefühle auszudrücken, womit sie den verständigen Arzt um Hülfe anruft, und wenn diese nicht erscheint, so strebt sie durch Erhöhung der Leiden, vorzüglich aber durch heftige Ausleerungen sich zu retten, es koste, was es wolle, oft mit den größten Aufopferungen, oder unter Zerstörung des Lebens selbst. Zum Heilen besitzt die krankhafte verstimmte Lebenskraft so wenig nachahmenswerte Fähigkeit, daß alle von ihr im Organism erzeugten Befindens-Veränderungen und Symptome ja eben die Krankheit selbst sind! Welcher verständige Arzt wollte sie wohl im Heilen nachahmen, wenn er nicht seinen Kranken aufopfern will?

(1) Außer diesen beiden Anwendungsmöglichkeiten der Arzneien ist noch eine **allopathische Methode** möglich: Dabei werden Arzneien verordnet, die keine direkte Beziehung zum Krankheitszustand haben - weder ähnlich noch entgegengesetzt, sondern **heterogen (andersartig**) sind. Dies setzt das Leben des Kranken aufs Spiel.

- Es werden heftige, unbekannte Arzneien verwendet - und auf Vermutung und in großen und häufigen Gaben verabreicht.
- Es werden Operationen durchgeführt, welche die Krankheit an eine andere Stelle leiten sollen.
- Sie mindern die Kräfte und Säfte des Kranken durch Ausleerungen, Schweiß oder Speichelfluss.
- V. a. aber verschwenden sie unersetzliches Blut, meist unter dem Vorwand, man müsse die kranke Natur (in ihren Bestrebungen sich zu helfen) nachahmen und unterstützen.

Diese Bestrebungen der Lebenskraft sollte man aber nicht nachahmen. Sie wurde dem Organismus nur geschenkt (anerschaffen), um unser Leben in harmonischem Gang zu halten, aber nicht, um sich selbst (bei Krankheiten) zu heilen. Besäße die Lebenskraft die Fähigkeit dazu, hätte sie den Organismus nicht krank werden lassen.
Ist der Organismus von Schädlichkeiten erkrankt, **zeigt sich die Verstimmung der Lebenskraft durch**

- Störungen des Organismus
- und durch Leidensgefühle.

Dadurch ruft sie um Hilfe. Bleibt die Hilfe aus, dann strebt sie danach:

- das Leiden zu erhöhen,
- besonders aber sich durch heftige Ausleerungen zu retten, oft unter größten Opfern oder unter Zerstörung des Lebens selbst.

Zum Heilen besitzt die (krankhaft verstimmte) Lebenskraft wenig Fähigkeiten, die man nachahmen könnte. Alle von ihr (im Organismus) erzeugten Befindensveränderungen und Symptome sind ja die Krankheit selbst!

Kein Arzt ahmt sie im Heilen nach, will er den Kranken nicht aufopfern.

§ 23 (Entgegengesetzte Symptome)

§ 23
Es überzeugt uns aber jede reine Erfahrung und jeder genaue Versuch, daß von entgegengesetzten Symptomen der Arznei (in der antipathischen, enantiopathischen oder palliativen Methode) anhaltende Krankheitssymptome so wenig aufgehoben und vernichtet werden, daß sie vielmehr, nach kurzdauernder, scheinbarer Linderung, dann nur in desto verstärkterem Grade wieder hervorbrechen und sich offenbar verschlimmern (siehe § 58 - 62 und 69).

Erfahrung und Versuche zeigen, dass chronische (anhaltende) **Krankheitssymptome nicht** aufgehoben oder **vernichtet werden**, wenn eine Arznei mit **entgegengesetzten Symptomen** (antipathisch; enantiopathisch; palliativ; siehe Anmerkung) verwendet wird. Denn …

- nach kurzer scheinbarer Linderung
- kommen sie umso stärker wieder
- und verschlimmern sich offensichtlich.

(siehe § 58 - 62, 69)

Anmerkung:

Hahnemann unterscheidet die von ihm beobachteten medizinischen Behandlungsmethoden in
- homöopathisch
- isopathisch
- antipathisch/enantiopathisch/palliativ
- und allopathisch.

- **Allopathie** (auch: Allöopathie) ist eine Bezeichnung für medizinische Behandlungsmethoden, die hauptsächlich von den Kritikern der Homöopathie verwendet werden und die das Gegenteil von der Homöopathie sind. Sie ist eine Bezeichnung für schulmedizinische Methoden.
  Begriff: Der griechische Wortstamm "allo-" heißt "verschieden", "anders", "pathos" heißt "Leiden".
  Die allopathische Methode versucht, mit solchen Arzneien zu heilen, die etwas völlig anderes, unterschiedliches als das am Patienten Beobachtete bewirkt. Sie bringt zusätzliche, künstliche "Arznei-Krankheiten", die zur ursprünglichen Krankheit hinzutreten und diese verkomplizieren (Aderlässe, Blutegel, ….).
- **Isopathische Methode**: Diese versucht, den gleichen Stoff, der die Krankheit verursacht, zur Heilung einzusetzen.
- **Antipathische Methode (= enantiopathisch = palliativ):** diese versucht, mit Arzneien zu heilen, die der Krankheit entgegengesetzte Symptome hervorbringen (*Contraria contrariis*). Dies bezeichnet Hahnemann als bloß beschwichtigend (palliativ), weil es nur kurzfristig das Gegenteil bewirkt und die Lebenskraft schwächt. Heutige Arzneimittel werden meist "antipathisch" konzipiert und eingesetzt, indem sie den beobachteten Symptomen entgegenwirken (z. B. zu dickes Blut verflüssigen, zu hohes Fieber senken).

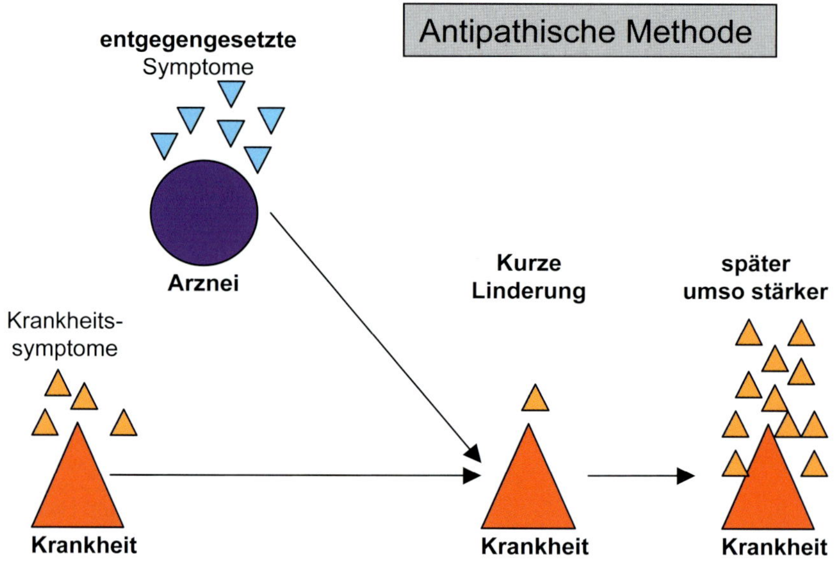

§ 24 (Ähnliche Symptome)

§ 24
Es bleibt daher keine andere, Hülfe versprechende Anwendungsart der Arzneien gegen Krankheiten übrig, als die homöopathische, vermöge deren gegen die Gesammtheit der Symptome des Krankheitsfalles unter Hinsicht auf die Entstehungs-Ursache, wenn sie bekannt ist, und auf die Neben-Umstände, eine Arznei gesucht wird, welche unter allen (durch ihre, in gesunden Menschen bewiesenen, Befindensveränderungen gekannten) Arzneien den, dem Krankheitsfalle ähnlichsten, künstlichen Krankheits-Zustand zu erzeugen Kraft und Neigung hat.

Als einzige (Hilfe versprechende) **Anwendung der Arzneien** (gegen Krankheiten) **bleibt die homöopathische Methode übrig**.

Bei dieser wird für die Gesamtheit der Symptome eine **Arznei** gesucht, **welche die Kraft** und Möglichkeit **hat** (bekannt durch die Befindensänderungen bei Gesunden), **die ähnlichsten Krankheitszustände zu erzeugen**.

Dabei sind
- eine eventuell bekannte Entstehungsursache
- und die Nebenumstände

zu berücksichtigen.

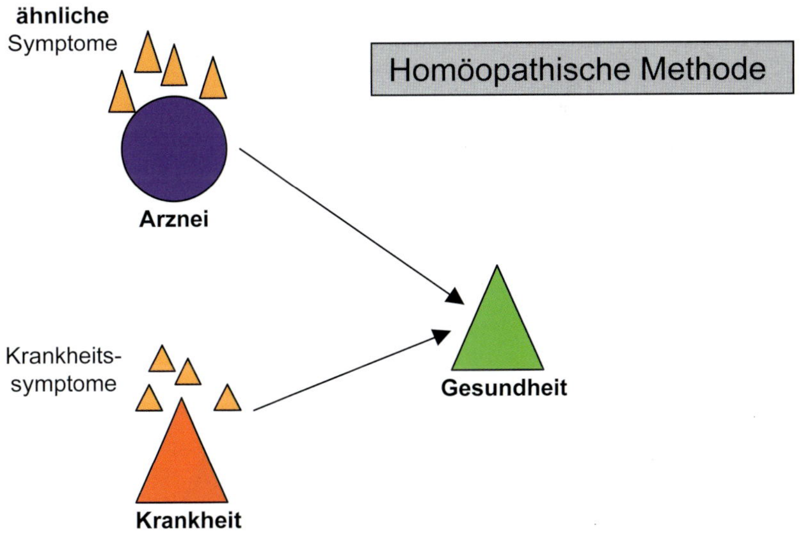

§ 25 (Reine Erfahrung)

§ 25
Nun lehrt aber das einzige und untrügliche Orakel der Heilkunst, die reine Erfahrung (1), in allen sorgfältigen Versuchen, daß wirklich diejenige Arznei, welche in ihrer Einwirkung auf gesunde menschliche Körper die meisten Symptome in Aehnlichkeit erzeugen zu können bewiesen hat, welche an dem zu heilenden Krankheitsfalle zu finden sind, in gehörig potenzirten und verkleinerten Gaben auch die Gesammtheit der Symptome dieses Krankheitszustandes, das ist (s. §. 6 -16), die ganze gegenwärtige Krankheit schnell, gründlich und dauerhaft aufhebe und in Gesundheit verwandle, und daß alle Arzneien, die ihnen an ähnlichen Svmptomen möglichst nahe kommenden Krankheiten, ohne Ausnahme heilen und keine derselben ungeheilt lassen.

(1) Ich meine nicht eine solche Erfahrung, deren unsere gewöhnlichen Practiker alter Schule sich rühmen, nachdem sie Jahre lang mit einem Haufen vielfach zusammengesetzter Recepte gegen eine Menge Krankheiten gewirthschaftet haben, die sie genau untersuchten, sondern sie schulmäßig für schon in der Pathologie benannte hielten, und in ihnen einen (eingebildeten) Krankheitsstoff zu erblicken wähnten, oder eine andere hypothetische, innere Abnormität ihnen andichteten. Da sahen sie immer etwas, wußten aber nicht, was sie sahen; Erfolge, die nur ein Gott und kein Mensch aus den vielfachen, auf den unbekannten Gegenstand einwirkenden Kräften hätte enträthseln können, Erfolge, aus denen nichts zu lernen, nichts zu erfahren ist. Eine fünfzigjährige Erfahrung dieser Art ist einem fünfzig Jahre langen Schauen in ein Kaleidoscop gleich, was, mit bunten, unbekannten Dingen angefüllt, in steter Umdrehung sich bewegt; tausenderlei sich immerdar verwandelnde Gestalten und keine Rechenschaft dafür!

Die **reine Erfahrung** (1) lehrt durch sorgfältige Versuche:

- Jene Arznei, die bei der Prüfung an Gesunden die **meisten ähnlichen Symptome erzeugen kann** (die beim zu Heilenden zu finden sind),
- **hebt** in gehörig potenzierten und verkleinerten Gaben
- **die Gesamtheit der Symptome** (dieses Krankheitszustandes - die ganze Krankheit) **auf,**
- und zwar schnell, gründlich und dauerhaft
- und **verwandelt sie in Gesundheit**.

Arzneien heilen die Krankheiten, welche möglichst ähnliche Symptome zeigen, ausnahmslos und lassen keine ungeheilt.

(1) Damit ist nicht die Erfahrung der Praktiker der alten Schule gemeint, die zusammengesetzte Rezepte gegen viele Krankheiten verwendet haben. Sie haben diese (Rezepte bzw. dessen Stoffe) nie richtig untersucht.
Sie glauben, in ihnen einen Krankheitsstoff zu erkennen oder dichten ihnen eine hypothetische Besonderheit (Abnormität) an. Sie sehen immer was, wissen aber nicht was. Die Wirkung der vielfachen Kräfte (der Rezepte) könnte nur Gott enträtseln - aber kein Mensch. Aus dieser Erfahrung kann man nichts lernen und nichts erfahren.
Eine 50-jährige Erfahrung von dieser Art gleicht einem 50-jährigen Schauen in ein Kaleidoskop (optisches Spielzeug), das sich dauernd bewegt.

Homöopathische Methode

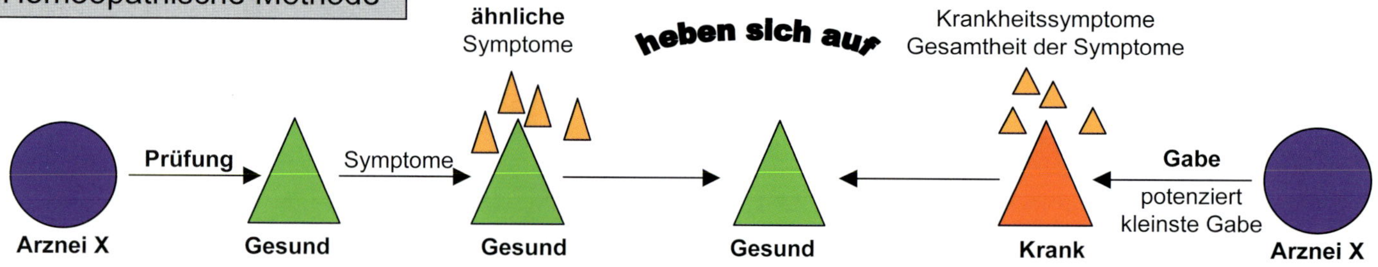

§ 26 (Homöopathisches Grundgesetz)

§ 26
Dieß beruht auf jenem zwar hie und da geahneten, aber bisher nicht anerkannten, aller wahren Heilung von jeher zum Grunde liegenden homöopathischen Naturgesetze:
Eine schwächere dynamische Affection wird im lebenden Organism von einer stärkern dauerhaft ausgelöscht, wenn diese (der Art nach von ihr abweichend) jener sehr ähnlich in ihrer Aeußerung ist (1) **.**

(1) So werden auch physische Affectionen und moralische Uebel geheilt. - Wie kann in der Frühdämmerung der hell-leuchtende Jupiter dem Sehnerven des ihn Betrachtenden verschwinden? Durch eine stärkere, sehr ähnlich auf den Sehnerven einwirkende Potenz, die Helle des anbrechenden Tages! - Womit pflegt man in, von übeln Gerüchen angefüllten Oertern, die beleidigten Nasennerven wirksam zufrieden zu stellen? Durch Schnupftabak, der den Geruchssinn ähnlich, aber stärker ergreift! Keine Musik, kein Zuckerbrod, die auf die Nerven andrer Sinne Bezug haben, würde diesen Geruchs-Ekel heilen. - Wie schlau wußte der Krieger das Gewinsel des Spitzruthen-Läufers aus den mitleidigen Ohren der Umstehenden zu verdrängen? Durch die quikende, feine Pfeife mit der lärmenden Trommel gepaart! Und den in seinem Heere Furcht erregenden, ferne Donner der feindlichen Kanonen? Durch das tief erbebende Brummen der großen Trommel! Für beides würde weder die Austheilung eines glänzenden Montirungsstücks, noch irgend ein dem Regimente ertheilter Verweis geholfen haben. - So wird auch Trauer und Gram durch einen neuen, stärkeren, jemand Anderm begegneten Trauerfall, sei er auch nur erdichtet, im Gemüthe ausgelöscht. Der Nachtheil von einer allzu lebhaften Freude wird durch den Ueberfreudigkeit erzeugenden Kaffeetrank gehoben. - Völker, wie die Deutschen, Jahrhunderte hindurch allmälig mehr und mehr in willenlose Apathie und unterwürfigen Sklavensinn herabgesunken, mußten erst von dem Eroberer aus Westen noch tiefer in den Staub getreten werden, bis zum Unerträglichen, und hiedurch erst ward ihre Selbst-Nichtachtung überstimmt und aufgehoben, es ward ihnen ihre Menschenwürde wieder fühlbar, und sie erhoben ihr Haupt zum ersten Male wieder als deutsche Männer.

Das **homöopathische Grundgesetz**

Eine schwächere dynamische Affektion wird von einer hinzukommenden stärkeren Affektion ausgelöscht, wenn diese ihr sehr ähnlich ist.

Das **homöopathische Grundgesetz** wurde zwar ab und zu **vermutet**, bisher aber nicht anerkannt. **Es liegt aber jeder wahren Heilung zugrunde.**

- **Eine schwächere dynamische Affektion** (krankhafter Zustand) **wird** (im lebenden Organismus)
- **von einer stärkeren** (Affektion) **dauerhaft ausgelöscht,**
- **wenn diese** (der Art nach von ihr abweichend) **jener** (in ihrer Äußerung) **sehr ähnlich ist** (1)**.**

(1) Auch physische Affektionen und moralische Übel werden geheilt.

- Wie kann der hell leuchtende Jupiter in der Morgendämmerung dem Auge (Sehnerv) des Betrachters entschwinden? Durch eine sehr ähnliche Potenz (die auf den Sehnerv wirkt) - die Helle des anbrechenden Tages.
- Wie stellt man an Orten, die von üblen Gerüchen erfüllt sind, die Nasennerven wieder zufrieden? Durch Schnupftabak - der den Geruchssinn ähnlich, aber stärker angreift. Es wird durch keine Dinge, die einen anderen Bezug auf die Sinne haben (Musik, Zuckerbrot, …), geheilt.
- Ebenso ist es mit dem Gewinsel des Spießrutenläufers (Ohren). Es erfolgt durch eine quiekende Pfeife zusammen mit der lärmenden Trommel.
- Ebenso beim furchterregenden Donner der feindlichen Kanonen (Ohren). Es erfolgt durch das tiefe, bebende Brummen der großen Trommel.
- Auch Trauer und Gram werden durch einen neuen, stärkeren Trauerfall (der einem anderen widerfährt) ausgelöscht, auch wenn er nur erdichtet ist.
- Allzu lebhafte Freude wird durch Kaffee aufgehoben (die Überfreudigkeit erzeugt).
- Die Deutschen waren in den letzten Jahrhunderten immer mehr mit willenloser Apathie ausgestattet und unterwürfige Sklaven. Sie mussten erst von Napoleon immer mehr erniedrigt werden - bis zum Unerträglichen. Erst dadurch wurde ihre Nichtachtung von sich selbst überstimmt und aufgehoben. Die Würde wurde wieder fühlbar und sie erhoben ihr Haupt danach wieder als deutsche Männer.

§ 27 (Homöopathische Arznei)

§ 27
Das Heilvermögen der Arzneien beruht daher (§. 22 -26) auf ihren der Krankheit ähnlichen und dieselben an Kraft überwiegenden Symptomen, so daß jeder einzelne Krankheitsfall nur durch eine, die Gesammtheit seiner Symptome am ähnlichsten und vollständigsten im menschlichen Befinden selbst zu erzeugen fähigen Arznei, welche zugleich die Krankheit an Stärke übertrifft, am gewissesten, gründlichsten, schnellsten und dauerhaftesten vernichtet und aufgehoben wird.

Das **Heilvermögen der Arzneien** beruht (§§ 22 - 26) **auf ihren Symptomen,**

- die der Krankheit ähnlich sind
- und sie an Kraft übersteigen.

Jeder Krankheitsfall wird nur durch eine Arznei gewissenhaft, schnell und dauerhaft **vernichtet und aufgehoben**,

- die der Gesamtheit der Symptome am ähnlichsten ist und sie am vollständigsten (im menschlichen Befinden) selbst erzeugen kann
- und zugleich die Krankheit an Stärke übertrifft.

Die heilende Arznei ....

- muss die **Gesamtheit der Symptome** (die der Krankheit sehr ähnlich sind) **selbst erzeugen** können
- und die **Krankheit an Kraft** (Stärke) **übertreffen,**

... um die Krankheit zu vernichten.

§ 28 (Wissenschaft ?)

§ 28
Da dieses Naturheilgesetz sich in allen reinen Versuchen und allen ächten Erfahrungen der Welt beurkundet, die Thatsache also besteht, so kommt auf die scientifische Erklärung, wie dieß zugehe, wenig an und ich setze wenig Werth darauf, dergleichen zu versuchen. Doch bewährt sich folgende Ansicht als die wahrscheinlichste, da sich auf lauter Erfahrungs-Prämissen gründet.

Dieses Naturheilgesetz ist eine Tatsache und bestätigt sich
- in allen reinen Versuchen
- und echten Erfahrungen.

Auf die **wissenschaftliche Erklärung,** wie dies vor sich geht, **kommt es wenig an** - und ich lege wenig Wert darauf, es zu versuchen.

Die folgende Ansicht (§§ 29 - 34) ist jedoch **die wahrscheinlichste**, da sie nur auf Erfahrungs-Prämissen (Vorbedingungen) beruht.

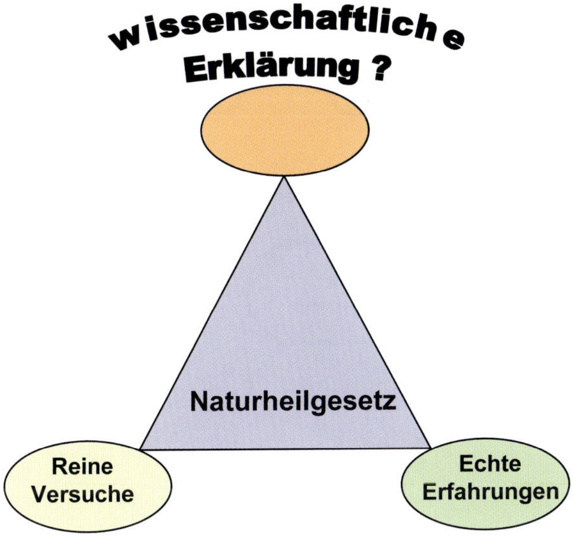

Übersicht Organon

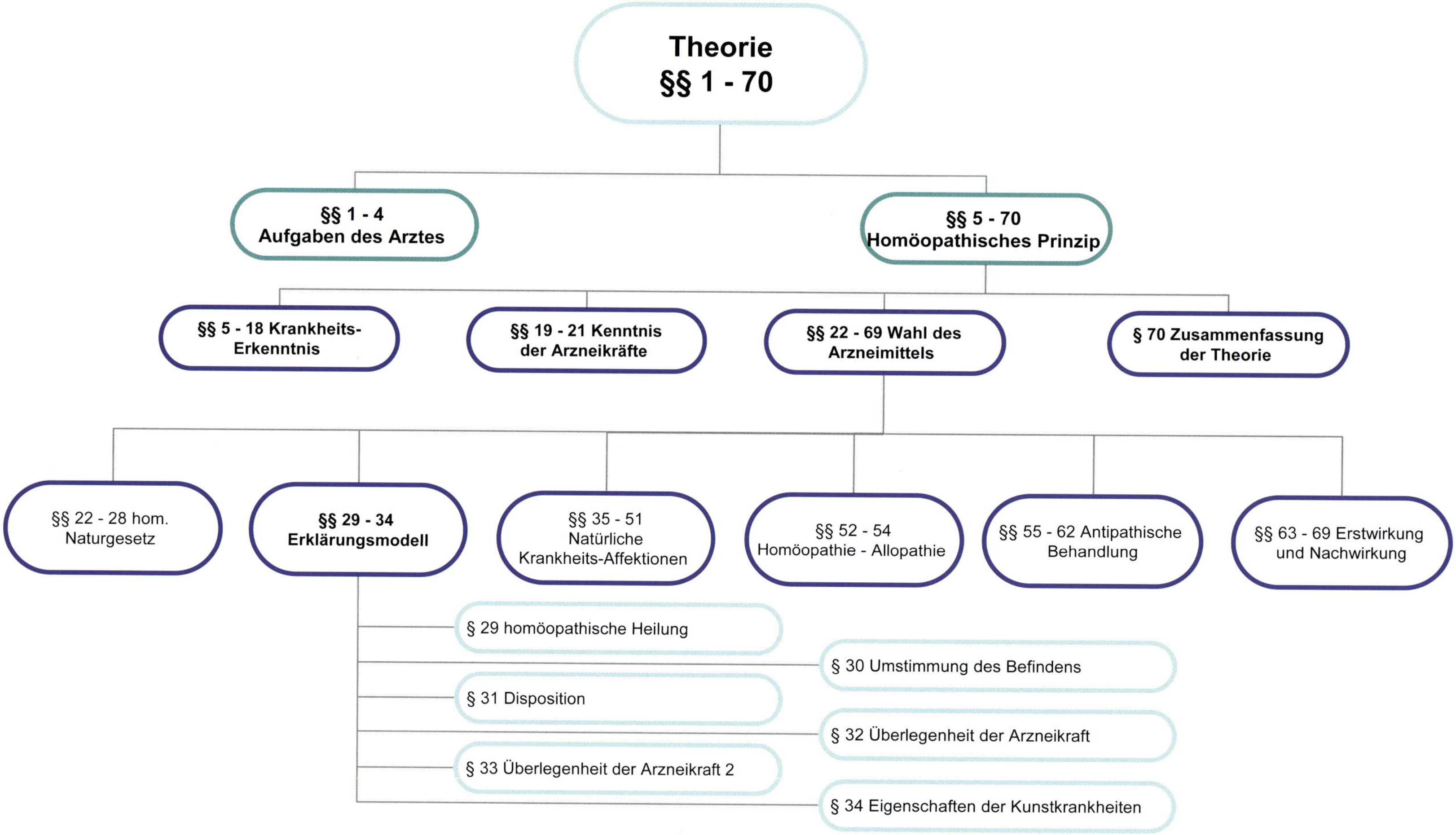

§ 29 (Homöopathische Heilung)

§ 29
Indem jede (nicht einzig der Chirurgie anheim fallende) Krankheit nur in einer besondern, krankhaften, dynamischen Verstimmung unserer Lebenskraft (Lebensprincips) in Gefühlen und Thätigkeiten besteht, so wird bei homöopathischer Heilung dieß, von natürlicher Krankheit dynamisch verstimmte Lebensprincip, durch Eingabe einer, genau nach Symptomen-Aehnlichkeit gewählten Arznei-Potenz, von einer etwas stärkern, ähnlichen, künstlichen Krankheits-Affection ergriffen; es erlischt und entschwindet ihm dadurch das Gefühl der natürlichen (schwächern) dynamischen Krankheits-Affection, die von da an nicht mehr für das Lebensprincip existirt, welches nun bloß von der stärkern, künstlichen Krankheits-Affection beschäftigt und beherrscht wird, die aber bald ausgewirkt hat und den Kranken frei und genesen zurückläßt (1). Die so befreite Dynamis kann nun das Leben wieder in Gesundheit fortführen. Dieser höchst wahrscheinliche Vorgang beruht auf den folgenden Sätzen.

(1) Die kurze Wirkungsdauer der künstlich krankmachenden Potenzen, die wir Arzneien nennen, macht es möglich, daß, obgleich stärker als die natürlichen Krankheiten, sie doch von der Lebenskraft weit leichter überwunden werden, als die schwächern natürlichen Krankheiten, die bloß wegen ihrer längern, meist lebenswierigen Wirkungsdauer (Psora, Syphilis, Sykosis) nie von dem Lebensprincip allein besiegt und ausgelöscht werden können, bis der Heilkünstler die Lebenskraft stärker afficirt mit einer sehr ähnlich krankmachenden, aber stärkern Potenz (homöopathischer Arznei). Die vieljährigen Krankheiten, welche (nach §. 46) von den ausgebrochenen Menschenpocken und Masern (die auch beide nur eine Verlaufszeit von etlichen Wochen haben) geheilt werden, sind ähnliche Vorgänge.

Jede Krankheit (außer wenn sie der Chirurgie zufällt) **besteht nur aus einer** krankhaften, **dynamischen Verstimmung der Lebenskraft** (in Gefühlen und Tätigkeiten = Empfindungen und Funktionen).

Bei einer **homöopathischen Heilung wird** das von einer natürlichen Krankheit dynamisch verstimmte **Lebensprinzip**

- durch Einnahme einer Arznei-Potenz (die genau nach Symptomenähnlichkeit ausgewählt wird)
- von einer ähnlichen, künstlichen Krankheits-Affektion ergriffen.
- Dadurch verschwindet das Gefühl der natürlichen (schwächeren) Krankheits-Affektion, das von nun an nicht mehr für das Lebensprinzip vorhanden ist.
- Es wird nun nur mehr von der stärkeren (künstlichen) Krankheits-Affektion beherrscht (und beschäftigt).
- Diese verliert aber bald ihre Wirkung (ausgewirkt) und lässt den Kranken frei und gesund zurück (1).

Die befreite Lebenskraft kann nun das Leben in **Gesundheit** fortführen. Dieser höchstwahrscheinliche Vorgang beruht auf den folgenden Paragrafen.

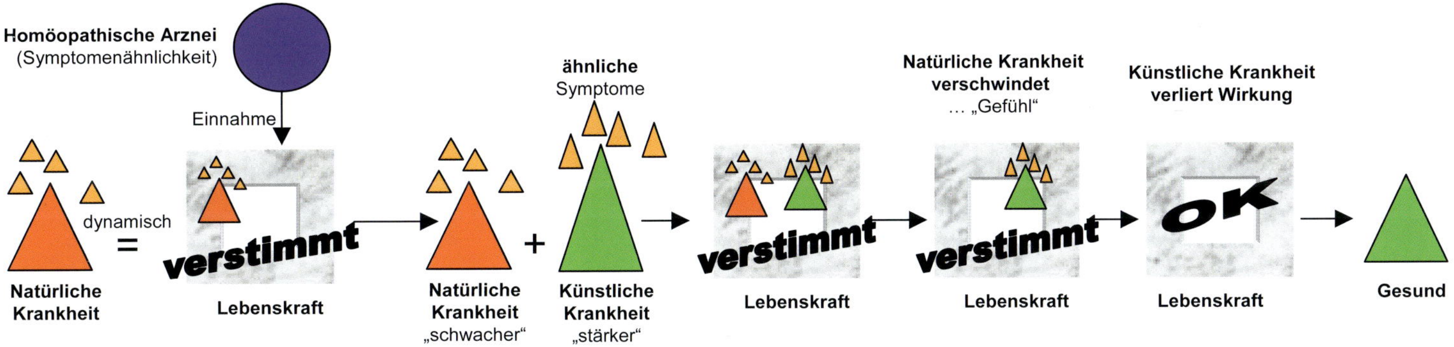

§ 29 (Fortsetzung)

(1) Die künstlich krank machenden Potenzen (Arzneien) besitzen nur eine kurze Wirkungsdauer. Daher wird sie von der Lebenskraft viel leichter überwunden (als die schwächeren, natürlichen Krankheiten).
Die natürlichen Krankheiten haben eine längere Wirkungsdauer (Psora, Sykose, Syphilis) und können von der Lebenskraft nie allein von ihr ausgelöscht werden. Bis der Heilkünstler die Lebenskraft stärker affiziert (reizt, erregt) mit einer sehr ähnlichen, krank machenden, aber stärkeren Potenz (homöopathische Arznei).
Die mehrjährigen Krankheiten, welche (nach § 46) von den Pocken und Masern (jeweils nur eine Vorlaufzeit von etlichen Wochen) geheilt werden, sind ähnliche Vorgänge.

§ 30 (Umstimmung des Befindens)

§ 30
Der menschliche Körper scheint sich in seinem Befinden durch Arzneien (auch deßhalb, weil die Einrichtung der Gabe derselben in unserer Macht steht) wirksamer umstimmen zu lassen, als durch natürliche Krankheits-Reize - denn natürliche Krankheiten werden durch angemessene Arznei geheilt und überwunden.

Das Befinden des Menschen kann

- (scheint) **wirksamer durch Arzneien**
  (auch weil die Herstellung der Gabe in unserer Macht steht)
- **als durch natürliche Krankheitsreize**

umgestimmt werden.

Natürliche Krankheiten werden durch eine richtige (angemessene) Arznei geheilt (und überwunden).

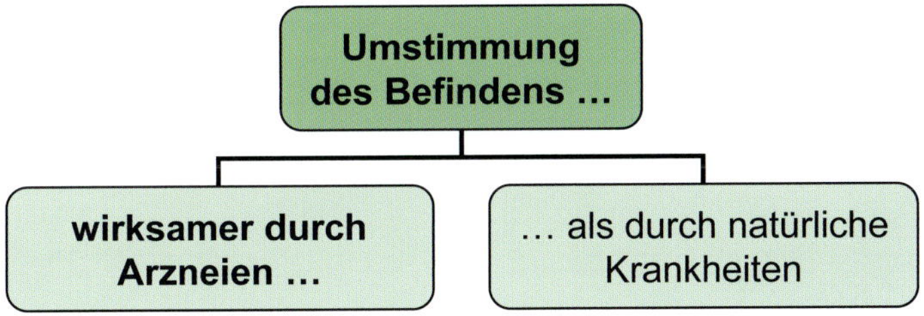

§ 31 (Disposition)

§ 31

Auch besitzen die feindlichen, theils psychischen, theils physischen Potenzen im Erdenleben, welche man krankhafte Schädlichkeiten nennt, nicht unbedingt die Kraft, das menschliche Befinden krankhaft zu stimmen (1); wir erkranken durch sie nur dann, wenn unser Organism so eben dazu disponirt und aufgelegt genug ist, von der gegenwärtigen Krankheits-Ursache angegriffen und in seinem Befinden verändert, verstimmt und in innormale Gefühle und Thätigkeiten versetzt zu werden - sie machen daher nicht Jeden und nicht zu jeder Zeit krank.

(1) Wenn ich Krankheit eine Stimmung oder Verstimmung des menschlichen Befindens nenne, so bin ich weit entfernt, dadurch einen hyperphysischen Aufschluß über die innere Natur der Krankheiten überhaupt, oder eines einzelnen Krankheitsfalles insbesondere geben zu wollen. Es soll mit diesem Ausdrucke nur angedeutet werden, was die Krankheiten erwiesenermaßen nicht sind, und nicht sein können, nicht mechanische oder chemische Veränderungen der materiellen Körpersubstanz und nicht von einem materiellen Krankheits-Stoffe abhängig - sondern bloß geistartige, dynamische Verstimmung des Lebens.

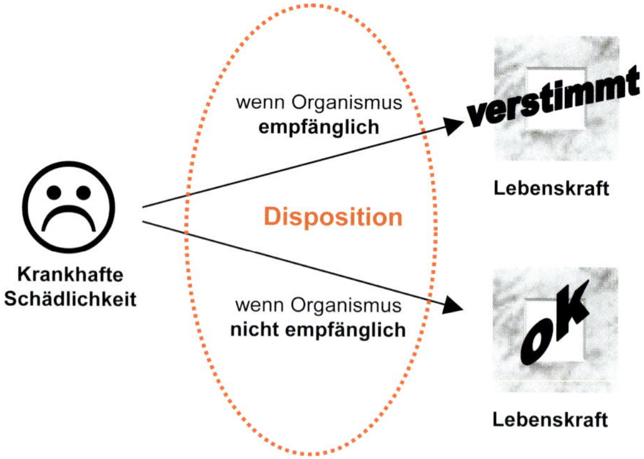

Die feindlichen krankhaften Schädlichkeiten (psychische und physische Potenzen) **besitzen nicht in jedem Fall** (unbedingt) **die Kraft, das Befinden krankhaft zu stimmen** (1).

Man erkrankt durch sie nur dann, wenn der Organismus dafür empfänglich ist (und dazu aufgelegt),

- von der (gegenwärtigen) Krankheitsursache angegriffen
- und in seinem Befinden verändert, verstimmt
- und in abweichende (abnormale) Gefühle und Tätigkeiten versetzt zu werden.

Sie machen nicht jeden und nicht zu jeder Zeit krank.

(1) **Krankheit ist eine** Stimmung oder **Verstimmung des menschlichen Befindens.** Dadurch will ich keinen übergeordneten - den Körper betreffenden (hyperphysischen) - Aufschluss über die inneren Krankheiten (im Allgemeinen oder in einem besonderen einzelnen Krankheitsfall) geben.
Es soll nur andeuten, was Krankheiten nicht sind und auch nicht sein können. Es sind **keine**

- mechanischen oder chemischen Veränderungen der (materiellen) Körpersubstanz
- und **nicht** von einem materiellen Krankheitsstoff abhängig,
- **sondern sie sind nur (geistige) dynamische Verstimmungen des Lebens.**

Krankheit ist eine dynamische Verstimmung des Lebens

Es ist …

- **keine** mechanische oder chemische Veränderung und
- **nicht** von einem materiellen Krankheitsstoff abhängig.

§ 32 (Überlegenheit der Arzneikraft)

§ 32
Ganz anders verhält sich's aber mit den künstlichen Krankheitspotenzen, die wir Arzneien nennen. Jede wahre Arznei wirkt nämlich zu jeder Zeit, unter allen Umständen auf jeden lebenden Menschen und erregt in ihm die ihr eigenthümlichen Symptome (selbst deutlich in die Sinne fallend, wenn die Gabe groß genug war), so daß offenbar jeder lebende menschliche Organism jederzeit und durchaus (unbedingt) von der Arzneikrankheit behaftet und gleichsam angesteckt werden muß, welches, wie gesagt, mit den natürlichen Krankheiten gar nicht der Fall ist.

Mit den **künstlichen Krankheitspotenzen** (Arzneien) verhält es sich ganz anders.

Sie wirken

- **zu jeder Zeit,**
- **unter allen Umständen,**
- **auf jeden lebenden Menschen**

und erregen in ihm (Organismus) ihre eigenen (eigentümlichen) Symptome (auch deutlich die Sinne beeinflussend, wenn die Gabe groß genug ist).

Anscheinend wird jeder **lebende Organismus**

- **jederzeit und**
- **auf jeden Fall** (unbedingt)

von der Arzneikraft angesteckt (und behaftet).

Bei natürlichen Krankheiten ist dies nicht der Fall.

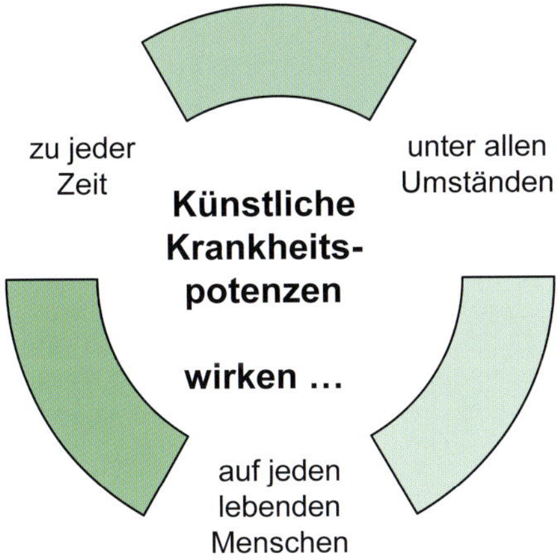

§ 33 (Überlegenheit der Arzneikraft 2)

§ 33
Aus allen Erfahrungen (1) geht diesemnach unleugbar hervor, daß der lebende menschliche Organism bei weitem aufgelegter und geneigter ist, sich von den arzneilichen Kräften erregen und sein Befinden umstimmen zu lassen, als von gewöhnlichen, krankhaften Schädlichkeiten und Ansteckungsmiasmen, oder, was dasselbe sagt, daß die krankhaften Schädlichkeiten nur eine untergeordnete und bedingte, oft sehr bedingte, die Arzneikräfte aber eine absolute, unbedingte, jene weit überwiegende Macht besitzen, das menschliche Befinden krankhaft umzustimmen.

(1) Ein auffallendes Beispiel dieser Art ist: daß, als vor dem Jahre 1801 noch das glatte, Sydenhamische Scharlachfieber unter den Kindern von Zeit zu Zeit epidemisch herrschte, und alle Kinder ohne Ausnahme befiel, die es in einer vorigen Epidemie noch nicht überstanden hatten, alle Kinder jedoch, in einer solchen, dergleichen ich in Königslutter erlebte, wenn sie zeitig genug eine sehr kleine Gabe Belladonna eingenommen, frei von dieser höchst ansteckenden Kinderkrankheit blieben. Wenn Arzneien vor Ansteckung von einer grassirenden Krankheit schützen können, so müssen sie eine überwiegende Macht besitzen, unsere Lebenskraft umzustimmen.

Erfahrungsgemäß (1) **kann der lebende** (menschliche) **Organismus**
- **wesentlich leichter** (aufgelegter, geneigter) **von Arzneien** (arzneilichen Kräften) angeregt und sein Befinden **umgestimmt werden**
- **als von** (gewöhnlichen) krankhaften **Schädlichkeiten und Ansteckungsmiasmen**.

Die Möglichkeit, das Befinden krankhaft umzustimmen:
- **Krankhafte Schädlichkeiten** besitzen eine **untergeordnete** und oft sehr **begrenzte** (bedingte) **Macht** dazu,
- **die Arzneikräfte hingegen eine absolute, vollständige** (unbedingte, absolute) **wesentliche größere Macht** dazu.

(1) Auffallendes Beispiel: 1801 herrschte Scharlach unter den Kindern teilweise noch epidemisch. Es befiel nur Kinder, welche in einer früheren Epidemie davon noch nicht betroffen waren.
Alle Kinder blieben jedoch bei einer Epidemie in Königslutter frei von dieser Krankheit, wenn sie rechtzeitig vorher eine kleine Gabe Belladonna bekommen hatten.
Wenn Arzneien vor Ansteckung schützen können, so müssen sie eine große Macht besitzen, die Lebenskraft umzustimmen.

Der Organismus ist erfahrungsgemäß ...

- **für arzneiliche Einwirkungen empfänglicher**
- als für schädliche Einflüsse (Schädlichkeiten und Ansteckungsmiasmen)

Das Befinden krankhaft **umzustimmen** ...

- **Schädlichkeiten** ⇨ **bedingte** Macht dazu
- **Arzneikräfte** ⇨ **absolute** Macht dazu

§ 34 (Eigenschaften der Kunstkrankheiten)

§ 34
Die größere Stärke der durch Arzneien zu bewirkenden Kunst-Krankheiten ist jedoch nicht die einzige Bedingung ihres Vermögens, die natürlichen Krankheiten zu heilen. Es wird vor Allem zur Heilung erfordert, daß sie eine der zu heilenden Krankheit möglichst ähnliche Kunst-Krankheit sei, die, mit etwas stärkerer Kraft, das instinktartige, keiner Ueberlegung und keiner Rückerinnerung fähige Lebensprincip in eine der natürlichen Krankheit sehr ähnliche, krankhafte Stimmung versetze, um in ihm das Gefühl von der natürlichen Krankheits-Verstimmung nicht nur zu verdunkeln, sondern ganz zu verlöschen, und so zu vernichten. Dieß ist so wahr, daß sogar eine ältere Krankheit durch eine neu hinzutretende unähnliche Krankheit, sei diese auch noch so stark, von der Natur selbst nicht geheilt werden kann, und eben so wenig durch ärztliche Curen mit Arzneien, welche keinen ähnlichen Krankheitszustand im gesunden Körper zu erzeugen vermögend sind, wie die allöopathischen.

Kunstkrankheiten - ausgelöst durch Arzneien - besitzen folgende **Eigenschaften**:

- natürliche Krankheiten zu heilen - vorausgesetzt, die Kunstkrankheit ist der zu heilenden Krankheit möglichst ähnlich;
- die größere Stärke als natürliche Krankheiten;
- mit etwas stärkerer Kraft versetzt sie das Lebensprinzip in eine (der Krankheit) sehr ähnliche, krankhafte Stimmung;
- dabei löscht und vernichtet es (das Gefühl) die natürliche Krankheitsverstimmung.

Dies ist so. Sogar von Natur aus kann **keine Krankheit**

- durch eine neu hinzukommende **unähnliche Krankheit geheilt werden** - auch wenn sie noch so stark ist.
- Ebenso **wenig ist dies möglich mit allopathischen Kuren und Arzneien**, die keinen ähnlichen Krankheitszustand im gesunden Körper erzeugen können.

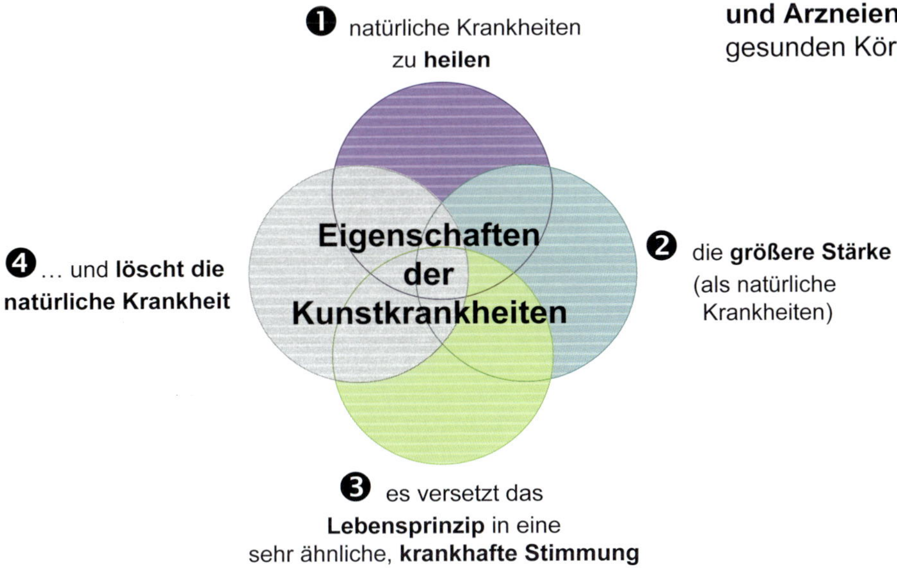

Übersicht Organon

- **Theorie §§ 1 - 70**
  - **§§ 1 - 4 Aufgaben des Arztes**
  - **§§ 5 - 70 Homöopathisches Prinzip**
    - **§§ 5 - 18 Krankheits-Erkenntnis**
    - **§§ 19 - 21 Kenntnis der Arzneikräfte**
    - **§§ 22 - 69 Wahl des Arzneimittels**
      - §§ 22 - 28 hom. Naturgesetz
      - §§ 29 - 34 Erklärungsmodell
      - **§§ 35 - 51 Natürliche Krankheits-Affektionen**
        - **§ 35 Unähnliche Krankheiten**
        - § 36 Abhaltung unähnlicher KH
        - § 37 Abhaltung in der Allopathie
        - § 38 Suspendierung unähnlicher Krankheiten
        - § 39 Suspendierung in der Allopathie
        - § 40 Komplizierung unähnlicher KH
        - § 41 Komplizierung in der Allopathie
        - § 42 Mehrfachkomplizierung
        - **§ 43 Ähnliche Krankheiten**
        - § 44 Eigenschaften ähnlicher KH
        - § 45 Prinzip ähnlicher KH
        - § 46 Beispiel aus der Natur
        - § 47 Natur als Vorbild
        - § 48 Zusammenfassung
        - § 49 hom. Naturheilungen
        - § 50 feststehende miasmatische Krankheiten
        - § 51 Überlegenheit der intelligenten Heilkunst
      - §§ 52 - 54 Homöopathie - Allopathie
      - §§ 55 - 62 Antipathische Behandlung
      - §§ 63 - 69 Erstwirkung und Nachwirkung
    - **§ 70 Zusammenfassung der Theorie**

§ 35 (Überblick Unähnliche Krankheiten)

§ 35
Dieß zu erläutern, werden wir in drei verschiedenen Fällen, sowohl den Vorgang in der Natur bei zweien im Menschen zusammentreffenden, natürlichen, einander unähnlichen Krankheiten, als auch den Erfolg von der gemeinen ärztlichen Behandlung der Krankheiten mit allöopathischen, unpassenden Arzneien betrachten, welche keinen, der zu heilenden Krankheit ähnlichen, künstlichen Krankheitszustand hervorzubringen fähig sind, woraus erhellen wird, daß selbst die Natur nicht vermögend ist, durch eine unhomöopathische, selbst stärkere Krankheit eine schon vorhandne unähnliche aufzuheben, so wenig unhomöopathische Anwendung auch noch so starker Arzneien irgend eine Krankheit zu heilen jemals im Stande ist.

Es werden nun in **drei verschiedenen Fällen** folgende Varianten **betrachtet**,

- bei denen zwei natürliche, einander unähnliche Krankheiten zusammentreffen, und
- das Ergebnis der ärztlichen allopathischen Behandlung mit unpassenden Arzneien.

Die **allopathischen Arzneien** sind nicht fähig, einen zur heilenden Krankheit ähnlichen Krankheitszustand hervorzubringen.

Auch die **Natur** kann durch eine (unhomöopathische) stärkere Krankheit eine schon vorhandene unähnliche Krankheit nicht aufheben.

Ebenso kann die **unhomöopathische Anwendung** - auch wenn die verwendete Arznei noch so stark ist - keine Krankheit heilen.

Varianten … bei **unähnlichen Krankheiten**		
1. Abhaltung ▪ In der Natur ▪ In der Allopathie	**2. Suspendierung** ▪ In der Natur ▪ In der Allopathie	**3. Komplizierung** ▪ In der Natur ▪ In der Allopathie ▪ Mehrfachkomplizierung

§ 36 (Abhaltung unähnlicher Krankheiten)

§ 36

I. Entweder sind beide, sich unähnliche, im Menschen zusammentreffende Krankheiten von gleicher Stärke, oder ist etwa die ältere stärker, so wird die neue durch die alte vom Körper abgehalten. Ein schon an einer schweren chronischen Krankheit Leidender wird von einer Herbstruhr oder einer andern mäßigen Seuche nicht angesteckt. - Die levantische Pest kommt, nach Larrey (1), nicht dahin, wo der Scharbock herrscht, und an Flechten leidende Personen werden von ihr auch nicht angesteckt. Rhachitis läßt, nach Jenner, die Schutzpockenimpfung nicht haften. Geschwürig Lungensüchtige werden von nicht allzu heftigen epidemischen Fiebern nicht angesteckt, nach von Hildenbrand.

(1) Memoires et observations, in der Description de l'Egypte, Tom. I.

I. Treffen zwei **unähnliche Krankheiten** im Menschen zusammen

- und beide sind gleich stark oder die <u>ältere ist stärker,</u>
- dann wird die <u>neue Krankheit durch die alte Krankheit</u> vom Körper <u>abgehalten</u>.

  - Wer eine **schwere chronische Krankheit** hat, wird von einer **mäßigen Seuche** (z. B. Herbstruhr) nicht angesteckt.
  - Die levantische **Pest** (nach Larrey) wird abgehalten, wo der **Scharbock** (= Skorbut) ist. Wer **Flechten** (= Schwinde, Lichen, Impetigo) hat, wird von ihr (der Pest) auch nicht angesteckt.
  - **Rachitis** hält (nach Jenner) die **Pockenimpfung** ab (nicht haften).
  - Geschwürig **Lungensüchtige** werden (nach von Hildenbrand) von nicht zu heftigem **epidemischem Fieber** nicht angesteckt.

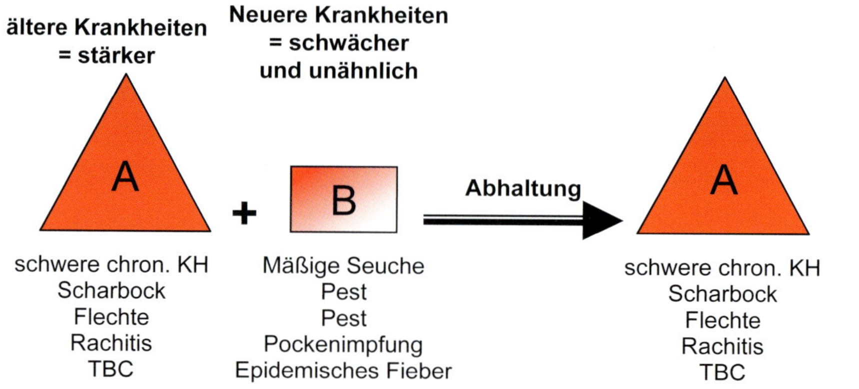

Abhaltung (Relative Immunität)
Die stärkere ältere Krankheit hält die neuere hinzukommende unähnliche Krankheit ab.

§ 37 (Abhaltung in der Allopathie)

§ 37

Und so bleibt auch bei einer gewöhnlichen ärztlichen Cur ein altes chronisches Uebel ungeheilt und wie es war, wenn es nach gemeiner Cur-Art allöopathisch, das ist, mit Arzneien, die an sich keinen der Krankheit ähnlichen Befindenszustand in gesunden Menschen erzeugen können, gelind behandelt wird, selbst wenn die Cur Jahre lang dauerte.* Dieß sieht man in der Praxis täglich und es bedarf keiner bestätigenden Beispiele.

(*) Anm.* Wird es aber mit heftigen, allöopathischen Mitteln behandelt, so werden an seiner Stelle andersartige Uebel gebildet, die noch beschwerlicher und lebensgefährlicher sind.

Auch bei einer normalen (gewöhnlichen) **ärztlichen Behandlung ist dies so (die Abhaltung).**

Ein altes chronisches Leiden (Übel) **wird nicht geheilt** (bleibt wie es war), **wenn**

- **es allopathisch** (die Arzneien können keinen der Krankheit ähnlichen Befindenszustand im gesunden Menschen erzeugen)
- und **mild behandelt wird,** selbst bei jahrelanger Behandlung.

Dies ist tägliche Praxis - es sind keine bestätigenden Beispiele erforderlich.

Abhaltung auch bei gewöhnlicher ärztlicher Behandlung
Die stärkere ältere Krankheit hält die neuere hinzukommende unähnliche Krankheit (mildes allopathisches Mittel) ab.

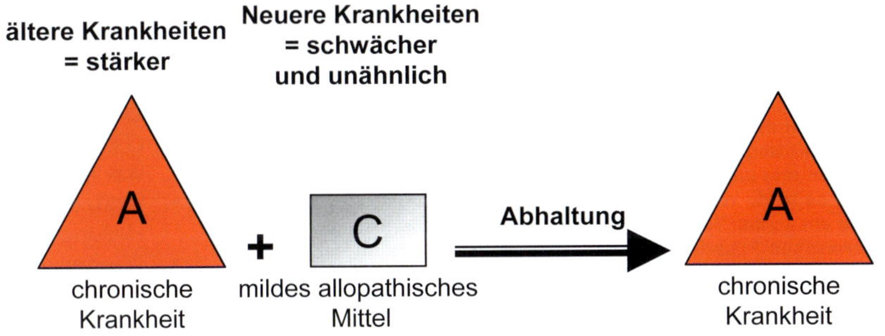

§ 38

II. Oder die neue unähnliche Krankheit ist stärker. Hier wird die, woran der Kranke bisher litt, als die schwächere, von der stärkern hinzutretenden Krankheit so lange aufgeschoben und suspendirt, bis die neue wieder verflossen oder geheilt ist, dann kommt die alte ungeheilt wieder hervor. Zwei mit einer Art Fallsucht behandelte Kinder blieben nach Ansteckung mit dem Grindkopfe (*Tinea*) von epileptischen Anfällen frei; sobald aber der Kopfausschlag wieder verging, war die Fallsucht eben so wieder da, wie zuvor, nach Tulpius (2) Beobachtung. Die Krätze, wie Schöpf (1) sah, verschwand, als der Scharbock eintrat, kam aber nach Heilung desselben wieder zum Vorscheine. So stand die geschwürige Lungensucht still, wie der Kranke von einem heftigem Typhus ergriffen ward, ging aber nach dessen Verlaufe wieder ihren Gang fort (2). Tritt eine Manie zur Lungensucht, so wird diese mit allen ihren Symptomen von ersterer hinweg genommen; vergeht aber der Wahnsinn, so kehrt die Lungensucht gleich zurück und tödtet (3). Wenn die Masern und Menschenpocken zugleich herrschen und beide dasselbe Kind angesteckt haben, so werden gewöhnlich die ausgebrochenen Masern von den etwas später hervorbrechenden Menschenpocken in ihrem Verlaufe aufgehalten, den sie nicht eher wieder fortsetzen, bis die Kindblattern abgeheilt sind; - doch wurden nicht selten auch die nach der Einimpfung ausgebrochenen Menschenpocken von den indeß hervorkommenden Masern vier Tage lang suspendirt, wie Manget (4) bemerkte, nach deren Abschuppung die Pocken dann ihren Lauf bis zu Ende fortsetzten. Auch wenn der Impfstich von Menschenpocken schon sechs Tage gehaftet hatte, und die Masern nun ausbrachen, stand die Impf-Entzündung still, und die Pocken brachen nicht eher aus, bis die Masern ihren siebentägigen Verlauf vollendet hatten (5). Den vierten oder fünften Tag nach eingeimpften Menschenpocken brachen bei einer Maser-Epidemie bei Vielen die Masern aus, und verhinderten den Pockenausbruch, bis sie selbst vollkommen verlaufen waren, dann kamen erst die Pocken hervor und verliefen gut (6). Das wahre, glatte, rothlaufartige, Sydenhamische (7) Scharlachfieber mit Hals-Bräune ward am vierten Tage durch den Ausbruch der Kuhpocke gehemmt, welche völlig bis zu Ende verlief, wonach dann erst das Scharlachfieber sich wieder einstellte; so ward aber auch, da beide von gleicher Stärke zu sein scheinen, die Kuhpocke am achten Tage von dem ausbrechenden wahren, glatten, Sydenhamischen Scharlachfieber suspendirt, und der rothe Hof jener verschwand, bis das Scharlachfieber vorüber war, worauf die Kuhpocke sogleich ihren Weg bis zu Ende fortsetzte (8). ...

II. Ist aber die **neue unähnliche Krankheit stärker**, dann

- **wird die ältere schwächere Krankheit** (an der der Kranke bisher litt)
- **von der stärkeren hinzukommenden so lange suspendiert** (aufgeschoben; vorübergehend verdrängt),
- **bis die neue Krankheit wieder** (verflossen und) **geheilt ist.**
- **Die alte Krankheit kommt dann wieder ungeheilt hervor.**

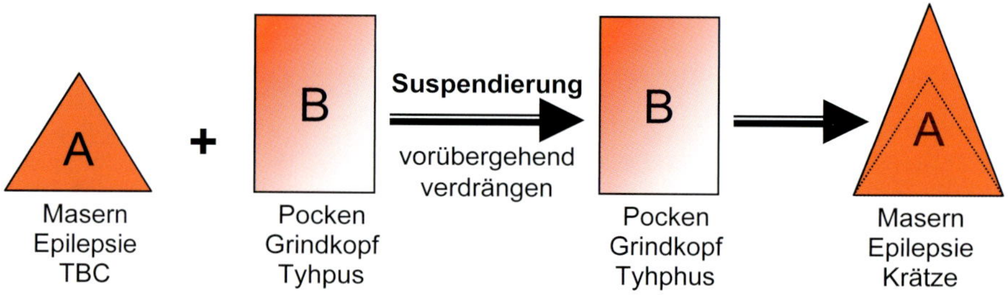

Suspendierung

Die **ältere Krankheit** wird **vorübergehend** von der neu hinzukommenden **stärkeren Krankheit verdrängt**. Dann kommt die **alte Krankheit verstärkt wieder hervor.**

Beispiele:

- Zwei Kinder mit **Epilepsie** (Fallsucht) hatten nach Ansteckung mit dem **Grindkopf** (Tinea, Hautflechte) keine epileptischen Anfälle. Nachdem der Grindkopf verging, war die Epilepsie wieder da wie zuvor (nach Tulpius).
- **Krätze** verschwand, als der **Scharbock** (Skorbut) eintrat, kam aber nach der Heilung vom Scharbock wieder.
- Die geschwürige **Lungensucht** (TBC) stand still, nachdem der Kranke von einem heftigen **Typhus** ergriffen wurde. Nachdem der Typhus weg war, kam die Lungensucht wieder hervor.
- Tritt zu einer **Lungensucht** eine **Manie** hinzu, so werden der Lungensucht alle Symptome genommen. Vergeht der Wahnsinn (Manie), dann kommt die Lungensucht zurück und tötet.

§ 38 (Fortsetzung)

... Die Masern suspendirten die Kuhpocke; am achten Tage, da die Kuhpocken ihrer Vollkommenheit nahe waren, brachen die Masern aus, die Kuhpocken standen nun still, und erst als die Masern sich abschuppten, gingen die Kuhpocken wieder ihren Gang bis zur Vollendung, so daß sie den sechszehnten Tag aussahen, wie sonst am zehnten, wie Kortum beobachtete (9). Auch bei schon ausgebrochenen Masern schlug die Kuhpockenimpfuog noch an, machte aber ihren Verlauf erst, da die Masern vorbei waren, wie ebenfalls Kortum bezeugt (10). Ich selbst sah einen Bauerwezel (*angina parotidea*, Mumps, Ziegenpeter, Tölpel) sogleich verschwinden, als die Schutzpockenimpfung gehaftet hatte und sich ihrer Vollkommenheit näherte; erst nach völligem Verlaufe der Kuhpocke und der Verschwindung ihres rothen Hofs trat diese fieberhafte Ohr- und Unterkiefer-Drüsengeschwulst von eignem Miasm (der Bauerwezel) wieder hervor und durchging ihre siebentägige Verlaufzeit. Und so suspendiren sich alle, einander unähnliche Krankheiten, die stärkere die schwächere (wo sie sich nicht, wie bei acuten selten geschieht, compliciren), heilen einander aber nie.

(1) Obs. lib. I. obs. 8.
(2) In Hufeland's Journal, XV. II
(2) Chevalier in Hufeland's neuesten Annalen der französischen Heilkunde. II. S. 192.
(3) Mania phthisi superveniens eam cum omnibus suis phaenomenis aufert, verum mox redit phthisis et occidit, abeunte mania. Reil, Memorab. Fasc. III. v. S. I7I.
(4) In Edinb. med. Comment. Th. I. I.
(5) John Hunter, über die vener. Krankheiten. S. 5.
(6) Rainay in med. Comment. of Edinb. III S. 480.
(7) Auch von Withering und Plenciz sehr richtig beschrieben, vom Purpurfriesel aber (oder dem Roodvonk), was man fälschlich auch Scharlachfieber zu nennen beliebte, höchst verschieden. Nur in den letzten Jahren haben beide, ursprünglich sehr verschiedene Krankheiten einander in ihren Symptomen genähert.
(8) Jenner in Medicinische Annalen, 1800. August. S. 747.
(9) In Hufeland's Journal der practischen Arzneikunde. XX. III. S. 50.
(10) A. a. O.

- Treten **Masern** und **Pocken** zugleich beim selben Kind auf, so werden normalerweise die Masern - von den später hervortretenden Pocken - in ihrem Verlauf aufgehalten. Sind die Pocken abgeheilt, setzen die Masern ihren Verlauf fort.
- Die ausgebrochenen **Pocken nach Impfung** werden häufig von den inzwischen aufgetretenen **Masern** 4 Tage suspendiert (lt. Manget). Nach der Abschuppung (der Masern) setzen die Pocken ihren Verlauf bis zum Ende fort.
  Auch wenn die Pockenimpfung schon **6 Tage** aus war und dann die Masern ausbrachen, stand die Impfentzündung still und die Pocken brachen erst aus, nachdem die Masern ihren 7-tägigen Verlauf vollendet hatten.
- Am **4. oder 5. Tag nach einer Pockenimpfung** trat bei einer Masernepidemie bei vielen **Masern** auf und verhinderte den Pockenausbruch, bis die Masern abgeheilt waren. Erst dann traten die Pocken hervor und verliefen gut.
- (Das Sydenham'sche Scharlachfieber) **Scharlach** mit Hals-Bräune (bräunliche Schleimhautverfärbung) wurde am 4. Tag durch Ausbruch der **Kuhpocken** gehemmt. Die Kuhpocken verliefen bis zum Ende. Erst danach trat das Scharlachfieber wieder auf.
  Beide scheinen von gleicher Stärke zu sein. Dadurch wurden die Kuhpocken am 8. Tag vom ausbrechenden Scharlach suspendiert. Der rote Hof der Kuhpocken verschwand, bis der Scharlach vorüber war. Danach setzten die Kuhpocken den Weg bis zum Ende fort.
- **Die Masern suspendieren die Kuhpocken**. Am 8. Tag - die Kuhpocken waren ihrem Ende nahe – brachen die Masern aus, die Kuhpocken standen nun still. Erst nach Abschuppung der Masern setzten die Kuhpocken ihren Weg bis zum Ende fort. Am 16. Tag sahen sie so aus wie sonst am 10. Tag (lt. Kortum).
- Bei **ausgebrochenen Masern** schlug die **Kuhpockenimpfung** noch an. Die Kuhpocken machten ihren Verlauf aber erst, nachdem die Masern vorbei waren (lt. Kortum).
- Selbst sah ich **Mumps** (Bauernwetzel; Ziegenpeter; Halsbräune neben dem Ohr) verschwinden, als die Pockenimpfung gehaftete hatte und sich ihrer Vollkommenheit näherte. Erst nach Ende der Kuhpocken und nachdem der rote Hof verschwunden war, trat Mumps (eigenes Miasma; fieberhafte Ohr- und Unterkieferschwellung) wieder hervor und durchlief den 7-tägigen Verlauf.

Alle einander unähnlichen Krankheiten suspendieren sich - die stärkere die schwächere – heilen einander aber nie. Sie können sich auch komplizieren. Dies geschieht bei akuten Krankheiten aber selten.

§ 39 (Suspendierung in der Allopathie)

§ 39
Dieß sah nun die gewöhnliche Arzneischule so viele Jahrhunderte mit an, sah, daß die Natur selbst nicht einmal irgend eine Krankheit durch Hinzutritt einer andern, auch noch so starken, heilen kann, wenn die hinzutretende der schon im Körper wohnenden unähnlich ist. Was soll man von ihr denken, daß sie dennoch fortfuhr, die chronischen Krankheiten mit allöopathischen Curen zu behandeln, nämlich mit Arzneien und Recepten, die, Gott weiß, welchen, doch stets einen dem zu heilenden Uebel nur unähnlichen Krankheitszustand selbst zu erzeugen vermögend waren! Auch wenn die Aerzte bisher die Natur nicht genau beobachteten, so hätten sie doch aus den elenden Folgen ihres Verfahrens inne werden sollen, daß sie auf zweckwidrigem, falschem Wege waren. Sahen sie denn nicht, wenn sie gegen eine langwierige Krankheit eine (wie allgewöhnlich) angreifende, allöopathische Cur brauchten, daß sie damit nur eine, der ursprünglichen unähnliche Kunstkrankheit erschufen, welche, so lange sie unterhalten ward, das ursprüngliche Uebel zum Schweigen brachte, es bloß unterdrückte und suspendirte jedoch allemal wieder zum Vorschein kam und kommen mußte, sobald die Kraft-Abnahme des Kranken nicht mehr gestattete, die allöopathischen Angriffe auf das Leben fortzusetzen? So verschwindet freilich durch oft wiederholte, heftige Purganzen, der Krätz-Ausschlag gar bald von der Haut, aber wenn der Kranke die erzwungene (unähnliche) Darmkrankheit nicht mehr aushalten und die Purgir-Mittel nicht mehr einnehmen kann, dann blüht entweder der Haut-Ausschlag, nach wie vor, wieder auf, oder die innere Psora entwickelt sich zu irgend einem bösen Symptome, da dann der Kranke, außer seinem unverminderten, ursprünglichen Uebel, als Zugabe noch eine schmerzhafte, zerrüttete Verdauung und Kräfte-Verlust, zu erdulden hat.

So, wenn die gewöhnlichen Aerzte künstliche Hautgeschwüre und Fontanellen äußerlich am Körper unterhalten, um dadurch eine chronische Krankheit zu tilgen, so können sie nie damit ihre Absicht erreichen, können dieselbe nie damit heilen, da solche künstliche Hautgeschwüre dem innern Leiden ganz fremd und allöopathisch sind; aber indem der, durch mehre Fontanellen erregte Reiz ein, wenigstens zuweilen, stärkeres (unähnliches) Uebel ist, als die inwohnende Krankheit, so wird diese anfänglich dadurch zuweilen auf ein paar Wochen zum Schweigen gebracht und suspendirt, aber letzteres auch nur auf sehr kurze Zeit, und zwar unter allmähliger Abmergelung des Kranken. Viele Jahre hindurch durch Fontanellen unterdrückte Fallsucht, kam stets und schlimmer wieder zum Vorscheine, sobald man dieselben zuheilen ließ wie Pechlin (1) und Andere bezeugen. ...

Bei der **gewöhnlichen** (allopathischen) **Arzneischule sieht** man seit Jahrhunderten,

- **dass selbst die Natur eine Krankheit nicht heilen kann**, **wenn die Krankheiten unähnlich sind**.
- Und dennoch werden die chronischen Krankheiten weiterhin allopathisch (mit Arzneien und Rezepten) behandelt,
- die irgendwelchen Krankheitszustand erzeugen können, welcher der zu heilenden Krankheit aber immer unähnlich ist.
- Die Ärzte bemerken trotz der fatalen Folgen nicht, dass sie auf dem falschen Weg sind. Sie sehen nicht, dass sie nur eine unähnliche Kunstkrankheit erzeugen, wenn sie gegen eine langwierige Krankheit die allopathische (angreifende) Methode anwenden.

Solange sie diese allopathische Methode anwenden,

- **unterdrücken (suspendieren) sie das ursprüngliche Übel**.
- Sie bemerken aber nicht, dass das Übel immer wieder zum Vorschein kommt, sobald der Zustand (Kraft-Abnahme) des Kranken es nicht mehr gestattet, weiterhin das allopathische Mittel einzunehmen.

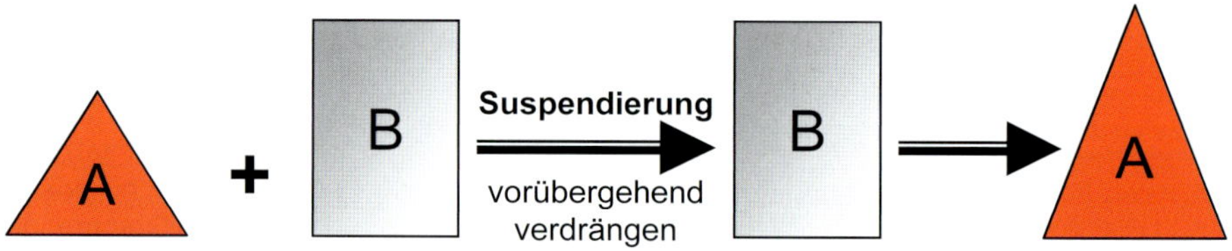

chronische Krankheit	allopathisches Mittel	allopathisches Mittel **absetzen**	chronische Krankheit
Krätze	heftige Purganzen	heftige Purganzen **absetzen**	Krätze
chronische Krankheit	Fontanellen	Fontanellen **absetzen**	chronische Krankheit
Epilepsie	Fontanellen	Fontanellen **absetzen**	Epilepsie

§ 39 (Fortsetzung)

§ 39
... Purganzen können aber für die Krätze und Fontanelle für eine Fallsucht nicht fremdartigere, nicht unähnlichere Umstimmungs-Potenzen, nicht allöopathischere, angreifendere Cur-Mittel sein, als es die, allgewöhnlich, aus ungekannten Ingredienzen gemischten Recepte für die übrigen namenlosen, unzählbaren Krankheits-Formen in der bisherigen Praxis sind. Auch diese schwächen bloß, unterdrücken und suspendiren die Uebel nur auf kurze Zeit, ohne sie heilen zu können, und fügen dann immer, durch langwierigen Gebrauch, einen neuen Krankheitszustand zu dem alten Uebel hinzu. .

(1) Obs. phys. med. lib. 2. obs. 30.

Beispiele:

- Der **Krätze-Ausschlag** verschwindet durch häufige Anwendung heftiger **Purganzen** (Darmentleerung bewirkend). Kann der Kranke die erzwungene (unähnliche) Darmkrankheit nicht mehr aushalten (die Purgiermittel nicht mehr einnehmen), dann blüht der Hautausschlag wieder auf oder die innere Psora entwickelt sich zu irgendeinem schlimmen Symptom. Der Kranke hat dann zu seinem unverminderten ursprünglichen Übel (Krätze-Ausschlag) als Zugabe noch eine verstimmte Verdauung und einen Kräfte-Verlust.
- Die gewöhnlichen Ärzte produzieren außen am Körper **künstliche Hautgeschwüre und Fontanellen** (künstlich angelegte Hautgeschwüre), um chronische Krankheiten zu beseitigen. Sie können diese aber **NIE ERREICHEN** und damit **NIE HEILEN**, weil diese Hautgeschwüre dem inneren Leiden ganz fremd (und allopathisch) sind. Durch mehrere Fontanellen kann vorübergehend ein stärkeres unähnliches Übel erzeugt werden als die innere Krankheit. Dadurch wird sie anfangs (ein paar Wochen) suspendiert (und zum Schweigen gebracht) – unter Auszehrung des Kranken.
- Epilepsie, welche viele Jahre durch Fontanellen unterdrückt wurde, kam immer und auch immer schlimmer wieder zum Vorschein (lt. Pechlin).

Purganzen für die Krätze und **Fontanellen für Epilepsie** sind

- (fremdartige) unähnliche Umstimmungspotenzen und
- allopathische, angreifende Behandlungsmittel.

Mit **Rezepten** (normalerweise aus unbekannten Bestandteilen gemischt) werden **die vielen anderen Krankheitsformen** behandelt. Hier gilt dies umso mehr.

- Sie schwächen nur,
- suspendieren (unterdrücken) die Übel für kurze Zeit, ohne sie heilen zu können.
- Durch langen Gebrauch fügen sie dem ursprünglichen Übel immer einen neuen Krankheitszustand hinzu.

§ 40 (Komplizierung unähnlicher Krankheiten)

§ 40

III. Oder die neue Krankheit tritt, nach langer Einwirkung auf den Organism, endlich zu der alten, ihr unähnlichen, und bildet mit dieser eine complicirte Krankheit, so daß jede von ihnen eine eigne Gegend im Organism, d.i. die ihr besonders angemessenen Organe und gleichsam nur den ihr eigenthümlich gehörigen Platz einnimmt, den übrigen aber, der ihr unähnlichen Krankheit überläßt. So kann ein Venerischer auch noch krätzig werden und umgekehrt. Als zwei sich unähnliche Krankheiten, können sie aber einander nicht aufheben, nicht heilen. Anfangs schweigen die venerischen Symptome, während der Krätz-Ausschlag anfängt zu erscheinen und werden suspendirt; mit der Zeit aber, (da die venerische Krankheit wenigstens eben so stark, als die Krätze ist), gesellen sich beide zu einander (2) das ist, jede nimmt bloß die, für sie geeigneten Theile des Organism's ein und der Kranke ist dadurch kränker geworden und schwieriger zu heilen. Beim Zusammentreffen einander unähnlicher acuter Ansteckungskrankheiten, z. B. der Menschenpocken und Masern, suspendirt gewöhnlich, wie vorhin angeführt worden, eine die andere; doch gab es auch heftige Epidemien, wo sich in seltnen Fällen zwei sich unähnliche acute Krankheiten dieser Art in einem und demselben Körper einfanden und so gleichsam auf kurze Zeit complicirten. In einer Epidemie, wo Menschenpocken und Masern zugleich herrschten, gab es unter 300 Fällen, wo sich diese Krankheiten einander mieden oder suspendirten, und wo die Masern erst 20 Tage nach dem Pockenausbruche, die Pocken aber 17-18 Tage nach dem Masernausbruche den Menschen befielen, so daß die erstere Krankheit vorher bereits völlig verlaufen war, dennoch einen einzigen Fall, wo P. Russel (2) beide unähnliche Krankheiten zugleich an derselben Person antraf. Rainey (3) sah bei zwei Mädchen Menschenpocken und Masern zusammen. J. Maurice (4) will in seiner ganzen Praxis nur zwei solche Fälle beobachtet haben. Dergleichen findet man auch bei Ettmüller (5) und noch einigen wenigen Andern. - Kuhpocken sah Zencker (6) ihren regelmäßigen Verlauf neben Masern und neben Purpurfriesel beibehalten. Kuhpocken gingen bei einer Mercurial-Cur gegen Lustseuche ihren Weg ungestört, wie Jenner sah.

(1) Nach genauen Versuchen und Heilungen dieser Art complicirter Krankheiten, bin ich nun fest überzeugt, daß sie keine Zusammenschmelzung sind, sondern daß in solchen Fällen die eine nur **neben** der andern im Organism besteht, jede in den Theilen, die für sie geeignet sind, denn ihre Heilung wird vollständig bewirkt durch eine zeitgemäße Abwechselung der besten antisyphilitischen mit den die Krätze heilenden Mitteln, jedes derselben in der angemessensten Gabe und Zubereitung.

III. Oder (nach **langer Einwirkung** auf den Organismus) **tritt die neue Krankheit** endlich **zu der alten, unähnlichen Krankheit hinzu und bildet mit ihr eine komplizierte Krankheit.**

- Jede nimmt dann eine <u>eigene Gegend</u> im Organismus ein (die ihr besonders angemessenen Organe, nur den zugehörigen Platz)
- und <u>überlässt den übrigen Platz der anderen unähnlichen Krankheit.</u>
- Ein Geschlechtskranker (venerisch) kann auch noch die Krätze bekommen und umgekehrt. Zwei unähnliche Krankheiten können sich aber nicht aufheben - nicht heilen. Anfangs ruhen (schweigen) die venerischen Symptome, während der Krätze-Ausschlag beginnt, werden also suspendiert.
  - Die venerische Krankheit ist aber mindestens so stark wie die Krätze.
  - Mit der Zeit treten dann aber beide gemeinsam auf (1), jede nimmt aber nur die geeigneten Organteile ein.
  - Dadurch wurde der Kranke kränker und ist nun schwerer zu behandeln.

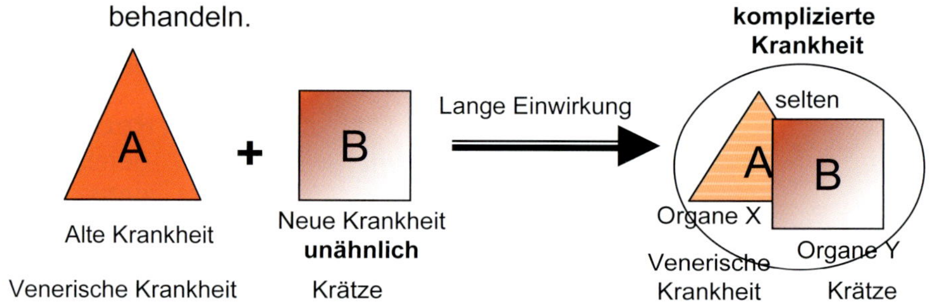

Komplizierung

Die neue Krankheit bildet (nach langem Einwirken) mit der älteren Krankheit eine **komplizierte Doppelkrankheit** (ist aber selten).

(2) S. Transactions of a soc. for the improvem. of med. and chir. knowl. II.
(3) In den med. Commentarien von Edinb. III. S. 480.
(4) In med. and phys. Journal 1805.94
(5) Opera, II. P. I. Cap 10.
(6) In Hufeland's Journal, XVII.

Treffen einander unähnliche akute Ansteckungskrankheiten zusammen (z. B. Pocken und Masern),

- suspendiert normalerweise die eine die andere.
- Aber in seltenen Fällen - bei heftigen Epidemien - fanden sich zwei unähnliche akute Krankheiten im selben Körper ein und komplizierten sich auf kurze Zeit.

Bei einer **Epidemie** (Masern und Pocken zugleich) gab es 300 Fälle, wo sich diese Krankheiten mieden oder suspendierten.

- Die Masern befielen die Person erst 20 Tage nach dem Pockenausbruch,
- die Pocken aber 17-18 Tage nach dem Masernausbruch - sodass die **erste Krankheit vorher bereits abgelaufen** war.

Es gab aber einen Fall (lt. P. Russel), wo beide Krankheiten gleichzeitig an der Person auftraten.

- Rainay sah zwei Mädchen mit Pocken und Masern zusammen, J. Maurice hatte auch zwei solcher Fälle.
- Gleiches findet man bei anderen.

Zencker sah Kuhpocken gleichzeitig mit Masern und Purpurfriesel (Hautausschlag).

Jenner sah Kuhpocken gleichzeitig mit einer mit Quecksilber behandelten Lustseuche.

(1) Ich bin der Überzeugung (nach genauen Versuchen und Heilungen), dass solch komplizierten Krankheiten keine Verschmelzung sind. Die eine Krankheit besteht nur **neben** der anderen im Organismus - jeweils in den geeigneten Teilen. Denn ihre Heilung erfolgt vollständig durch abwechselnde Verabreichung des geeigneten antisyphilitischen Mittels mit Mitteln, welche die Krätze heilen.

§ 41 (Komplizierung in der Allopathie)

§ 41
Ungleich häufiger, als die natürlichen, sich in demselben Körper zu einander gesellenden und so complicirenden, unähnlichen Krankheiten, sind jene Krankheits-Complicationen, welche das zweckwidrige, ärztliche Verfahren (die allöopathische Curart) durch langwierigen Gebrauch unangemessener Arzneien zuwege zu bringen pflegt. Zu der natürlichen Krankheit, die geheilt werden sollte, gesellen sich dann durch anhaltende Wiederholung des unpassenden Arzneimittels die, der Natur dieses letztern entsprechenden neuen, oft sehr langwierigen Krankheitszustände, welche mit dem, ihnen unähnlichen chronischen Uebel (was sie nicht durch Aehnlichkeits-Wirkung, das ist, nicht homöopathisch heilen konnten) sich allmälig zusammenpaaren und compliciren, zu der alten eine neue, unähnliche, künstliche Krankheit chronischer Art hinzusetzen, und so den bisher einfach Kranken, doppelt krank, das heißt, um vieles kränker und unheilbarer, bisweilen ganz unheilbar machen, ja selbst oft, tödten. Mehre in ärztlichen Journalen zur Consultation aufgestellte Krankheitsfälle, so wie andere in medicinischen Schriften erzählte Krankengeschichten geben Belege hiezu. Von gleicher Art sind die häufigen Fälle, wo die venerische Schankerkrankheit, vorzüglich mit Krätz-Krankheit, auch wohl mit dem Siechthume des Feigwarzentrippers complicirt, unter langwieriger, oder oft wiederholter Behandlung mit großen Gaben unpassender Quecksilberpräparate nicht geheilt wird, sondern neben dem indeß allmälig erzeugten chronischen Quecksilber-Siechthume (1) **im Organismus Platz nimmt, und so mit diesem ein oft grausames Ungeheuer von complicirter Krankheit bildet (unter dem allgemeinen Namen: verlarvte venerische Krankheit), die, wenn nicht ganz unheilbar, doch nur mit größter Schwierigkeit wieder herzustellen ist.**

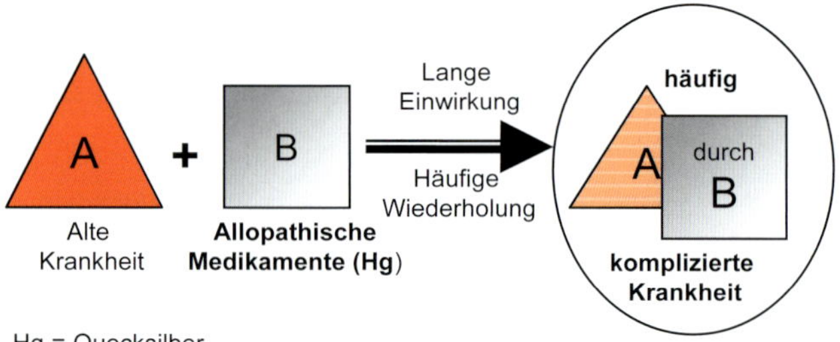

Hg = Quecksilber

Viel häufiger (als die Komplizierung durch natürliche unähnliche Krankheiten)
- **sind jene** Krankheits**komplikationen**,
- **welche die allopathische Methode durch den dauerhaften Gebrauch unangemessener Arzneien verursacht.**

Zu der natürlichen Krankheit (die geheilt werden sollte)
- **kommen** durch viele Wiederholungen des unpassenden Arzneimittels **die neuen** (oft sehr langwierigen) **Krankheitszustände,**
- der Natur des Arzneimittels entsprechend.
- Sie (verbinden und) komplizieren sich langsam (allmählich) mit dem unähnlichen chronischen Übel – das sie nicht homöopathisch heilen konnten.

Es kommt zur alten (chronischen) **Krankheit**
- **eine neue** (unähnliche) **künstliche chronische Krankheit dazu**,
- wodurch der Kranke um vieles kränker, **unheilbarer** wird und oft sogar stirbt. Es gibt viele Belege dazu.

Von gleicher Art sind häufig Fälle, wobei sich die venerische Schankerkrankheit (**Syphilis**),
- die häufig mit der Krätze oder mit dem Feigwarzentripper kompliziert ist,
- auch nach langer Behandlung und **mit** großen Gaben (unpassender) Quecksilberpräparate nicht geheilt wird.
- Die Quecksilberpräparate erzeugen im Organismus ein **chronisches Quecksilbersiechtum** (1) und dieses gesellt sich zur Syphilis.
- Diese bilden dann eine (grausames Ungeheuer) komplizierte Krankheit (verlarvte venerische Krankheit).
- Diese ist (wenn sie nicht ganz unheilbar ist) nur sehr schwer wiederherzustellen.

§ 41 (Komplizierung in der Allopathie)

(1) Denn, außer denjenigen Krankheitssymptomen, welche, als das Aehnliche, die venerische Krankheit homöopathisch heilen können, hat Quecksilber in seiner Wirkungsart, noch viele andere, der Lustseuche unähnliche, z. B. Knochen-Geschwulst, Knochenfraß, u.s.w. welche bei Anwendung großer Gaben, vorzüglich, in der so häufigen Complication mit Psora, neue Uebel und große Zerstörungen im Körper anrichten.

(1) Quecksilber hat Krankheitssymptome, welche die venerische Krankheit durch die „**Ähnlichkeit**" homöopathisch heilen können.
Aber es hat daneben noch viele „**unähnliche Symptome**" wie Knochengeschwulst, Knochenfraß usw. Wird Quecksilber in großen Gaben verabreicht (besonders in der häufigen Komplikation mit der Psora), dann richtet dies neue Übel und große Zerstörung im Körper an.

§ 42 (Mehrfachkomplizierung)

§ 42
Die Natur selbst erlaubt, wie gesagt, in einigen Fällen den Zusammentritt zweier (ja dreier) natürlichen Krankheiten in einem und demselben Körper. Diese Complicirung ereignet sich aber, wie man wohl zu bemerken hat, nur bei einander unähnlichen Krankheiten, die nach ewigen Naturgesetzen einander nicht aufheben, nicht vernichten und nicht heilen können, und zwar wie es scheint, so, daß sich beide, (oder die drei), gleichsam in den Organism theilen und jede die, für sie eigenthümlich gehörigen Theile und Systeme einnimmt, was, wegen Unähnlichkeit dieser Uebel untereinander, der Einheit des Lebens unbeschadet, geschehen kann.

Die Natur erlaubt (in einigen Fällen) **in einem Körper das Zusammentreffen von zwei oder drei natürlichen Krankheiten.**

Diese Komplizierung ereignet sich aber nur bei einander unähnlichen Krankheiten, die sich wie vorher beschrieben
- nicht aufheben,
- nicht vernichten
- und nicht heilen können.

Die vorhandenen unähnlichen Krankheiten
- teilen sich den Organismus (es scheint so)
- und **jede von ihnen nimmt die entsprechenden Teile und Systeme ein**.
- Wegen der Unabhängigkeit dieser Übel kann dies trotz der Einheit des Lebens passieren.

Mehrfachkomplizierung
unähnlicher Krankheiten

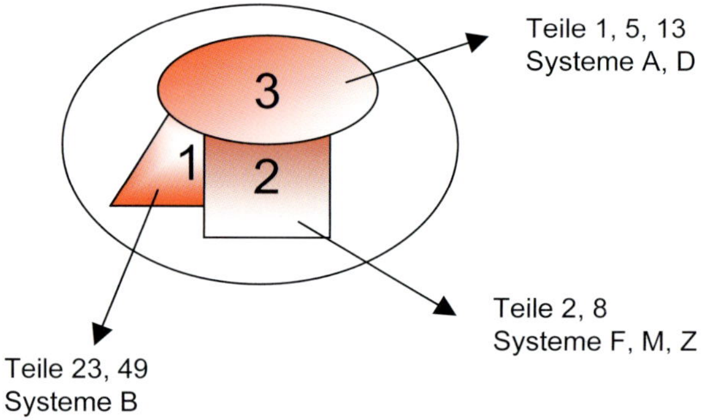

§ 43 (Ähnliche Krankheiten)

§ 43
Aber ganz anders ist der Erfolg, wenn zwei ähnliche Krankheiten im Organism zusammentreffen, d.i. wenn zu der schon vorhandenen Krankheit, eine stärkere, ähnliche hinzutritt. Hier zeigt sich, wie im Laufe der Natur Heilung erfolgen kann, und wie von Menschen geheilt werden sollte.

Treffen zwei ähnliche Krankheiten im Organismus zusammen,
wenn also
- zu der schon vorhandenen Krankheit
- eine stärkere ähnliche Krankheit hinzutritt,

ist das Ergebnis ganz anders (wie bei zwei unähnlichen Krankheiten).

Dadurch zeigt sich, wie
- die Natur heilt
- und wie von Menschen geheilt werden soll.

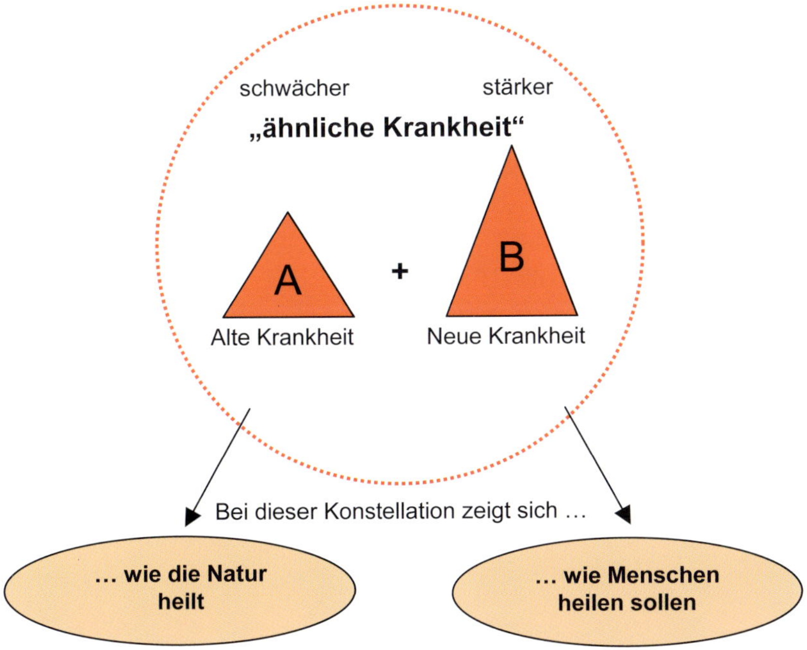

§ 44 (Eigenschaften ähnlicher Krankheiten)

§ 44
Zwei so ähnliche Krankheiten können, (wie von den unähnlichen in I. gesagt ist) einander weder abhalten, noch (wie bei der Bedingung II. von den unähnlichen gezeigt ward) einander suspendiren, so daß die alte nach Verlauf der neuen wiederkäme, und eben so wenig können die beiden ähnlichen (wie bei III. von den unähnlichen gezeigt worden), in demselben Organism neben einander bestehen, oder eine doppelte, complicirte Krankheit bilden.

Zwei ähnliche Krankheiten können einander

- **nicht abhalten,**
- **nicht suspendieren** (sodass die alte nach Ende der neuen wiederkommt),
- **nicht** im selben Organismus **nebeneinander bestehen,**
- **keine komplizierte Krankheit bilden**.

Eigenschaften von zwei ähnlichen Krankheiten
Sie können sich … ▪ **nicht abhalten** ▪ **nicht suspendieren** ▪ **nicht nebeneinander bestehen** ▪ **nicht komplizieren**

§ 45 (Prinzip ähnlicher Krankheiten)

§ 45
Nein, stets und überall vernichten sich zwei, der Art nach (1) **zwar verschiedene, aber in ihren Aeußerungen und Wirkungen wie durch die, von jeder derselben verursachten Leiden und Symptomen einander sehr ähnliche Krankheiten, sobald sie in Organism zusammentreffen, nämlich die stärkere Krankheit die schwächere, und zwar aus der nicht schwer zu errathenden Ursache, weil die stärkere hinzukommende Krankheitspotenz, ihrer Wirkungs-Aehnlichkeit wegen, dieselben Theile im Organism, und zwar vorzugsweise in Anspruch nimmt, die von dem schwächern Krankheits-Reize bisher arficirt waren, welcher folglich nun nicht mehr einwirken kann, sondern erlischt** (2)**, oder mit andern Worten, weil, sobald die neue ähnliche, aber stärkere Krankheitspotenz sich des Gefühls des Kranken bemeistert, das Lebensprincip, seiner Einheit wegen, die schwächere ähnliche nicht mehr fühlen kann; sie ist erloschen, sie existirt nicht mehr, denn sie ist nie etwas Materielles, sondern nur eine dynamische, (geistartige) Affection. Nur von der neuen, ähnlichen aber stärkeren Krankheitspotenz des Arzneimittels bleibt nun das Lebensprincip afficirt, doch nur überhingehend.**

(1) Siehe oben §. 26, in der Anmerkung
(2) Gleichwie von dem stärkeren, in unseren Augen fallenden Sonnenstrahle, das Bild einer Lampenflamme im Sehnerven schnell überstimmt und verwischt wird.

Dynamisches Auslöschen

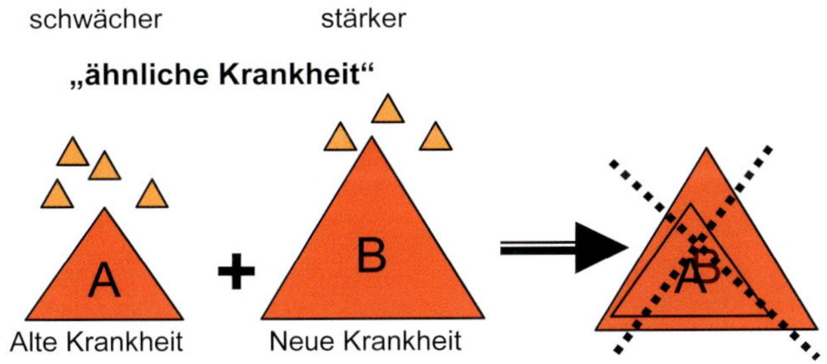

Zwei Krankheiten,

- die **nach der Art zwar verschieden** sind,
- **aber in ihren Äußerungen und Wirkungen** (sowie durch die Leiden und Symptome, die sie verursachen) **sehr ähnlich** sind,
- **vernichten sich,** sobald sie im Organismus zusammentreffen.

Die stärkere Krankheit vernichtet die schwächere Krankheit.

Die stärker (hinzukommende) **Krankheitspotenz besetzt**

- wegen ihrer Wirkungsähnlichkeit
- (vorzugsweise) dieselben Teile im Organismus,
- welche bisher vom schwächeren Krankheitsreiz krankhaft verändert (affiziert) waren.
- Dieser (schwächere Krankheitsreiz) kann nun nicht mehr wirken und (2) erlischt.
- Wenn sich die neue (ähnliche) stärkere Krankheitspotenz (des Gefühls) des Kranken bemächtigt, dann kann das Lebensprinzip die schwächere Krankheitspotenz nicht mehr fühlen. Sie existiert nicht mehr. Denn sie ist nichts Materielles, sondern nur eine dynamische Erkrankung (Affektion, krankhafter Zustand).
- Das Lebensprinzip bleibt nur von der neuen (stärkeren) Krankheitspotenz affiziert – aber auch nur vorübergehend.

(2) So wie bei der Flamme einer Lampe: Das Bild wird überstimmt und verwischt, wenn der Sonnenstrahl in unsere Augen (Sehnerven) fällt.

Zwei verschiedene - in ihren Äußerungen/Wirkungen aber ähnliche Krankheiten - vernichten sich, nämlich die stärkere die schwächere Krankheit.

§ 46
Es würden sich sehr viele Beispiele von Krankheiten anführen lassen, die im Laufe der Natur durch Krankheiten von ähnlichen Symptomen homöopathisch geheilt wurden, wenn wir uns nicht einzig an jene wenigen, sich stets gleichbleibenden, aus einem feststehenden Miasm entspringenden und daher eines bestimmten Namens werthen Krankheiten halten müßten, um von etwas Bestimmtem und Unzweifelhaftem reden zu können.
Unter ihnen ragt die, wegen der großen Zahl ihrer heftigen Symptome so berüchtigte Menschenpockenkrankheit hervor, welche schon zahlreiche Uebel mit ähnlichen Symptomen aufgehoben und geheilt hat.
Wie allgemein sind nicht die heftigen, bis zur Erblindung steigenden Augenentzündungen bei der Menschenpocke, und siehe! eingeimpft heilte diese eine langwierige Augenentzündung vollständig und auf immer bei Dezoteux (1) und eine andere bei Leroy (2).
Eine, von unterdrücktem Kopfgrinde entstandene, zweijährige Blindheit, wich ihr nach Klein (3) gänzlich.
Wie oft erzeugte die Menschenblatter-Krankheit nicht Taubhörigkeit und Schweräthmigkeit! und beide langwierige Uebel hob sie, als sie zu ihrer größten Höhe gestiegen war, wie J. Fr. Closs (4) beobachtete.
Hodengeschwulst, auch sehr heftige, ist ein häufiges Symptom der Menschenpocke und deßhalb konnte sie, durch Aehnlichkeit eine von Quetschung entstandene große, harte Geschwulst des linken Hodens heilen, wie Klein (5) beobachtete. Und eine ähnliche Hodengeschwulst ward von ihr unter den Augen eines andern Beobachters (6) geheilt.
So gehört auch unter die beschwerlichen Zufälle der Menschenpocke, ein ruhrartiger Stuhlgang und sie besiegte daher als ähnliche Krankheitspotenz eine Ruhr nach Fr. Wendt's (7) Beobachtung.
Die zu Kuhpocken kommende Menschenpockenkrankheit hebt wie bekannt, eben sowohl ihrer größern Stärke, als ihrer großen Aehnlichkeit wegen, erstere sogleich gänzlich (homöopathisch) auf und läßt sie nicht zur Vollendung kommen; doch wird hinwiederum, durch die ihrer Reife schon nahe gekommene Kuhpocke, ihrer großen Aehnlichkeit wegen, die darauf ausbrechende Menschenpocke (homöopathisch) wenigstens um vieles gemindert und gutartiger (8) gemacht, wie Mühry (9) und viele Andre bezeugen.
Die eingeimpfte Kuhpocke, deren Lymphe, außer Schutzpockenstoff, auch noch den Zunder zu einem allgemeinen Hautausschlage andrer Natur enthält, welcher aus selten größern, eiternden, gewöhnlich kleinen, trocknen, auf rothen Fleckchen sitzenden, spitzigen Blüthen (*pimples*) besteht; oft mit untermischten, rothen, runden Hautfleckchen, nicht selten von dem heftigsten Jucken begleitet, welcher Ausschlag bei nicht wenigen Kindern auch wirklich mehre Tage vor, öfterer jedoch nach dem rothen Hofe der Kuhpocke erscheint und, mit Hinterlassung kleiner, rother, harter Hautfleckchen, ...

Es gibt viel **Beispiele von Krankheiten**, die **von der Natur** durch Krankheiten **mit ähnlichen Symptomen geheilt** wurden.

Um aber konkret zu bleiben, muss man sich an die wenigen, aber gleich bleibenden Krankheiten halten, **die aus einem feststehenden Miasma beginnen** (entspringen).

Dabei ragen die **Menschenpocken** (= Pocken) heraus,
- die mit ihrer großen Zahl an heftigen Symptomen
- schon **viele Übel mit ähnlichen Symptomen** (aufgehoben und) **geheilt haben**.

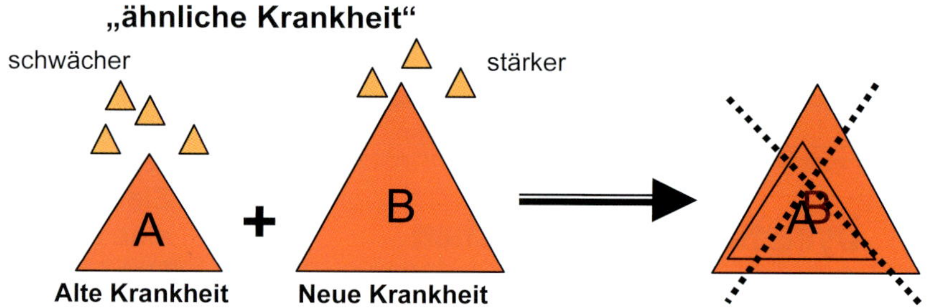

Alte Krankheit	Neue Krankheit
Augenentzündung	Pocken
Blindheit nach Kopfgrind	Pocken
Taubheit	Pocken
Schweratmigkeit	Pocken
Hodengeschwulst	Pocken
Ruhrartiger Stuhl	Pocken
Kuhpocken	Pocken
Hautausschlag	Kuhpocken
Wechselfieber	Kuhpocken
Keuchhusten	Masern
Flechte	Masern
Friesel	Masern

§ 46 (Fortsetzung)

§ 46
... in ein paar Tagen vergeht; - die geimpfte Kuhpocke, sage ich, heilt durch Aehnlichkeit dieses Neben-Miasms ähnliche, oft sehr alte und beschwerliche Hautausschläge der Kinder, nachdem die Kuhpockenimpfung bei ihnen gehaftet hat, homöopathisch vollkommen und dauerhaft, wie eine Menge Beobachter (10) bezeugen.
Die Kuhpocken, deren eigenthümliches Symptom es ist, Armgeschwulst (11) zu verursachen, heilten nach ihrem Ausbruche, einen geschwollenen, halbgelähmten Arm (12).
Das Fieber bei der Kuhpocke, welches sich zur Zeit der Entstehung des rothen Hof's einfindet, heilte (homöopathisch) ein Wechselfieber bei zwei Personen, wie Hardege der jüngere (13) berichtet, zur Bestätigung dessen, was schon J. Hunter (14) bemerkt hatte, daß nicht zwei Fieber (ähnliche Krankheilen) in einem Körper zugleich bestehen können.
In Fieber und in Hustenbeschaffenheit haben die Masern viel Aehnlichkeit mit dem Keichhusten und deßhalb sah Bosquillon (15), daß bei einer Epidemie, wo beide herrschten, viele Kinder, welche die Masern bereits überstanden hatten, vom Keichhusten frei blieben. Sie würden alle und auch in der Folge, vom Keichhusten frei und durch die Masern unansteckbar geworden sein, wenn der Keichhusten nicht eine, den Masern nur zum Theil ähnliche Krankheit wäre, das ist, wenn er auch einen ähnlichen Hautausschlag, wie die letztern bei sich führte. So aber konnten die Masern nur Viele, und nur in der gegenwärtigen Epidemie von Keichhusten, frei erhalten.
Wenn aber die Masern eine, im Ausschlage, ihrem Hauptsymptome, ähnliche Krankheit vor sich haben, können sie dieselbe ohne Widerrede aufheben und homöopathisch heilen. So ward eine langwierige Flechte, durch den Ausbruch der Masern, sogleich gänzlich und dauerhaft (homöopathisch) geheilt (16), wie Kortum (17) beobachtete. Ein äußerst brennender, sechsjähriger frieselartiger Ausschlag im Gesichte, am Halse und an den Armen, von jedem Wetter-Wechsel erneuert, ward von hinzu kommenden Masern zu einer aufgeschwollenen Haut-Fläche; nach dem Verlauf der Masern war das Friesel geheilt und kam nicht wieder (18).

(1) Traité de l 'inoculation, S. 189.
(2) Heilkunde für Mütter, S. 384 .
(3) Interpres clinicus, S. 293.
(4) Neue Heilart der Kinderpocken, Ulm 1769. S. 68. und specim. Obs. No. 18.
(5) Ebendaselbst.
(6) Nov. Act. Nat. Cur. Vol. I. Obs. 22.
(7) Nachricht von dem Krankeninstitut zu Erlangen 1783 .

Beispiele:

- Bei den Pocken kommen die **heftigen** (bis zur Erblindung führenden) **Augenentzündungen** häufig vor. **Eingeimpft heilen sie** eine langwierige Augenentzündung vollständig (lt. Dezoteux und Leroy).
- Eine 2-jährige **Blindheit** – nach unterdrücktem Kopfgrind - **verging völlig** durch die Pocken (lt. Klein).
- Die Pocken erzeugen oft **Taubheit und Schweratmigkeit**. Beide langwierigen Übel vergingen, als die Pocken ihren Höhepunkt erreichten (lt. J.Fr. Closs).
- **Hodengeschwulst** ist ein häufiges Symptom der Pocken. Deshalb konnten sie (durch Ähnlichkeit) ein durch Quetschung entstandenes großes und hartes Hodengeschwulst (links) heilen (lt. Klein). Ähnliches geschah ein weiteres Mal.
- Bei den Pocken kann auch ein **ruhrartiger Stuhl** auftreten. Die Pocken bezwangen (ähnliche Krankheitspotenz) diesen Zustand (lt. Fr. Wendts).
- Die Pocken (**Menschenpocken**) heben (wegen ihrer großen Stärke und der großen Ähnlichkeit) die bereits vorhandenen **Kuhpocken** vollständig (homöopathisch) auf, sodass diese nicht zum Abschluss (Vollendung) kommen. Durch Kuhpocken, die der Reife schon nahe sind, laufen die darauf ausbrechenden Menschenpocken (homöopathisch) wesentlich milder (8) ab (lt. Muhry und vielen anderen).
- Die **eingeimpfte Kuhpocke** (deren Lymphe) enthält neben dem Schutzpockenstoff auch die Ursache (Zunder) zu einem **allgemeinen Hautausschlag von anderer Natur**. Dieser besteht meist aus eiternden, kleineren (trockenen, auf roten Flecken sitzenden) spitzigen Blüten (Pickel) - oft vermischt mit roten, runden Hautflecken. Manchmal begleitet den Hautausschlag heftiges Jucken. Dieser Ausschlag erscheint meist bei Kindern nach dem roten Hof der Kuhpocken, bei einigen mehrere Tage davor. Es vergeht wieder in ein paar Tagen und hinterlässt (kleine, rote) harte Hautflecken.
  Die Kuhpocken heilen (durch die Ähnlichkeit dieses Neben-Miasmas) ähnliche (oft sehr alte und beschwerliche) Hautausschläge bei Kindern dauerhaft - nachdem die Kuhpockenimpfung gehaftet hat (lt. einer Menge Beobachter).
- Bei den Kuhpocken entsteht dann, wenn der rote Hof auftritt, ein Fieber. Dieses Fieber heilte ein **Wechselfieber** bei zwei Personen (lt. Hardege der Jüngere). Dies bestätigt die Beobachtungen von J. Hunter, dass **zwei Fieber** (ähnliche Krankheiten) **nicht gleichzeitig in einem Körper** bestehen können.

(8) Dieß scheint der Grund des so wohlthätigen, merkwürdigen Ereignisses zu sein, daß, seit der allgemeinen Verbreitung der Jennerschen Kuhpocken-Impfung, die Menschenpocken nie wieder unter uns weder so epidemisch, noch so bösartig erscheinen, wie vor 40, 50 Jahren, wo eine davon ergriffene Stadt, wenigstens die Hälfte und oft drei Viertel ihrer Kinder durch den jämmerlichsten Pest-Tod, verlor.
(9) Bei Robert Willan, über die Kuhpockenimpfung.
(10) Vorzüglich Clavier, Hurel und Desormeaux, im Bulletin des sc. medicales, publié par les membres du comité central de la soc. de médecine du département de l'Eure, l808. So auch im Journal de Médecine continué, Vol. XV. S. 206.
(11) Balhorn, in Hufeland's Journal. X. II.
(12) Stevenson in Duncans Annals of medicine, Lustr. II. Vol. I. Abth. 2. No. 9.
(13) In Hufeland's Journ. der pr. Arzneik. XXIII.
(14) Ueber die vener. Krankheit. S. 4.
(15) Elements de médec. prat de M. Cullen, traduits P. II. I. 3. Ch. 7.
(16) Oder wenigstens dieß Symptom hinweggenommen.
(17) In Hufeland's Journal XX. III. S. 50
(18) Rau, über d. Werth des homöop. Heilverfahrens, Heidelb. 1824. S. 85.

- Betreffend Fieber und Husten sind sich **Masern** und **Keuchhusten** sehr ähnlich. Bei einer Epidemie, wo beide Krankheiten auftraten, konnten viele Kinder frei vom Keuchhusten bleiben, welche die Masern bereits überstanden hatten (lt. Bosquillon).
  Sie wären danach alle auch frei (und unansteckbar) von Keuchhusten und Masern geblieben, wenn der Keuchhusten zu den Masern nicht nur zum Teil ähnlich wäre, sondern wenn er auch einen ähnlichen Hautausschlag hätte.
  So konnten die Masern nur viele und nur in der momentanen Epidemie von Keuchhusten freihalten.
- Das Hauptsymptom der **Masern** ist der **Ausschlag**. Ist eine ähnliche Krankheit (mit Ausschlag) vorhanden, können sie diese aufheben und (homöopathisch) heilen.
  Eine **langwierige Flechte** (Lichen; Impetigo) wurde durch den Masernausbruch dauerhaft geheilt (lt. Kortum).
  Ein brennender 6-jähriger **frieselartiger Ausschlag** (Gesicht, Hals, Arme) - der sich bei jedem Wetterwechsel auffrischt (erneuert) – wurde durch die hinzukommenden Masern zu einer aufgeschwollenen Hautfläche. Nach Abklingen der Masern war das Friesel (hirsekornartiger Hautausschlag) geheilt.

(8) Dies scheint der Grund zu sein, dass seit der Verbreitung der Jenner'schen Kuhpockenimpfung die Menschenpocken nie wieder so epidemisch und bösartig auftraten wie vor 40-50 Jahren. Damals verlor eine (davon ergriffene) Stadt die ½ bis ¾ ihrer Kinder durch den jämmerlichen (Menschenpocken-)Pest -Tod.

§ 47 (Natur als Vorbild)

§ 47
Unmöglich kann es für den Arzt eine deutlichere und überzeugendere Belehrung, als diese geben, welche Art von künstlicher Krankheitspotenz (Arznei) er zu wählen habe, um nach dem Vorgange der Natur, gewiß, schnell und dauerhaft zu heilen.

Diese Beispiele **zeigen** deutlich, **welche Art von Arznei** (künstlicher Krankheitspotenz) **man zu wählen hat, um**

- gewiss,
- schnell und
- dauerhaft

nach dem Vorgang der Natur zu heilen.

**Die Natur gibt uns das beste Vorbild,
mit welchen Arzneien wir zu heilen haben.**

§ 48 (Zusammenfassung)

§ 48
Im Laufe der Natur kann, wie wir aus allen diesen Beispielen ersehen, eben so wenig als mittels Arztes Kunst, ein vorhandnes Leiden und Uebelsein, von einer unähnlichen, auch noch so starken Krankheits-Potenz aufgehoben und geheilt werden, wohl aber bloß von einer an Symptomen ähnlichen, etwas stärkern; nach ewigen, unwiderruflichen, bisher jedoch verkannten Natur-Gesetzen.

Diese Beispiele zeigen, dass

- (durch die Natur oder den Arzt) **ein vorhandenes Leiden nicht durch eine unähnliche Krankheitspotenz geheilt werden kann, auch wenn sie noch so stark ist,**
- sondern **nur** von einer etwas **stärkeren, an Symptomen ähnlichen Krankheitspotenz.**

Dies erfolgt nach ewigen, unwiderruflichen, bisher jedoch ignorierten (verkannten) Naturgesetzen.

Krankheit (vorhandenes Leiden)	
unähnliche Krankheitspotenz ↓	**ähnliche** Krankheitspotenz ↓
Heilung unmöglich, auch wenn diese noch so stark ist.	**Heilung möglich,** wenn diese stärker ist.

§ 49 (Homöopathische Naturheilungen)

§ 49

Wir würden von dieser Art ächter, homöopatischer Natur-Heilungen, noch weit mehrere finden, wenn theils die Beobachter mehr Aufmerksamkeit auf sie gerichtet hätten, und es andertheils der Natur nicht an homöopathischen Hülfskrankheiten gebräche.

Solch **echte homöopathische Naturheilungen** könnte man noch viel häufiger antreffen (finden), wenn

- die Beobachter **mehr darauf geachtet** hätten und
- es andererseits **nicht an homöopathischen Hilfskrankheiten in der Natur mangeln würde**.

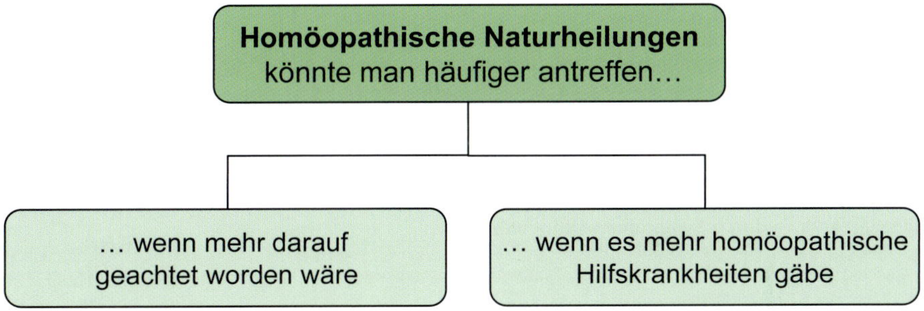

§ 50 (Feststehende miasmatische Krankheiten)

§ 50
Die große Natur selbst, hat zu homöopathischen Heilwerkzeugen, wie wir sehen, fast nur die wenigen miasmatischen, festständigen Krankheiten als Hülfe, die Krätze, die Masern und die Menschenpocken (1), Krankheitspotenzen, die (2) theils als Heilmittel lebensgefährlicher und schrecklicher, als das damit zu heilende Uebel sind, theils (wie die Krätze) nach vollführter Heilung ähnlicher Krankheiten, selbst Heilung bedürfen, um hinwiederum vertilgt zu werden; beides Umstände, die ihre Anwendung als homöopathische Mittel schwierig, unsicher und gefährlich machen. Und wie wenig Krankheits-Zustände giebt es unter den Menschen, die an Pocken, Masern und Krätze, ihr ähnliches, (homöopathisches) Heilmittel fanden! Im Laufe der Natur können deßhalb auch nur wenige Uebel sich mit diesen bedenklichen und mißlichen, homöopathischen Mitteln heilen und der Erfolg zeigt sich nur mit Gefahr und großer Beschwerde, schon deßhalb, weil die Gaben dieser Krankheitspotenzen sich nicht, wie wir es doch mit Arzneigaben können, nach den Umständen selbst verkleinern lassen; dagegen wird im andern Falle, der mit einem alten, ähnlichen Uebel Behaftete, mit dem ganzen gefährlichen und beschwerlichen Leiden der ganzen Menschenpocken-, Maser- und Krätz-Krankheit überzogen, um von letzterem zu genesen. Und dennoch haben wir von diesem glücklichen Zusammentreffen, wie man sieht, schöne homöopathische Heilungen aufzuweisen, als eben so viel sprechende Belege von dem in ihnen waltenden, großen, einzigen Natur-Heilgesetze: Heile durch Symptomen-Aehnlichkeit!

(1) Und den obgenannten Hautausschlags-Zunder, der nebenbei in der Kuhpocken-Lymphe befindlich ist.
(2) Nämlich die Menschenpocken und Masern.

Homöopathische Werkzeuge in der Natur **sind** fast nur **die feststehenden, miasmatischen Krankheiten**		
1. Krätze	**2. Masern**	**3. Menschenpocken** (Kuhpocken)

Nachteile

- Gefährlich und beschwerlich (mehr als das ursprüngliche Übel)
- Erfordern nach ihrem Wirken ebenfalls eine ähnliche Krankheit zur Heilung (z. B. Krätze).
- Es gibt nur wenige Krankheiten, die in diesen miasmatischen Krankheiten ihr Heilmittel finden.

Die Natur besitzt an homöopathischen Werkzeugen zur Heilung fast nur die feststehenden, miasmatischen Krankheiten:

- die Krätze,
- die Masern und
- die Pocken (Menschenpocken) (1).

Diese Krankheitspotenzen (2) **sind**

- als Heilmittel **gefährlicher** und schrecklicher **als die zu heilende Krankheit** (Übel) und
- erfordern - wie die Krätze - **nach getaner Heilung ebenfalls ähnliche Krankheiten zur Heilung.**

Diese Umstände machen ihre Verwendung als homöopathische Mittel praktisch **unmöglich** (schwierig, unsicher und gefährlich).

- Außerdem gibt es nur wenige Krankheiten bei Menschen, die in den Pocken, Masern oder der Krätze ihr (ähnliches) Heilmittel antreffen (finden). So konnten im Laufe der Natur deshalb nur wenige Krankheiten mit diesen Mitteln (Pocken, Masern, Krätze) geheilt werden.
- Der Erfolg zeigt sich nur unter **Gefahr und großen Beschwerden**, denn die Potenzgaben lassen sich ja nicht verkleinern (wie dies bei Arzneien möglich ist).
- Wer eine alte, ähnliche Krankheit hat, der wird mit den gefährlichen Leiden (der Krätze, Pocken, Masern) überzogen, um von der alten Krankheit zu genesen.
- Trotzdem kann man schöne homöopathische Heilungen an diesem glücklichen Zusammentreffen zeigen. Dies ist ein Beleg für das **einzige Naturheilgesetz**: „**Heile durch Symptomenähnlichkeit**".

(1) Und den oben genannten Hautausschlag-Zunder, der auch in der Kuhpocken-Lymphe ist.

(2) Die Pocken und Masern.

§ 51 (Überlegenheit der intelligenten Heilkunst)

§ 51
Aus solchen Thatsachen wird dem fähigen Geiste des Menschen dieses Heilgesetz kund, und hiezu waren sie hinreichend. Dagegen, siehe! welchen Vorzug hat der Mensch nicht vor der rohen Natur ungefähren Ereignissen! Wie viel tausend homöopathische Krankheitspotenzen mehr, zur Hülfe für die leidenden Mitbrüder, hat nicht der Mensch an den, überall in der Schöpfung verbreiteten Arzneisubstanzen! Krankheits-Erzeugerinnen hat er an ihnen von allen möglichen Wirkungs-Verschiedenheiten, für alle die unzähligen, nur erdenklichen und unerdenklichen natürlichen Krankheiten, gegen welche sie homöopathische Hülfe leisten können - Krankheitspotenzen, (Arzneisubstanzen), deren Kraft nach vollendeter Heil-Anwendung, durch die Lebenskraft besiegt, von selbst verschwindet, ohne einer abermaligen Hülfe zur Wieder-Vertreibung, wie die Krätze, zu bedürfen - künstliche Krankheitspotenzen, die der Arzt bis an die Gränzen der Unendlichkeit verdünnen, zertheilen, potenziren und in ihrer Gabe bis dahin vermindern kann, daß sie nur um ein kleines stärker bleiben, als die damit zu heilende, ähnliche, natürliche Krankheit, so daß es bei dieser unübertrefflichen Heilart, keines heftigen Angriffs auf den Organism bedarf, um selbst ein altes, hartnäckiges Uebel auszurotten, ja daß dieselbe gleichsam nur einen sanften, unmerklichen und doch oft geschwinden Uebergang aus den quälenden, natürlichen Leiden in die erwünschte, dauerhafte Gesundheit bildet.

Homöopathische Heilungsmöglichkeiten	
Natur durch Zufälle der Natur = **feststehende miasmatische Krankheiten**	**Menschen** viele tausend **homöopathische Arzneimittel**

Aus diesen Tatsachen wird den Menschen diese Heilkunst bewusst.

Gegenüber Zufällen der (rohen) Natur hat der **Mensch** jedoch **einen großen Vorteil**: **Er hat zur Hilfe für die Kranken viele tausend homöopathische Arzneien**. Diese sind überall vorhanden.

Mit diesen Arzneien hat man

- Krankheitserzeuger für alle möglichen verschiedenen Wirkungsarten und kann homöopathische Hilfe leisten
- für alle erdenklichen und unerdenklichen (natürlichen) Krankheiten.
- Krankheitspotenzen (Arzneien), deren Wirkung nach erfolgter Heilung (durch die Lebenskraft besiegt) von selbst verschwindet, ohne dass eine neuerliche Hilfe (wie bei der Krätze) zur Widervertreibung erforderlich ist.
- Krankheitspotenzen, die fast bis unendlich verdünnt und potenziert werden, sodass sie nur etwas stärker sind als die damit zu heilende (ähnliche, natürliche) Krankheit und bei dieser (unübertrefflichen) Heilart kein heftiger Angriff auf den Organismus erforderlich ist, um selbst eine alte, hartnäckige Krankheit (Übel) zu beseitigen
- und diese alte Krankheit dann einen sanften, unmerklichen und doch oft schnellen Übergang (aus dem quälenden Leiden) in die dauerhafte Gesundheit bildet.

Vorteile

- Für alle natürlichen Krankheiten.
- Die Wirkung der Arzneien verschwindet von selbst.
- Nur etwas stärker als die zu heilende Krankheit. Dadurch keine heftigen Angriffe auf den Organismus.
- Führen sanft und schnell zur Gesundheit.

Übersicht Organon

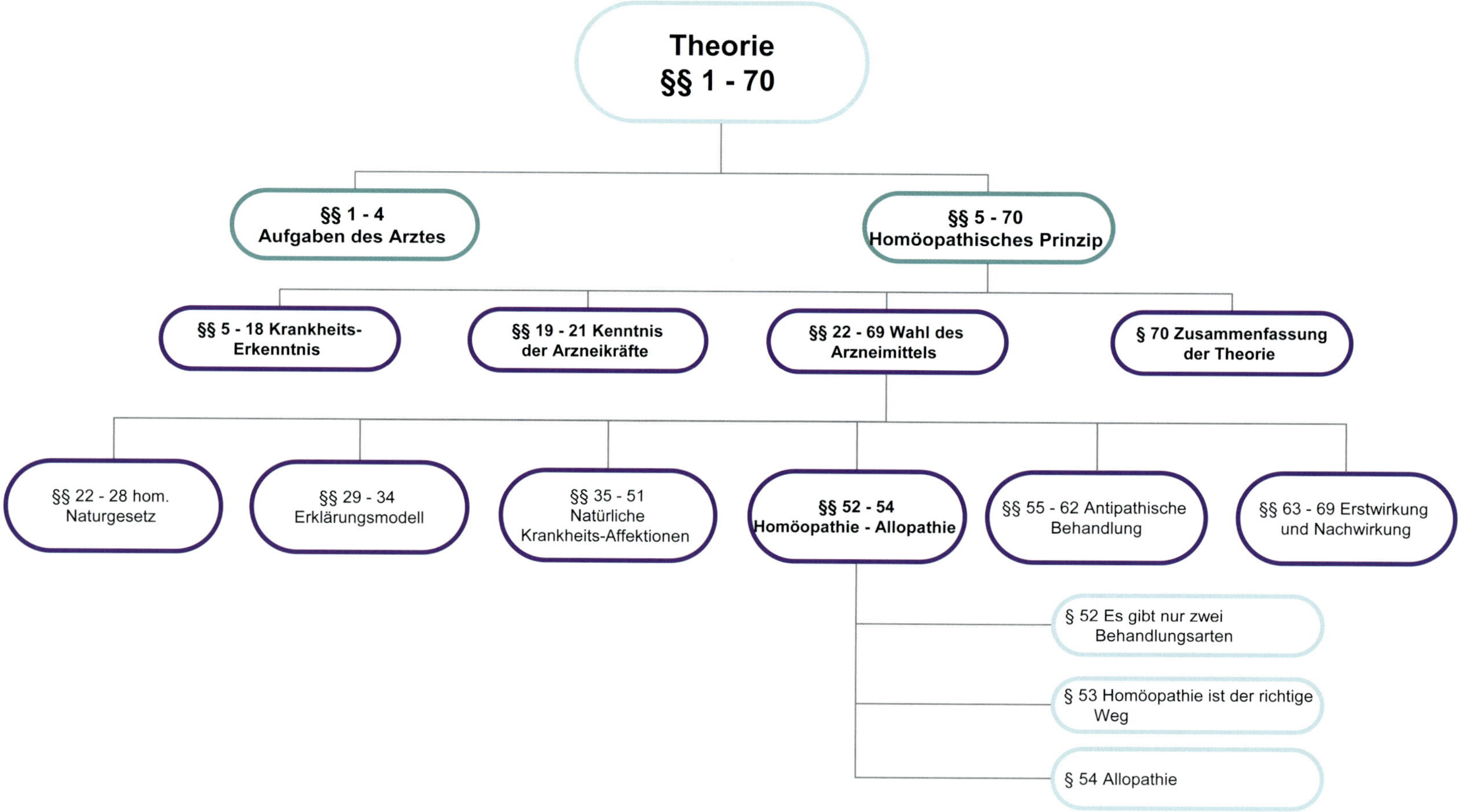

§ 52 (Es gibt nur zwei Behandlungsarten)

§ 52
Es giebt nur zwei Haupt-Curarten: diejenige welche all ihr Thun nur auf genaue Beobachtung der Natur, auf sorgfältige Versuche und reine Erfahrung gründet, die (vor mir nie geflissentlich angewendete) homöopathische und eine zweite, welche dieses nicht thut, die (heteropathische, oder) allöopathische. Jede steht der andern gerade entgegen und nur wer beide nicht kennt, kann sich dem Wahne hingeben, daß sie sich je einander nähern könnten oder wohl gar sich vereinigen ließen, kann sich gar so lächerlich machen, nach Gefallen der Kranken, bald homöopathisch, bald allöopathisch in seinen Curen zu verfahren; dieß ist verbrecherischer Verrath an der göttlichen Homöopathie zu nennen!

Es gibt nur zwei Behandlungsarten:
- die **homöopathische Methode, welche** auf Folgendem beruht:
  - genaue Beobachtung der Natur,
  - sorgfältige Versuche und
  - reine Erfahrung
    (vor Hahnemann nie absichtlich angewendet)
- **die allopathische** (= heteropathische) **Methode** - jene Methode, die nicht auf diesen Tatsachen beruht.

Diese Arten sind einander **entgegengesetzt**. Nur wer beide Methoden nicht kennt, kann sich der Illusion hingeben, dass sie sich jemals annähern oder sogar vereinigen. Nur so einer kann sich lächerlich machen, indem er (den Vorlieben des Kranken entsprechend) homöopathisch oder allopathisch vermischt behandelt. Dies ist ein Verbrechen an der (göttlichen) Homöopathie!

Homöopathie und Allopathie sind
- **weder vereinbar**
- **noch zu vermischen**

Es gibt nur zwei Behandlungsarten	
1. Homöopathie	**2. Allopathie**
beruht auf: ▪ Genauer **Beobachtung** der Natur ▪ Sorgfältige (reine) **Versuche** ▪ Reiner **Erfahrung**	~~**beruht auf:** ▪ Genauer Beobachtung der Natur ▪ Sorgfältige (reine) Versuche ▪ Reiner Erfahrung~~

§ 53 (Homöopathie ist der richtige Weg)

§ 53
Die wahren, sanften Heilungen geschehen bloß auf homöopathischem Wege, einem Wege, der, da wir ihn auch oben (§. 7-25) auf eine andere Weise, durch Erfahrungen und Schlüsse fanden, auch der unbestreitbar richtige ist, auf welchem man am gewissesten, schnellsten und dauerhaftesten zur Heilung der Krankheiten durch die Kunst gelangt, weil diese Heilart auf einem ewigen, untrüglichen Naturgesetze beruht. Die reine homöopathische Heilart ist der einzig richtige, der einzig durch Menschenkunst mögliche, geradeste Heilweg, so gewiß zwischen zwei gegebenen Punkten, nur eine einzige gerade Linie möglich ist.

Wahre und sanfte Heilungen erfolgen nur homöopathisch. Dieser Weg ist der **richtige Weg**, da wir ihn durch **Erfahrungen und Schlussfolgerungen** fanden (§§ 7 - 25).

Auf diesem Weg
- gelangt man **am besten** (gewiss, schnell, dauerhaft) **zur Heilung** der Krankheiten,
- weil diese Heilmethode auf einem **Naturgesetz** beruht.

Die **reine homöopathische Heilmethode** ist
- die einzig richtige (geradeste) Heilmethode,
- die einzige, die durch Menschenverstand möglich ist.

Dies ist so sicher, wie zwischen zwei Punkten nur eine einzige gerade Linie möglich ist.

Homöopathie ist der richtige Weg

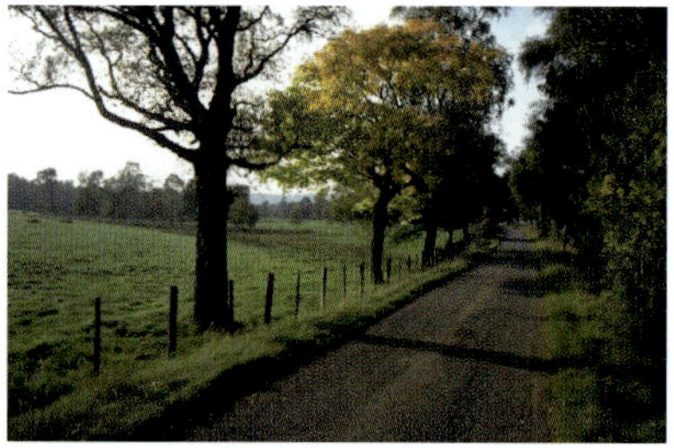

Gründe für die Homöopathie

- Beruht auf einem **Naturgesetz.**
- Die einzige Heilmethode, die durch **Menschenverstand** möglich ist.
- Durch **Erfahrungen** und **Schussfolgerungen** gefunden.
- Man gelangt so **am besten zur Heilung.**

§ 54 (Allopathie)

§ 54
Die allöopathische Curart, welche mancherlei gegen die Krankheiten unternahm, doch stets nur das Ungehörige (alloia), war die, seit Menschen Gedenken, unter sehr verschiedenen Formen, die man Systeme nannte, herrschende. Jedes dieser, von Zeit zu Zeit auf einander folgenden, gar sehr von einander abweichenden Systeme, beehrte sich mit dem Namen: rationelle Heilkunde (1)**.**
Jeder Erbauer eines dieser Systeme, hatte die hochmüthige Meinung von sich, er sei fähig, das innere Wesen des Lebens, wie des gesunden, so auch des kranken Menschen zu durchschauen und klar zu erkennen und ertheilte hienach die Verordnung, welche schädliche Materie (2) **aus dem kranken Menschen und wie sie hinweg zu nehmen sei um ihn gesund zu machen; - alles nach leeren Vermuthungen und beliebigen Voraussetzungen, ohne die Natur redlich zu befragen und die Erfahrung vorurtheillos anzuhören. Man gab die Krankheiten für Zustände aus, die immer auf ziemlich gleiche Art wieder erschienen. Die meisten Systeme ertheilten daher ihren erdichteten Krankheits-Bildern Namen, und klassificirten sie, jedes System, anders. Den Arzneien wurden nach Vermuthungen Wirkungen zugeschrieben (s. die vielen Arzneimittellehren!) welche diese innormalen Zustände aufheben, d.i. heilen sollten** (3)**.**

(1) Gleich als ob eine, bloß auf Beobachtung der Natur beruhende und einzig auf reine Versuche und Erfahrung zu gründende Wissenschaft, durch müßiges Grübeln und scholastisches Raisonniren gefunden werden könnte!
(2) Denn bis auf die neuesten Zeiten suchte man das in Krankheiten zu Heilende in einer wegzuschaffenden Materie, da man sich nicht zum Begriffe von einer dynamischen (Anm. zu §. 11.) Wirkung der krankhaften Potenzen, so wie der Arzneien auf das Leben des thierischen Organisms zu erheben vermochte.
(3) Um das Maaß der Selbst-Verblendung zu überfüllen, wurden (recht gelehrt) stets mehrere, ja viele, verschiedene Arzneien in so genannten Recepten zusammen gemischt, auch oft, und in großen Gaben eingegeben, und so das theuere, leicht zerstörbare Menschen-Leben, vielfach unter den Händen dieser Verkehrten gefährdet, vorzüglich, da man auch Aderlaß, Brech- und Purgirmittel zur Hülfe nahm, so wie Ziehpflaster, Fontanelle, Haarseile, Beitzen und Brennen.

Allopathie

- behandelt mit „Anderem“
- viele verschiedene kurzfristige Systeme
- schädliche Materie entfernen
- Arzneien auf Vermutung der Wirkung

Die **allopathische Behandlungsart** unternimmt einiges gegen die Krankheiten, aber immer nur **Anderes** (das Ungehörige).

Die Allopathie ist

- die seit jeher geltende (herrschende) Methode,
- sie besitzt viele verschiedene Formen – Systeme genannt.

Jedes dieser Systeme, die kurz zeitlich aufeinander folgen und sehr voneinander abweichen, nennt sich rationale Heilkunde (1).

Jeder **Gründer** (Erbauer) **eines Systems**

- glaubt, er könne das innere Wesen des Lebens (des Gesunden wie des Kranken) durchschauen und erkennen.
- Danach bestimmt er, welche schädliche Materie (2) wie aus dem Kranken zu entfernen ist, um ihn gesund zu machen.
- Dies alles basiert nur auf Vermutungen und willkürlichen Voraussetzungen (ohne die Natur und Erfahrungen zu beachten).
- Dabei bezeichnet man Krankheiten als Zustände, die immer wieder auf die gleiche Art erscheinen.
- Die meisten Systeme geben ihren (erdichteten) Krankheitsbildern Namen und jedes System klassifiziert sie anders.
- Den Arzneien werden aufgrund von Vermutungen dann Wirkungen zugeschrieben, welche diese (abweichenden) Zustände dann heilen sollten (3).

(1) Eine Wissenschaft kann doch nicht durch Grübeln und durch spitzfindiges (scholastisches) kluges Reden (Räsonieren) gefunden werden!

(2) Bis heute sucht man das zu Heilende (an Krankheiten) in einer zu entfernenden Materie. Man kann sich nicht dazu aufraffen, dass die Arzneien und krankhaften Potenzen nur auf dynamischen Wirkungen beruhen.

(3) Durch Voreingenommenheit werden mehrere Arzneien zu Rezepten zusammengemischt und oft und in großen Gaben verabreicht. Auf diese Art wird Menschenleben gefährdet, besonders weil man auch diverse andere Sachen anwendet: Aderlass, Brech- und Purgiermittel, Ziehpflaster, Fontanellen, Haarseile, Beizen und Brennen.

Übersicht Organon

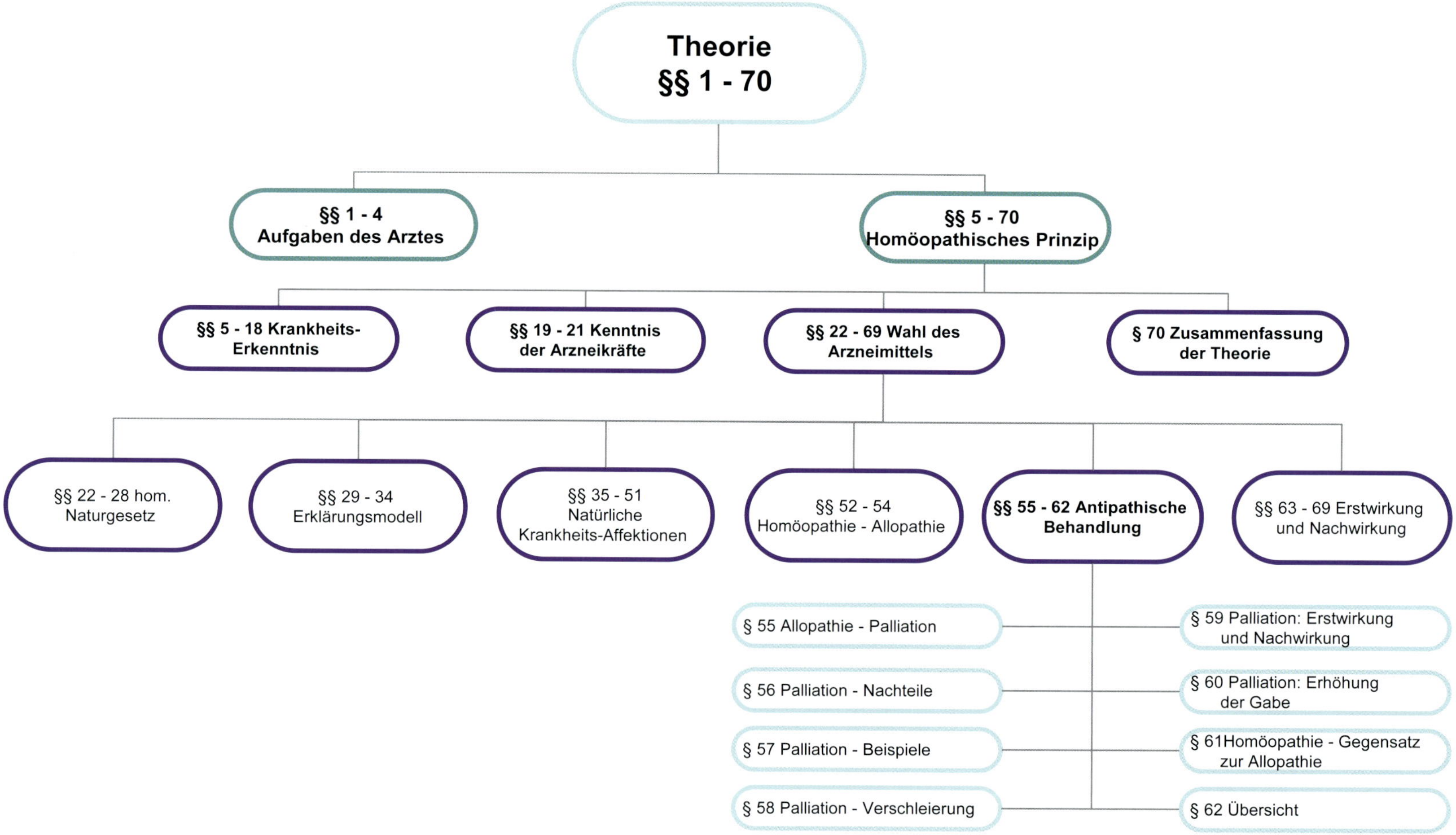

§ 55 (Allopathie - Palliation)

§ 55
Da aber bald nach Einführung eines jeden dieser Systeme und bei jeder dieser Cur-Methoden das Publicum sich überzeugte, wie bei deren genauer Befolgung die Leiden der Kranken sich nur noch vermehrten und erhöheten, so würde man schon längst diese allöopathischen Aerzte ganz verlassen haben, wenn nicht die palliative Erleichterung, die sie von Zeit zu Zeit durch einige empirisch aufgefundene Mittel (deren oft fast augenblickliche, schmeichelhafte Wirkung in die Augen fällt) dem Kranken zu verschaffen wußten, ihren Credit noch einigermaßen aufrecht erhalten hätte.

Bald nach der Einführung **jedes dieser** (allopathischen) **Systeme** konnte man **beobachten**, **wie** (bei genauer Befolgung der Behandlungsmethode) **die** (vermehrten und erhöhten) **Leiden der Kranken immer mehr wurden**.

Die **allopathischen Ärzte** wurden nur deshalb noch nicht längst von den Patienten verlassen,

- weil sie den Kranken zeitweise eine palliative Erleichterung verschaffen (durch einige empirisch aufgefundene Mittel)
- und bei diesen die oft fast augenblickliche Wirkung auffällt.

Behandlung mit allopathischen Systemen

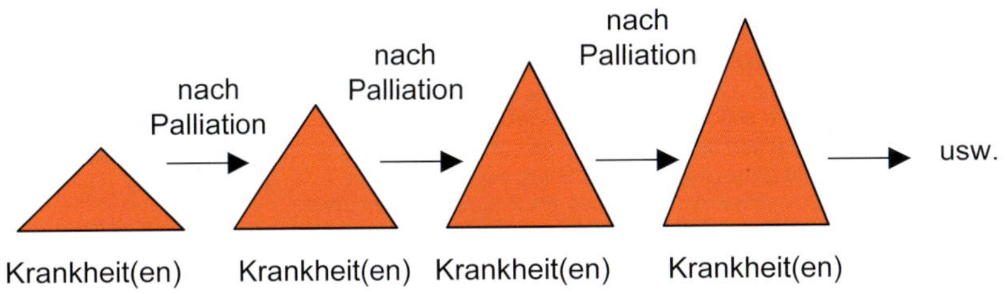

§ 56 (Palliation - Nachteile)

§ 56
Mit dieser palliativen (antipathischen, enantiopathischen) Methode, seit 17 Jahrhunderten, nach Galen's Lehre: contraria contrariis eingeführt, konnten die bisherigen Aerzte das Vertrauen des Kanken noch am gewissesten zu gewinnen hoffen, indem sie ihn mit fast augenblicklicher Besserung täuschten. Wie unhülfreich aber im Grunde und wie schädlich diese Behandlungs-Art (in nicht sehr schnell verlaufenden Krankheiten) ist, werden wir aus Folgendem ersehen. Zwar ist sie noch das Einzige in der Cur-Art der Allöopathen, was offenbaren Bezug auf einen Theil der Symptome der natürlichen Krankheit hat - aber, welchen Bezug! Wahrlich nur einen umgekehrten, welcher, wenn man den chronisch Kranken nicht täuschen, seiner nicht spotten will, sorgfältig vermieden werden sollte (1).

(1) Man möchte gern ein dritte Anwendung der Arzneien gegen Krankheit durch Isopathie, wie man sie nennt, erschaffen, nämlich mit gleichem Miasm eine gleiche vorhandne Krankheit heilen. Aber, gesetzt auch, man vermöchte dieß, so würde, da sie das Miasm nur hoch potenzirt, und folglich, verändert dem Kranken reicht, sie dennoch nur durch ein, dem Simillimo entgegen gesetztes Simillimum die Heilung bewirken.

Dieß Heilen Wollen aber durch eine ganz gleiche Krankheits-Potenz (per idem) widerspricht allem gesunden Menschen-Verstande und daher auch aller Erfahrung. Denen, welche zuerst die sogenannte Isopathie zur Sprache brachten, schwebte vermuthtlich die Wohlthat vor Augen, welche die Menschheit durch Anwendung der Kuhpocken-Einimpfung erfuhr, daß dadurch der Eingeimpfte von aller künftigen Menschenpocken-Ansteckung frei erhalten, und gleichsam schon im voraus von letzterer geheilt ward. Aber beide, die Kuhpocken wie die Menschenpocke, sind nur sehr ähnliche, auf keine Weise ganz dieselbe Krankheit; sie sind in vieler Hinsicht von einander abweichend, namentlich auch durch den schnellern Verlauf und die Gelindigkeit der Kuhpocken, vorzüglich aber dadurch, daß diese nie durch ihre Nähe den Menschen anstecken, und so durch die allgemeine Verbreitung ihrer Einimpfung allen Epidemien jener tödlichen, fürchterlichen Menschenpocken dergestalt ein Ende gemacht haben, daß die jetzige Generation gar keine anschauliche Vorstellung von jener ehemaligen scheußlichen Menschenpocken-Pest mehr hat. So werden allerdings auch ferner einige, den Thieren eigne Krankheiten uns Arznei- und Heil-Potenzen für sehr ähnliche, wichtige Menschen-Krankheiten darreichen, und demnach unsern homöopathischen Arznei-Vorrath glücklich ergänzen. Aber mit einem menschlichen Krankheitsstoffe (z.B. einem Psorikum von Menschen-Krätze genomnen, gleiche menschliche Krankheit, Menschen-Krätze oder davon entstandene Uebel) heilen wollen - das sei fern! Es erfolgt nichts davon als Unheil und Verschlimmerung der Krankheit!

Die **palliative** (antipathische, enantiopathische) **Methode**

- gibt es seit 17 Jahrhunderten. Diese - **Galens Lehre** - besagt:
- **Contraria contrariis** (Entgegengesetztes mit Entgegengesetztem).

Damit können die herkömmlichen Ärzte das Vertrauen der Kranken gewinnen, indem sie diese mit einer fast augenblicklichen Besserung täuschen.

Wie **schädlich und wenig günstig** (nicht hilfreich) diese Behandlungsart (bei langsam verlaufenden Krankheiten) ist, kann man aus Nachfolgendem erkennen:

- Die augenblickliche Besserung ist das Einzige der allopathischen Behandlungsmethode, was einen erkennbaren (offensichtlichen) Bezug zu einem Teil der Symptome der natürlichen Krankheit hat.
- Dieser ist aber ein umgekehrter Bezug, der sorgfältig vermieden werden sollte (will man den Kranken nicht täuschen, sondern ernst nehmen). (1)
- Auch mit der Isopathie (mit Gleichem heilen) kann man nicht heilen (mögliche 3. Behandlungsart) … siehe Fußnote.

Allopathische Methoden …. Galens Lehre ⇨ Contraria contrariis ⇨ „ Entgegengesetztes mit Entgegengesetztem"	
Nachteile • **Keine Heilung** • **Die Leiden der Kranken werden immer mehr** • **umgekehrter Bezug zu den Symptomen**	**Scheinbare Vorteile** • Zeitweise eine **palliative Erleichterung** (⇨ Täuschung) • … mit fast sofortiger Wirkung

§ 56 (Fortsetzung)

(1) Gerne möchte man eine dritte Anwendung der Arzneien (gegen Krankheiten), die **Isopathie**, entstehen lassen. Das Prinzip:

- **mit gleichem Miasma eine gleiche vorhandene Krankheit heilen**.
- Könnte man dies, dann würde die Isopathie - da sie dem Kranken das Miasma nur hoch potenziert und daher verändert reicht - dennoch nur durch ein dem Simillimo entgegengesetztes Simillimum (das Ähnlichste) die Heilung bewirken.
- Dieses **Heilenwollen** durch eine **ganz gleiche Krankheitspotenz** (per idem; durch dasselbe) widerspricht dem gesunden Menschenverstand und allen Erfahrungen.
- Jene, welche die Isopathie zuerst publik machten, hatten dabei wahrscheinlich die Wohltat der Kuhpockenimpfung vor Augen. Durch die Kuhpockenimpfung wird der Geimpfte vor einer möglichen Ansteckung durch die Menschenpocken geschützt und damit im Vorhinein von ihr geheilt. Kuh- und Menschenpocken sind nur sehr ähnlich, aber nicht die gleiche Krankheit. Sie sind auch vielerlei verschieden, vor allem durch den schnelleren und milderen Verlauf der Kuhpocken. Besonders aber deshalb, dass diese (durch ihre Nähe) den Menschen nie anstecken. So wurde, durch die Verbreitung der Impfung allen Menschenpockenepidemien ein Ende gemacht. Deshalb hat die heutige Generation keine Vorstellung mehr von der scheußlichen Menschenpocken-Pest. Auch in Zukunft werden uns einige den Tieren eigene Krankheiten Arzneien für **sehr ähnliche** (wichtige) Menschenkrankheiten liefern.
- Aber mit einem **menschlichen Krankheitsstoff** (z. B. Psorikum von der Menschenkrätze) **eine gleiche menschliche Krankheit** (Menschenkrätze oder davon entstandenes Übel) **zu heilen - das ist nichts!** Die Folge davon ist nur Unheil und Verschlimmerung der Krankheit.

§ 57 (Palliation - Beispiele)

§ 57
Um so antipathisch zu verfahren, giebt ein solcher gewöhnlicher Arzt, gegen ein einzelnes, beschwerliches Symptom unter den vielen übrigen, von ihm nicht geachteten Symptomen der Krankheit, eine Arznei, von welcher es bekannt ist, daß sie das gerade Gegentheil des zu beschwichtigenden Krankheits-Symptoms hervorbringt, wovon er demnach, zufolge der ihm seit mehr als fünfzehn Hundert Jahren vorgeschriebenen Regel der uralten medicinischen Schule (*contraria contrariis*) die schleunigste (palliative) Hülfe erwarten kann. Ergiebt starke Gaben Mohnsaft gegen Schmerzen aller Art, weil diese Arznei die Empfindung schnell betäubt, giebt eben dieses Mittel gegen Durchfälle, weil es schnell die wurmförmige Bewegung des Darmkanals hemmt und denselben alsbald unempfindlich macht, und so auch gegen Schlaflosigkeit, weil Mohnsaft schnell einen betäubenden, stupiden Schlaf zuwege bringt; er giebt Purganzen, wo der Kranke schon lange an Leibesverstopfung und Hartleibigkeit leidet; er läßt die verbrannte Hand in kaltes Wasser tauchen, was durch die Kälte den Brennschmerz augenblicklich wie wegzuzaubern scheint; setzt den Kranken, der über Frostigkeit und Mangel an Lebenswärme klagt, in warme Bäder, die ihn doch nur augenblicklich erwärmen, und läßt den langwierig Geschwächten Wein trinken, wodurch er augenblicklich belebt und erquickt wird, und wendet so noch einige andre antipathische Hülfs-Veranstaltungen an, doch außer diesen nur noch wenige, da der gewöhnlichen Arzneikunst nur von wenigen Mitteln einige eigenthümliche (Erst-)Wirkung bekannt ist.

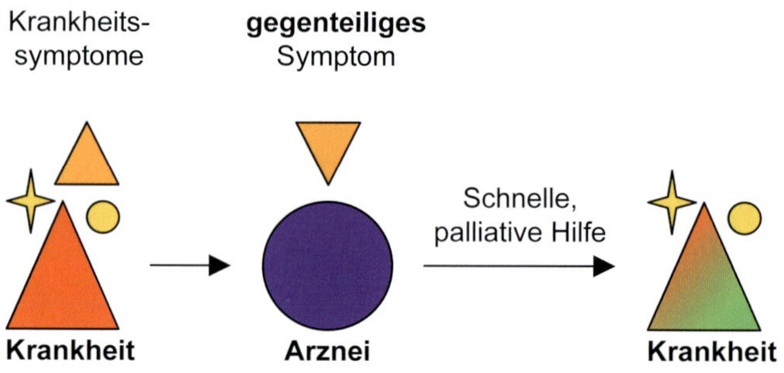

Behandelt ein Arzt **palliativ** (antipathisch), dann gibt er
- gegen ein einzelnes (beschwerliches) Symptom
- unter vielen andern von ihm nicht beachteten Symptomen der Krankheit
- eine Arznei, von der bekannt ist, dass es das Gegenteil des zu beschwichtigenden Krankheitssymptoms hervorbringt**.**

Nach der jahrhundertealten medizinischen Schule (contraria contrariis; Entgegengesetztes mit Entgegengesetztem) kann er davon schnelle palliative Hilfe erwarten.

Beispiele:
- Starke Gaben **Mohnsaft** gegen **Schmerzen** aller Art. Diese Arznei **betäubt** schell die Empfindungen. Mohnsaft wird auch gegen **Durchfälle** gegeben, weil es schnell die Bewegung des Darms hemmt und bald unempfindlich macht. Weiters wird es verabreicht gegen **Schlaflosigkeit**, weil es schnell einen betäubenden (stupiden) Schlaf hervorbringt.
- **Purganzen,** wenn der Kranke schon lange an **Leibesverstopfung** und Hartleibigkeit leidet.
- Die **verbrannte Hand** wird in kaltes Wasser getaucht, das durch die **Kälte** scheinbar den Brennschmerz wegzaubert.
- Der Kranke mit **Frostigkeit** (und Mangel an Lebenswärme) bekommt **warme Bäder**, die ihn aber nur momentan erwärmen.
- Der **langwierig Geschwächte** bekommt **Wein**, wodurch er momentan belebt und erquickt wird.

Und so wendet er (der **herkömmliche Arzt**)
- noch einige andere palliative Methoden an.
- Doch abgesehen von den genannten nur noch wenige, da der gewöhnlichen Arzneikunst nur von wenigen Mitteln ihre (einige) eigentümlichen Wirkungen (Erstwirkungen) bekannt sind.

§ 58 (Palliation - Verschleierung)

§ 58
Wenn ich auch bei Beurtheilung dieser Arznei-Anwendung den Umstand übergehen wollte, daß hiebei sehr fehlerhaft, bloß symptomatisch verfahren (s. Anm. zu §. 7) d. i. nur einseitig für ein einzelnes Symptom, also nur für einen kleinen Theil des Ganzen gesorgt wird, wovon offenbar nicht Hülfe für das Total der Krankheit, die allein der Kranke wünschen kann, zu erwarten ist, - so muß man doch auf der andern Seite die Erfahrung fragen, ob in einem einzigen Falle solchen antipathiscben Arzneigebrauchs, gegen eine langwierige oder anhaltende Beschwerde, nach erfolgter, kurz dauernder Erleichterung, nicht eine größere Verschlimmerung der so palliativ Anfangs beschwichtigten Beschwerde, ja Verschlimmerung der ganzen Krankheit erfolgte? Und da wird jeder aufmerksame Beobachter übereinstimmen, daß auf eine solche antipathische, kurze Erleichterung jederzeit und ohne Ausnahme Verschlimmerung erfolgt, obgleich der gemeine Arzt diese nachgängige Verschlimmerung dem Kranken anders zu 1 und sie auf eine sich jetzt erst offenbarende Bösartigkeit der ursprünglichen, oder auf die Entstehung einer neuen Krankheit zu schieben pflegt (1).

(1) So wenig auch bisher die Aerzte zu beobachten pflegten, so konnte ihnen doch die, auf solche Palliative gewiß erfolgende Verschlimmerung nicht entgehen. Ein starkes Beispiel dieser Art findet man in J. H. Schulze, Diss. qua corporis humani momentanearum alterationum specimina quaedam expenduntur, Halae 1741. §. 28. Etwas Aehnliches bezeugt Willis, Pharm. rat. Sect. 7. Cap. I. S. 298. Opiata dolores atrocissimos plerumque sedant atque indolentiam procurant, eamque aliquamdiu et pro stato quodam tempore continuant, quo spatio elapso dolores mox recrudescunt et brevi ad solitam ferociam augentur. Und so S. 295: Exactis opii viribus illico redeunt tormina, nec atrocitatem suam remittunt, nisi dum ab eodem pharmaco rursus incantatur. So sagt J. Hunter (über die vener. Krankh. S. 13.), daß Wein bei Schwachen die Wirkungskraft vermehre, ohne ihnen jedoch eine wahre Stärke mitzutheilen und daß die Kräfte hintennach in demselben Verhältnisse wieder sinken, als sie zuvor erregt worden waren, wodurch man keinen Vortheil erhalte, sondern die Kräfte größtentheils verloren gingen.

Palliative Methode
.... es erfolgt immer eine Verschlimmerung
Dies wird dem Kranken so gedeutet:
• Es zeigt sich erst jetzt die Bösartigkeit der Krankheit. • Es ist eine neue Krankheit entstanden.

Bei dieser (palliativen) Methode wird **sehr fehlerhaft,**

- **nur symptomatisch verfahren**.
- Es wird dabei nur **einseitig, für ein einzelnes Symptom** (für einen kleinen Teil des Ganzen) gesorgt.
- Davon ist keine Hilfe für das Total der Krankheit zu erwarten – das aber wäre der Wunsch des Kranken. Zur Beurteilung muss man die Erfahrung berücksichtigen.

In allen Fällen eines antipathischen (palliativen) **Arzneigebrauchs**

- gegen eine langwierige oder anhaltende Beschwerde
- folgt **nach einer kurzen Besserung eine größere Verschlimmerung** der (anfangs palliativ beschwichtigten) Beschwerde,
- ja sogar eine Verschlimmerung der ganzen Krankheit.

Bei genauer Beobachtung sieht man, dass auf eine solche antipathische kurze Erleichterung

- **jederzeit und ohne Ausnahme eine Verschlimmerung erfolgt**.
- Diese Verschlimmerung deutet der gewöhnliche Arzt dem Kranken jedoch anders: er schiebt dies auf eine
    - o sich jetzt erst zeigende (offenbarende) Bösartigkeit der ursprünglichen Krankheit oder
    - o auf die Entstehung einer neuen Krankheit (1).

(1) Auch wenn die Ärzte bisher nicht genau beobachteten, so konnte ihnen doch nicht die auf die Palliative folgende Verschlimmerung entgehen. Ein starkes Beispiel dazu findet man bei J. H. Schulze und Ähnliches bezeugt Willis (**opiumhaltige Mittel** lindern meist auch **starke Schmerzen**. Sie bewirken Schmerzlosigkeit und diese hält auch eine gewisse Zeit an. Ist aber dieser Zeitraum vorbei, dann kommen die Schmerzen bald wieder und steigern sich zu gewohnter Stärke). J. Hunter sagt über die venerische Krankheit, dass **Wein bei Schwachen** die Wirkungskraft steigert, ohne ihnen eine wahre Stärke mitzuteilen. Danach sinken die Kräfte wieder in dem Verhältnis, wie sie zuvor erregt wurden. Man hat keinen Vorteil, sondern die Kräfte gehen großteils verloren.

§ 59 (Palliation: Erstwirkung und Nachwirkung)

§ 59
Noch nie in der Welt wurden bedeutende Symptome anhaltender Krankheiten durch solche palliative Gegensätze behandelt, ohne daß nach wenigen Stunden das Gegentheil, die Rückkehr, ja offenbare Verschlimmerung eines solchen Uebels erfolgt wäre. Gegen langwierige Neigung zu Tagesschläfrigkeit verordnete man den, in seiner Erstwirkung ermunternden Kaffee, und als er ausgewirkt hatte, nahm die Tagesschläfrigkeit zu; - gegen öfteres nächtliches Aufwachen gab man, ohne auf die übrigen Symptome der Krankheit zu sehen, Abends Mohnsaft, der seiner Erstwirkung zufolge, für diese Nacht einen betäubenden, dummen Schlaf zuwege brachte, aber die folgenden Nächte wurden dann noch schlafloser; - den chronischen Durchfällen setzte man, ohne auf die übrigen Krankheits-Zeichen Rücksicht zu nehmen, eben diesen, in seiner Erstwirkung Leib verstopfenden Mohnsaft entgegen, aber nach kurzer Hemmung des Durchfalls ward derselbe hinterdrein nur desto ärger; - heftige, oft wiederkehrende Schmerzen aller Art konnte man mit dem Gefühl betäubenden Mohnsaft nur auf kurze Zeit unterdrücken, dann kamen sie stets erhöhet, oft unerträglich erhöhet, wieder zurück, oder andere, weit schlimmere Uebel dafür - Gegen alten Nachthusten weiß der gemeine Arzt nichts Besseres, als den, jeden Reiz in seiner Erstwirkung unterdrückenden Mohnsaft zu geben, welcher danach die erste Nacht vielleicht schweigt, aber die folgenden Nächte nur desto angreifender wiederkehrt, und wenn er dann nochmals und abermals mit diesem Palliative in hochgesteigerter Gabe unterdrückt wird, so kommt Fieber und Nachtschweiß hinzu; - eine geschwächte Harnblase und daher rührende Harnverhaltung, suchte man durch den antipathischen Gegensatz der, die Harnwege aufreizenden Cantharidentinctur zu besiegen, wodurch zwar Anfangs Ausleerung des Urins erzwungen, hinterdrein aber die Blase noch unreizbarer und unvermögender wird, sich zusammenzuziehen, und die Harnblasen-Lähmung ist vor der Thüre; - mit den, in starker Gabe, die Därme zu häufiger Ausleerung reizenden Purgir-Arzneien und Laxir-Salzen wollte man alte Neigung zu Leibverstopfung aufheben, aber in der Nachwirkung ward der Leib nur desto verstopfter; - langwierige Schwäche will der gemeine Arzt durch Weintrinken heben, was doch nur in der Erstwirkung aufreizt, daher sinken die Kräfte nur desto tiefer in der Nachwirkung; - durch bittere Dinge und hitzige Gewürze will er langwierig schwache und kalte Magen stärken und erwärmen, aber der Magen wird von diesen, nur in der Erstwirkung aufregenden Palliativen, in der Nachwirkung nur desto unthätiger; - lang anhaltender Mangel an Lebenswärme so wie Frostigkeit, soll auf verordnete warme Bäder weichen, aber desto matter, kälter und frostiger werden die Kranken hinterdrein; - stark verbrannte Theile fühlen auf Behandlung mit kaltem Wasser zwar augenblickliche ...

Niemals wurden wichtige Symptome chronischer (anhaltender) **Krankheiten palliativ** (palliative Gegensätze) **behandelt,**

- **ohne dass nach wenigen Stunden die Rückkehr und**
- **die offensichtliche Verschlimmerung des Übels erfolgte.**

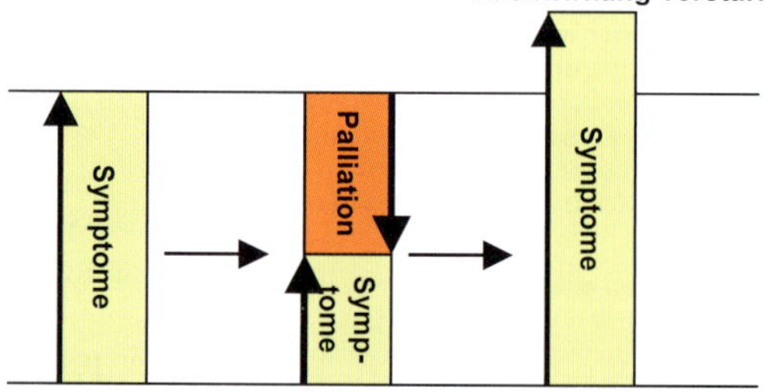

Beispiele:

- Gegen schon **lang anhaltende Tagesschläfrigkeit** gibt man (den in seiner Erstwirkung) **ermunternden Kaffee**. Nachdem er die Wirkung verloren hat, nimmt die Tageschläfrigkeit **zu**.
- Gegen **häufiges nächtliches Erwachen** gibt man (ohne Berücksichtigung der übrigen Krankheitszeichen) abends **Mohnsaft**, welcher aufgrund seiner Erstwirkung für diese Nacht einen **betäubenden,** dummen **Schlaf** bringt. Die folgenden Nächte werden aber noch schlafloser.
- Gegen **chronische Durchfälle** gibt man (ohne Berücksichtigung der übrigen Krankheitszeichen) Mohnsaft, welcher aufgrund seiner Erstwirkung den Leib **verstopft**. Danach wird der Durchfall kurze Zeit verhindert (gehemmt) und kommt danach umso stärker wieder.
- **Heftige wiederkehrende Schmerzen** aller Art kann man mit (dem gefühlsbe-täubenden) **Mohnsaft** kurzzeitig unterdrücken. Danach kommen sie häufig unerträglich stark zurück oder andere (viel schlimmere) Übel entstehen.

§ 59 (Fortsetzung)

§ 59
... Erleichterung, aber der Brennschmerz vermehrt sich hinterdrein unglaublich; die Entzündung greift um sich und steigt zu einem desto höhern Grade; - durch Schleim erregende Niesemittel will man alten Stockschnupfen heben, merkt aber nicht, daß er durch dies Entgegengesetzte immer mehr (in der Nachwirkung) sich verschlimmert und die Nase nur noch verstopfter wird; - mit den, in der Erstwirkung die Muskelbewegung stark aufreizenden Potenzen der Electricität und des Galvanismus, setzte man langwierig schwache, fast lähmige Glieder schnell in thätigere Bewegung; die Folge aber (die Nachwirkung) war gänzliche Ertödtung aller Muskel-Reizbarkeit und vollendete Lähmung; - mit Aderlässen wollte man langwierigen Blutandrang nach dem Kopfe und nach andern Theilen hin, z. B. bei Herzklopfen, wegnehmen, aber es erfolgte darauf stets größere Blut-Anhäufung in diesen Organen, stärkeres, häufigeres Herzklopfen u.s.w. - die lähmige Trägheit der Körper- und Geistesorgane, mit Besinnungslosigkeit gepaart, welche in vielen Typhus-Arten vorherrschen, weiß die gemeine Arzneikunst mit nichts Besserm zu behandeln als mit großen Gaben Baldrian, weil dieser eins der kräftigsten, ermunternden und beweglich machenden Arzneimittel sei; ihrer Unwissenheit war aber nicht bekannt, daß diese Wirkung bloß Erstwirkung ist und daß der Organism nach derselben, jedesmal in der Nachwirkung (Gegenwirkung) in eine desto größere Betäubung und Bewegungslosigkeit, das ist, in Lähmung der Geistes- und Körper-Organe (selbst Tod) mit Gewißheit verfällt; sie sahen nicht, daß gerade diejenigen Kranken, die sie am meisten mit dem hier opponirten, anthipathischen Baldrian fütterten, am unfehlbarsten starben. - Der Arzt alter Schule (1) frohlockt den kleinen, schnellen Puls in Kachexien schon mit der ersten Gabe von dem in seiner Erstwirkung den Puls verlangsamernden Purpur-Fingerhut, auf mehrere Stunden langsamer erzwungen zu haben, aber bald kehrt dessen Geschwindigkeit verdoppelt zurück; wiederholte, nun verstärkte Gaben bewirken immer weniger und endlich gar nicht mehr Minderung seiner Schnelligkeit, vielmehr wird er in der Nachwirkung nun unzählbar; Schlaf, Eßlust und Kraft weichen und der baldige Tod ist unausbleiblich, wenn nicht Wahnsinn entsteht. Wie oft man, mit einem Worte, durch solche entgegengesetzte (antipathische) Mittel, in der Nachwirkung die Krankheit verstärkte, ja oft noch etwas Schlimmeres damit herbeiführte, sieht die falsche Theorie nicht ein, aber die Erfahrung lehrt es mit Schrecken.

(1) M. S. Hufeland in seinem Pamphlet: die Homöopathie S. 20.

- Gegen **lang bestehenden Nachthusten** wird ebenfalls **Mohnsaft** gegeben, welcher (aufgrund seiner Erstwirkung) jeden **Reiz unterdrückt**. In der ersten Nacht verstummt dieser dann, kehrt aber in den folgenden Nächten umso stärker zurück. Wird der Husten dann **nochmals palliativ** mit Mohnsaft in größerer Gabe unterdrückt, dann **kommen Fieber und Schweiß dazu**.
- Eine schwache Harnblase und dadurch entstandene **Harnverhaltung** versucht man, durch **Kanthariden-Tinktur** zu bezwingen. Diese reizt die Harnwege. Dadurch wird zu Beginn eine Entleerung des Urins erzwungen. Danach wird die Blase aber noch weniger reizbar und unvermögend sich zusammenzuziehen und es kann zu einer **Harnblasenlähmung** kommen.
- **Purgier-Arzneien** (abführende Arzneien) und **Laxier-Salze** (abführende Salze) - in starker Gabe - reizen die Därme zu häufiger Entleerung. Damit möchte man eine **alte Neigung zu Leibverstopfung** aufheben.
  In der Nachwirkung wird der Leib aber nur umso verstopfter.
- **Anhaltende Schwäche** wird durch Trinken von **Wein** gebessert. In der Erstwirkung gelingt dies, in der Nachwirkung sinken die Kräfte umso mehr.
- Gegen **chronisch schwache und kalte Mägen** werden **bittere Dinge** und **scharfe Gewürze** gegeben. Diese sollen den Magen stärken und erwärmen. Dies erfolgt durch die Palliative aber nur in der Erstwirkung. In der Nachwirkung wird er umso untätiger.
- **Chronischer Mangel an Lebenswärme** (sowie Frostigkeit) sollen durch **warme Bäder** weichen. In der Nachwirkung werden die Kranken aber umso matter, kälter und frostiger.
- Stark **verbrannte Teile** werden bei der Behandlung mit **kaltem Wasser** zwar augenblicklich besser, der brennende Schmerz erhöht sich danach aber sehr. Die Entzündung breitet sich aus und steigert sich um vieles.
- **Alter Stockschnupfen** wird mit **schleimerregenden Niesmitteln** behandelt. Durch dieses „Entgegengesetzte" verschlimmert sich der Schnupfen in der Nachwirkung immer mehr und die Nase wird noch verstopfter.
- **Chronisch schwache, fast gelähmte Glieder** werden mit **Elektrizität** und **Galvanismus** behandelt. In der Erstwirkung werden dabei die Muskelbewegungen stark gereizt und dadurch bessern sich die Bewegungen. Danach – in der Nachwirkung – folgt aber völlige Abtötung der Muskelreizbarkeit und die vollständige **Lähmung**.
- **Chronischer Blutandrang** im Kopf und anderen Teilen (z. B. Herzklopfen) soll mit **Aderlässen** gebessert werden. Danach (in der Nachwirkung) erfolgt aber immer größerer Blutandrang in diesen Organen, stärkeres, häufigeres Herzklopfen usw.

§ 59 (Fortsetzung)

- Mit großen Gaben **Baldrian** wird die **lähmende Trägheit der Körper- und Geistesorgane** (gemeinsam mit der Besinnungslosigkeit) - die bei vielen Typhusarten vorkommt - behandelt. Der Grund ist, dass Baldrian angeblich eines der kräftigsten Mittel ist, die ermuntern und beweglich machen. Dies ist aber nur die Erstwirkung.
  In der Nachwirkung (Gegenwirkung) verfällt der Organismus in eine noch größere Betäubung und Bewegungslosigkeit (Lähmung der Körper- und Geistesorgane; selbst den Tod). Gerade jene Kranken, welchen sie von dem antipathischen Baldrian am meisten geben, sterben am sichersten.
- Der **kleine schnelle Puls bei Kachexien** (Auszehrung) wird schon durch die erste Gabe von Purpur-Fingerhut (**Digitalis**) in der Erstwirkung verlangsamt und bleibt für einige Stunden so. Dann aber erhöht sich seine Geschwindigkeit um das Doppelte. Werden die Gaben verstärkt und oft wiederholt, bewirken sie immer weniger bis gar nichts. In der Nachwirkung aber wird der Puls extrem schnell (unzählbar). Schlaf, Appetit und Kraft weichen, und der Tod ist unabwendbar, sofern nicht Wahnsinn entsteht.

Kurz: **Durch diese antipathischen** (entgegengesetzten) **Mittel**

- **verstärkt man in der Nachwirkung die Krankheit**
  (und dadurch führt man oft noch etwas Schlimmeres herbei).
- Dass diese Theorie falsch ist, wird aber nicht eingesehen.
- Die schreckliche Erfahrung zeigt es aber deutlich.

§ 60 (Palliation – Erhöhung der Gabe)

§ 60

Entstehen nun diese, vom antipathischen Gebrauche der Arzneien sehr natürlich zu erwartenden, übeln Folgen, so glaubt der gewöhnliche Arzt sich dadurch zu helfen, daß er, bei jeder erneueten Verschlimmerung, eine verstärktere Gabe des Mittels reicht, wovon dann ebenfalls nur kurz dauernde Beschwichtigung (1) **und bei dann noch nöthiger werdenden, immer höherer Steigerung des Palliativs, entweder ein anderes, größeres Uebel, oder oft gar Unheilbarkeit, Lebensgefahr und Tod erfolgt, nie aber Heilung eines etwas älteren oder alten Uebels.**

(1) Anm. zu § 60.

Alle gewöhnlichen Palliative für die Leiden des Kranken haben (wie man hier sieht) zur Nachwirkung eine Erhöhung derselben Leiden und die ältern Aerzte mußten daher die Gaben verstärkt wiederholen, um eine ähnliche Minderung hervorzubringen, die dennoch nie von Dauer war, nie hinreichte, um eine verstärkte Rückkehr des Leidens zu verhindern.

Aber Broussais, während er vor 25 Jahren die unsinnige Mischerei mehrerer Droguen in den Recepten der Aerzte bestritt und ihr in Frankreich ein Ende machte (was ihm die Menschheit billig verdankt), führte durch sein sogenanntes physiologisches System (ohne der schon damals verbreiteten, homöopathischen Heilkunst zu achten) eine, die Leiden der Kranken wirksam mindernde und (was die bis dahin üblichen Palliative nicht vermocht hatten) die verstärkte Rückkehr aller ihrer Leiden dauerhaft hindernde Curart ein, die sich auf alle Krankheiten der Menschen erstreckte. Unfähig, die Krankheiten mit milden, unschuldigen Arzneien wirklich zu heilen und Gesundheit herzustellen, fand Broussais den leichtern Weg, die Leiden der Kranken auf Kosten ihres Lebens nach und nach immer mehr und mehr zu stillen und endlich mit dem Leben ganz auszulöschen; eine Curart, die leider seinen kurzsichtigen Zeitgenossen genügte. - Je mehr der Kranke noch Kräfte hat, desto auffallender sind seine Beschwerden, desto lebhafter fühlt er seine Schmerzen. Er wimmert, er stöhnt, er schreit, er ruft um Hülfe, stärker und stärker, so daß die Umstehenden nicht schnell genug zum Arzt eilen können, um ihm Ruhe zu verschaffen. Broussais hatte nur nöthig, die Lebenskraft des Kranken herabzustimmen, immer mehr und mehr zu mindern und siehe! je öfterer er ihm zur Ader ließ und durch jemehr Blutegel und Schröpfköpfe er ihm den Lebenssaft aussaugen ließ (denn fast an allen Leiden sollte, nach ihm, das unschuldige, unersetzliche Blut, schuld sein!) desto mehr verlor der Kranke die Kraft, Schmerzen zu empfinden, oder durch heftige Klagen und Gebehrden seinen verschlimmerten Zustand auszudrücken. Der Kranke scheint nun um desto ruhiger, je schwächer er geworden ist; die Umstehenden freuen sich seiner scheinbaren Besserung und eilen, wenn die Krämpfe, die Erstickung, die Angst-Anfälle, oder …

Gegen diese üble Folgen (Nachwirkungen) **der antipathischen Methode hilft sich der Arzt** - oder glaubt es zumindest -

- **mit immer höheren Dosen der Arznei**
- **bei jeder neuen Verschlimmerung**.
- Davon erfolgt aber ebenfalls immer nur eine kurze Beruhigung (1) (Beschwichtigung).

Wird eine **immer größere Gabe des Palliativs nötig**, dann

- folgt entweder ein anderes großes Übel
- oder oft sogar Unheilbarkeit, Lebensgefahr und Tod,
- aber nie Heilung (eines älteren oder alten Übels).

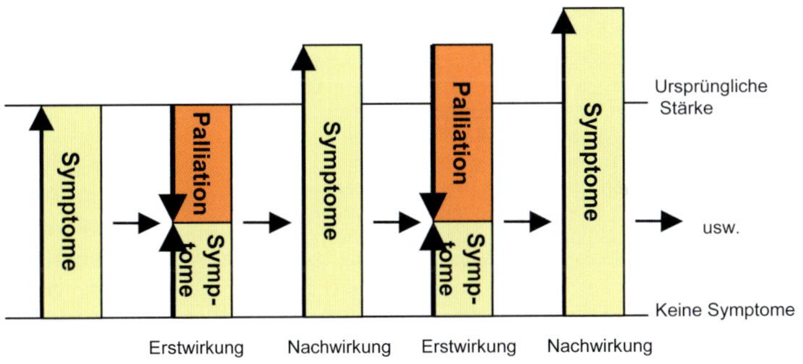

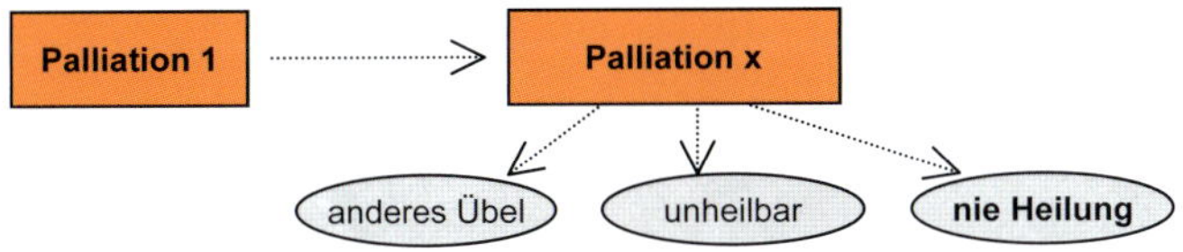

... die Schmerzen sich erneuern wollen, wieder zu den Mitteln, welche schon so schön beruhigt hatten und Aussicht auf abermalige Beruhigung geben; (in langwierigen Krankheiten und wenn der Kranke noch etwas kräftig war, hatte er sich schon die Nahrung entziehen und Hunger-Diät halten müssen, um das Leben desto erfolgreicher herabzustimmen und den beunruhigenden Zuständen ein Ziel zu setzen). Der schon so sehr geschwächte Kranke fühlt sich unfähig, gegen die fernere Schwächung durch Aderlaß, Blutegel, Blasenpflaster, warme Bäder u.s.w. zu protestiren oder sie zu verwehren.
Daß auf solche, oft wiederholte Minderung und Erschöpfung der Lebenskraft, Tod erfolgen müsse, merkt der seines Bewußtseins immer weniger und weniger mächtige Kranke schon nicht mehr und die Anverwandten werden durch einige Minderung, auch der letzten Leiden des Kranken, mittels Blutabzapfens und lauer Bäder so eingeschläfert, daß sie sich verwundern, wie der Kranke unvermuthet ihnen so eben unter den Händen wegsterben konnte. „Da man jedoch, weiß Gott! den Kranken auf seinem Krankenlager anscheinend nicht mit Heftigkeit behandelte, da der kleine Lanzet-Stich bei jedem Aderlaß nicht eben schmerzhaft und die Gummi-Auflösung in Wasser, (eau de gomme, fast die einzige Arznei, die Broussais erlaubte) nur milde von Geschmack und ohne sichtbare Wirkung ist, auch die Blutegel nur etwas beißen und die vom Arzte verordnete Menge Blut ganz in der Stille abziehen und so die lauen Wasserbäder doch auch nur besänftigen können, so muß die Krankheit wohl gleich von vorne herein tödtlich gewesen sein, so daß der Kranke, trotz aller Bemühungen des Arztes die Erde verlassen mußte." So trösteten sich die Anverwandten und vorzüglich die Erben des selig Verstorbnen.
Die Aerzte in Europa und anderwärts ließen sich diese so bequeme Behandlung aller Krankheiten über Einen Leisten gar wohl gefallen, da sie ihnen alles Nachdenken (die mühsamste Arbeit unter der Sonne!) ersparte und sie dabei bloß zu sorgen hatten, „die Erinnerungen des Gewissens zu besänftigen und sich etwa damit zu trösten, daß sie nicht Urheber dieses Systems und dieser Curart wären, daß alle übrigen Tausende von Broussaisten eben so thäten und daß vielleicht auch mit dem Tode Alles vorbei sei, wie es ihnen ihr Meister öffentlich gelehrt hatte." So wurden viele Tausend Aerzte jämmerlich verführt (uneingedenk der Donnerworte des ältesten unserer Gesetzgeber: „Du sollst kein Blut vergießen, denn das Leben ist im Blute") mit kaltem Herzen das warme Blut ihrer heilungsfähigen Kranken in Strömen zu vergießen und so mehr Millionen Menschen (Broussaisch) allmälig ihres Lebens zu berauben, als stürmisch in Napoleons Schlachten fielen -. Mußte vielleicht, nach der Fügung Gottes, jenes System Broussais 's, das Leben der heilbaren Kranken medicinisch zu vernichten, vorausgehen, um der Welt die Augen zu öffnen für die einzig wahre Heilkunst, die Homöopathie, worin alle heilbaren Kranken Genesung und Wiederbelebung finden, wenn diese schwerste aller Künste, von einem unermüdeten, scharfsinnigen Arzte, rein und gewissenhaft ausgeübt wird ?

(1) Alle (gewöhnlichen) Palliative haben durch die Nachwirkung eine Steigerung der Leiden zur Folge. Die Ärzte alter Schule müssen daher die Dosis der Gaben immer häufiger wiederholen, um eine Linderung hervorzurufen, die aber trotzdem nie von Dauer ist. Damit kann auch nie die Rückkehr des Leidens in verstärkter Form verhindert werden.

Broussais beendete vor 25 Jahren das von Ärzten praktizierte unsinnige Zusammenmischen von Arzneien zu Rezepten (in Frankreich). Er führte eine neue Behandlungsart ein - das **physiologische System** - ohne die damals schon verbreitete Homöopathie zu beachten. **Dieses System verminderte die Leiden der Kranken wirksam** (was die Palliation nicht kann) **und gleichzeitig verhinderte es die verstärkte Rückkehr aller alten Leiden**. Das System erstreckte sich auf alle Krankheiten der Menschen. Er konnte die Krankheiten aber **nicht mit sanften Mittel heilen** und Gesundheit herstellen. Er fand den leichteren Weg. Dabei werden die Leiden auf Kosten des Lebens immer mehr beruhigt (gestillt), um dann mit dem Leben ganz auszulöschen. Dies war eine Behandlungsart, welche seinen kurzsichtigen Zeitgenossen genügte.

Je mehr ein Kranker noch Kräfte hat,

- umso auffallender sind seine Beschwerden und
- umso lebhafter fühlt er seine Schmerzen.

Er schreit und verlangt immer stärker nach Hilfe, sodass die Anwesenden schnell zum Arzt eilen, um ihm Ruhe zu verschaffen. **Broussais' Prinzip**: Er musste nur die Lebenskraft des Kranken mindern. Dies erreichte er durch Aussaugen der Lebenskraft mittels **Aderlässen, Blutegel und Schröpfköpfe**. Seine Überlegung war, dass das (unersetzliche) **Blut an allen Leiden Schuld** sei. Durch diese Methode verlor der Kranke die Kraft, Schmerzen zu empfinden oder durch Klagen seinen verschlimmerten Zustand aufzuzeigen.
Der Kranke wurde immer ruhiger, je schwächer er wurde. Die Anwesenden freuten sich über die scheinbare Besserung. Sobald sich die Schmerzen und Zustände wieder einstellten, beeilten sich die Anwesenden schnell wieder um die Mittel (Methode), die so gut beruhigt hatten.

- Der noch **kräftige chronisch Kranke** musste auf Nahrung verzichten und Diät halten, um das Leben herabzudrosseln (herabzustimmen), um den beunruhigenden Zuständen ein Ende zu setzen.
- Der schon **sehr schwache Kranke** konnte sich gegen die weitere Schwächung mit Aderlässen, Blutegel, Blasenpflaster, warme Bäder usw. nicht wehren, nicht protestieren.

Dass auf eine solche oft **wiederholte Behandlung** (mit Minderung und Erschöpfung der Lebenskraft) oft der Tod folgt, merkt der Kranke - durch das verminderte Bewusstsein - oft nicht mehr. Die Verwandten werden durch die Linderung der (letzten) Leiden des Kranken (durch Blutabzapfen und lauwarme Bäder) so beruhigt (eingeschläfert), dass sie sich wunderten, wenn der Kranke ihnen dann wegstarb.

Die Verwandten und (besonders) die Erben trösten sich damit: „Man behandelt den Kranken ja nicht mit Heftigkeit. Der kleine Lanzetten-Stich beim Aderlass ist nicht schmerzhaft und die Gummiauflösung in Wasser (fast die einzige Arznei, die Broussais erlaubt) ist von mildem Geschmack und ohne sichtbare Wirkung. Auch die Blutegel beißen nur leicht und ziehen die (vom Arzt verordnete) Blutmenge in aller Stille ab. Die warmen Wasserbäder können nur besänftigen. Daher muss die Krankheit von Haus aus schon tödlich gewesen sein, sodass der Kranke trotz aller Bemühungen sterben musste".

Den Ärzten Europas gefiel diese **bequeme Behandlungsart (immer das gleiche Vorgehen)** aller Krankheiten so gut, weil sie ihnen das Nachdenken ersparte. Sie mussten nur ihr Gewissen besänftigen und konnten sich damit trösten, dass sie nicht die Erschaffer (Urheber) dieses Systems sind. Auch dass viele Tausend andere Broussaisten dasselbe taten und dass mit dem Tod (vielleicht) alles vorbei ist - wie es ihnen ihr Meister gelehrt hat.

Auf diese Weise wurden tausende Ärzte dazu verführt, kalten Herzens das warme Blut ihrer (heilungsfähigen) Kranken in Strömen zu vergießen. Dies ohne an Gott, den ältesten Gesetzgeber zu denken: „Du sollst kein Blut vergießen, denn das Leben ist im Blut".

So wurden mit diesem System mehr (Millionen) Menschen getötet, als in Napoleons Schlachten fielen. Vielleicht musste dieses System Broussais', welches **„das Leben der heilbaren Kranken medizinisch vernichtet"**, der Homöopathie vorausgehen, um dafür die Augen zu öffnen. Die Homöopathie ist die einzig wahre Heilkunst. In ihr (der Homöopathie) finden alle heilbaren Kranken Genesung (und Wiederbelebung). Aber nur dann, wenn diese schwerste aller Künste von einem unermüdeten, scharfsinnigen Arzt rein und gewissenhaft ausgeübt wird.

§ 61 (Homöopathie - Gegensatz zur Allopathie)

§ 61
Wären die Aerzte fähig gewesen, über solche traurige Erfolge von opponirter Arzneianwendung nachzudenken, so würden sie schon längst die große Wahrheit gefunden haben, *dass im geraden Gegentheile von solcher antipathischen Behandlung der Krankheitssymptome, die wahre, dauerhafte Heilart zu finden sein müsse;* sie würden inne geworden sein, daß, so wie eine den Krankheitssymptomen entgegengesetzte Arznei-Wirkung (antipathisch angewendete Arznei) nur kurzdauernde Erleichterung und nach ihrer Verfließung stets Verschlimmerung zur Folge hat, nothwendig das umgekehrte Verfahren, die homöopathische Anwendung der Arzneien nach ihrer Symptomen-Aehnlichkeit eine dauernde, vollständige Heilung zuwege bringen müsse, wenn dabei das Gegentheil ihrer großen Gaben, die allerkleinsten gegeben würden. Aber weder hiedurch, noch dadurch, daß kein Arzt je eine dauerhafte Heilung in ältern oder alten Uebeln bewirkte, wenn sich in seiner Verordnung nicht von ungefähr ein vorwirkendes homöopathisches Arzneimittel befand, auch nicht dadurch, daß alle schnelle, vollkommne Heilung, die je von der Natur zu Stande gebracht worden (§. 46), stets nur durch eine ähnliche, zu der alten hinzugekommene Krankheit bewirkt ward, kamen sie in einer so großen Reihe von Jahrhunderten, auf diese einzig heilbringende Wahrheit.

Vollständige Heilung (chronischer Übel)
• **nur durch Homöopathie (ähnliche Symptome)** • **oder durch die Natur (ähnliche Krankheit)** • durch Allopathie nur, wenn sich **zufällig** in der Verordnung ein homöopathisches Mittel befand

Die Ärzte hätten durch Nachdenken

- über solch traurige Folgen der widersprechenden (opponierten) Arzneianwendung die Wahrheit finden können.
- Nämlich, dass die wahre und **dauerhafte Heilart im genauen Gegenteil der antipathischen Behandlung** der Krankheitssymptome **zu finden ist**.

Eine Arzneiwirkung, welche den Krankheitssymptomen entgegengesetzt wirkt (**antipathisch**),

- hat nur ein kurze Erleichterung
- und, nachdem diese vergangen (verflogen) ist, stets eine Verschlimmerung zur Folge.

Das umgekehrte Verfahren ist die **homöopathische Anwendung** der Arzneien.

- Diese beruht auf ihrer Symptomenähnlichkeit.
- Sie bringt eine dauerhafte und vollständige Heilung zustande, wenn dabei die allerkleinsten Gaben gegeben werden.

Kein Arzt konnte bei chronischen Übeln jemals eine dauerhafte Heilung erzielen,

- wenn sich in seiner Verordnung nicht **zufällig** ein (vorwirkendes) **homöopathische Arzneimittel** befand.
- Jede schnelle und vollkommene Heilung durch die Natur (§ 46) wurde stets durch eine ähnliche (zu der alten Krankheit hinzukommende) Krankheit bewirkt. Aber auch in Jahrhunderten kamen dadurch die Ärzte nicht auf diese einzige, Heil bringende Wahrheit.

§ 62 (Übersicht)

§ 62
Woher aber dieser verderbliche Erfolg des palliativen, antipathischen Verfahrens und die Heilsamkeit des umgekehrten, homöopathischen rühre, erklären folgende, aus vielfältigen Beobachtungen abgezogene Erfahrungen, die niemandem vor mir in die Augen fielen, so nahe sie auch lagen, so einleuchtend und unendlich wichtig sie auch zum Heilbehufe sind.

Die **Erklärung** für die aus vielen Beobachtungen gewonnenen Erfahrungen über die

- **verderbliche Wirkung des palliativen, antipathischen Verfahrens**
- und die **Heilsamkeit des** (umgekehrten) **homöopathischen Verfahrens**

wird in folgenden Paragrafen gezeigt.

Vor mir fielen sie niemandem auf, obwohl sie

- so nahe liegend sind,
- so einleuchtend sind
- und so wichtig zum Heilen sind.

Übersicht Organon

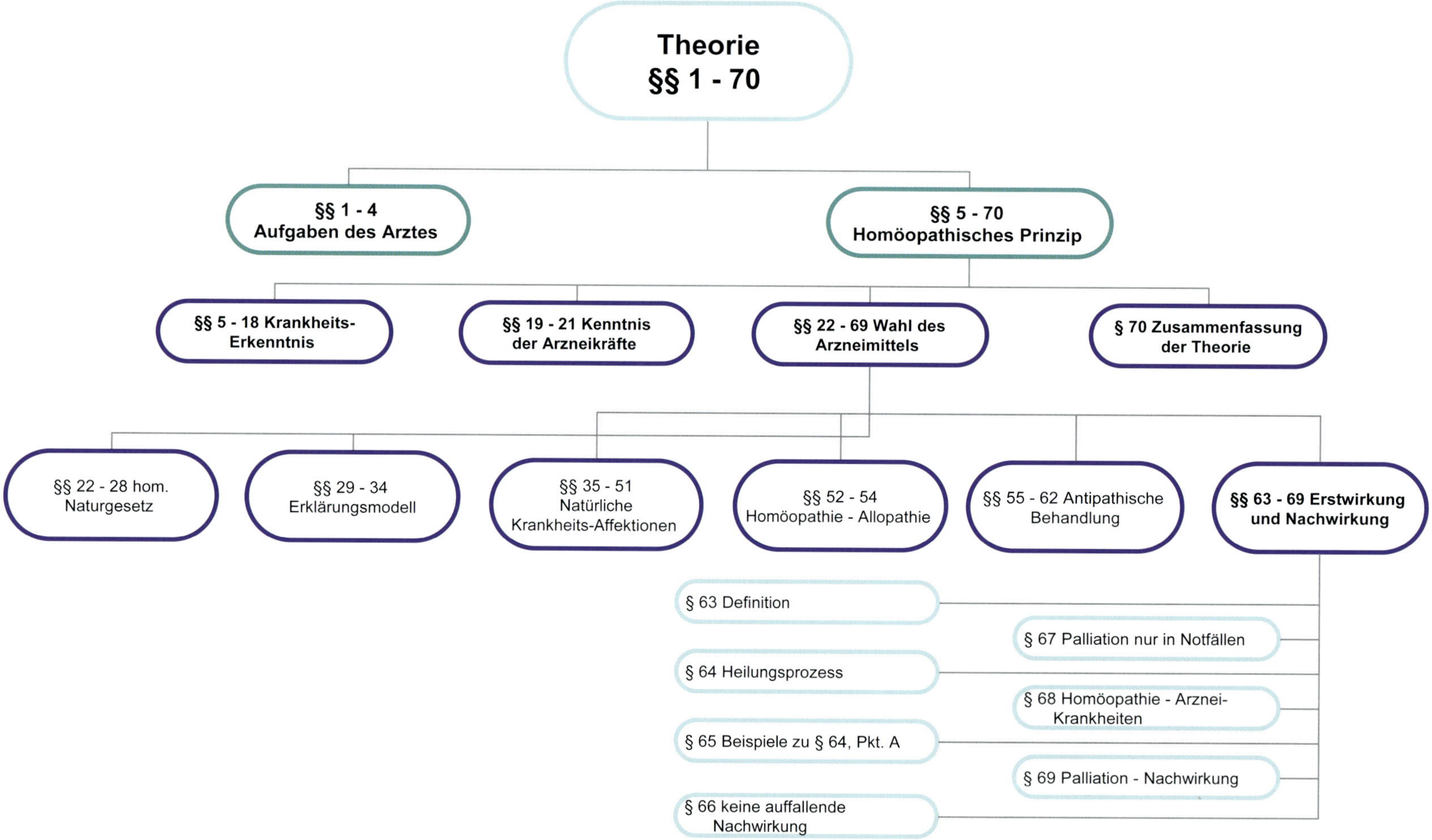

§ 63 (Definition)

§ 63
Jede auf das Leben einwirkende Potenz, jede Arznei, stimmt die Lebenskraft mehr oder weniger um, und erregt eine gewisse Befindens-Veränderung im Menschen auf längere oder kürzere Zeit. Man benennt sie mit dem Namen: Erstwirkung. Sie gehört, obgleich ein Product aus Arznei- und Lebenskraft, doch mehr der einwirkenden Potenz an. Dieser Einwirkung bestrebt sich unsere Lebenskraft ihre Energie entgegen zu setzen. Diese Rückwirkung gehört unserer Lebens-Erhaltungs-Kraft an und ist eine automatische Thätigkeit derselben, Nachwirkung oder Gegenwirkung genannt.

Erstwirkung

Jede Arznei (oder Potenz), die auf das Leben einwirkt,

- **stimmt die Lebenskraft** (mehr oder weniger) **um**
- **und** sie **erregt** für eine gewisse (kürzere oder längere) Zeit **eine Befindensveränderung im Menschen**.
- Man nennt dies **Erstwirkung**.

- Sie ist ein Produkt aus Arzneikraft und Lebenskraft.
- Sie ist **mehr der Arzneikraft** (einwirkende Potenz) **zuzurechnen**.

Nachwirkung

- Die Lebenskraft versucht, dieser Wirkung ihre **Energie entgegenzusetzen**. Diese Rückwirkung ist ein Teil unserer Lebenserhaltungskraft und eine **automatische Tätigkeit** der Lebenskraft.
- Diese Rückwirkung nennt man **Nachwirkung oder Gegenwirkung**.

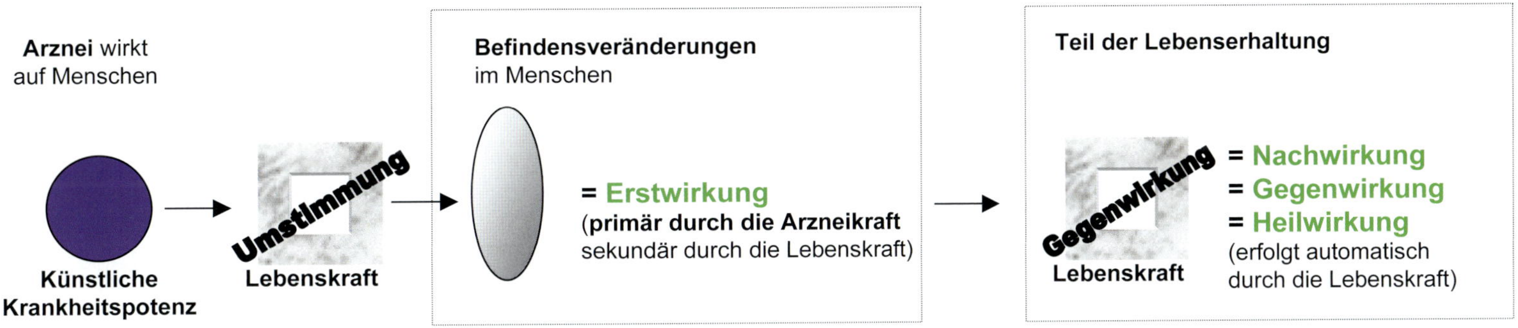

§ 64 (Heilungsprozess)

§ 64
Bei der Erstwirkung der künstlichen Krankheits-Potenzen (Arzneien) auf unsern gesunden Körper, scheint sich (wie man aus folgenden Beispielen ersieht) diese unsere Lebenskraft bloß empfänglich (receptiv, gleichsam leidend) zu verhalten und so, wie gezwungen, die Eindrücke der von außen einwirkenden, künstlichen Potenz in sich geschehen und dadurch ihr Befinden umändern zu lassen, dann aber sich gleichsam wieder zu ermannen, und dieser in sich aufgenommenen Einwirkung (Erstwirkung) (A) den gerade entgegengesetzten Befindens-Zustand (Gegenwirkung, Nachwirkung) wo es einen solchen giebt, in gleichem Grade hervorzubringen als die Einwirkung (Erstwirkung) der künstlich krank machenden, oder arzneilichen Potenz auf sie gewesen war und zwar nach dem Maße ihrer eignen Energie - oder, (B) wo es einen der Erstwirkung gerade entgegengesetzten Zustand in der Natur nicht giebt, scheint sie sich zu bestreben, ihr Uebergewicht geltend zu machen durch Auslöschen der von außen (durch die Arznei) in ihr bewirkten Veränderung, an deren Stelle sie ihre Norm wieder einsetzt (Nachwirkung, Heilwirkung).

Bei der **Erstwirkung** der künstlichen Krankheitspotenzen (Arzneien) **auf einen Gesunden**

- scheint sich die Lebenskraft nur empfänglich zu verhalten,
- damit die von außen einwirkende künstliche Potenz wirken kann
- und damit wird die Lebenskraft auch gezwungen, ihr Befinden umzuändern.
- Dann aber rafft sich die Lebenskraft wieder auf und bringt
  - o gegen diese Erstwirkung **den entgegengesetzten Befindenszustand** (Gegenwirkung, Nachwirkung) **hervor,**
    - wenn es einen solchen gibt (siehe Beispiele § 65).
    - Dieser ist gleich stark wie die Erstwirkung der (künstlich krank machenden oder arzneilichen) Potenz auf sie und
    - entsprechend ihrer eigenen Energie.
  - o **Gibt es** in der Natur **keinen entgegengesetzten Zustand** zur Erstwirkung, dann
    - strebt die Lebenskraft ein Übergewicht an.
    - Sie löscht dann jene Veränderung aus, welche von außen (durch die Arznei) in ihr bewirkt wurde,
    - und setzt an deren Stelle wieder ihren Normalzustand (ihre Norm) ein (Nachwirkung, Heilwirkung).

- **Erstwirkung: Arzneireaktion**
- **Nachwirkung:** Lebenskraft veranlasst **Gegenreaktion.**

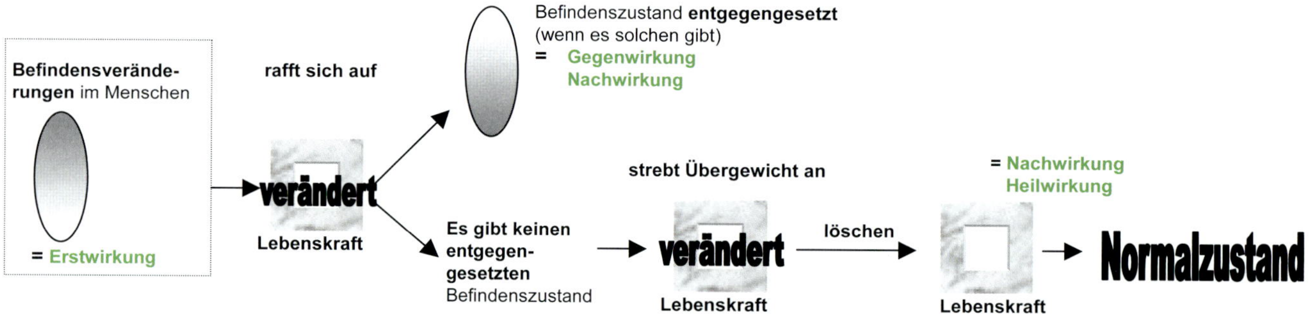

§ 65 (Beispiele zu § 64, Absatz A)

§ 65
Beispiele von A) liegen jedermann vor Augen. Eine in heißem Wasser gebadete Hand ist zwar anfänglich viel wärmer als die andere, ungebadete Hand (Erstwirkung), aber von dem heißen Wasser entfernt und gänzlich wieder abgetrocknet, wird sie nach einiger Zeit kalt und bald viel kälter, als die andere (Nachwirkung). Den von heftiger Leibesbewegung Erhitzten (Erstwirkung) befällt hinterher Frost und Schauder (Nachwirkung). Dem gestern durch viel Wein Erhitzten (Erstwirkung) ist heute jedes Lüftchen zu kalt (Gegenwirkung des Organisms, Nachwirkung). Ein in das kälteste Wasser lange getauchter Arm ist zwar anfänglich weit blässer und kälter (Erstwirkung) als der andere, aber vom kalten Wasser entfernt und abgetrocknet, wird er nachgehends nicht nur wärmer, als der andere, sondern sogar heiß, roth und entzündet (Nachwirkung, Gegenwirkung der Lebenskraft). Auf starken Kaffee erfolgt Uebermunterkeit (Erstwirkung), aber hintennach bleibt lange Trägheit und Schläfrigkeit zurück (Gegenwirkung, Nachwirkung), wenn diese nicht immer wieder durch neues Kaffeetrinken (palliativ, auf kurze Zeit) hinweggenommen wird. Auf von Mohnsaft erzeugten, tiefen Betäubungs-Schlaf (Erstwirkung) wird die nachfolgende Nacht desto schlafloser (Gegenwirkung, Nachwirkung). Nach der durch Mohnsaft erzeugten Leibesverstopfung (Erstwirkung) erfolgt Durchfälligkeit (Nachwirkung) und nach dem mit Darm erregenden Arzneien bewirkten Purgiren (Erstwirkung) erfolgt mehrtägige Leibverstopfung und Hartleibigkeit (Nachwirkung). Und so wird überall auf jede Erstwirkung einer, das Befinden des gesunden Körpers stark umändernden Potenz in großer Gabe, stets das gerade Gegentheil (wo, wie gesagt, es wirklich ein Solches giebt) durch unsere Lebenskraft in der Nachwirkung zu Wege gebracht.

Beispiele zu vorigem Paragrafen:

- Eine **Hand**, die in **heißem Wasser** gebadet wurde,
  - ist anfangs viel wärmer als die andere Hand (Erstwirkung),
  - aus dem heißen Wasser raus und abgetrocknet wird sie nach einiger Zeit kalt und kälter als die andere Hand (Nachwirkung).
- Den von heftiger Körperbewegung **Erhitzte** (Erstwirkung) ergreift danach Frost und Schauder (Nachwirkung).
- Wird ein **Arm lange in kältestes Wasser getaucht,**
  - ist er anfangs viel blasser und kälter als der andere Arm (Erstwirkung).
  - Aus dem kalten Wasser raus und abgetrocknet wird er nicht nur wärmer als der andere Arm, sondern sogar heiß, rot und entzündet (Nachwirkung; Gegenwirkung der Lebenskraft).
- Starker **Kaffee** erzeugt starke **Munterkeit** (Erstwirkung). Danach kommt aber Trägheit und Schläfrigkeit (Nachwirkung, Gegenwirkung). Diese bleibt lange, außer sie wird immer wieder (palliativ) für kurze Zeit weggenommen.
- **Mohnsaft** erzeugt tiefen **Betäubungsschlaf** (Erstwirkung). Die folgende Nacht wird aber noch schlafloser (Gegenwirkung, Nachwirkung).
- **Mohnsaft** erzeugt **Leibverstopfung** (Erstwirkung). Danach folgt Durchfall (Nachwirkung).
- Dem **Purgieren** durch den Darm erregende Arzneien (Erstwirkung) folgt mehrtägige Leibverstopfung und Hartleibigkeit (Nachwirkung).

Die Lebenskraft bringt auf jede Erstwirkung einer Potenz (die das Befinden des Gesunden stark ändert und in großen Gaben gegeben wird) **in der Nachwirkung das Gegenteil** - wenn es ein solches Gegenteil gibt.

§ 66 (Keine auffallende Nachwirkung)

§ 66
Eine auffallende, entgegengesetzte Nachwirkung ist aber begreiflicher Weise nicht bei Einwirkung ganz kleiner homöopathischer Gaben der umstimmenden Potenzen im gesunden Körper wahrzunehmen. Ein wenig von diesem Allen, bringt zwar eine, bei gehöriger Aufmerksamkeit wahrnehmbare Erstwirkung hervor; aber der lebende Organism macht dafür auch nur so viel Gegenwirkung (Nachwirkung), als zur Wiederherstellung des normalen Zustandes erforderlich ist.

Durch Einwirkung einer ganz kleinen homöopathischen Gabe (der umstimmenden Potenz)

- **ist keine auffallende** (entgegengesetzte) **Nachwirkung** (im gesunden Körper) **wahrnehmbar**.

Nur bei entsprechender Aufmerksamkeit

- ist eine **geringfügige Verschlimmerung durch die Erstwirkung wahrnehmbar**.
- Danach macht der **Organismus** aber nur so viel **Gegenwirkung** (Nachwirkung),
- **wie zur Heilung** (Widerherstellung des normalen Zustandes) **erforderlich ist**.

Bei ganz kleinen homöopathischen Gaben ...
.... ist keine auffallende Nachwirkung erkennbar
Nur bei entsprechender Aufmerksamkeit ...
• **Ist eine geringfügige Verschlimmerung** (durch die Erstwirkung) **wahrnehmbar** • **Dann macht der Organismus aber nur so viel Gegenwirkung** (Nachwirkung) ... • ... wie zur Heilung erforderlich ist.

⇓

Verschlimmernde Nachwirkungen wie bei den Palliativen gibt es nicht bei homöopathischen Mitteln in ganz kleinen Gaben.

§ 67 (Palliation nur in Notfällen)

§ 67
Diese aus Natur und Erfahrung sich von selbst darbietenden, unwidersprechlichen Wahrheiten, erklären uns den hülfreichen Vorgang bei homöopathischen Heilungen, so wie sie auf der andern Seite die Verkehrtheit der antipathischen und palliativen Behandlung der Krankheiten, mit entgegengesetzt wirkenden Arzneien darthun (1).

(1) Bloß in höchst dringenden Fällen, wo Lebensgefahr und Nähe des Todes einem homöopathischen Hülfsmittel zum Wirken keine Zeit, nicht Stunden, oft nicht einmal Viertelstunden und kaum Minuten verstattet, in plötzlich entstandnen Zufällen, bei vorher gesunden Menschen, z. B. bei Asphyxien, dem Scheintode vom Blitze, vom Ersticken, Erfrieren, Ertrinken u.s.w., ist es erlaubt und zweckmäßig, durch ein Palliativ, z. B. durch gelinde electrische Erschütterungen, durch Klystiere von starkem Caffee, durch ein excitirendes Riechmittel, allmälige Erwärmungen u.s.w., vorerst wenigstens die Reizbarkeit und Empfindung (das physische Leben) wieder aufzuregen; ist es dann einmal wieder aufgeregt, so geht das Spiel der Lebensorgane seinen vorigen gesunden Gang fort, weil hier keine Krankheit (*), sondern bloß Hemmung und Unterdrückung der an sich gesunden Lebenskraft zu beseitigen war. Hieher gehören auch verschiedene Antidote jählinger Vergiftungen: Alkalien gegen verschluckte Mineralsäuren, Schwefelleber gegen Metallgifte, Kaffee und Campher (und Ipecacuanha) gegen Opium-Vergiftungen, u.s.w.
Auch ist eine homöopathische Arznei deshalb noch nicht gegen einen Krankheitsfall unpassend gewählt, weil ein oder das andere Arzneisymptom einigen mittlern und kleinen Krankheitssymptomen nur antipathisch entspricht; wenn nur die übrigen, die stärkern, vorzüglich ausgezeichneten (charakteristischen) und sonderlichen Symptome der Krankheit durch dasselbe Arzneimittel, durch Symptomen-Aehnlichkeit (homöopathisch) gedeckt und befriedigt, das ist, überstimmt, vertilgt und ausgelöscht werden, so vergehen auch die wenigen entgegengesetzten Symptome nach verflossener Wirkungsdauer des Medicaments von selbst, ohne im mindesten die Heilung zu verzögern.

(*) Und dennoch (aber vergeblich) beruft sich die neue Mischlings-Sekte auf diese Anmerkung, um überall in Krankheiten solche Ausnahmen von der Regel anzutreffen und recht bequem ihre allöopathischen Palliative einzuschwärzen, sowie zur Gesellschaft auch andern verderblichen, allöopathischen Unrath, einzig um sich die Mühe zu ersparen, das treffende homöopathische Heilmittel für jeden Krankheitsfall aufzusuchen und so, ganz bequem, homöopathische Aerzte zu scheinen, ohne es zu sein ihre Thaten sind aber auch darnach; sie sind verderblich.

Der **Vorgang der homöopathischen Heilung** erklärt sich also aus
- den Wahrheiten der Natur
- und Erfahrungen.

Andererseits zeigen sie (die Natur und Erfahrungen), wie verkehrt die antipathische und palliative Behandlung mit entgegengesetzt wirkenden Arzneien (1) ist.

antipathische und palliative Behandlung (mit entgegengesetzt wirkenden Arzneien)
Ist nur in akuten Notfällen erlaubt und zweckmäßig ... ▪ **Ersticken** ▪ **Erfrieren** ▪ **Scheintod vom Blitz** ▪ **usw.** ▪ **Pulslosigkeit** ... hier liegt keine Krankheit vor, sondern es ist nur eine Hemmung der eigentlich gesunden Lebenskraft zu beseitigen.

(1) **Die antipathische und palliative Behandlung ist nur in äußerst dringenden Fällen, wenn Lebensgefahr** droht und für das Wirken des homöopathischen Mittels keine Zeit (oft nur Minuten) bleibt, **erlaubt und auch zweckmäßig**.
Also bei plötzlichen Ereignissen vorher Gesunder, wie zum Beispiel:
- bei Asphyxien (Pulslosigkeit bzw. -schwäche)
- Scheintod vom Blitz
- Ersticken
- Erfrieren
usw. ist durch ein Palliativ (milde elektrische Erschütterungen; Klistiere mit starkem Kaffee; exzitierende (erregen, reizen) Riechmittel; allmähliche Erwärmung; usw.) die Reizbarkeit und Empfindung (das physische Leben) wieder in Schwung zu bringen. Ist es wieder in Schwung, funktionieren die Lebensorgane wieder wie früher im gesunden Zustand. Der Grund ist, dass hier keine Krankheit vorliegt (*), sondern es ist nur eine Hemmung und Unterdrückung der an und für sich gesunden Lebenskraft zu beseitigen. Dazu gehören auch die **Antidote bei Vergiftungen**:
- Alkalien bei verschluckten Mineralsäuren
- Schwefelleber (mit Pottasche verschmolzener Schwefel) gegen Metallgifte
- Kaffee, Kampfer und Ipecacuanha gegen Opiumvergiftungen usw.

§ 67 (Fortsetzung)

Eine homöopathische Arznei ist bei einem Krankheitsfall noch nicht deshalb unpassend, weil einige Arzneisymptome einigen mittleren und kleinen Krankheitssymptomen nur antipathisch entsprechen. Es reicht, wenn die stärkeren, charakteristischen und sonderlichen Symptome der Krankheit durch Symptomenähnlichkeit abgedeckt werden (übereinstimmen). Dann verschwinden die wenigen entgegengesetzten Symptome nach der Wirkungsdauer des Medikamentes von selbst – ohne im geringsten die Heilung zu verzögern.

Eine homöopathische Arznei ist auch dann passend,
- wenn einzelne Symptome dem Krankheitsfall nicht entsprechen,
- aber das Charakteristische übereinstimmend ist.

(*) Dennoch, aber vergeblich, beruft sich die neue **Mischlingssekte (Homöopathie und Allopathie)** auf diese Anmerkung. **Sie versucht bei Krankheiten überall Ausnahmen von der Regel vorzufinden**, damit sie bequem ihre allopathischen Palliative und sonstigen allopathischen Müll anwenden kann.
Sie wollen sich dadurch die Mühe sparen, für jeden einzelnen Krankheitsfall das entsprechende homöopathische Mittel zu suchen. Sie wollen auf bequeme Art als homöopathische Ärzte auftreten, ohne es zu sein. Ihre Taten sind dementsprechend schlecht (verderblich).

§ 68 (Homöopathie - Arzneikrankheit)

§ 68
Bei homöopathischen Heilungen zeigt uns die Erfahrung, daß auf die ungemein kleinen Arznei-Gaben (§. 275-287.), die bei dieser Heilart nöthig sind, und welche nur so eben hinreichend waren, durch Aehnlichkeit ihrer Symptome die ähnliche, natürliche Krankheit zu überstimmen und aus dem Gefühle des Lebensprincips zu verdrängen, zwar zuweilen nach Vertilgung der letztern anfangs noch einige wenige Arzneikrankheit allein im Organismus fortdauert, aber, der außerordentlichen Kleinheit der Gabe wegen, so überhingehend, so leicht und so bald von selbst verschwindend, daß die Lebenskraft gegen diese kleine, künstliche Verstimmung ihres Befindens, keine bedeutendere Gegenwirkung vorzunehmen nöthig hat, als die zur Erhebung des jetzigen Befindens auf den gesunden Standpunkt (das ist, zur völligen Herstellung gehörige), wozu sie nach Auslöschung der vorherigen krankhaften Verstimmung wenig Anstrengung bedarf (s. §. 64. B.).

Bei einer homöopathischen Heilung sind ungewöhnlich kleine Arzneigaben (§§ 275 - 287) **erforderlich,**

- die gerade noch ausreichen, durch Ähnlichkeit ihrer Symptome
- die ähnliche natürliche Krankheit zu überstimmen
- und aus dem Gefühl des Lebensprinzips zu verdrängen.

Die **Erfahrung** hat gezeigt,

- dass manchmal - nach Beseitigung (Vertilgung) der natürlichen Krankheit - am Anfang noch etwas an Arzneikrankheit allein im Organismus anhält.
- Wegen der Kleinheit der Gabe ist dies aber nur kurzfristig, leicht und verschwindet von selbst.
- Daher ist es für die Lebenskraft nicht notwendig, gegen diese kleine künstliche Verstimmung ihres Befindens eine Gegenwirkung vorzunehmen.

Nachdem die vorherige krankhafte Verstimmung beseitigt ist, braucht sie wenig Anstrengung, das jetzige Befinden auf den **gesunden Zustand zu bringen** (siehe § 64 B).

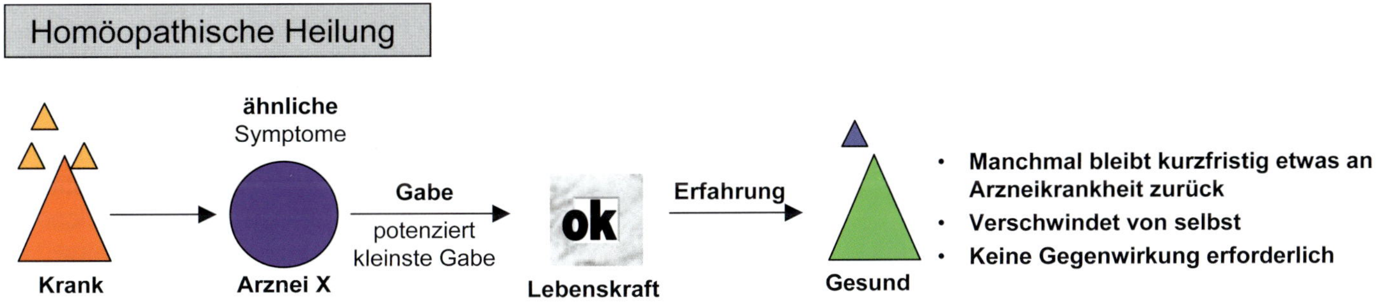

§ 69 (Nachwirkung bei Palliation)

§ 69
Bei der antipathischen (palliativen) Verfahrungsart aber geschieht gerade das Widerspiel. Das, dem Krankheitssymptome vom Arzte entgegengesetzte Arzneisymptom (z.B. die gegen den empfindlichen Schmerz, durch Mohnsaft in der Erstwirkung erzeugte Unempfindlichkeit und Betäubung) ist zwar dem erstern nicht fremdartig, nicht völlig allöopathisch, es ist offenbare Beziehung des Arzneisymptoms auf das Krankheitssymptom sichtbar, aber die umgekehrte; die Vernichtung des Krankheitssymptoms soll hier durch ein opponirtes Arzneisymptom geschehen, was jedoch unmöglich ist. Zwar berührt die antipathisch gewählte Arznei auch denselben krankhaften Punkt im Organism, so gewiß als die ähnlich krankmachende, homöopathisch gewählte Arznei; erstere verdeckt aber als ein Entgegengesetztes, das entgegengesetzte Krankheitssymptom nur leicht und macht es nur auf kurze Zeit unserm Lebensprincip unmerklich, so daß im ersten Momente der Einwirkung des opponirten Palliativs die Lebenskraft von beiden nichts Unangenehmes fühlt, (weder von dem Krankheits- noch vom entgegengesetzten Arzneisymptome), da beide einander gegenseitig im Gefühle des Lebensprincips aufgehoben, und gleichsam dynamisch neutralisirt zu haben scheinen (z.B. die Betäubungskraft des Mohnsaftes, den Schmerz). Die Lebenskraft fühlt sich in den ersten Minuten wie gesund und empfindet weder Mohnsaft-Betäubung, noch Krankheitsschmerz. Aber da das opponirte Arzneisymptom nicht (wie beim homöopathischen Verfahren) die Stelle der vorhandenen Krankheitsverstimmung im Organism (im Gefühle des Lebensprincips) als eine ähnliche, stärkere (künstliche) Krankheit einnehmen, also das Lebensprincip nicht, wie eine homöopathische Arznei, mit einer sehr ähnlichen Kunst-Krankheit afficiren und so an die Stelle der bisherigen natürlichen Krankheits-Verstimmung treten kann, so muß die palliative Arznei, als ein von der Krankheits-Verstimmung durch Gegensatz gänzlich Abweichendes, dieselbe unvertilgt lassen; sie macht sie zwar, wie gesagt, der Lebenskraft durch einen Schein von dynamischer Neutralisation (1) anfänglich unfühlbar, verlöscht aber bald, wie jede Arzneikrankheit von selbst, und läßt nicht nur die Krankheit, wie sie vorher war, zurück, sondern nöthigt auch, (da sie, wie alle Palliative, in großer Gabe gegeben werden mußte, um die Schein-Beschwichtigung zu erreichen), die Lebenskraft einen opponirten Zustand (§. 63 - 65.) auf diese palliative Arznei hervorzubringen, das Gegentheil der Arzneiwirkung, also das Aehnliche von der vorhandnen ungetilgten, natürlichen Krankheitsverstimmung, die durch diesen von der Lebenskraft hervorgebrachten Zusatz (Gegenwirkung auf das Palliativ) nothwendig verstärkt und vergrößert wird (2).
...

Bei der **antipathischen** (palliativen) **Methode geschieht das Gegenteil**:

- Es wird dem Krankheitssymptom ein Arzneisymptom entgegengesetzt, das diesem nicht fremd - nicht völlig allopathisch - ist (wenn Mohnsaft gegen Schmerz in der Erstwirkung Betäubung erzeugt). Es besteht eine **umgekehrte** Beziehung zwischen Arzneisymptom und Krankheitssymptom.
- Die Vernichtung des Krankheitssymptoms soll dabei durch ein **opponiertes** (gegenteiliges) Arzneisymptom geschehen. Dies ist jedoch nicht möglich.
- Die antipathische Arznei berührt (betrifft) zwar auch **denselben krankhaften Punkt im Organismus** wie die ähnlich krank machende, homöopathisch gewählte Arznei. Die antipathische Arznei verdeckt aber (als Entgegengesetztes) nur leicht das entgegengesetzte Krankheitssymptom und macht es nur kurzfristig für das Lebensprinzip unsichtbar (unmerklich). So spürt die Lebenskraft im ersten Moment der Einwirkung des opponierten Palliativs von beiden nichts Unangenehmes (weder vom Arznei- noch vom gegenteiligen Krankheitssymptom).
- Das Lebensprinzip hat das Gefühl, als wenn sich beide gegenseitig aufheben würden und dynamisch neutralisiert hätten (z.B. der Schmerz durch die Betäubungskraft des Mohnsaftes).
- Die Lebenskraft fühlt sich zu Beginn gesund und empfindet weder die Mohnsaft-Betäubung noch den Krankheitsschmerz.
- Aber das opponierte Arzneisymptom kann **nicht** (wie beim hom. Verfahren) an die Stelle der vorhandenen Krankheitsverstimmung im Organismus treten - wie eine **ähnliche, stärkere**, künstliche Krankheit. Es kann also das Lebensprinzip **nicht** (wie eine homöopathische Arznei) mit einer sehr ähnlichen Kunstkrankheit krankhaft verändern (affizieren) und die Stelle der bisherigen natürlichen Krankheitsverstimmung einnehmen.

...
Das Krankheitssymptom (dieser einzelne Theil der Krankheit) wird also schlimmer nach verflossener Wirkungsdauer des Palliativs; um so schlimmer, je größer die Gabe desselben gewesen war. Je größer also, (um bei demselben Beispiele zu bleiben) die zur Verdeckung des Schmerzes gereichte Gabe Mohnsaft gewesen war, um desto mehr vergrößert sich der Schmerz in seiner ursprünglichen Heftigkeit, sobald der Mohnsaft ausgewirkt hat (3).

(1) Im lebenden Menschen findet keine bleibende Neutralisation streitiger oder entgegengesetzter Empfindungen statt, wie etwa bei Substanzen von entgegengesetzter Eigenschaft in der chemischen Werkstatt, wo z. B. Schwefelsäure und Potasch-Kali, sich zu einem ganz andern Wesen, zu einem Neutralsalze vereinigen, was nun weder Säure, noch Laugensalz mehr ist und sich selbst im Feuer nicht wieder zersetzt. Solche Zusammenschmelzungen und innige Vereinigungen zu etwas bleibend Neutralem und Gleichgültigem, finden, wie gesagt, bei dynamischen Eindrücken entgegengesetzter Natur in unsern Empfindungs-Werkzeugen nie statt. Nur ein Schein von Neutralisation und gegenseitiger Aufhebung ereignet sich anfänglich in diesem Falle, aber die opponirten Gefühle heben einander nicht dauernd auf. Dem Traurigen werden durch ein lustiges Schauspiel nur auf kurze Zeit die Thränen getrocknet; er vergißt aber die Possen bald und seine Thränen fließen dann nur um desto reichlicher.

(2) So deutlich dieses ist, so hat man es dennoch mißverstanden und gegen diesen Satz eingewendet, „daß das Palliativ in seiner Nachwirkung, welche dann das Aehnliche der vorhandenen Krankheit sei, wohl eben so gut heilen müsse, als eine homöopathische Arznei durch ihre Erstwirkung thue." Man bedachte aber nicht, daß die Nachwirkung nie ein Erzeugniß der Arznei, sondern stets der gegenwirkenden Lebenskraft des Organisms, also diese, von der Lebenskraft durch Anwendung eines Palliativs herrührende Nachwirkung ein dem Krankheits-Symptome ähnlicher Zustand sei, den eben das Palliativ ungetilgt ließ, und den die Gegenwirkung der Lebenskraft auf das Palliativ folglich noch verstärkt.

(3) Wie wenn in einem dunkeln Kerker, wo der Gefangene nur nach und nach mit Mühe die nahen Gegenstände erkennen konnte, jähling angezündeter Weingeist dem Elenden auf einmal alles um ihn her tröstlich erhellet, bei Verlöschung desselben aber, je stärker die nun erloschene Flamme gewesen war, ihn nun eine nur desto schwärzere Nacht umgiebt und ihn alles umher weit unsichtbarer macht als vorher.

- Daher wird durch die palliative Arznei die Krankheitsverstimmung nicht getilgt - weil sie gegensätzlich ist (durch Gegensatz abweicht).
- Die palliative Arznei macht zwar die natürliche Krankheit für die Lebenskraft anfangs unfühlbar - aber nur durch eine scheinbare dynamische Neutralisation (1). Die künstliche Arzneikrankheit erlischt - wie jede Arzneikrankheit - aber bald von selbst. So bleibt nicht nur die Krankheit vorhanden, wie sie war, sondern zwingt die Lebenskraft auch dazu, einen opponierten Zustand (§§ 63 - 65) [gegen die palliative Arznei] hervorzubringen.
- Das Gegenteil der Arzneiwirkung ist aber das ähnliche der (vorhandenen, ungetilgten) natürlichen Krankheitsverstimmung. Diese wird - durch den von der Lebenskraft hervorgebrachten Zusatz (Gegenwirkung auf das Palliativ) - verstärkt (2).
- **Nachdem die Wirkung des Palliativs beendet ist, wird das Krankheitssymptom** (einzelne Teile der Krankheit) **also schlimmer. Dies umso mehr, je größer die Gabe war.**
  Beispiel: Je größer die Mohnsaftgabe, die zur Verschleierung (Verdeckung) des Schmerzes erforderlich ist, desto stärker wird der Schmerz, wenn der Mohnsaft seine Wirkung verloren hat (3).

§ 69 (Fortsetzung)

Vorgang	Beschreibung	Ergebnis
1. Es wird dem Krankheitssymptom ein **entgegengesetztes, aber nicht fremdes Arzneisymptom** entgegengesetzt.	▪ Beispiel: Mohnsaft gegen Schmerzen. In der Erstwirkung erzeugt es Betäubung. ▪ Die **Vernichtung des Krankheitssymptoms** soll dabei durch das gegenteilige Arzneisymptom erfolgen	▪ **Dies ist aber unmöglich.**
2. Die antipathische Arznei berührt zwar auch **denselben krankhaften Punkt im Organismus** (wie die ähnlich krank machende, homöopathisch gewählte Arznei).	▪ Die **antipathische Arznei verdeckt** aber (als ein Entgegengesetztes) nur leicht das Krankheitssymptom und **macht es nur kurzfristig unserem Lebensprinzip unsichtbar**. ▪ So spürt die Lebenskraft im ersten Moment der Einwirkung des opponierten Palliativs von beiden nichts Unangenehmes.	▪ **Das Palliativ verdeckt kurzfristig das Krankheitssymptom**.
3. Im Gefühl des Lebensprinzips **scheint es so**, **als ob sich beide** gegenseitig aufgehoben und **dynamisch neutralisiert hätten.**	▪ Die Lebenskraft fühlt sich zuerst gesund und empfindet weder Mohnsaft-Betäubung noch Krankheitsschmerz. ▪ Aber das opponierte Arzneisymptom kann **nicht** (wie beim hom. Verfahren) wie eine **ähnliche, stärkere**, **künstliche Krankheit handeln**. ▪ Es kann also **nicht an die Stelle der bisherigen natürlichen Krankheitsverstimmung treten**.	▪ **Die palliative Arznei lässt die Krankheitsverstimmung ungetilgt**, weil sie gegensätzlich ist. ▪ Die palliative Arznei macht zwar die natürliche Krankheit für die Lebenskraft anfangs unfühlbar – aber nur durch eine scheinbare dynamische Neutralisation. Die künstliche Arzneikrankheit erlischt aber bald von selbst. **So bleibt nicht nur die Krankheit vorhanden, wie sie war, sondern zwingt die Lebenskraft auch dazu, einen opponierten Zustand [gegen die palliative Arznei] hervorzubringen**.
4. Das Gegenteil der Arzneiwirkung ist aber das ähnliche der (vorhandenen, ungetilgten) **natürlichen Krankheitsverstimmung**. Diese wird – durch den von der Lebenskraft hervorgebrachten Zusatz (Gegenwirkung auf das Palliativ) – verstärkt.		▪ **Nachdem die Wirkung des Palliativs beendet ist, wird das Krankheitssymptom** (einzelne Teile der Krankheit) **also schlimmer.** ▪ **Dies umso mehr, je größer die Gabe war.** ▪ Beispiel: Je größer die Mohnsaftgabe zur Verschleierung des Schmerzes erforderlich ist, desto stärker wird der Schmerz, wenn der Mohnsaft seine Wirkung verloren hat.

(1) Im Menschen findet **keine bleibende Neutralisation** entgegengesetzter Empfindungen statt. Dies ist also anders als bei Substanzen entgegengesetzter Eigenschaften in der Chemie. Dort vereinigen sich z. B. Schwefelsäure und Pottasch-Kali zu einer neuen Substanz - zu einem Neutralsalz - weder Säure noch Lauge und zersetzt sich auch nicht im Feuer.
So eine Zusammenschmelzung zu etwas bleibend Neutralem findet bei dynamischen Vorgängen von entgegengesetzter Natur nie statt. Hier ereignet sich zu Beginn nur eine **scheinbare Neutralisation** (gegenseitige Aufhebung) - die opponierten (gegenteiligen) Gefühle heben sich aber nicht dauerhaft auf.
Dem Traurigen vergehen durch ein Lustspiel nur kurz die Tränen. Er vergisst aber bald die Possen (komisches Bühnenstück) und er weint dann umso mehr.

(2) Obwohl es so deutlich ist, wird es doch missverstanden. Es wird eingewendet, dass „das Palliativ durch seine Nachwirkung (diese ist das Ähnliche der vorhandenen Krankheit) ebenso gut heilen muss wie eine hom. Arznei durch ihre Erstwirkung". Es wird dabei vergessen, dass **die Nachwirkung nie ein Produkt der Arznei, sondern stets von der gegenwirkenden Lebenskraft** (des Organismus) **ist.**
Die Nachwirkung, welche von der Lebenskraft durch Gabe eines Palliativs erzeugt wurde, ist ein dem Krankheitssymptom ähnlicher Zustand - den das Palliativ nicht tilgen konnte und der durch die Gegenwirkung der Lebenskraft auf das Palliativ noch verstärkt wird.

(3) Ein Gefangener ist im dunklen Kerker. Nach und nach kann er mit Mühe die nahen Gegenstände erkennen. Es wird plötzlich durch Licht alles erhellt und dann wieder ausgemacht. Es ist für ihn alles nun umso schwärzer - je heller das Licht war. Alles wird noch unsichtbarer als vorher.

§ 70 (Zusammenfassung der Theorie)

§ 70
Nach dem bisher vorgetragenen ist es nicht zu verkennen:

daß alles, was der Arzt wirklich Krankhaftes und zu Heilendes an Krankheiten finden kann, bloß in dem Zustande und den Beschwerden des Kranken und den an ihm sinnlich wahrnehmbaren Veränderungen seines Befindens, mit einem Worte, bloß in der Gesammtheit derjenigen Symptome bestehe, durch welche die Krankheit die, zu ihrer Hülfe geeignete Arznei fordert, hingegen jede ihr angedichtete innere Ursache, verborgene Beschaffenheit, oder ein eingebildeter, materieller Krankheits-Stoff, ein nichtiger Traum sei:

daß diese Befindens-Verstimmung, die wir Krankheit nennen, bloß durch eine andere Befindens-Umstimmung der Lebenskraft zur Gesundheit gebracht werden könne, mittels Arzneien, deren einzige Heilkraft folglich nur in Veränderung des Menschenbefindens, das ist, in eigenthümlicher Erregung krankhafter Symptome bestehen kann, und daß dieses am deutlichsten und reinsten beim Probiren derselben an gesunden Körpern erkannt wird:

daß, nach allen Erfahrungen, durch Arzneien die einen, von der zu heilenden Krankheit abweichenden, fremdartigen Krankheitszustand (unähnliche krankhafte Symptome) für sich in gesunden Menschen zu erregen vermögen, die ihnen unähnliche, natürliche Krankheit nie geheilt werden könne (nie also durch ein allöopathisches Cur-Verfahren), und daß selbst in der Natur keine Heilung vorkomme, wo eine inwohnende Krankheit durch eine hinzutretende zweite, jener unähnliche, aufgehoben, vernichtet und geheilt würde, sei die neue auch noch so stark:

daß auch nach allen Erfahrungen, durch Arzneien, die ein dem zu heilenden einzelnen Krankheitssymptome entgegengesetztes künstliches Krankheitssymptom für sich im gesunden Menschen zu erregen Neigung haben, bloß eine schnell vorübergehende Linderung, nie aber Heilung einer älteren Beschwerde, sondern vielmehr stets nachgängige Verschlimmerung derselben bewirkt werde; und daß, mit einem Worte, dieses antipathische und bloß palliative Verfahren in ältern, wichtigen Uebeln, durchaus zweckwidrig sei:

daß aber endlich die dritte, einzig noch mögliche Verfahrungsart (die homöopathische), mittels deren gegen die Gesammtheit der Symptome einer natürlichen Krankheit eine, möglichst ähnliche Symptome in gesunden Menschen zu erzeugen fähige Arznei, in angemessener Gabe gebraucht wird, die allein hülfreiche Heilart sei, wodurch die Krankheiten als bloß dynamische Verstimmungs-Reize durch den stärkern, ähnlichen Verstimmungsreiz der ...

Alles Krankhafte und zu Heilende besteht nur
- in dem Zustand des Kranken,
- den Beschwerden des Kranken und
- den Veränderungen des Befindens,

die am Kranken mit den Sinnen wahrnehmbar sind.

Alles Krankhafte und zu Heilende besteht nur
- in der Gesamtheit der Symptome.
- Durch sie fordert die Krankheit die geeignete Arznei.
- Alles Angedichtete über innere Ursache oder einen materiellen Krankheitsstoff ist dagegen nur Einbildung.

Die Befindens-Verstimmung (genannt Krankheit) kann nur
- durch eine andere Befindens-Umstimmung der Lebenskraft zur Gesundheit gebracht werden,
- und zwar durch Arzneien.
- Die Heilkraft der Arzneien besteht in einer Veränderung des Menschenbefindens - also in der Erregung krankhafter Symptome.
- Dies geschieht am deutlichsten (und reinsten) bei ihrer Prüfung an Gesunden.

Arzneien, welche einen von der zu heilenden Krankheit **abweichenden Krankheitszustand im Gesunden erregen,**
- können die ihnen unähnliche Krankheit **nie heilen** - also auch nie durch eine allopathische Methode.
- Auch in der Natur ist dies so.
- Nie wird eine (innere) Krankheit durch eine zweite, ihr unähnliche hinzukommende Krankheit geheilt, auch wenn sie noch so stark ist.

... homöopathischen Arznei im Gefühle des Lebensprincips überstimmt und ausgelöscht werden und so unbeschwerlich, vollkommen und dauerhaft ausgelöscht, zu existiren aufhören müssen - worin uns auch die freie Natur in ihren zufälligen Ereignissen mit ihrem Beispiele vorangeht, wenn zu einer alten Krankheit eine neue, der alten ähnliche hinzutritt, wodurch die alte schnell und auf immer vernichtet und geheilt wird.

Arzneien, welche (dem zu heilenden einzelnen Krankheitssymptom) fähig sind, ein **entgegengesetztes künstliches Krankheitssymptom im Gesunden zu erregen**,

- bewirken nur eine schnelle vorübergehende Linderung,
- doch nie Heilung einer chronischen Beschwerde,
- sondern immer eine nachfolgende Verschlimmerung.
- Bei chronischen (wichtigen) Übeln ist dieses **antipathische und palliative Verfahren** unzweckmäßig (zweckwidrig).

Die (einzig mögliche) **homöopathische Methode** besteht darin,

- gegen die Gesamtheit der Symptome (einer natürlichen Krankheit) eine Arznei zu verwenden,
- welche möglichst ähnliche Symptome im Gesunden erzeugen kann.
- Dies ist die einzige hilfreiche Heilart.

Durch sie werden

- die Krankheiten (als nur dynamische Verstimmungsreize)
- durch den stärkeren, ähnlichen Verstimmungsreiz der homöopathischen Arznei
- im Gefühl des Lebensprinzips überstimmt und ausgelöscht.
- Durch die dauerhafte Auslöschung hören sie auf zu existieren.
- Die Natur gibt dazu ihre Beispiele.

Wenn zu einer alten Krankheit eine neue - der alten ähnliche - Krankheit hinzutritt, wird die alte Krankheit schnell und für immer vernichtet und geheilt.

Organon 6 der Heilkunst

Praxis (§§ 71 - 291)

Übersicht Organon

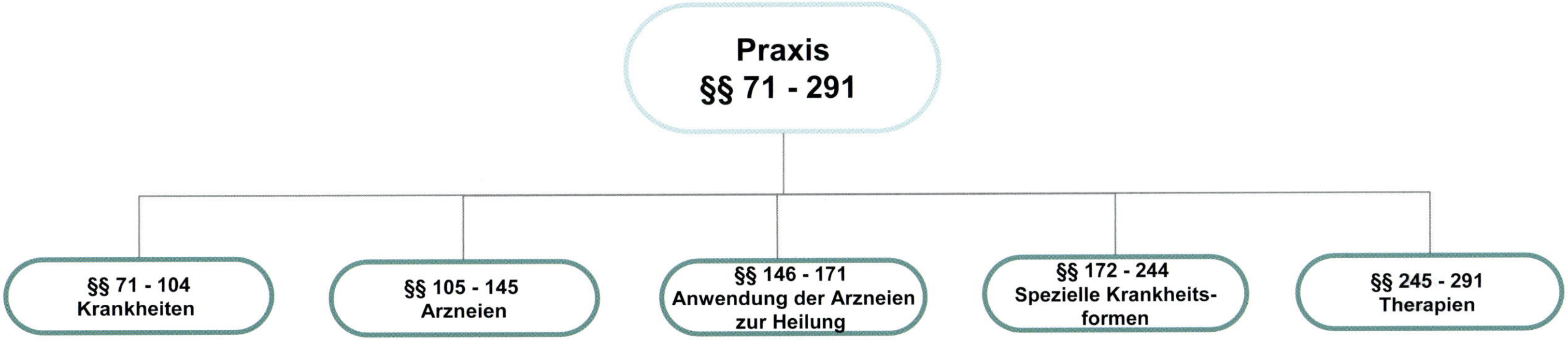

Übersicht Organon

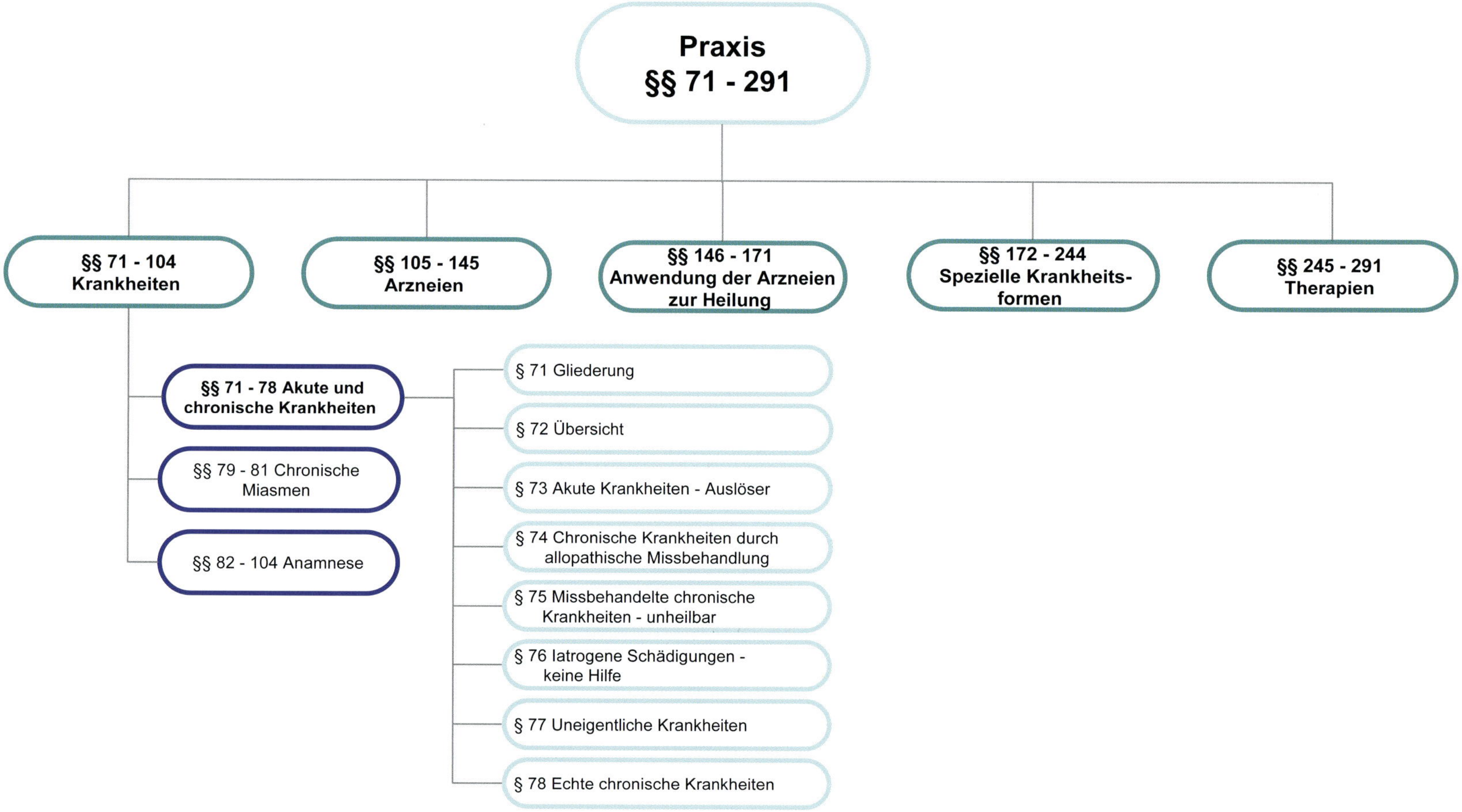

§ 71 (Gliederung)

§ 71
Da es nun weiter keinem Zweifel unterworfen ist, daß die Krankheiten des Menschen bloß in Gruppen gewisser Symptome bestehen, mittels eines Arzneistoffs aber bloß dadurch, daß dieser ähnliche krankhafte Symptome künstlich zu erzeugen vermag, vernichtet und in Gesundheit verwandelt werden (worauf der Vorgang aller ächten Heilung beruht), so wird sich das Heilgeschäft auf folgende drei Punkte beschränken:

I.Wie erforscht der Arzt, was er zum Heilbehufe von der Krankheit zu wissen nöthig hat?
II.Wie erforscht er die, zur Heilung der natürlichen Krankheiten bestimmten Werkzeuge, die krankmachende Potenz der Arzneien?
III.Wie wendet er diese künstlichen Krankheitspotenzen (Arzneien) zur Heilung der natürlichen Krankheiten am zweckmäßigsten an?

Die **Krankheiten** (des Menschen)

- bestehen nur aus Gruppen bestimmter Symptome und
- werden durch eine Arznei nur dadurch vernichtet und in Gesundheit verwandelt,
- wenn die Arznei ähnliche krankhafte Symptome erzeugen kann.

Auf diesem Prinzip beruht (der Vorgang) jeder echten Heilung.

Daher beschränkt sich das **Heilgeschäft** auf die folgenden drei Punkte.

1. **Erforschung der Krankheit**: Wie erforscht der Arzt, was er zum Heilen von der Krankheit wissen muss?
2. **Erforschung der Arzneikraft:** Wie erforscht er die Werkzeuge, welche zur Heilung der (natürlichen) Krankheiten vorgesehen sind - die krank machende Arzneipotenz?
3. **Anwendung der Arzneien**: Wie wendet er die künstlichen Krankheitspotenzen (Arzneien) zur Heilung (der natürlichen Krankheiten) am zweckmäßigsten an?

Heilgeschäft		
1. **Erforschung der Krankheit** (Similia) ▪ Wie erforscht man, was man zum Heilen von der Krankheit wissen muss? ▪ Anamnese	2. **Erforschung der Arzneikraft** (Similibus) ▪ Wie erforscht man die Arzneipotenz, welche zur Heilung der Krankheiten vorgesehen sind? ▪ AMP an Gesunden	3. **Anwendung der Arzneien** (Curentur) ▪ Wie wendet man die Arzneien zur Heilung der Krankheiten am besten an? ▪ Homöopathisches System

AMP = Arzneimittelprüfung

§ 72 (Übersicht)

§ 72
Was den ersten Punkt betrifft, so dient Folgendes zuvörderst als allgemeine Uebersicht. Die Krankheiten der Menschen, sind theils schnelle Erkrankungs-Processe des innormal verstimmten Lebensprincips, welche ihren Verlauf in mäßiger, mehr oder weniger kurzen Zeit zu beendigen geeignet sind - man nennt sie acute Krankheiten -; theils sind es solche Krankheiten, welche bei kleinen, oft unbemerkten Anfängen den lebenden Organism, jede auf ihre eigne Weise, dynamisch verstimmen und ihn allmälig so vom gesunden Zustande entfernen, daß die zur Erhaltung der Gesundheit bestimmte, automatische Lebens-Energie, Lebenskraft (Lebensprincip) genannt, ihnen beim Anfange, wie bei ihrem Fortgange, nur unvollkommenen, unzweckmäßigen, unnützen Widerstand entgegensetzen, sie aber, durch eigne Kraft, nicht in sich selbst auslöschen kann, sondern unmächtig dieselbe fortwuchern und sich selbst immer innormaler umstimmen lassen muß, bis zur endlichen Zerstörung des Organism; man nennt sie chronische Krankheiten. Sie entstehen von dynamischer Ansteckung durch ein chronisches Miasm.

Akuter Verlauf

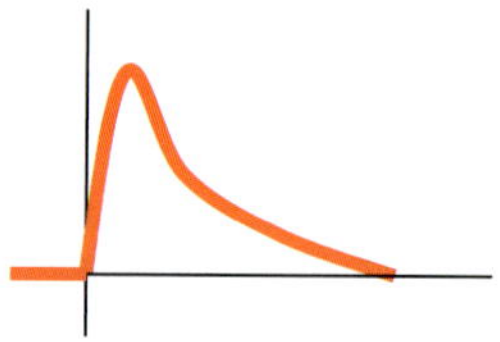

Chronischer Verlauf

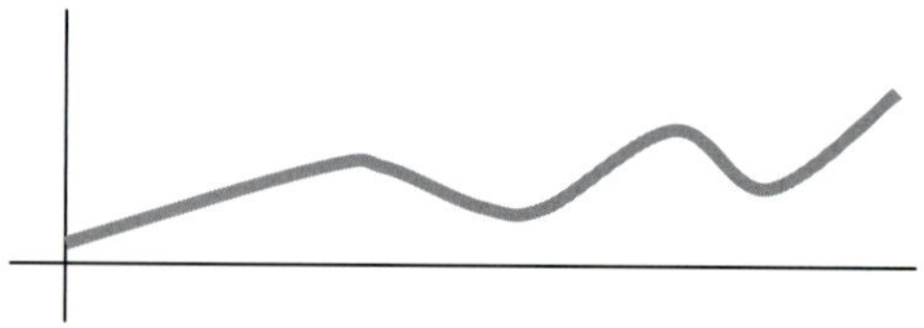

Zum Punkt „**Erforschung der Krankheit**" folgende Übersicht:

- **Akute Krankheiten**: Die Krankheiten der Menschen sind teilweise
    - schnelle Erkrankungsprozesse des abweichend (anormal) verstimmten Lebensprinzips,
    - die meist einen kurzen Verlauf haben.

- **Chronische Krankheiten**: Dies sind solche Krankheiten,
    - die zu Beginn oft unbemerkt
    - und jede auf ihre eigene Weise
    - den (lebenden) Organismus dynamisch verstimmen
    - und den Menschen so vom gesunden Zustand entfernen.
    - Zur Erhaltung der Gesundheit ist die automatisch funktionierende Lebensenergie (Lebenskraft, Lebensprinzip) bestimmt.
    - Diese Lebensenergie kann sowohl zu Beginn als auch beim Fortschreiten der chronischen Krankheiten nur unzureichenden Widerstand entgegensetzen.
    - Die Lebensenergie kann durch ihre eigene Kraft die chronische Krankheit nicht (in sich selbst) auslöschen,
    - sondern sie muss die chronische Krankheit hilflos fortwuchern lassen.
    - Dabei wird die Lebensenergie auch immer abnormaler umgestimmt – möglicherweise bis zur Zerstörung des Organismus.
    - **Chronische Krankheiten entstehen mittels dynamischer Ansteckung durch ein chronisches Miasma.**

§ 73 (Akute Krankheiten - Auslöser)

§ 73
Was die acuten Krankheiten betrifft, so sind sie theils solche, die den einzelnen Menschen befallen auf Veranlassung von Schädlichkeiten, denen gerade dieser Mensch insbesondere ausgesetzt war. Ausschweifungen in Genüssen, oder ihre Entbehrung, physische heftige Eindrücke, Erkältungen, Erhitzungen, Strapazen, Verheben u.s.w., oder psychische Erregungen, Affecte u.s.w., sind Veranlassung solcher acuten Fieber, im Grunde aber sind es meist nur überhingehende Aufloderungen latenter Psora, welche von selbst wieder in ihren Schlummer-Zustand zurückkehrt, wenn die acuten Krankheiten nicht allzuheftig waren und bald beseitigt wurden - theils sind es solche, welche einige Menschen zugleich hie und dort (sporadisch) befallen, auf Veranlassung meteorischer oder tellurischer Einflüsse und Schädlichkeiten, wovon krankhaft erregt zu werden, nur einige Menschen, zu derselben Zeit, Empfänglichkeit besitzen; hieran gränzen jene, welche viele Menschen aus ähnlicher Ursache unter sehr ähnlichen Beschwerden epidemisch ergreifen, die dann gewöhnlich, wenn sie gedrängte Massen von Menschen überziehen, ansteckend (contagiös) zu werden pflegen. Da entstehen Fieber (1), jedesmal von eigner Natur, und weil die Krankheitsfälle gleichen Ursprungs sind, so versetzen sie auch stets die daran Erkrankten in einen gleichartigen Krankheits-Proceß, welcher jedoch, sich selbst überlassen, in einem mäßigen Zeitraume, zu Tod oder Genesung sich entscheidet. Kriegsnoth, Ueberschwemmungen und Hungersnoth sind ihre nicht seltenen Veranlassungen und Erzeugerinnen - theils sind es auf gleiche Art wiederkehrende, (daher unter einem hergebrachten Namen bekannte) eigenartige, acute Miasmen, die entweder den Menschen nur einmal im Leben befallen, wie die Menschenpocken, die Masern, der Keichhusten, das ehemalige glatte, hellrothe Scharlach-Fieber (2) des Sydenham, die Mumps u.s.w., oder die oft auf ziemlich ähnliche Weise wiederkehrende, levantische Pest, das gelbe Fieber der Wüstenländer, die ostindische Cholera u.s.w. .

(1) Der homöopathische Arzt, der nicht von den Vorurtheilen befangen ist, welche die gewöhnliche Schule ersann, (die einige, wenige Namen solcher Fieber festsetzte, außer denen die große Natur, so zu sagen, keine andern hervorbringen dürfe, damit sie bei ihrer Behandlung nach einem bestimmten Leisten verfahren könne,) erkennt die Namen: Kerker-, Gall-, Typhus-, Faul-, Nerven- oder Schleim-Fieber nicht an, sondern heilt sie, ohne ihnen bestimmte Namen zu geben, jedes nach seiner Eigenthümlichkeit.
...

Akute Krankheiten kann man in folgende Gruppen unterteilen:

- Jene, die den einzelnen Menschen **auf Veranlassung durch Schädlichkeiten** befallen, denen dieser Mensch besonders ausgesetzt ist.
  Veranlasst werden solche akuten Fieber (Krankheiten) durch
  - Ausschweifungen von Genüssen oder ihre Entbehrung,
  - heftige physische Eindrücke,
  - Erkältungen, Erhitzungen,
  - Strapazen, Verheben usw.
  - oder psychische Erregungen,
  - Affekte (Gefühlswallungen) usw.

  Meist sind dies vorübergehende Aufloderungen der latenten Psora, welche aber von selbst wieder in den Schlummerzustand zurückkehrt. Vor allem dann, wenn die akute Krankheit nicht zu heftig war und schnell beseitigt wurde.

- Jene, die einige Menschen **zugleich und sporadisch** befallen, auf Veranlassung
  - meteorischer (Lufterscheinungen und -verhältnisse betreffend) Einflüsse und Schädlichkeiten oder
  - tellurischer (von der Erde herrührende) Einflüsse und Schädlichkeiten.

  Nur einige Mensche sind zur selben Zeit empfänglich und werden davon krankhaft erregt.

- Jene, die viele Menschen **aus ähnlicher Ursache epidemisch** befallen, wobei die Beschwerden sehr ähnlich sind.
  - Falls sie (dicht gedrängte) Menschenmassen „bedecken“ (überziehen), dann werden sie normalerweise ansteckend (kontagiös).

§ 73 (Fortsetzung)

...
(2) Nach dem Jahre 1801 ward ein aus Westen gekommenes Purpur-Friesel (Roodvonk), mit dem Scharlachfieber von den Aerzten verwechselt, ungeachtet jenes ganz andere Zeichen als dieses hatte und jenes an Belladonna, dieses an Aconit sein Schutz- und Heilmittel fand, letztere auch meist nur sporadisch, ersteres stets nur epidemisch erschien. In den letzten Jahren scheinen sich hie und da beide zu einem Ausschlagsfieber von eigner Art verbunden zu haben, gegen welches das eine wie das andere dieser beiden Heilmittel, einzeln nicht mehr genau homöopathisch passend gefunden wird.

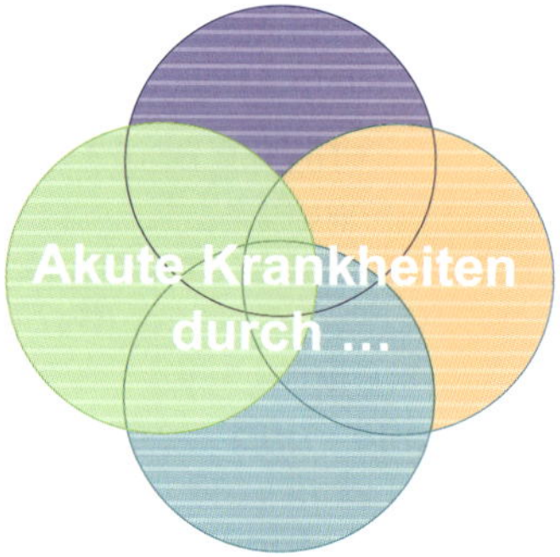

- Es entstehen dabei Fieber (1), die jeweils typisch für die Krankheit sind.
- Weil die Krankheiten den gleichen Ursprung haben, versetzen sie die daran Erkrankten in einen gleichartigen Krankheitsprozess.
- Dieser Krankheitsprozess führt über einen eher kurzen Zeitraum zur Genesung oder zum Tod - wenn er sich selbst überlassen bleibt.
- Häufig sind die Ursachen dieser Krankheiten:
  - Kriegsnot,
  - Überschwemmungen und
  - Hungersnot.

- Jene, die charakteristischen (eigenartigen) **akuten Miasmen** entspringen,
  - die entweder auf gleiche Art wiederkehren (und unter deren herkömmlichen Namen bekannt sind) und den Menschen nur ein Mal im Leben befallen, wie z. B.
    - Menschenpocken,
    - Masern,
    - Keuchhusten,
    - das frühere glatte, hellrote Scharlachfieber (2) des Sydenham,
    - Mumps
    - usw.
  - oder die häufig auf ziemlich ähnliche Weise wiederkehrenden Krankheiten, wie z. B.
    - levantische Pest,
    - gelbes Fieber der Küstenländer (Gelbfieber),
    - die ostindische Cholera usw.

§ 73 (Fortsetzung)

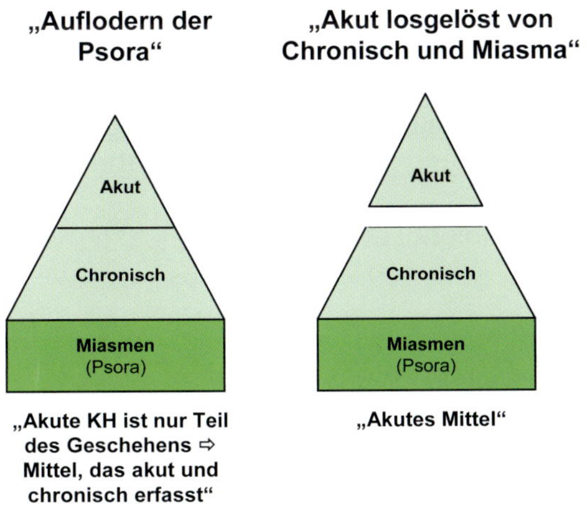

Quelle: Bernd Müller-Thederan

(1) **Der homöopathische Arzt hat nicht jene Vorurteile** wie die gewöhnlichen Ärzte. Damit die gewöhnlichen Ärzte bei der Behandlung immer nach dem gleichen Schema vorgehen können, haben sie den Fiebern einige Namen gegeben – und außer diesen „darf“ die Natur keine anderen hervorbringen.
Der homöopathische Arzt achtet nicht auf diese Namen (Kerker-, Gallen-, Typhus-, Faul-, Nerven- oder Schleimfieber) sondern heilt sie (ohne ihnen Namen zu geben) nur nach der jeweiligen Eigentümlichkeit.

(2) Nach 1801 verwechselten Ärzte ein aus Westen kommendes Purpur-Friesel (Roodvoonk) mit dem Scharlachfieber. Dies, obwohl ganz andere Zeichen vorhanden waren. Das Schutz- und Heilmittel für das Purpur-Friesel ist Belladonna, das für Scharlach ist Aconit. Das Purpur-Friesel erscheint nur epidemisch, Scharlach meist nur sporadisch.
In den letzten Jahren scheinen sich beide ab und zu zu einem Ausschlagsfieber verbunden zu haben. Dieses ist dann von einer eigenen Art. Dabei ist weder Aconit noch Belladonna das genau passende Mittel.

§ 74 (Chronische Krankheiten durch allopathische Missbehandlung)

§ 74
Zu den chronischen Krankheiten müssen wir leider! noch jene allgemein verbreiteten rechnen, durch die allöopathischen Curen erkünstelt, wie auch den anhaltenden Gebrauch heftiger, heroischer Arzneien, in großen und gesteigerten Gaben, den Mißbrauch von Calomel, Quecksilbersublimat, Quecksilbersalbe, salpetersaueren Silbers, Jodine und ihre Salbe, Opium, Baldrian, Chinarinde und Chinin, Purpurfingerhut, Blausäure, Schwefel und Schwefelsäure, jahrelange Abführungsmittel, Blut in Strömen vergießende Aderlässe (1), Blutegel, Fontanellen, Haarseile u.s.w., wovon die Lebenskraft theils unbarmherzig geschwächt, theils, wenn sie ja nicht unterliegt, nach und nach (von jedes besondern Mittels Mißbrauche, eigenartig) dergestalt innormal verstimmt wird, daß sie, um das Leben gegen diese feindseligen und zerstörenden Angriffe aufrecht zu erhalten, den Organism umändern, und diesem oder jenem Theile entweder die Erregbarkeit oder die Empfindung benehmen, oder sie übermäßig erhöhen, Theile erweitern oder zusammenziehen, erschlaffen oder verhärten, oder wohl gar vernichten, und hie und da im Innern und Aeußern organische Fehler anbringen (2) (den Körper im Innern und Aeußern verkrüppeln) muß, um dem Organism Schutz vor völliger Zerstörung des Lebens gegen die immer erneuerten, feindlichen Angriffe solcher ruinirenden Potenzen zu verschaffen.

(1) Anm: Es kann unter allen Methoden die zur Hülle für Krankheiten ersonnen worden, keine allöopathischere, keine widersinnigere, oder zweckwidrigere gedacht werden, als die, seit vielen Jahren über einen großen Theil der Erde verbreitete Broussaische Schwächungs-Cur durch Blut-Vergießen und Hunger-Diät, worunter kein verständiger Mensch sich etwas Aerztliches, etwas arzneilich Helfendes zu denken vermag, während wirkliche Arznei, selbst blindhin ergriffen und einem Kranken eingegeben, doch hie und da einen Krankheits-Fall besserte, weil es zufällig eine homöopathische war. Von Blut-Vergießen aber, kann der gesunde Menschen-Verstand nichts anderes als unausbleibliche Verminderung und Verkürzung des Lebens erwarten. Es ist eine jämmerliche, völlig grundlose Erdichtung, daß die meisten, ja alle Krankheiten in örtlichen Entzündungen beständen. Selbst für wahre örtliche Entzündungen findet sich die gewisseste, schnelle Heilung in Arzneien, welche die, der Entzündung zum Grunde liegende Gereiztheit der Arterien dynamisch hinwegnehmen, ohne den mindesten Verlust an Säften und Kräften, während die örtlichen Blut-Entziehungen, selbst an der krankhaften Stelle, in der Folge nur die Neigung zu wiederholter Entzündung dieser Theile vermehren. Und eben so ist es im Allgemeinen bei entzündlichen Fiebern zweckwidrig, ja mörderisch, viele Pfunde Blut aus den Venen abzuzapfen, da wenige, angemessene Arznei, oft in wenigen Stunden diese Gereiztheit der Arterien, welche das vorher so ruhige Blut jagt, sammt der zum Grunde liegenden Krankheit hinweg nimmt, ...

Zu den **chronischen Krankheiten** muss man noch jene hinzuzählen,

- welche durch allopathische Behandlung künstlich hervorgebracht (erkünstelt) werden
- oder durch den langen Gebrauch oder Missbrauch heftiger, heroischer Arzneien in großen und immer größeren Gaben hervorgerufen werden, z. B.
    - Kalomel (Quecksilber-Chlorid: abführend)
    - Quecksilbersublimat
    - Quecksilbersalbe
    - Salpetersaurer Silber
    - Jode und daraus hergestellte Salben
    - Opium
    - Baldrian
    - Chinarinde und Chinin
    - Purpurfingerhut
    - Blausäure
    - Schwefel und Schwefelsäure
    - jahrelange Abführmittel
    - Aderlässe (1) - dabei wird Blut in Strömen vergossen
    - Blutegel
    - Fontanellen
    - Haarseile usw.

Davon wird die Lebenskraft geschwächt oder immer mehr (durch den Missbrauch jedes Mittels auf eigene Weise) abnormal verstimmt - sofern sie nicht überhaupt unterliegt.

Damit das Leben dagegen (feindseligen und zerstörenden Angriffe) aufrechterhalten werden kann, muss die Lebenskraft den Organismus umändern.

§ 74 (Fortsetzung)

… ohne den mindesten Verlust an Säften und Kräften. Großer Blutverlust dieser Art ist auf die übrige Lebensdauer offenbar unersetzlich, indem die zur Blutbereitung vom Schöpfer bestimmten Organe dadurch so wesentlich geschwächt werden, daß sie zwar Blut in gleicher Menge, aber nie wieder in gleicher Güte zuzubereiten vermögen. Und wie unmöglich ist es, daß die eingebildete Plethora, die man durch gehäufte Aderlässe abzuzapfen verordnet, sich in so großer Geschwindigkeit erzeugt haben könnte, da doch der Puls des jetzt so heißen Kranken, noch vor einer Stunde (vor dem Fieber-Schauder) so ruhig ging? Kein Mensch, kein Kranker hat je zu viel Blut (*), oder zu viel Kräfte; vielmehr fehlt es jedem Kranken an Kräften, denn sonst hätte sein Lebensprincip die Entstehung der Krankheit abgewehrt. Also dem ohnehin schwachen Kranken, durch Vergießung seines Blutes noch eine größere, die ärgste Schwächung zu verursachen, die sich nur denken läßt, ohne seine Krankheit, die stets nur dynamisch ist und nur durch dynamische Potenzen gehoben werden kann, hinweg zu nehmen, ist so unsinnig als grausam, ist eine bloß mörderische Mißhandlung auf eine aus der Luft gegriffene Theorie gegründet.
(2) Unterliegt endlich der Kranke, so pflegt der Vollbringer einer solchen Cur bei der Leichenöffnung diese innern organischen Verunstaltungen, die seiner Unkunst die Entstehung verdanken, recht schlau, als ursprüngliches unheilbares Uebel den trostlosen Angehörigen vorzuzeigen; m. s. mein Buch: die Allöopathie, ein Wort der Warnung an Kranke jeder Art. Leipz. bei Baumgärtner. Die anatomischen Pathologien mit Abbildungen, täuschenden Andenkens, enthalten die Produkte solcher jämmerlichen Verpfuschungen. Die, ohne solche Verpfuschung durch schädliche Mittel, an natürlichen Krankheiten verstorbnen Landleute und städtischen Armen, pflegt die pathologische Anatomie nicht zu öffnen. Und doch würde man nie in ihren Leichen solche Verderbnisse und Verunstaltungen finden. Hieraus kann man die Beweiß-Kraft jener schönen Abbildungen und die Redlichkeit dieser Herren Bücher-Schreiber beurtheilen.

(*) Anm. Der einzig mögliche Fall von einer Plethora, ereignet sich beim gesunden Weibe, einige Tage vor ihrer mondlichen Periode, wo dieselbe eine gewisse Fülle in ihrer Bärmutter und in ihren Brüsten spürt, ohne alle Entzündung.

Dies erfolgt dadurch, dass die Lebenskraft
- Teilen die Erregbarkeit oder die Empfindung
  - nimmt oder
  - übermäßig erhöht,
- Teile erweitert oder zusammenzieht,
- Teile erschlafft, verhärtet oder sogar vernichtet
- und ab und zu im Inneren und Äußeren organische Fehler (2) anbringt - d. h. den Körper im Inneren und Äußeren verkrüppelt.

Dadurch verschafft sie dem Organismus Schutz
- vor völliger Zerstörung des Lebens und
- gegen die immer fortdauernden Angriffe solcher ruinierender Potenzen.

Chronische Krankheiten			
1. durch **dynamische Ansteckung** durch ein chronisches Miasma	2. durch **allopathische Behandlung** künstlich hervorgebracht	**3. durch langen Gebrauch**/Missbrauch **heroischer Arzneien** in **großen Gaben**	Uneigentliche Krankheit § 77

(1) Die zweckwidrigste allopathische Methode (und seit vielen Jahren über die ganze Erde verbreitet) ist die broussaische **Schwächungsbehandlung** durch Blutvergießen und Hunger-Diäten. Kein vernünftiger Mensch denkt dabei an etwas Ärztliches oder arzneilich Helfendes.
Wirkliche Arznei hingegen (selbst wenn sie blindlings dem Kranken gegeben wurde) bessert ab und zu einen Krankheitsfall, weil es zufällig eine homöopathische Arznei war.
Vom **Blutvergießen** kann der gesunde Menschenverstand aber nur eine Verminderung und Verkürzung des Lebens erwarten. Es ist eine völlig grundlose Annahme (Fiktion), dass alle Krankheiten aus örtlichen Entzündungen bestehen. Sogar für richtige örtliche Entzündungen kann schnelle Heilung mit Arzneien erreicht werden, welche die Gereiztheit der Arterien (die der Entzündung zugrunde liegt) dynamisch wegnehmen. Und dies ohne den kleinsten Verlust an Säften und Kräften.

Die örtlichen Blutentziehungen erhöhen dagegen (an der krankhaften Stelle) **die Neigung zu wiederholten Entzündungen dieser Teile**. Ebenso ist es bei entzündlichen Fiebern normalerweise unzweckmäßig – ja sogar mörderisch – viel Blut aus den Venen abzuzapfen. Denn die angemessene Arznei vertreibt die Gereiztheit der Arterien (die das vorher so ruhige Blut jagt) mit der ursächlichen Krankheit oft in wenigen Stunden weg - ohne den geringsten Verlust an Säften und Kräften. Großer Blutverlust ist scheinbar für den Rest des Lebens unersetzlich. Die Organe, welche das Blut herstellen, werden dadurch so geschwächt, dass sie zwar Blut in gleicher Menge, aber nicht mehr wieder in gleicher Güte herstellen können. Es ist unmöglich, dass sich die eingebildete Plethora („Überfüllung") – die verordnet wurde mit Aderlässe abzuzapfen - so schnell entwickelt habe, weil doch der Puls (des jetzt so heißen Kranken) noch vor einer Stunde (vor dem Fieber-Schauder) ganz normal war.

Kein Mensch und auch kein kranker Mensch hat jemals zu viel Blut (*) oder zu viele Kräfte. Das Gegenteil ist der Fall - jedem Kranken fehlt es an Kräften. Denn sonst hätte seine Lebenskraft die Krankheitsentstehung abgewehrt.

Der schon schwache Kranke erhält durch das Blutvergießen eine noch größere Schwächung - nämlich die ärgste Schwächung, die sich nur denken lässt. Seine nur dynamische Krankheit kann dadurch nicht weggenommen werden, sondern nur durch dynamische Potenzen entfernt werden. Das Blutvergießen ist ebenso unsinnig wie grausam. Es ist eine mörderische Misshandlung aufgrund einer Theorie, welche aus der Luft gegriffen ist.

(*) Der **einzig mögliche Fall einer Plethora** ist bei gesunden Frauen einige Tage vor ihrer monatlichen Periode. Da fühlt sie eine gewisse Fülle in der Gebärmutter und den Brüsten - aber ohne jede Entzündung.

(2) Stirbt der Kranke, so ist es oft so, dass der gewöhnliche Arzt den trostlosen Angehörigen **bei der Leichenöffnung diese inneren organischen Verunstaltungen** (die seiner Unkunst zu verdanken sind) **als ursprüngliches Übel vorführt** (siehe auch mein Buch „die Allopathie, ein Wort der Warnung an Kranke jeder Art", Leipzig, bei Baumgärtner). Die anatomische Pathologie zeigt in Abbildungen diese Produkte solch jämmerlicher Verpfuschungen.
Landbewohner und städtische Arme - die ohne Verpfuschungen (durch schädliche Mittel) an natürlichen Krankheiten gestorben sind - werden von der anatomischen Pathologie allerdings nicht geöffnet. In ihren Leichen würde man keine solchen Schäden und Verunstaltungen finden. Daran kann jeder beurteilen, welche Beweiskraft die schönen Abbildungen und die Redlichkeit dieser Autoren hat.

§ 75 (Missbehandelte chronische Krankheiten - unheilbar)

§ 75

Diese, durch die allöopathische Unheilkunst, (am schlimmsten in den neueren Zeiten) hervorgebrachten Verhunzungen des menschlichen Befindens, sind unter allen chronischen Krankheiten die traurigsten, die unheilbarsten und ich bedauere, daß, wenn sie zu einiger Höhe getrieben worden sind, wohl nie Heilmittel für sie scheinen erfunden oder erdacht werden zu können.

Diese durch die allopathische Unheilkunst (am meisten in neuerer Zeit) **hervorgebrachten Verhunzungen** des menschlichen Befindens sind unter allen chronischen Krankheiten

- die traurigsten,
- die unheilbarsten,
- und wenn sie zu einiger Höhe getrieben worden sind, wird es wahrscheinlich nie Heilmittel für sie geben.

Chronische Krankheiten

1. durch **dynamische Ansteckung** durch ein chronisches Miasma
2. durch **allopathische Behandlung** künstlich hervorgebracht
3. **Durch langen Gebrauch**/Miss-brauch **heroischer Arzneien** in **großen Gaben**

⇓

Wenn sie ein gewisses Ausmaß erreicht haben, sind sie oft unheilbar

§ 76 (Iatrogene Schädigungen - keine Hilfe)

§ 76
Nur gegen natürliche Krankheiten hat uns der Allgütige Hülfe durch die Homöopathik geschenkt - aber jene, durch falsche Kunst schonungslos erzwungenen, oft jahrelangen Schwächungen (durch Blut-Verschwenden, Abmergelung durch Haarseile und Fontanelle) so wie die Verhunzungen und Verkrüppelungen des menschlichen Organisms im Innern und Aeußern durch schädliche Arzneien und zweckwidrige Behandlungen, müßte (bei übrigens zweckmäßiger Hülfe, gegen ein vielleicht noch im Hintergrunde liegendes, chronisches Miasm) die Lebenskraft selbst wieder zurücknehmen, wenn sie nicht schon zu sehr durch solche Unthaten geschwächt worden und mehrere Jahre auf dieses ungeheure Geschäft ungestört verwenden könnte. Eine menschliche Heilkunst, zur Normalisirung jener unzähligen, von der allöopathischen Unheilkunst so oft angerichteten Innormalitäten, giebt es nicht und kann es nicht geben.

Nur gegen natürliche Krankheiten hat uns Gott eine **Hilfe durch die Homöopathie** geschenkt.

Keine Hilfe gibt es
- gegen die oft **jahrelangen Schwächungen**, welche durch falsche Kunst hervorgebracht (erzwungen) werden, wie z. B. durch
  - Blut-Verschwenden und
  - Auszehrungen mit Haarseilen und Fontanellen,
- auch nicht gegen die **Verhunzungen** (verderben, verpfuschen) und Verkrüppelungen des menschlichen Organismus (im Inneren und Äußeren) durch schädliche Arzneien und zweckwidrige Behandlungen.

Diese Schädigungen müsste (bei zweckmäßiger Hilfe gegen ein möglicherweise im Hintergrund liegendes chronisches Miasma)
- **die Lebenskraft selbst wieder zurücknehmen**, aber sie ist zu sehr durch solche Untaten schon geschwächt worden.
- Außerdem müsste die Lebenskraft mehrere Jahre für diese große Aufgabe ungestört wirken können.

Eine menschliche Heilkunst zur Normalisierung dieser unzähligen Anormalitäten, welche von der allopathischen Unheilkunst so oft angerichtet werden, gibt es nicht und wird es nie geben.

⇨ Gegen die vielen iatrogenen (durch ärztliche Behandlung) Schädigungen gibt es keine menschliche Hilfe.

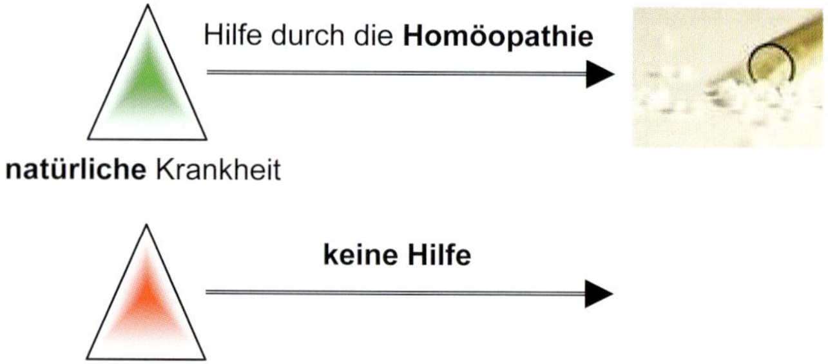

Iatrogene Schädigungen
Schwächungen durch falsche Kunst (Aderlass, Fontanellen, ...)
Verhunzungen durch schädliche Arzneien
Verhunzungen durch zweckwidrige Behandlungen

§ 77 (Uneigentliche Krankheiten)

§ 77
Uneigentlich werden diejenigen Krankheiten chronische benannt, welche Menschen erleiden, die sich fortwährend vermeidbaren Schädlichkeiten aussetzen, gewöhnlich schädliche Getränke oder Nahrungsmittel genießen, sich Ausschweifungen mancher Art hingeben, welche die Gesundheit untergraben, zum Leben nöthige Bedürfnisse anhaltend entbehren, in ungesunden, vorzüglich sumpfigen Gegenden sich aufhalten, nur in Kellern, feuchten Werkstätten oder andern verschlossenen Wohnungen hausen, Mangel an Bewegung oder freier Luft leiden, sich durch übermäßige Körper- oder Geistes-Anstrengungen um ihre Gesundheit bringen, in stetem Verdrusse leben, u.s.w. Diese sich selbst zugezogenen Ungesundheiten vergehen, (wenn nicht sonst ein chronisches Miasm im Körper liegt) bei gebesserter Lebensweise von selbst und können den Namen chronischer Krankheiten nicht führen.

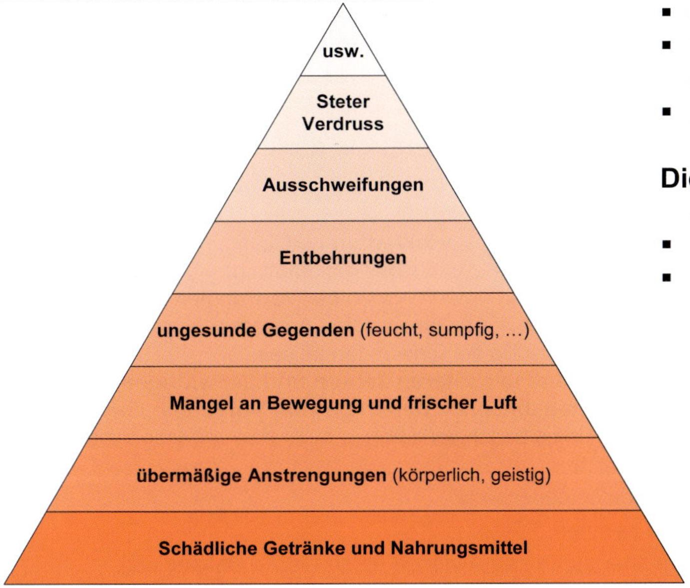

Krankheiten durch vermeidbare Schädlichkeiten = **uneigentliche Krankheiten**
(sind keine chronischen Krankheiten)

Jene Krankheiten, die Menschen erleiden, welche sich dauerhaft (fortwährend) **vermeidbaren Schädlichkeiten aussetzen**, sollten nicht zu den chronischen Krankheiten gezählt werden.

Beispiele:

- schädliche Getränke oder Nahrungsmittel konsumieren,
- Ausschweifungen diverser Art, welche die Gesundheit untergraben,
- laufende Entbehrung zum Leben erforderlicher Bedürfnisse,
- sich in ungesunden Gegenden aufhalten (vor allem in sumpfigen),
- in Kellern, feuchten Werkstätten oder anderen verschlossenen Wohnungen wohnen,
- unter Mangel an Bewegung und frischer Luft leiden,
- sich durch übermäßige körperliche oder geistige Anstrengungen um ihre Gesundheit bringen,
- in stetigem Verdruss leben usw.

Diese (selbst erzeugten) **Krankheiten** (Ungesundheiten) **vergehen** - sofern kein chronisches Miasma im Körper vorliegt -

- **bei besserer Lebensweise von selbst**
- und sind keine chronischen Krankheiten.

§ 78 (Echte chronische Krankheiten)

§ 78

Die wahren natürlichen, chronischen Krankheiten sind die, von einem chronischen Miasm entstandenen, welche, sich selbst überlassen und ohne Gebrauch gegen sie specifischer Heilmittel, immerdar zunehmen und selbst bei dem besten, geistig und körperlich diätetischen Verhalten, dennoch steigen und den Menschen mit immerdar erhöhenden Leiden bis ans Ende des Lebens quälen. Außer jenen, durch ärztliche Mißhandlung (§. 74.) erzeugten, sind diese die allerzahlreichsten und größten Peiniger des Menschengeschlechts, indem die robusteste Körper-Anlage, die geordnetste Lebensweise und die thätigste Energie der Lebenskraft, sie zu vertilgen außer Stande sind (1) **.**

(1) In den blühendsten Jünglings-Jahren und beim Anfange geregelter Menstruation, gepaart mit einer für Geist, Herz und Körper wohlthätigen Lebensweise bleiben sie oft mehrere Jahre unkenntlich; die davon Ergriffenen scheinen dann in den Augen ihrer Anverwandten und Bekannten, als wären sie völlig gesund und als wäre die, ihnen durch Ansteckung oder Erbschaft eingeprägte Krankheit völlig verschwunden; sie kömmt aber, in spätern Jahren, bei widrigen Ereignissen und Verhältnissen im Leben, unausbleiblich aufs Neue zum Vorschein, und nimmt um desto schneller zu, gewinnt einen desto beschwerlichern Charakter, je mehr das Lebensprincip durch schwächende Leidenschaften, Gram und Kummer, vorzüglich aber durch zweckwidrige, medicinische Behandlung zerrüttet worden war.

Echte (wahre) **natürliche chronische Krankheiten**
Entstehung: durch ein **chronisches Miasma**
Verlauf: sich selbst überlassen **nehmen sie immer mehr zu** … bis ans Lebensende
Vertilgung ist nicht möglich, auch nicht durch: • diätetisches Verhalten • robuste Körperanlage • geordnete Lebensweise • sehr aktive Lebenskraft

Die echten natürlichen chronischen Krankheiten sind durch ein chronisches Miasma entstanden.

- Werden sie sich selbst überlassen - und ohne die Anwendung eines spezifischen Heilmittels -, nehmen sie immer mehr zu.
- Sie nehmen sogar zu beim besten (geistigen und körperlichen) diätetischen Verhalten
- und quälen den Menschen mit immer höherem Leiden bis an das Ende seines Lebens.
- Sie sind sie größten und zahlreichsten Peiniger des Menschen - außer jenen, welche durch ärztliche Misshandlungen erzeugt wurden (§ 74).
- Diese echten natürlichen Krankheiten können auch nicht vertilgt werden durch:
  - die robusteste Körperanlage,
  - die geordnetste Lebensweise
  - und die aktivste (tätigste) Energie der Lebenskraft.

(1) **In jugendlichen Jahren** (blühendste Jünglingsjahre und Beginn der geregelten Menstruation) **gepaart mit einer vorteilhaften** (wohltätigen) **Lebensweise bleiben sie oft mehrere Jahre unsichtbar** (unkenntlich).
Die Betroffenen scheinen dann (in den Augen der Verwandten und Bekannten) völlig gesund und die Krankheit (die ihnen durch Ansteckung oder Erbschaft eingeprägt wurde) scheint völlig verschwunden zu sein.
Die Krankheit kommt aber in späteren Jahren und bei widrigen Ereignissen oder Verhältnissen unausbleiblich neuerlich zum Vorschein. Sie nimmt umso schneller zu und wird umso beschwerlicher, je mehr das Lebensprinzip geschwächt (zerrüttet) wurde, durch

- schwächende Leidenschaften,
- Gram und Kummer,
- vor allem aber durch zweckwidrige medizinische Behandlung.

Übersicht Organon

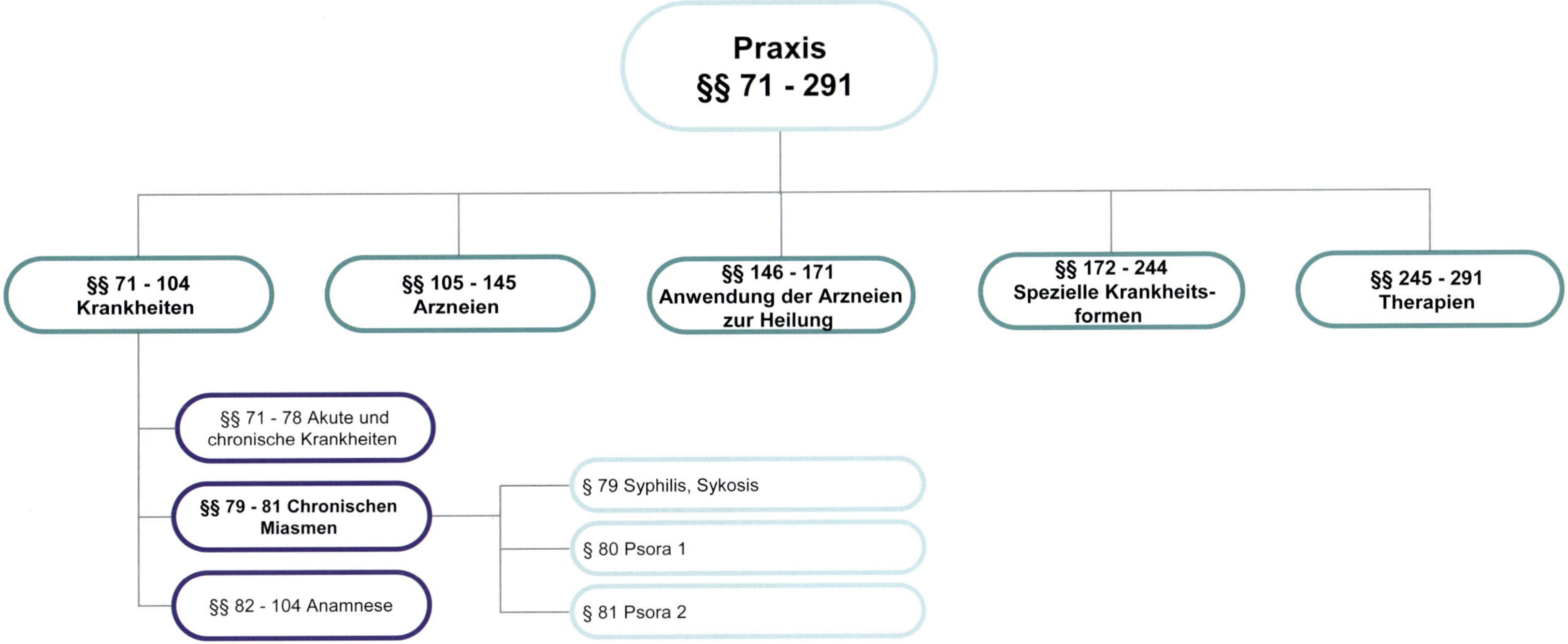

§ 79 (Syphilis, Sykosis)

§ 79
Man kannte bisher nur die Syphilis einigermaßen als eine solche chronisch-miasmatische Krankheit, welche ungeheilt nur mit dem Ende des Lebens erlischt. Die, ungeheilt, gleichfalls von der Lebenskraft unvertilgbare Sykosis (Feigwarzenkrankheit) erkannte man nicht als eine innere chronisch miasmatische Krankheit eigner Art, wie sie doch unstreitig ist und glaubte sie durch Zerstörung der Auswüchse auf der Haut geheilt zu haben, ohne das fortwährende, von ihr zurückbleibende Siechthum zu beachten.

- Bisher erkannte man nur (unvollkommen, einigermaßen) die **Syphilis** als eine **chronisch miasmatische Krankheit**, welche ungeheilt nur mit dem Lebensende erlischt.
- Die **Sykosis** (Feigwarzenkrankheit) kann aber ebenso nicht von der Lebenskraft vertilgt werden. Man erkannte sie aber nicht als eine innere **chronische miasmatische Krankheit von eigener Art**. Doch dies ist sie.
  - Man glaubte, sie durch Zerstörung der Auswüchse auf der Haut heilen zu können.
  - Aber auch nach der äußerlichen Entfernung bleibt eine fortdauernde Krankheit (Siechtum) zurück – dies beachtete man aber nicht.

Chronisch miasmatische Krankheiten

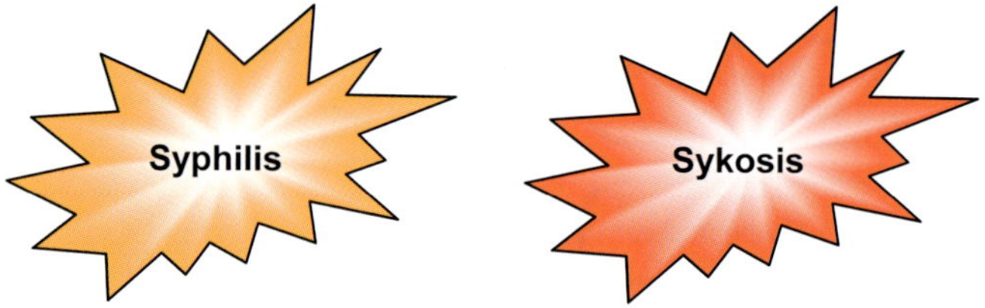

bisher bekannt **neu erkannt**

§ 80 (Psora 1)

§ 80
Unermeßlich ausgebreiteter, folglich weit bedeutender, als genannte beide, ist das chronische Miasm der Psora, bei welcher, (während jene beiden, die eine durch den venerischen Schanker, die andere durch die blumenkohl-artigen Auswüchse ihr specifisches inneres Siechthum bezeichnen) sich das innere, ungeheure, chronische Miasm ebenfalls erst nach vollendeter innerer Infection des ganzen Organisms durch den eigenartigen, zuweilen nur in einigen wenigen Blüthchen bestehenden Haut-Ausschlag mit unerträglich kitzelnd wohllüstigem Jücken und specifischem Geruche beurkundet - die Psora, jene wahre Grund-Ursache und Erzeugerin fast aller übrigen, häufigen, ja unzähligen Krankheits-Formen (1)**, welche unter den Namen von Nerven-Schwäche, Hysterie, Hypochondrie, Manie, Melancholie, Blödsinn, Raserei, Fallsucht und Krämpfen aller Art, von Knochen-Erweichung (*Rhachitis*), Skrophel, Skoliosis und Kyphosis, Knochenfäule, Krebs, Blutschwamm, Afterorganisationen, Gicht, Hämorrhoiden, Gelb- und Blausucht, Wassersucht, Amenorrhöe und Blutsturz aus Magen, Nase, Lungen, aus der Harnblase, oder der Bärmutter, von Asthma und Lungenvereiterung, von Impotenz und Unfruchtbarkeit, von Migräne, Taubheit, grauem und schwarzem Staar, Nierenstein, Lähmungen, Sinnen-Mängeln und Schmerzen tausenderlei Art u.s.w., in den Pathologien als eigne, abgeschlossene Krankheiten figuriren.**

(1) Zwölf Jahre brachte ich darüber zu, um die Quelle jener unglaublich zahlreichen Menge langwieriger Leiden aufzufinden, diese der ganzen Vor- und Mitwelt unbekannt gebliebene, große Wahrheit zu erforschen, zur Gewißheit zu bringen und zugleich die vorzüglichsten (antipsorischen) Heilmittel zu entdecken, welche diesem tausendköpfigen Ungeheuer von Krankheit in seinen so sehr verschiedenen Aeußerungen und Formen zumeist gewachsen wären.
Ich habe meine Erfahrungen hierüber in dem Buche: Die chronischen Krankheiten (4 Thle. Dresd. b. Arnold 1828. 1830 und, zweite Ausgabe in 5 Bänden, bei Schaub) vorgelegt. - Ehe ich mit dieser Kenntniß im Reinen war, konnte ich die sämmtlichen chronischen Krankheiten nur als abgesonderte, einzelne Individuen behandeln lehren, mit den nach ihrer reinen Wirkung an gesunden Menschen bis dahin geprüften Arzneisubstanzen, so daß jeder Fall langwieriger Krankheit nach der an ihm anzutreffenden Symptomen-Gruppe, gleich als eine eigenartige Krankheit von meinen Schülern behandelt und oft so weit geheilt ward, daß die kranke Menschheit über den, schon so weit gediehenen Hülfs-Reichthum der neuen Heilkunst frohlocken konnte. Um wie viel zufriedner kann sie nun sein, daß sie dem gewünschten Ziele um so näher kommt, indem ihr die nun hinzu gefundenen, für die aus Psora hervorkeimenden, chronischen Leiden noch weit specifischern homöopathischen Heilmittel und die specielle Lehre sie zu bereiten und anzuwenden, ...

Das chronische Miasma der Psora ist aber sehr viel (unermesslich) **verbreiteter** und daher wesentlich bedeutender als Syphilis und Sykosis.

- Das innere Siechtum der **Syphilis** wird durch den venerischen Schanker deutlich.
- Das innere Siechtum der **Sykosis** wird durch die blumenkohlartigen Auswüchse sichtbar.
- Das innere chronische Miasma der **Psora** zeigt sich ebenfalls erst nach vollendeter innerer Infektion durch einen eigenartigen Hautausschlag. Dieser Hautausschlag besteht manchmal nur aus einigen wenigen Blütchen mit unerträglich kitzelndem, wollüstigem Jucken und eigenem (spezifischem) Geruch.

Die Psora ist die wahre Grundursache und Erzeugerin fast aller übrigen häufigen Krankheitsformen (1). In den Pathologien treten diese als eigene abgeschlossene Krankheiten unter folgenden Namen auf:

- Nervenschwäche, Hysterie, Hypochondrie, Manie, Melancholie, Blödsinn, Raserei
- Fallsucht und Krämpfe aller Art
- Knochenerweichungen (Rachitis), Skrofel (geschwollene Drüse; Infiltrat der Hauttuberkulose), Skoliose (seitliche Krümmung) und Kyphose (rückwärts gerichtete Krümmung); Knochenfäule (Osteonekrose)
- Krebs
- Blutschwamm
- Afterorganisationen
- Gicht
- Hämorrhoiden
- Gelb- und Blausucht, Wassersucht
- Amenorrhö

§ 80 (Fortsetzung)

... mitgetheilt worden, unter denen nun der ächte Arzt diejenigen wählt, deren Arznei-Symptome der zu heilenden, chronischen Krankheit am meisten homöopathisch entsprechen, und so fast durchgängig vollständige Heilungen bewirken.

- Blutsturz aus Magen, Nase, Lungen, Harnblase oder Gebärmutter
- Asthma und Lungenvereiterung
- Impotenz und Unfruchtbarkeit
- Migräne
- Taubheit; grauer und schwarzer Star
- Nierenstein
- Lähmungen
- Sinnesmängel
- und Schmerzen vielfacher Art usw.

PSORA	SYKOSIS	SYPHILIS
Krätzbläschen	**Feigwarzen**	**Schanker**
▪ feine frieselartige sich **vergrößernde Krätzpusteln** (Bläschen) ▪ mit einem **wollüstig kitzelnden** (unerträglich angenehmen) **Jucken** 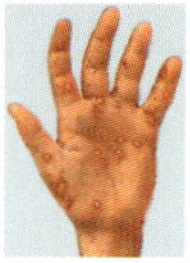	▪ **hahnenkammartig** oder ▪ **blumenkohlartig** 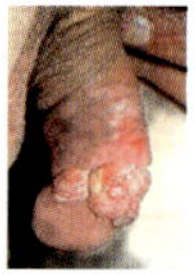	▪ der Schanker kommt **zuerst als kleines Bläschen** zum Vorschein, ▪ welches dann zu einem **unreinen Geschwür** mit erhabenen Rändern und **stechenden Schmerzen** aufblüht
▪ das Jucken **zwingt zum Reiben und Aufkratzen** der Krätzbläschen	▪ selten trocken und warzenartig ▪ öfters **weich und schwammig**	▪ Schoßbeule = Leistenlymphknoten
▪ nach dem Kratzen entsteht ein **lang dauerndes Brennen**	▪ **Geruch** der Absonderungen ist **süßlich oder wie Heringslake**	
▪ die Krätzbläschen sind **anfangs durchsichtig** und füllen sich dann schnell mit **Eiter** und ▪ rundherum ist ein **schmaler roter Rand**		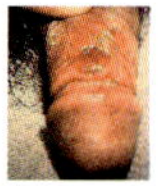

§ 80 (Fortsetzung)

(1) **12 Jahre verbrachte ich damit, die Quelle dieser zahlreichen langwierigen Leiden zu finden**, zu erforschen und zur Gewissheit zu machen. Diese Wahrheit, welche der ganzen Vor- und Mitwelt unbekannt blieb.
Zugleich entdeckte ich die besten antipsorischen Heilmittel, die diesem **1000-köpfigen Ungeheuer** (von Krankheit) in sehr vielen Formen gewachsen sind.
Die Erfahrungen dazu habe ich in meinem Buch **Die chronischen Krankheiten** (4 Teile. Dresden, bei Arnold, 1828, 1830 und 2. Ausgabe in 5 Bänden bei Schaub) herausgebracht.

Bevor ich diese Kenntnis erlangte, konnte ich (lehren) sämtliche chronische Krankheiten nur als gesonderte, einzelne Individuen mit den Arzneien behandeln, die (aufgrund ihrer reinen Wirkung an gesunden Menschen) bisher geprüft waren. So wurde jede langwierige Krankheit von meinen Schülern nach der Symptomengruppe (die an ihm anzutreffen war) wie eine eigene Krankheit behandelt. Dabei wurde so weit geheilt, dass der Kranke sich über die Hilfe der neuen Heilmethode freuen konnte.
Nun kann die Menschheit noch zufriedener sein, weil man dem Ziel noch näher gekommen ist. Es sind jetzt auch die homöopathischen Heilmittel gefunden, die den aus der Psora hervorkommenden chronischen Leiden noch viel spezifischer entsprechen. Ebenso die spezielle Lehre, wie diese Heilmittel zuzubereiten und anzuwenden sind.

Unter diesen Heilmitteln wählt der echte Arzt diejenigen aus, deren Arzneisymptome der zu heilenden chronischen Krankheit am meisten homöopathisch entsprechen. Dadurch wird fast durchgängig eine vollständige Heilung bewirkt.

§ 81 (Psora 2)

§ 81 **bisher bekannt**

Es wird dadurch, daß dieser uralte Ansteckungszunder nach und nach, in einigen hundert Generationen, durch viele Millionen menschlicher Organismen ging und so zu einer unglaublicben Ausbildung gelangte, einigermaßen begreiflich, wie er sich nun in so unzähligen Krankheits-Formen bei dem großen Menschen-Geschlechte entfalten konnte, vorzüglich wenn wir uns der Betrachtung überlassen, welche Menge von Umständen (1) zur Bildung dieser großen Verschiedenheit chronischer Krankheiten (secundärer Symptome der Psora) beizutragen pflegen, auch außer der unbeschreiblichen Mannigfaltigkeit der Menschen in ihren angebornen Körper-Constitutionen, welche schon für sich so unendlich von einander abweichen, daß es kein Wunder ist, wenn auf so verschiedene, vom psorischen Miasm durchdrungene Organismen, so viele verschiedene, oft dauernd, von innen und außen einwirkende Schädlichkeiten auch unzählbar verschiedene Mängel, Verderbnisse, Verstimmungen und Leiden hervorbringen, welche unter einer Menge eigner Namen fälschlich als für sich bestehende Krankheiten bisher in der alten Pathologie (2) aufgeführt wurden.

(1) Einige dieser, die Ausbildung der Psora zu chronischen Uebeln modificirenden Ursachen, liegen offenbar theils im Clima und der besondern, natürlichen Beschaffenheit des Wohnorts, theils in der so abweichenden Erziehung des Körpers und Geistes der Jugend, der vernachlässigten, verschrobenen, oder überfeinerten Ausbildung beider, dem Mißbrauche derselben im Berufe oder den Lebens-Verhältnissen, der diätetischen Lebensart, den Leidenschaften der Menschen, ihren Sitten, Gebräuchen und Gewohnheiten mancher Art.

(2) Wie viel giebt es darin nicht mißbräuchliche, vieldeutige Namen, unter deren jedem man höchstverschiedene, oft nur in einem einzigen Symptome sich ähnelnde Krankheitszustände begreift, wie: **kaltes Fieber, Gelbsucht, Wassersucht, Schwindsucht, Leucorrhöe, Hämorrhoiden, Rheumatism, Schlagfluß, Krämpfe, Hysterie, Hypochondrie, Melancholie, Manie, Bräune, Lähmung u.s.w.**, die man für sich gleichbleibende festständige Krankheiten ausgiebt und des Namens wegen, nach dem eingeführten, gewöhnlichen Leisten behandelt! Wie könnte man mit einem solchen Namen eine gleichartige, arzneiliche Behandlung rechtfertigen? Und soll die Cur nicht immer dieselbe sein, wozu dann der, gleiche Cur voraussetzende irre leitende, identische Name? „Nihil sane in artem medicam pestiferum magis unquam irrepsit malum, quam generalia quaedam nomina morbis imponere iisque aptare velle generalem quandam medicinam," spricht der so einsichtsvolle, als seines zarten Gewissens wegen verehrungswerthe Huxham (Op. phys. med. Tom. I.). Und eben so beklagt sich Fritze (Annalen I. S. 80.) „daß man wesentlich verschiedene Krankheiten mit Einem Namen benenne." Selbst jene akuten Volkskrankheiten, …

Dieser **uralte Ansteckungszunder der Psora** kam (ging) in hunderten von Generationen durch viele Millionen menschliche Organismen und gelangte so zu einer unglaublichen Ausbildung.

- Dadurch wird fassbar (begreiflich), wie er sich in so unzähligen Krankheitsformen entwickeln konnte.
- Besonders wenn man berücksichtigt, wie viele Umstände (1) zur Bildung dieser großen Verschiedenheit der chronischen Krankheiten (sekundären Symptome der Psora) beitragen.
- Allein schon die angeborenen Körperkonstitutionen (die bereits für sich unendlich voneinander abweichen) sind von einer unbeschreibbaren Vielfältigkeit.
- Daher ist es nicht verwunderlich, wenn so viele verschiedene Schädlichkeiten (die von innen und außen oft dauernd auf das vom psorischen Miasma durchdrungenen Organismus einwirken) auch unzählbar verschiedene Schäden und Leiden (Mängel, Verstimmungen) hervorbringen.
  Letztere (Schäden, Leiden, Mängel, Verstimmungen) werden fälschlicherweise in der alten Pathologie (2) unter vielen eigenen Namen als für sich bestehende Krankheiten aufgeführt.

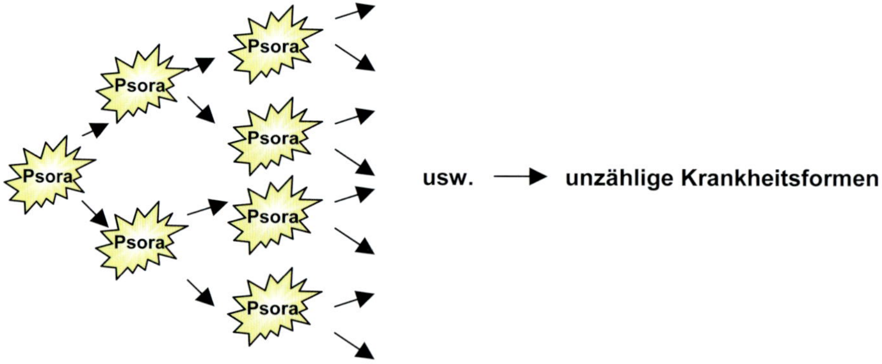

… welche sich wohl **bei jeder einzelnen Epidemie** durch einen eignen, uns unbekannt bleibenden Ansteckungsstoff fortpflanzen mögen, werden in der alten Arzneischule, als wären sie stets gleichartig wiederkehrende, schon bekannte, festständige Krankheiten, mit speciellen Namen, wie: Typhus- **Spital-**, oder **Kerker-**, **Lager-**, **Faul-**, typhöse **Nerven-**, oder **Schleim-Fieber** u.s.w., belegt, obgleich jede Epidemie solcher herumgehenden Fieber, sich jedesmal als eine andere, **neue**, nie ganz so dagewesene Krankheit auszeichnet, sehr abweichend in ihrem Verlaufe sowohl, als in mehreren der auffallendsten Symptome und ihrem ganzen jedesmaligen Verhalten. Jede ist allen vorhergegangenen, so oder so benannten Epidemien dergestalt unähnlich, daß man alle logische Genauigkeit in Begriffen verläugnen müßte, wenn man diesen, unter einander selbst so sehr abweichenden Seuchen, einen jener, in den Pathologien eingeführten Namen geben und sie dieser mißbräuchlichen Benennung gemäß, arzneilich überein behandeln wollte. Dieß sah bloß der redliche Sydenham ein, da er (Oper. Cap. 2. de morb. epid. S. 43.) darauf dringt, keine epidemische Krankheit für eine schon da gewesene zu halten und sie nach Art einer andern ärztlich zu behandeln, da sie doch alle, so viel ihrer nach und nach erschienen, von einander verschieden wären: animum admiratione percellit, quam discolor et sui plane dissimilis morborum epidemicorum facies; quae tam aperta horum morborum diversitas tum propriis ac sibi peculiaribus symptomatis tum etiam medendi ratione, quam hi ab illis disparem sibi vindicant, satis illucescit. Ex quibus constat, morbos epidemicos, utut externa quatantenus specie et symptomalis aliquot utrisque pariter convenire paullo incautioribus videantur, re tamen ipsa, si bene adverteris animum, alienac esse admodum indolis et distare ut aera lupinis.

Aus Allem diesen erhellet, daß diese nutzlosen und mißbräuchlichen Krankheitsnamen, keinen Einfluß auf die Curart eines ächten Heilkünstlers haben dürfen, welcher weiß, daß er die Krankheiten nicht nach der Namens-Aehnlichkeit eines einzelnen Symptoms, sondern nach dem ganzen Inbegriffe aller Zeichen des individuellen Zustandes, jedes einzelnen Kranken zu beurtheilen und zu heilen habe, dessen Leiden genau auszuspähen er die Pflicht hat, sie aber nie bloß hypothetisch voraussetzen darf.

Glaubt man aber dennoch zuweilen gewisser Krankheitsnamen zu bedürfen, um, wenn von einem Kranken die Rede ist, sich dem Volke in der Kürze verständlich zu machen, so bediene man sich derselben nur als Collectivnamen, und sage z. B.: der Kranke hat eine Art Veitstanz, eine Art von Wassersucht, eine Art von Nervenfieber, eine Art kalten Fiebers, nie aber (damit endlich einmal die Täuschung mit diesen Namen aufhöre): er hat den Veitstanz, das Nervenfieber, die Wassersucht, das kalte Fieber, da es doch gewiß keine festständigen, sich gleichbleibenden Krankheiten dieser und ähnlicher Namen giebt.

(1) Einige dieser Ursachen (**Umstände**), welche die **Ausbildung der Psora zu chronischen Übeln abändern** (modifizieren), liegen

- teilweise im Klima und der besonderen Beschaffenheit des Wohnortes,
- teilweise in der abweichenden Erziehung des Körpers und Geistes der Jugend – in der vernachlässigten, verschobenen (schrulligen) oder überfeinen Ausbildung davon,
- im Beruf oder den Lebensverhältnissen,
- ihrem Missbrauch der diätetischen Lebensweise,
- den Leidenschaften der Menschen, ihrer Sitten, Gebräuche und Gewohnheiten.

(2) In der **alten Pathologie** gibt es sehr viele **missbräuchliche Namen,** unter denen man **verschiedenartigste Krankheitszustände** beschreibt, die **oft nur in einem einzigen Symptom ähnlich sind**.
Beispiele: **kaltes Fieber, Gelbsucht, Wassersucht, Schwindsucht, Leukorrhöe, Hämorrhoiden, Rheumatismus, Schlagfuß** (Apoplex), **Krämpfe, Hysterie, Hypochondrie, Melancholie, Manie, Bräune** (Halsbräune, Hautbräune), **Lähmung** usw.
Man tut, als ob sie gleich bleibende feststehende Krankheiten wären und behandelt entsprechend nach ihrem Namen und nach einem bestimmten Muster! Wegen eines solchen Namens kann man eine gleichartige Behandlung aber nicht rechtfertigen. Soll die Behandlung nicht immer die gleiche sein, wozu dann der irreführende identische Name, welcher eine gleiche Behandlung voraussetzt?

Es hat in der Medizin **niemals ein schlimmeres Übel** gegeben, als **Krankheiten mit allgemeinen Namen zu belegen** und diesen dann irgendwelche Arzneien zuzuordnen (lt. Huxham und Fritze).

Selbst die **akuten Volkskrankheiten** - die sich bei jeder Epidemie durch einen eigenen (uns unbekannten) Ansteckungsstoff fortpflanzen – werden mit speziellen Namen wie Typhus-, Spital-, Kerker-, Lager-, Faul-, Typhöse-, Nerven- oder Schleimfieber belegt. So als ob sie immer gleichartig wiederkehrende, schon bekannte, gleichbleibende feststehende Krankheiten wären. Dabei zeichnet sich **jede Epidemie** solcher Fieber als eine **neue**, **nie ganz so dagewesene Krankheit** aus. Sie ist verschieden in ihrem Verlauf, in den auffallendsten Symptomen und in ihrem eigenen Verhalten. Jede Epidemie ist den vorhergehenden Epidemien so unähnlich, dass man ungenau sein muss, will man den abweichenden Seuchen den gleichen eingeführten Namen geben und dieser missbräuchlichen Benennung entsprechend gleich behandeln.

§ 81 (Fortsetzung)

Dies sah bloß **Sydenham** ein, indem er Folgendes fordert: Es soll keine epidemische Krankheit für eine bereits dagewesene gehalten werden und es soll nicht nach der Art einer anderen Epidemie ärztlich behandelt werden - weil sie alle verschieden sind.
Es ist erstaunlich, wie völlig verschieden die Erscheinungsformen epidemischer Krankheiten sind. Diese Verschiedenheit zeigt sich einmal durch die charakteristischen Symptome, ein andermal auch in der Behandlungsart (weil jede eine andere verlangt). Deshalb können epidemische Krankheiten - auch wenn sie dem ungenauen Beobachter bis zu einem gewissen Grad gleich erscheinen - in Wirklichkeit von sehr verschiedenen Wesen sein und sich diametral unterscheiden. Man muss nur gut genug darauf achten.

Daraus ergibt sich (aus allem), dass diese **nutzlosen Krankheitsnamen** für einen echten Heilkünstler keinen Einfluss auf die Behandlungsweise haben dürfen. Er weiß, dass Krankheiten nicht nach der Namensähnlichkeit (eines einzelnen Symptoms), sondern nach dem Inbegriff aller Zeichen jedes einzelnen Kranken zu beurteilen und zu heilen sind. Diese Leiden des Kranken muss er genau beobachten, aber er darf sie niemals hypothetisch voraussetzen.

Wenn man glaubt, doch gewisse Krankheitsnamen zu benötigen – um sich den Menschen in aller Kürze verständlich zu machen –, so verwendet man sie als Kollektivnamen und sagt: der Kranke hat **eine Art** Veitstanz, eine Art von Wassersucht, eine Art von Nervenfieber, eine Art kalten Fiebers.

Man sagt aber nie: er hat **den** Veitstanz, das Nervenfieber, usw. Es gibt keine feststehenden, gleichbleibenden Krankheiten mit solchen Namen.

Übersicht Organon

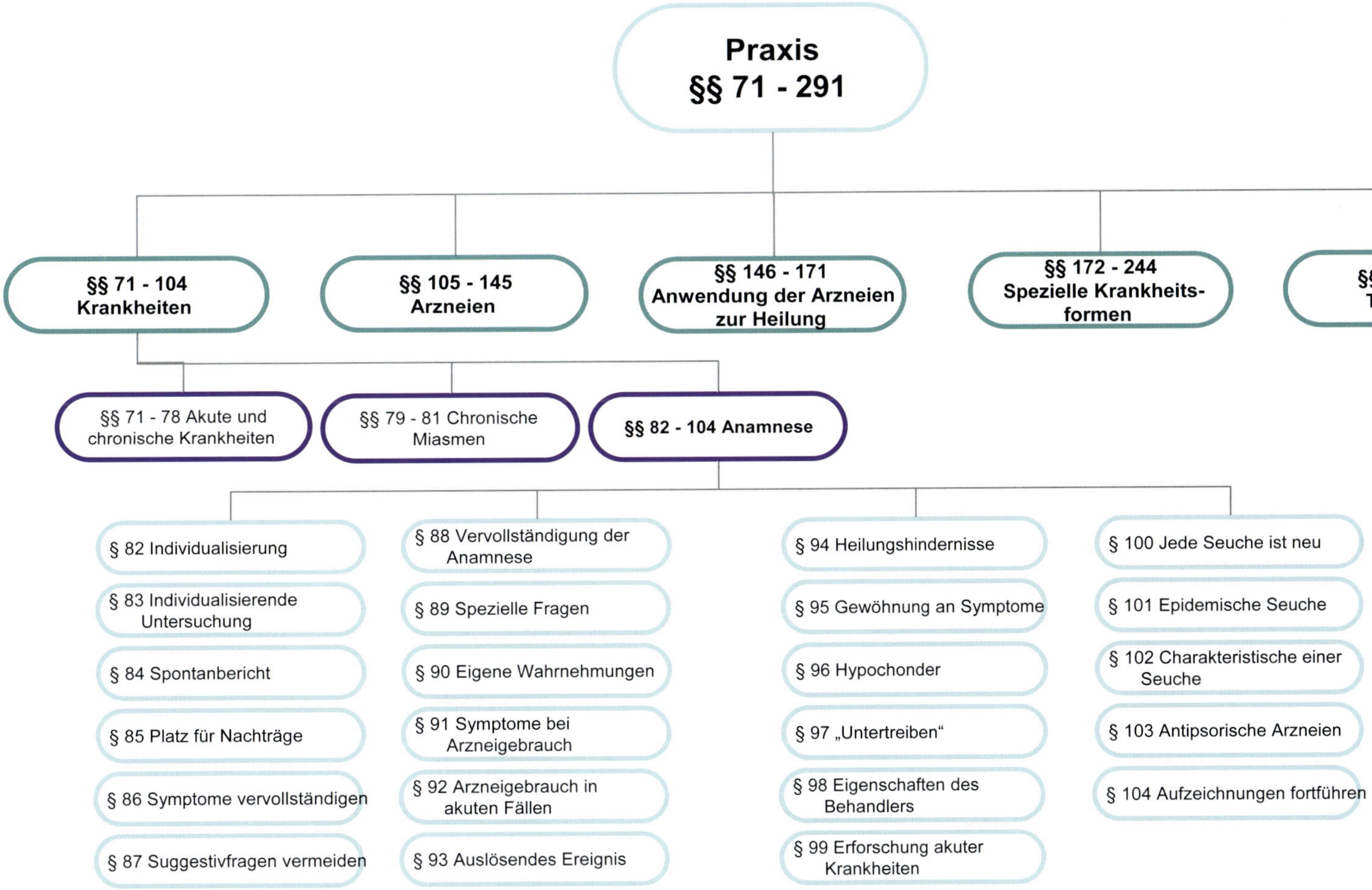

§ 82 (Individualisierung)

§ 82
Ob nun gleich die Heilkunst durch Entdeckung jener großen Quelle der chronischen Krankheiten, auch in Hinsicht der Auffindung der specifischern, homöopathischen Heilmittel, namentlich für die Psora, der Natur der zu heilenden Mehrzahl von Krankheiten um einige Schritte näher gekommen ist, so bleibt doch zur Bildung der Indication, bei jeder zu heilenden chronischen (psorischen) Krankheit, für den homöopathischen Arzt die Pflicht sorgfältiger Auffassung der erforschbaren Symptome und Eigenheiten derselben so unerläßlich, als vor jener Erfindung, indem keine ächte Heilung dieser, so wie der übrigen Krankheiten stattfinden kann, ohne strenge Eigen-Behandlung (Individualisirung) jedes Krankheits-Falles - nur, daß bei dieser Erforschung einiger Unterschied zu beobachten ist, ob das Leiden eine acute und schnell entstandene Krankheit oder eine chronische sei, da bei den acuten die Haupt-Symptome schneller auffallen und den Sinnen erkennbar werden und daher weit kürzere Zeit zur Aufzeichnung des Krankheits-Bildes erforderlich, auch weit weniger dabei zu fragen ist (1), (indem sich hier das Meiste von selbst darbietet) als bei den weit mühsamer aufzufindenden Symptomen einer schon mehrere Jahre allmälig vorgeschrittenen, chronischen Krankheit.

(1) Das hienächst folgende Schema zur Ausforschung der Symptome geht daher nur zum Theil die acuten Krankheiten an.

Krankheiten • **Symptome und deren Eigenheiten sorgfältig erfassen** • **Heilung nur durch** strenge **Individualisierung** möglich	
Akute Krankheiten	**Chronische Krankheiten**
• Hauptsymptome fallen **leicht** auf • wenig Zeit für Aufzeichnungen erforderlich • das meiste bietet sich von selbst an	• Symptome sind **mühsam** aufzufinden • viel Zeit für Aufzeichnungen erforderlich

Die Heilkunst ist der Natur durch die Entdeckung (der großen Quelle) **der chronischen Krankheiten,**

- den meisten der zu heilenden Krankheiten einige Schritte näher gekommen,
- auch was die Auffindung der spezifischen homöopathischen Heilmittel betrifft, besonders für die Psora.

Trotzdem **bleibt es für den homöopathischen Arzt Pflicht, die erforschbaren Symptome und deren Eigenheiten sorgfältig zu erfassen,** um die Indikation bei jeder (zu heilenden) chronischen psorischen Krankheit aufstellen (bilden) zu können.

Nur durch **strenge Individualisierung** (eigene Behandlung) jedes Krankheitsfalles kann echte Heilung dieser Krankheit sowie der übrigen Krankheiten stattfinden.

Bei der Erforschung ist zu **beachten**, ob das Leiden

- eine akute und schnell entstandene Krankheit
- oder eine chronische Krankheit ist.

- Bei den **akuten Krankheiten** fallen die Hauptsymptome schneller auf und können durch die Sinne schneller erkannt werden. Daher ist viel weniger Zeit zur Aufzeichnung des Krankheitsbildes erforderlich und es ist dabei viel weniger zu fragen (1). Es bietet sich das meiste von selbst dar.
- Bei einer **chronischen Krankheit** (die schon mehrere Jahre allmählich fortgeschritten ist) sind die Symptome viel mühsamer aufzufinden.

(1) **Das folgende Schema zur Erforschung der Symptome betrifft daher nur zum Teil die akuten Krankheiten.**

§ 83 (Individualisierende Untersuchung)

§ 83
Diese individualisirende Untersuchung eines Krankheits-Falles, wozu ich hier nur eine allgemeine Anleitung gebe und wovon der Krankheits-Untersucher nur das, für den jedesmaligen Fall Anwendbare beibehält, verlangt von dem Heilkünstler nichts als Unbefangenheit und gesunde Sinne, Aufmerksamkeit im Beobachten und Treue im Aufzeichnen des Bildes der Krankheit .

Die **individualisierende Untersuchung eines Krankheitsfalles** verlangt vom Heilkünstler nur (nichts als)

- Unbefangenheit
- und gesunde Sinne,
- Aufmerksamkeit im Beobachten
- und Treue im Aufzeichnen des Krankheitsbildes.

Ich gebe hier (in folgenden Paragrafen) eine **allgemeine Anleitung**. Der Krankheitsuntersucher verwendet nur das, was für den jeweiligen Fall verwendbar ist.

Anmerkung: „nichts als …“ bedeutet reine Wahrnehmung. Jedes Wissen (medizinische, homöopathische, …) zurückstellen und jede Interpretation vermeiden.

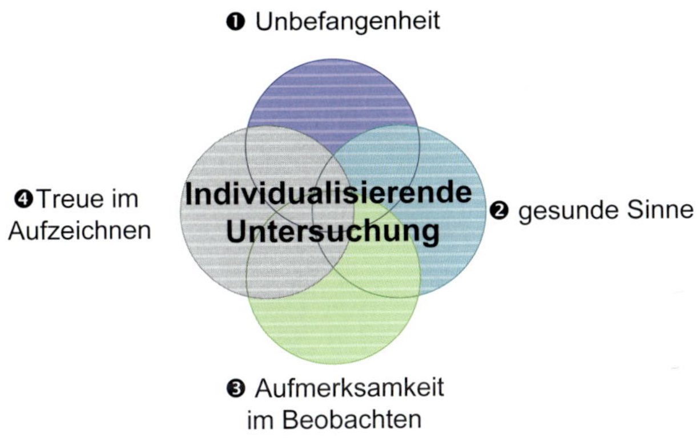

§ 84 (Spontanbericht)

§ 84
Der Kranke klagt den Vorgang seiner Beschwerden; die Angehörigen erzählen seine Klagen, sein Benehmen, und was sie an ihm wahrgenommen; der Arzt sieht, hört und bemerkt durch die übrigen Sinne, was verändert und ungewöhnlich an demselben ist. Er schreibt alles genau mit den nämlichen Ausdrücken auf, deren der Kranke und die Angehörigen sich bedienen. Wo möglich läßt er sie stillschweigend ausreden, und wenn sie nicht auf Nebendinge abschweifen, ohne Unterbrechung (2). Bloß langsam zu sprechen ermahne sie der Arzt gleich Anfangs, damit er dem Sprechenden im Nachschreiben des Nöthigen folgen könne.

(2) Jede Unterbrechung stört die Gedankenreihe der Erzählenden und es fällt ihnen hinterdrein nicht alles genau so wieder ein, wie sie es Anfangs sagen wollten.

- Der **Kranke** erzählt (den Vorgang) seine Beschwerden.
- Die **Angehörigen** berichten über
  - o seine Klagen,
  - o sein Benehmen
  - o und was sie an ihm wahrgenommen haben.
- Der **Arzt** sieht, hört und bemerkt durch die (übrigen) Sinne,
  - was an ihm verändert
  - und ungewöhnlich ist.
- Der **Arzt** schreibt alles mit denselben Worten (Ausdrücken) auf, welche der Kranke und die Angehörigen verwenden.
  Er lässt sie möglichst schweigend und ohne Unterbrechung ausreden, außer sie schweifen auf Nebendinge ab (1).
- Zu Beginn soll der **Arzt** sie nur auffordern (ermahnen), langsam zu sprechen, damit er (dem Sprechenden) beim Aufschreiben folgen kann.

(1) **Jede Unterbrechung stört die Gedankenreihe des Erzählenden**. Es fällt ihnen danach nicht mehr alles so ein, wie sie es zu Beginn sagen wollten.

Spontanbericht
1. Der **Arzt fordert auf, langsam zu sprechen** (damit er mit dem Aufschreiben folgen kann).
2. Der **Kranke** berichtet seine **Beschwerden.**
3. Die **Angehörigen ergänzen** die Angaben und berichten auch, was sie an ihm **wahrgenommen** haben.
4. Der **Arzt** registriert mit den **Sinnen,** was - verändert ist, - was ungewöhnlich ist.
5. Der **Arzt notiert** alles mit **denselben Worten.**
6. Der **Arzt** unterbricht nicht (Ausnahme: Abschweifung).

§ 85 (Platz für Nachträge)

§ 85
Mit jeder Angabe des Kranken oder des Angehörigen bricht er die Zeile ab, damit die Symptome alle einzeln unter einander zu stehen kommen. So kann er bei jedem derselben nachtragen, was ihm anfänglich allzu unbestimmt, nachgehends aber deutlicher angegeben wird.

Der Arzt (Krankheitsuntersucher)

- beginnt mit **jeder Angabe eine neue Zeile**, damit alle Symptome untereinander stehen.
- So kann er bei jedem Symptom **nachtragen,**
  - was ihm zunächst zu unklar (unbestimmt),
  - dann aber deutlicher angegeben wird.

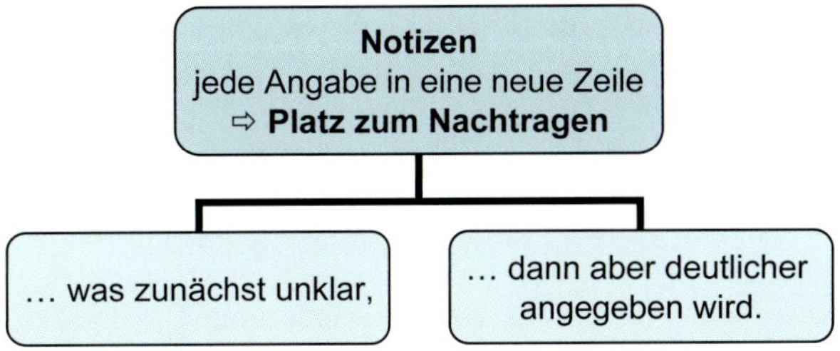

§ 86 (Symptome vervollständigen)

§ 86
Sind die Erzählenden fertig mit dem, was sie von selbst sagen wollten, so trägt der Arzt bei jedem einzelnen Symptome die nähere Bestimmung nach, auf folgende Weise erkundigt: Er liest die einzelnen, ihm berichteten Symptome durch, und fragt bei diesem und jenem insbesondere: z.B. zu welcher Zeit ereignete sich dieser Zufall? In der Zeit vor dem bisherigen Arzneigebrauche? Während des Arzneieinnehmens? Oder erst einige Tage nach Beiseitesetzung der Arzneien? Was für ein Schmerz, welche Empfindung, genau beschrieben, war es, die sich an dieser Stelle ereignete? Welche genaue Stelle war es? Erfolgte der Schmerz abgesetzt und einzeln, zu verschiedenen Zeiten? Oder war er anhaltend, unausgesetzt? Wie lange? Zu welcher Zeit des Tages oder der Nacht und in welcher Lage des Körpers war er am schlimmsten, oder setzte er ganz aus? Wie war dieser, wie war jener angegebene Zufall oder Umstand - mit deutlichen Worten beschrieben - genau beschaffen?

Sind die **Erzählenden** mit dem, was sie sagen wollten, **fertig**,

- dann trägt der Arzt bei jedem einzelnen Symptom die nähere Bestimmung nach. Dies ermittelt er auf folgende Weise:
  - o er liest die einzelnen (ihm berichteten) Symptome durch
  - o und **fragt bei den** (diesen und jenen) **Symptomen insbesondere nach,** z. B.:
    - Zu welcher Zeit ereignete sich dies (dieser Zufall)?
      - In der Zeit vor dem bisherigen Arzneigebrauch?
      - Während der Einnahme der Arznei?
    - Was für ein Schmerz? (Schmerzcharakter und Ort)
      - Welche Empfindung genau ereignete sich an dieser Stelle?
      - Welche genaue Stelle war es?
      - Erfolgte der Schmerz abgesetzt und einzeln, zu verschiedenen Zeiten?
      - Oder war der Schmerz anhaltend, unausgesetzt?
      - Wie lange?
      - Zu welcher Tages- oder Nachtzeit?
      - Und in welcher Lage des Körpers war er am schlimmsten oder setzte er ganz aus?
    - Wie war dieser oder jener angegebene Zufall oder Umstand genau beschaffen (mit deutlichen Worten beschreiben)?

Symptome vervollständigen	
Wenn der Kranke mit dem Berichten fertig ist	Nähere Bestimmung bei jedem einzelnen Symptom nachfragen
Bestehen aus 3 Elementen: • **Ort** • **Empfindung/Art** • **Modalitäten** ▸ <<, >> ▸ inklusive der Zeiten ▸ bei Schmerzen unbedingt die **Erstreckung** erfragen	

§ 87 (Suggestivfragen vermeiden)

§ 87
Und so läßt sich der Arzt die nähere Bestimmung von jeder einzelnen Angabe noch dazu sagen, ohne jedoch jemals dem Kranken bei der Frage schon die Antwort zugleich mit in den Mund zu legen (1) oder so daß der Kranke dann bloß mit Ja oder Nein darauf zu antworten hätte; sonst wird dieser verleitet, etwas Unwahres, Halbwahres oder wirklich Vorhandnes, aus Bequemlichkeit oder dem Fragenden zu gefallen, zu bejahen oder zu verneinen, wodurch ein falsches Bild der Krankheit und eine unpassende Curart entstehen muß.

(1) Der Arzt darf z. B. nicht fragen: „war nicht etwa auch dieser oder jener Umstand da?" Dergleichen, zu einer falschen Antwort und Angabe verführende Suggestionen, darf sich der Arzt nie zu Schulden kommen lassen

Der Arzt lässt sich auf die beschriebene Weise **zu jeder einzelnen Angabe noch ihre nähere Bestimmung berichten**.

Niemals legt er dem Kranken mit der Frage die Antwort schon in den Mund (1), sodass der Kranke nur mit Ja oder Nein antworten braucht.

Der Kranke wird sonst dazu verleitet,
- aus Bequemlichkeit
- oder um dem Fragenden einen Gefallen zu tun
- etwas Unwahres oder Halbwahres zu bejahen
- oder etwas wirklich Vorhandenes zu verneinen.

Dadurch entsteht ein falsches Bild der Krankheit und damit eine unpassende Behandlungsart.

(1) Der Arzt darf z. B. nicht fragen: „War nicht auch dieser oder jener Umstand da?" Solche Suggestivfragen (Suggestionen), die zu einer falschen Antwort (und Angabe) verführen, darf sich der Arzt nie zuschulden kommen lassen.

Suggestivfragen vermeiden,

- sonst antwortet der Kranke nur mit **Ja oder Nein,**
- der Patient wird dadurch verleitet, etwas Unwahres oder Halbwahres zu bejahen
- oder etwas Vorhandenes zu verneinen.

Gründe:
- aus Bequemlichkeit,
- um dem Fragenden einen Gefallen zu tun.

§ 88 (Vervollständigung der Anamnese)

§ 88
Ist nun bei diesen freiwilligen Angaben von mehren Theilen oder Functionen des Körpers oder von seiner Gemüths-Stimmung nichts erwähnt worden, so fragt der Arzt, was in Rücksicht dieser Theile und dieser Functionen, so wie wegen des Geistes oder Gemüths-Zustandes des Kranken (2), noch zu erinnern sei, aber in allgemeinen Ausdrücken, damit der Berichtgeber genöthigt werde sich speciell darüber zu äußern.

(2) Z. B. Wie ist es mit dem Stuhlgange? Wie geht der Urin ab? Wie ist es mit dem Schlafe, bei Tage, bei der Nacht? Wie ist sein Gemüth, seine Laune, seine Besinnungskraft beschaffen? Wie ist es mit dem Apetitt, dem Durste? Wie ist es mit dem Geschmacke, für sich, im Munde? Welche Speisen und Getränke schmecken ihm am besten? Welche sind ihm am meisten zuwider? Hat jedes seinen natürlichen, vollen, oder einen andern, fremdartigen Geschmack? Wie wird ihm nach Essen oder Trinken? Ist etwas wegen des Kopfes, der Glieder, oder des Unterleibes zu erinnern ?

Sind bei diesen (freiwilligen) Angaben
- mehrere **Teile** und Funktionen des Körpers
- oder seiner Gemütsstimmung

nicht erwähnt worden, **so fragt der Arzt nach**,
- an was man sich hinsichtlich dieser Teile und Funktionen
- sowie des Geistes- oder Gemütszustandes

des Kranken (1) erinnert.

Es ist dabei darauf zu achten, dass in **allgemeinen Ausdrücken** berichtet wird, damit der Berichtende veranlasst (genötigt) wird, **sich speziell** (Anm: nicht allgemein) **darüber zu äußern**.

(1) Beispiele:
- Wie ist der Stuhlgang?
- Wie geht der Urin ab?
- Wie ist es mit dem Schlaf - bei Tag - bei Nacht?
- Wie ist sein Gemüt, seine Laune, seine Besinnungskraft beschaffen?
- Wie ist es mit dem Appetit, dem Durst?
- Wie ist es mit dem Geschmack für sich, im Mund?
- Welche Speisen und Getränke schmecken ihm am besten?
- Welche Speisen und Getränke sind ihm am meisten zuwider?
- Hat alles seinen natürlichen vollen oder einen anderen fremdartigen Geschmack?
- Wie wird ihm nach dem Essen oder Trinken?
- Ist etwas hinsichtlich des Kopfes, der Glieder oder des Unterleibs zu erinnern (ins Gedächtnis rufen)?

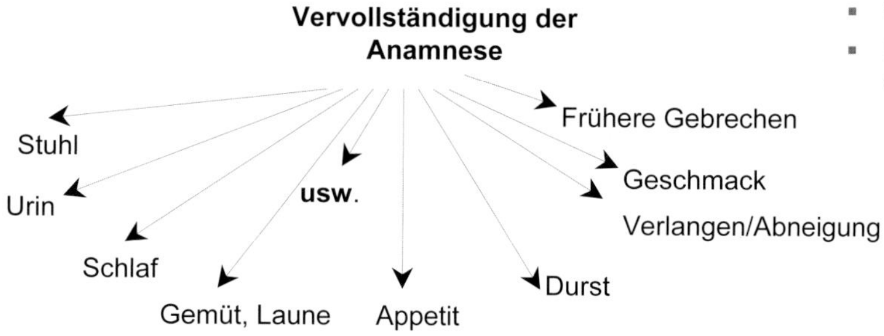

§ 89 (Spezielle Fragen)

§ 89
Hat nun der Kranke - denn diesem ist in Absicht seiner Empfindungen (außer in verstellten Krankheiten) der meiste Glaube beizumessen - auch durch diese freiwilligen und bloß veranlaßten Aeußerungen dem Arzte gehörige Auskunft gegeben und das Bild der Krankheit ziemlich vervollständigt, so ist es diesem erlaubt, ja nöthig (wenn er fühlt, daß er noch nicht gehörig unterrichtet sei), nähere, speciellere Fragen zu thun (1). .

(1) Z. B. Wie oft hatte der Kranke Stuhlgang? Von welcher genauen Beschaffenheit? War der weißliche Stuhlgang Schleim oder Koth? Waren Schmerzen beim Abgange, oder nicht? Welche und wo? genau! Was brach der Kranke aus ? Ist der garstige Geschmack im Munde faul, bitter, oder sauer, oder wie sonst? vor oder nach dem Essen und Trinken, oder während desselben? Zu welcher Tageszeit am meisten? Von welchem Geschmacke ist das Aufstoßen? Wird der Urin erst beim Stehen trübe, oder läßt er ihn gleich trübe? Von welcher Farbe ist er, wenn er ihn eben gelassen hat? Von welcher Farbe ist der Satz? - Wie gebehrdet oder äußert der Kranke sich im Schlafe? wimmert, stöhnt, redet oder schreiet er im Schlafe ? erschrickt er im Schlafe? schnarcht er beim Einathmen, oder beim Ausathmen? Liegt er einzig auf dem Rücken, oder auf welcher Seite? Deckt er sich selbst fest zu, oder leidet er das Zudecken nicht? Wacht er leicht auf, oder schläft er allzu fest? Wie befindet er sich gleich nach dem Erwachen aus dem Schlafe ? Wie oft kommt diese, wie oft jene Beschwerde; auf welche jedesmalige Veranlassung kommt sie? im Sitzen, im Liegen, im Stehen oder bei der Bewegung? bloß nüchtern, oder doch früh, oder bloß Abends, oder bloß nach der Mahlzeit, oder wann sonst gewöhnlich? - Wann kam der Frost? war es bloß Frostempfindung, oder war er zugleich kalt? an welchen Theilen? oder war er bei der Frostempfindung sogar heiß anzufühlen? war es bloß Empfindung von Kälte, ohne Schauder? war er heiß, ohne Gesichtsröthe? an welchen Theilen war er heiß anzufühlen? oder klagte er über Hitze, ohne heiß zu sein beim Anfühlen? wie lange dauerte der Frost, wie lange die Hitze? - Wann kam der Durst? beim Froste? bei der Hitze? oder vorher, oder nachher? wie stark war der Durst, und worauf? - Wann kommt der Schweiß? beim Anfange, oder zu Ende der Hitze? oder wie viel Stunden nach der Hitze ? im Schlafe oder im Wachen? wie stark ist der Schweiß? heiß oder kalt? an welchen Theilen? von welchem Geruche? - Was klagt er an Beschwerden vor oder bei dem Froste? was bei der Hitze? was nach derselben? was bei oder nach dem Schweiße? Wie ist es (beim weiblichen Geschlechte) mit dem monatlichen Blutflusse oder andern Ausflüssen? u.s.w.

Der Kranke hat dem Arzt

- durch die freiwilligen und veranlassten Äußerungen
- entsprechende Auskunft gegeben und das Bild der Krankheit ziemlich vollständig dargestellt.
- Dem Kranken ist hinsichtlich seiner Empfindungen am meisten zu glauben - außer bei verstellten Krankheiten.

Dem Arzt ist es dann erlaubt (wenn er fühlt, dass er noch nicht ausreichend unterrichtet ist) - es ist sogar erforderlich - **nähere, speziellere Fragen zu stellen** (1).

Spezielle Fragen
1. Stuhlgang
2. Urin
3. Erbrechen
4. Frost
5. Hitze
6. Schweiß
7. Menses
8. Ausfluss
9. usw.

(1) Beispiele:

- Wie oft hatte der Kranke **Stuhlgang**? Wie war die genaue Beschaffenheit? War der weißliche Stuhlgang Schleim oder Kot? Waren Schmerzen beim Abgang oder nicht? Welche und wo genau?
- Was hat der Kranke **erbrochen**? Ist der garstige Geschmack im Mund faul, bitter oder sauer oder sonst wie? Vor und nach dem Essen und Trinken oder während dessen? Zu welcher Tageszeit am meisten? Von welchem Geschmack ist das Aufstoßen?
- Wird der **Urin** erst beim Stehen trüb oder scheidet er ihn gleich trüb aus? Von welcher Farbe ist er, wenn er ihn gerade gelassen hat? Von welcher Farbe ist der Satz?
- Wie verhält sich der Kranke im **Schlaf**? Erschrickt er im Schlaf? Schnarcht er beim Einatmen oder beim Ausatmen? Liegt er ausschließlich auf dem Rücken oder auf welcher Seite? Deckt er sich selbst fest zu oder mag er das Zudecken nicht? Wacht er leicht auf oder schläft er zu tief? Wie befindet er sich gleich nach dem Erwachen aus dem Schlaf?
- Wie oft kommt diese oder jene **Beschwerde**? Auf welche Veranlassung kommt sie immer? Im Sitzen, im Liegen im Stehen oder bei Bewegung? Nur nüchtern oder doch früh, oder nur abends, oder nur nach der Mahlzeit oder wann sonst gewöhnlich?
- Wann kam der **Frost**? War es nur Frostempfindung oder war er zugleich kalt? An welchen Teilen? Oder war er bei der Frostempfindung sogar heiß anzufühlen? War es nur Empfindung von Kälte ohne Schauder? War er heiß ohne Gesichtsröte?
- An welchen Teilen war er heiß anzufühlen? Oder klagte er über **Hitze,** ohne beim Anfühlen heiß zu sein? Wie lange dauerte der Frost, wie lange die Hitze?
- Wann kam der **Durst**? Beim Frost? Bei der Hitze? Oder vorher oder nachher? Wie stark war der Durst und worauf?
- Wann kommt der **Schweiß**? Am Anfang oder zum Ende der Hitze? Oder wie viele Stunden nach der Hitze? Im Schlaf oder im Wachen? Wie stark ist der Schweiß? Heiß oder kalt? An welchen Teilen? Von welchem Geruch?
- Was klagt er an Beschwerden vor oder beim Frost? Was bei der Hitze? Was nach der Hitze? Was bei oder nach dem Schweiß?
- Wie ist es bei Frauen mit der monatlichen Blutung oder mit anderen Ausflüssen? usw.

§ 90 (Eigene Wahrnehmungen)

§ 90
Ist der Arzt mit Niederschreibung dieser Aussagen fertig, so merkt er sich an, was er selbst an dem Kranken wahrnimmt (2) und erkundigt sich, was demselben hievon in gesunden Tagen eigen gewesen.

(2) Z. B. Wie sich der Kranke bei dem Besuche gebehrdet hat, ob er verdrießlich, zänkisch, hastig, weinerlich, ängstlich, verzweifelt oder traurig, oder getrost, gelassen, u.s.w.; ob er schlaftrunken oder überhaupt unbesinnlich war? ob er heisch, sehr leise, oder ob er unpassend, oder wie anders er redete? wie die Farbe des Gesichts und der Augen, und die Farbe der Haut überhaupt, wie die Lebhaftigkeit und Kraft der Mienen und Augen, wie die Zunge, der Athem, der Geruch aus dem Munde, oder das Gehör beschaffen ist? wie sehr die Pupillen erweitert, oder verengert sind? wie schnell, wie weit sie sich im Dunkeln und Hellen verändern? wie der Puls? wie der Unterleib? wie feucht oder trocken, wie kalt oder heiß die Haut an diesen oder jenen Theilen oder überhaupt anzufühlen ist? ob er mit zurückgebogenem Kopfe, mit halb oder ganz offenem Munde, mit über den Kopf gelegten Armen, ob er auf dem Rücken, oder in welcher andern Stellung er liegt? mit welcher Anstrengung er sich aufrichtet, und was von dem Arzte sonst auffallend Bemerkbares an ihm wahrgenommen werden konnte.

Eigene Wahrnehmungen
- Was der Arzt am Kranken wahrnimmt
- Was davon auch in gesunden Tagen war

1. Wie gibt er sich?
2. Wie redet er?
3. Wie ist die Farbe (Gesicht, Augen, Haut, …)?
4. Zunge
5. Atem, Geruch aus dem Mund
6. Wie ist das Pupillenspiel?
7. Wie ist der Puls?
8. Wie ist der Unterleib?
9. Wie ist die Haut?
10. Wie liegt er?
11. usw.

Ist der **Arzt** mit der Niederschrift dieser Aussagen fertig, dann
- **notiert** er sich, **was er selbst an dem Kranken wahrnimmt** (1).
- Außerdem erkundigt er sich, was der Kranke davon **auch in gesunden Tagen hatte** (ihm eigen war).

(1) Beispiele:
- **Wie sich der Kranke bei seinem Besuch gibt**. Ob er verdrießlich, zänkisch, hastig, weinerlich, ängstlich, verzweifelt oder traurig oder getrost, gelassen usw. ist. Ob er schlaftrunken oder überhaupt unbesinnlich ist.
- Ob er heiser, sehr leise oder sehr unpassend oder sonst wie anders **redet**.
- Wie ist die **Farbe** des Gesichtes, der Augen, der Haut? Wie ist die Lebhaftigkeit und Kraft der Mienen und Augen?
- Wie ist die Zunge, der Atem, der Geruch aus dem Mund oder das Gehör beschaffen?
- Wie sehr sind die **Pupillen** erweitert oder verengt? Wie schnell und weit sie sich im Dunkeln oder Hellen verändern.
- Wie ist der **Puls**?
- Wie ist der **Unterleib**?
- Wie ist die **Haut**? Feucht oder trocken, kalt oder heiß? Wie ist sie an bestimmten Teilen oder insgesamt anzufühlen?
- Wie er **liegt**: Ob mit zurückgebogenem Kopf, mit halb oder ganz offenem Mund, mit über den Kopf gelegten Armen, auf dem Rücken oder in einer anderen Stellung. Mit welcher Anstrengung er sich aufrichtet.
- Und was vom Arzt sonst noch Auffallendes an ihm wahrgenommen werden kann.

§ 91 (Symptome bei Arzneigebrauch)

§ 91
Die Zufälle und das Befinden des Kranken, während eines etwa vorgängigen Arzneigebrauchs, geben nicht das reine Bild der Krankheit; diejenigen Symptome und Beschwerden hingegen, welche er vor dem Gebrauche der Arzneien oder nach ihrer mehrtägigen Aussetzung litt, geben den ächten Grundbegriff von der ursprünglichen Gestalt der Krankheit, und vorzüglich diese muß der Arzt sich aufzeichnen. Er kann auch wohl, wenn die Krankheit langwierig ist, den Kranken, im Fall er bis jetzt noch Arznei genommen hatte, einige Tage ganz ohne Arznei lassen, oder ihm indeß etwas Unarzneiliches geben und bis dahin die genauere Prüfung der Krankheitszeichen verschieben, um die dauerhaften, unvermischten Symptome des alten Uebels in ihrer Reinheit aufzufassen und dannach ein untrügliches Bild von der Krankheit entwerfen zu können.

Arzneigebrauch

- **Symptome sind nicht das reine Bild der Krankheit**
- die ursprüngliche Gestalt der Krankheit sind jene Symptome und Beschwerden …

vor dem Gebrauch der Arzneien …	… oder **nach ihrer mehrtägigen Absetzung**

Bei chronischen Krankheiten

- einige Tage ganz ohne Arznei
- oder etwas „Unarzneiliches" geben.

Fand ein **Arzneigebrauch vorher** statt, dann ergeben die Zufälle und das Befinden des Kranken **nicht das reine Bild der Krankheit**.

Die **echte, ursprüngliche Gestalt der Krankheit** sind jene Symptome und Beschwerden, die der Kranke

- vor dem Gebrauch der Arzneien
- oder nach ihrer mehrtägigen Absetzung hatte.

Besonders diesen Zustand muss der Arzt aufzeichnen.

Bei einer **langwierigen Krankheit**

- kann er den Kranken einige Tage ganz ohne Arznei lassen (falls dieser bis jetzt Arzneien genommen hatte),
- oder er gibt dem Kranken vorübergehend etwas Unarzneiliches und verschiebt die genaue Prüfung der Krankheitszeichen auf danach.

Dadurch kann er

- die **dauerhaften, unvermischten Symptome des alten Übels** (chronische Krankheit) **in ihrer Reinheit erfassen**
- und danach ein sicheres (untrügliches) Bild von der Krankheit entwerfen.

§ 92 (Arzneigebrauch in akuten Fällen)

§ 92
Ist es aber eine schnell verlaufende Krankheit, und leidet ihr dringender Zustand keinen Verzug, so muß sich der Arzt mit dem, selbst von den Arzneien geänderten Krankheitszustande begnügen, wenn er die, vor dem Arzneigebrauche bemerkten Symptome nicht erfahren kann, - um wenigstens die gegenwärtige Gestalt des Uebels, das heißt, die mit der ursprünglichen Krankheit vereinigte Arzneikrankheit, welche durch die oft zweckwidrigen Mittel gewöhnlich beträchtlicher und gefährlicher als die ursprüngliche ist, und daher oft dringend eine zweckmäßige Hülfe erheischt, in ein Gesammtbild zusammenfassen und, damit der Kranke an der genommenen schädlichen Arznei nicht sterbe, mit einem passend homöopathischen Heilmittel besiegen zu können.

Bei einer **schnell verlaufenden Krankheit** aber, wo kein Aufschub möglich ist, muss sich der Arzt mit

- dem **von den Arzneien veränderten Krankheitszustand zufriedengeben**.
- Dies, sofern er die vor dem Arzneigebrauch bemerkten Symptome nicht eruieren kann.

Die gegenwärtige Krankheitsgestalt - also die mit der ursprünglichen Krankheit verbundene Arzneikrankheit - ist (durch die zweckwidrigen Mittel)

- **oft beträchtlicher und gefährlicher als die ursprüngliche Krankheit**.
- Dies verlangt oft eine zweckmäßige (Anm.: homöopathische) Hilfe.

Der Arzt kann zumindest die **gegenwärtige Krankheitsgestalt** (mit der ursprünglichen Krankheit verbundene Arzneikrankheit)

- in ein Gesamtbild zusammenfassen und
- mit einem passenden homöopathischen Heilmittel besiegen,
- damit der Kranke an der eingenommenen schädlichen Arznei nicht stirbt.

Arzneigebrauch in akuten Fällen

- Warten ist unmöglich.
- Der Arzt muss sich **mit dem veränderten Krankheitsbild zufriedengeben.**

§ 93 (Auslösendes Ereignis)

§ 93
Ist die Krankheit seit Kurzem, oder bei einem langwierigen Uebel, vor längerer Zeit durch ein merkwürdiges Ereigniß verursacht worden, so wird der Kranke - oder wenigstens die im Geheim befragten Angehörigen- es schon angehen, entweder von selbst und aus eignem Triebe oder auf eine behutsame Erkundigung (1).

(1) Den etwanigen entehrenden Veranlassungen, welche der Kranke oder die Angehörigen nicht gern, wenigstens nicht von freien Stücken gestehen, muß der Arzt durch klügliche Wendungen der Fragen oder durch andere Privat-Erkundigungen auf die Spur zu kommen suchen. Dahin gehören: Vergiftung oder begonnener Selbstmord, Onanie, Ausschweifungen gewöhnlicher oder unnatürlicher Wohllust, Schwelgerei in Wein, Liqueuren, Punsch und andern hitzigen Getränken, Thee, oder Kaffee,- Schwelgen in Essen überhaupt oder in besonders schädlichen Speisen, - venerische oder Krätz-Ansteckung, unglückliche Liebe, Eifersucht, häußlicher Unfriede, Aergerniß, Gram über ein Familien-Unglück, erlittene Mißhandlungen, verbissene Rache, gekränkter Stolz, Zerrüttung der Vermögensumstände, - abergläubige Furcht, - Hunger- oder etwa ein Körpergebrechen an den Schamtheilen, ein Bruch, ein Vorfall u.s.w.

Auslösendes Ereignis ...

- bei **akuten** Krankheiten und
- bei **chronischen** Krankheiten

erfragen!

Beispiele

- Vergiftungen
- Begonnener Selbstmord
- Onanie
- Ausschweifungen der Wollust
- Schwelgerei; Hunger
- Tee oder Kaffee
- Venerische oder Krätzansteckung
- Unglückliche Liebe, Eifersucht
- Häuslicher Unfriede, Ärger, Gram ...
- Erlittene Misshandlungen
- Verbissene Rache, gekränkter Stolz
- usw.

Ist die Krankheit

- bei einer akuten Krankheit erst vor Kurzem
- oder bei einem langwierigen Übel vor längerer Zeit

durch ein merkwürdiges Ereignis verursacht worden, so werden dies der Kranke oder die heimlich befragten Angehörigen schon angeben.

Diese Angabe kann

- von selbst und aus eigenem Antrieb
- oder auf eine vorsichtige (behutsame) Erkundigung erfolgen (1).

(1) **Veranlassungen, die möglicherweise entehrend sind**, gestehen der Kranke oder die Angehörigen nicht gern oder nicht aus freien Stücken. Der Arzt muss durch kluge Fragewendungen oder andere Privaterkundigungen versuchen, diesem auf die Spur zu kommen. Dazu gehören:

- Vergiftungen
- Begonnener Selbstmord
- Onanie
- Ausschweifungen normaler oder unnatürlicher Wollust
- Schwelgerei in Wein, Likören, Punsch und anderen scharfen (hitzigen) Getränken
- Tee oder Kaffee
- Schwelgen im Essen überhaupt oder mit besonders schädlichen Speisen
- Venerische oder Krätzansteckung
- Unglückliche Liebe, Eifersucht
- Häuslicher Unfriede, Ärger, Gram über ein Familienunglück
- Erlittene Misshandlungen
- Verbissene Rache
- Gekränkter Stolz
- Zerrüttung der Vermögensverhältnisse
- Abergläubische Furcht
- Hunger
- Körpergebrechen an den Geschlechtsteilen
- Ein Bruch, Vorfall usw.

§ 94 (Heilungshindernisse)

§ 94
Bei Erkundigung des Zustandes chronischer Krankheiten, müssen die besondern Verhältnisse des Kranken in Absicht seiner gewöhnlichen Beschäftigungen, seiner gewohnten Lebensordnung und Diät, seiner häuslichen Lage u.s.w. wohl erwogen und geprüft werden, was sich in ihnen Krankheit Erregendes oder Unterhaltendes befindet, um durch dessen Entfernung die Genesung befördern zu können (1). .

(1) Vorzüglich muß bei chronischen Krankheiten des weiblichen Geschlechtes, auf Schwangerschaft, Unfruchtbarkeit, Neigung zur Begattung, Niederkunften, Fehlgeburten, Kindersäugen, Abgänge aus der Scheide und auf den Zustand des monatlichen Blutflusses Rücksicht genommen werden. Insbesondere ist, in Betreff des letztern die Erkundigung nicht zu versäumen, ob er in zu kurzen Perioden wiederkehre oder über die gehörige Zeit aus bleibe, wie viele Tage er anhält, ununterbrochen oder abgesetzt? in welcher Menge überhaupt, wie dunkel von Farbe, ob mit Leucorrhöe (Weißfluß) vor dem Eintritte oder nach der Beendigung? vorzüglich aber mit welchen Beschwerden Leibes und der Seele, mit welchen Empfindungen und Schmerzen vor dem Eintritte, bei dem Blutflusse oder nachher? Ist Weißfluß bei ihr; wie ist er beschaffen? Von welchen Empfindungen begleitet? in welcher Menge? Unter welchen Bedingungen und auf welche Veranlassungen erscheint er?

Heilungshindernisse bei chronischen Krankheiten • Verhältnisse seiner gewöhnlichen **Beschäftigungen** • Verhältnisse seiner gewohnten **Lebensordnung** und **Diät** • Verhältnisse seiner **häuslichen Lage** • usw. bedenken.	
Entfernung der Heilungshindernisse	
• Krankheitserregendem	• Krankheitserhaltendem

Bei **chronischen Krankheiten** (dem Erforschen des Zustandes) **müssen die besonderen Verhältnisse** des Kranken bezüglich
- seiner gewöhnlichen Beschäftigungen,
- seiner gewohnten Lebensordnung und Diät,
- seiner häuslichen Lage usw.

bedacht (erwogen) **werden**.

Es muss geprüft werden, was sich dabei an
- Krankheitserregendem
- oder Krankheitserhaltendem

befindet, um **durch eine Entfernung** (der Heilungshindernisse) **die Genesung zu fördern** (1).

(1) Bei **chronischen Krankheiten von Frauen** müssen folgende Dinge besonders berücksichtigt werden:
- Schwangerschaft
- Unfruchtbarkeit
- Neigung zur Begattung
- Niederkünfte
- Fehlgeburten
- Stillen
- Abgänge aus der Scheide
- Zustand der monatlichen Blutung

Insbesondere ist zu eruieren, ob die **Menses**
- in zu kurzen Perioden wiederkommt oder über die normale Zeit ausbleibt,
- wie viele Tage sie anhält (ununterbrochen oder abgesetzt?),
- in welcher Menge, wie dunkel ist die Farbe, ob mit Leukorrhö (Weißfluss) vor dem Eintritt oder nach Beendigung?
- Besonders aber: mit welchen Beschwerden des Leibes und der Seele?
- Mit welchen Empfindungen und Schmerzen vor, während oder nach der Blutung?
- Ist Leukorrhö vorhanden? Wie beschaffen? Von welchen Empfindungen begleitet? In welcher Menge? Unter welchen Bedingungen und auf welche Veranlassung erscheint er?

§ 95 (Gewöhnung an Symptome)

§ 95
Die Erforschung der obgedachten und aller übrigen Krankheitszeichen, muß deßhalb bei chronischen Krankheiten so sorgfältig und umständlich als möglich geschehen und bis in die kleinsten Einzelheiten gehen, theils weil sie bei diesen Krankheiten am sonderlichsten sind, denen in den schnell vorübergehenden Krankheiten am wenigsten gleichen, und bei der Heilung, wenn sie gelingen soll, nicht genau genug genommen werden können; theils weil die Kranken der langen Leiden so gewohnt werden, daß sie auf die kleinern, oft sehr bezeichnungsvollen (charakteristischen), bei Aufsuchung des Heilmittels viel entscheidenden Nebenzufälle wenig oder gar nicht mehr achten und sie fast für einen Theil ihres natürlichen Zustandes, fast für Gesundheit ansehen, deren wahres Gefühl sie bei der, oft fünfzehn-, zwanzigjährigen Dauer ihrer Leiden ziemlich vergessen haben, es ihnen auch kaum einfällt, zu glauben, daß diese Nebensymptome, diese übrigen, kleinern oder größern Abweichungen vom gesunden Zustande, mit ihrem Hauptübel im Zusammenhange stehen könnten.

Bei **chronischen Krankheiten muss die Erforschung aller Krankheitszeichen** so sorgfältig und ausführlich wie nur möglich erfolgen - **bis in die kleinsten Einzelheiten.**

- Einerseits, weil sie
  - bei diesen (chronischen) Krankheiten am sonderlichsten sind
  - und den Krankheitszeichen der schnell vorübergehenden Krankheiten am wenigsten gleichen.
  - Sie können nicht genau genug aufgenommen werden, soll die Heilung gelingen.
- Andererseits, weil
  - die Kranken die langen Leiden so gewohnt sind, dass sie die kleineren, charakteristischen Nebenzufälle (die bei der Suche nach dem Heilmittel sehr entscheidend sind) wenig oder nicht mehr beachten.
  - Sie halten sie (die charakteristischen Nebenzufälle) fast für einen Teil des natürlichen Zustands - fast für Gesundheit. Das wahre Gefühl für Gesundheit haben sie durch die langjährige (15, 20 Jahre) Leidensdauer vergessen.
  - Daher glauben sie fast nicht, dass diese Nebensymptome (diese übrigen Abweichungen vom gesunden Zustand) mit dem Hauptübel in keinem Zusammenhang stehen können.

Erforschung der Krankheitszeichen bei chronischen Krankheiten

- so sorgfältig wie nur irgendwie möglich
- diese sind bei chronischen Krankheiten am sonderlichsten
- gleichen fast nicht denen der akuten Krankheiten
- die Kranken haben sich **an die Leiden gewöhnt**

§ 96 (Hypochonder)

§ 96
Zudem sind die Kranken selbst von so abweichender Gemüthsart, daß einige, vorzüglich die sogenannten Hypochondristen und andere sehr gefühlige und unleidliche Personen, ihre Klagen in allzu grellem Lichte aufstellen und, um den Arzt zur Hülfe aufzureizen, die Beschwerden mit überspannten Ausdrücken bezeichnen (1). .

(1) Eine reine Erdichtung von Zufällen und Beschwerden wird man wohl nie bei Hypochondristen, selbst nicht bei den unleidlichsten, antreffen, - dieß beweist die Vergleichung ihrer zu verschiedenen Zeiten geklagten Beschwerden, während der Arzt ihnen nichts oder etwas ganz Unarzneiliches eingiebt; - nur muß man von ihren Übertreibungen etwas abziehen, wenigstens die Stärke ihrer Ausdrücke auf Rechnung ihres übermäßigen Gefühls setzen; in welcher Hinsicht selbst diese Hochstimmung ihrer Ausdrücke über ihre Leiden, für sich schon zum bedeutenden Symptome in der Reihe der übrigen wird, aus denen das Bild der Krankheit zusammengesetzt ist. Bei Wahnsinnigen und bei böslichen Krankheits-Erdichtern ist es eine andere Sache.

Die Kranken besitzen ganz verschiedene Gemüter. Besonders die **Hypochonder** (und andere gefühlsbetonte und wehleidige Personen)

- **übertreiben** mit ihren Klagen und beschreiben ihre Beschwerden überzogen (1),
- um den Arzt zur Hilfe „anzufeuern".

(1) Auch bei Hypochondern - selbst bei den wehleidigsten - trifft man **reine Erdichtungen** von Zufällen und Beschwerden wahrscheinlich **nie** an.
Dies beweist ein Vergleich ihrer Beschwerden (über die sie zu verschiedenen Zeiten klagen), während der Arzt ihnen nichts oder etwas Unarzneiliches gibt.
Man muss etwas von ihren Übertreibungen abziehen - zumindest die Stärke ihrer Ausdrücke. Die Hochstimmung ihrer Ausdrücke, die sie für ihre Leiden gebrauchen, ist selbst schon ein bedeutendes Symptom. Dies ist ein Symptom aus einer Reihe von Symptomen, aus denen sich das Krankheitsbild zusammensetzt.

Bei **Wahnsinnigen und Krankheitserdichtern** ist es etwas anderes.

Hypochonder

- **übertreiben** und Beschreiben die Beschwerden überzogen,
- man muss etwas von den Übertreibungen **abziehen,**
- wollen damit den Arzt zur Hilfe „**anfeuern**",
- reine Erdichtungen treten nie auf ,
- bei Wahnsinnigen und Krankheitserdichtern ist dies anders.

§ 97 („Untertreiben“)

§ 97

Andere, entgegengesetzt geartete Personen aber, halten theils aus Trägheit, theils aus mißverstandener Scham, theils aus einer Art milder Gesinnung oder Blödigkeit, mit einer Menge von Beschwerden zurück, bezeichnen sie mit undeutlichen Ausdrücken oder geben mehrere als unbedeutend an.

Entgegengesetzte Personen (zum Hypochonder)

- **verschweigen** eine Menge von Beschwerden,
- bezeichnen sie mit undeutlichen Ausdrücken
- oder geben mehrere Beschwerden als **unbedeutend** an.

Dies erfolgt

- teils aus Trägheit,
- teils aus missverstandener Scham,
- teils aus einer Art milder Gesinnung
- oder aus Dummheit.

„Untertreiber“

- **verschweigen** Beschwerden,
- bezeichnen Beschwerden mit **undeutlichen** Ausdrücken,
- geben Beschwerden als **unbedeutend** an.

Gründe:

- aus Trägheit
- aus missverstandener Scham
- aus milder Gesinnung
- aus Dummheit

§ 98 (Eigenschaften des Behandlers)

§ 98
So gewiß man nun auch, vorzüglich den Kranken selbst über seine Beschwerden und Empfindungen zu hören und besonders den eignen Ausdrücken, mit denen er seine Leiden zu verstehen geben kann, Glauben beizumessen hat, - weil sie im Munde der Angehörigen und Krankenwärter verändert und verfälscht zu werden pflegen, - so gewiß erfordert doch auf der andern Seite, bei allen Krankheiten, vorzüglich aber bei den langwierigen, die Erforschung des wahren, vollständigen Bildes derselben und seiner Einzelheiten besondere Umsicht, Bedenklichkeit, Menschenkenntniß, Behutsamkeit im Erkundigen und Geduld, in hohem Grade.

Man hat vor allem **den Kranken selbst**

- **über seine Beschwerden und Empfindungen anzuhören**
- und besonders seinen eigenen Ausdrücken zu glauben,

mit denen er seine Leiden beschreibt.

Die Krankenpfleger und Angehörigen verändern und verfälschen normalerweise die Ausdrücke.

Bei allen Krankheiten - vor allem den langwierigen Krankheiten - **erfordert die Erforschung des vollständigen Bildes** und seiner Einzelheiten **vom Arzt in hohem Grade** besondere

- Umsicht,
- Bedenklichkeit,
- Menschenkenntnis,
- Behutsamkeit im Erkunden
- und Geduld.

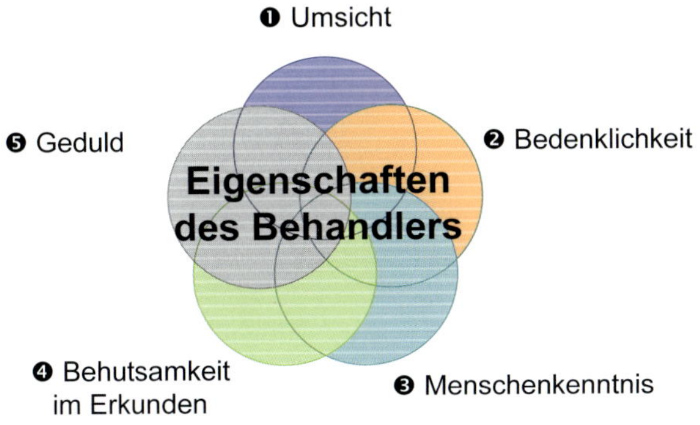

§ 99 (Erforschung akuter Krankheiten)

§ 99
Im Ganzen wird dem Arzte die Erkundigung acuter, oder sonst seit Kurzem entstandener Krankheiten leichter, weil dem Kranken und den Angehörigen alle Zufälle und Abweichungen von der, nur unlängst erst verlorenen Gesundheit, noch in frischem Gedächtnisse, noch neu und auffallend geblieben sind. Der Arzt muß zwar auch hier alles wissen; er braucht aber weit weniger zu erforschen; man sagt ihm alles größtentheils von selbst.

Die **Erforschung akuter** (oder erst seit Kurzem entstandener) **Krankheiten** ist für den Arzt **wesentlich leichter**.

Der Grund ist,

- weil dem Kranken und den Angehörigen alle Zufälle und Abweichungen
- von der erst vor Kurzem verlorenen Gesundheit
- noch frisch im Gedächtnis, neu und auffallend geblieben sind.

Der Arzt braucht viel weniger zu erforschen. Man sagt ihm alles größtenteils von selbst.

Erforschung der Krankheitszeichen bei <u>akuten</u> Krankheiten

- wesentlich **leichter**
- alle Abweichungen von der Gesundheit sind dem Kranken **noch frisch im Gedächtnis**

§ 100 (Jede Seuche ist neu)

§ 100
Bei Erforschung des Symptomen-Inbegriffs der epidemischen Seuchen und sporadischen Krankheiten, ist es sehr gleichgültig, ob schon ehedem etwas Aehnliches unter diesem oder jenem Namen in der Welt vorgekommen sei. Die Neuheit oder Besonderheit einer solchen Seuche macht keinen Unterschied weder in ihrer Untersuchung, noch Heilung, da der Arzt ohnehin das reine Bild jeder gegenwärtig herrschenden Krankheit als neu und unbekannt voraussetzen und es von Grunde aus für sich erforschen muß, wenn er ein ächter, gründlicher Heilkünstler sein will, der nie Vermuthung an die Stelle der Wahrnehmung setzen, nie einen, ihm zur Behandlung aufgetragenen Krankheitsfall weder ganz, noch zum Theile für bekannt annehmen darf, ohne ihn sorgfältig nach allen seinen Aeußerungen auszuspähen; und dieß hier um so mehr, da jede herrschende Seuche in vieler Hinsicht eine Erscheinung eigner Art ist und bei genauer Untersuchung sehr abweichend von allen ehemaligen, fälschlich mit gewissen Namen belegten Seuchen befunden wird; - wenn man die Epidemien von sich gleich bleibendem Ansteckungszunder, die Menschenpocken, die Masern u.s.w., ausnimmt.

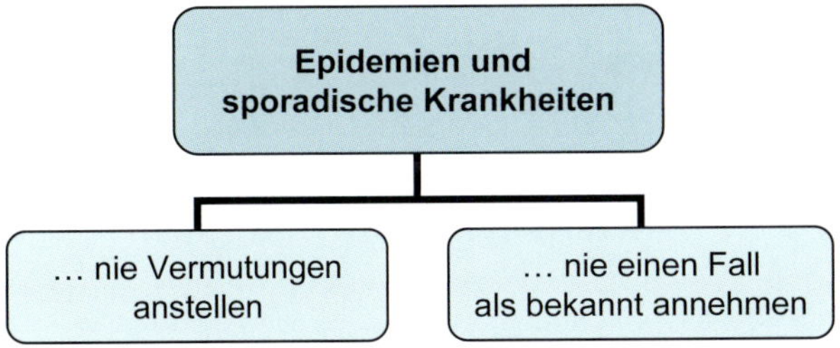

Jede Epidemie oder sporadische Krankheit ist neu in ihrer Art!
(außer: Masern, Pocken, …)

Erforscht man den Symptomeninbegriff bei
- **epidemischen Seuchen und**
- **sporadischen Krankheiten,**

dann ist es gleichgültig, ob schon früher einmal etwas Ähnliches (unter einem bestimmten Namen) vorgekommen ist.

Das Neue oder Besondere einer solchen Seuche macht keinen Unterschied in der Untersuchung und ihrer Heilung.

Der Arzt muss **sowieso das reine Bild der gegenwärtigen Krankheit als neu und unbekannt voraussetzen und es von Grund auf erforschen**.

Will der Arzt ein **echter und gründlicher Heilkünstler** sein,
- dann darf er nie Vermutungen an Stelle der Wahrnehmungen setzen,
- nie einen Krankheitsfall ganz oder teilweise als bekannt annehmen (ohne ihn sorgfältig nach allen Äußerungen zu erforschen).

Umso mehr, als **jede Seuche** in vieler Hinsicht
- eine Erscheinung eigener Art ist
- und bei genauer Betrachtung sehr abweichend von allen ehemaligen (fälschlicherweise mit bestimmten Namen belegten) Seuchen ist.

Nur die Epidemien von gleichbleibendem Ansteckungszunder (Masern, Menschenpocken, …) **sind davon ausgenommen.**

§ 101 (Epidemische Seuche)

§ 101
Es kann wohl sein, daß der Arzt beim ersten ihm vorkommenden Falle einer epidemischen Seuche, nicht gleich das vollkommne Bild derselben zur Wahrnehmung bekommt, da jede solche Collectivkrankheit erst bei näherer Beobachtung mehrer Fälle den Inbegriff ihrer Symptome und Zeichen an den Tag legt. Indessen kann der sorgfältig forschende Arzt schon beim ersten und zweiten Kranken dem wahren Zustande oft so nahe kommen, daß er eines charakteristischen Bildes davon inne wird - und dann schon ein passendes, homöopathisch angemessenes Heilmittel für sie ausfindet.

Möglicherweise bekommt der Arzt beim ersten Fall einer **epidemischen Seuche**

- nicht gleich ihr vollkommenes Bild.
- Der Grund ist, dass **jede solche kollektive Krankheit erst bei der Betrachtung mehrerer Fälle**
- **den Inbegriff ihrer Symptome und Zeichen zeigt**.

In der Zwischenzeit kann der (sorgfältig forschende) Arzt

- schon beim 1. und 2. Kranken dem wahren Zustand oft schon so nahekommen,
- dass er ein charakteristisches Bild davon erhält und dadurch schon ein passendes homöopathisches Heilmittel findet.

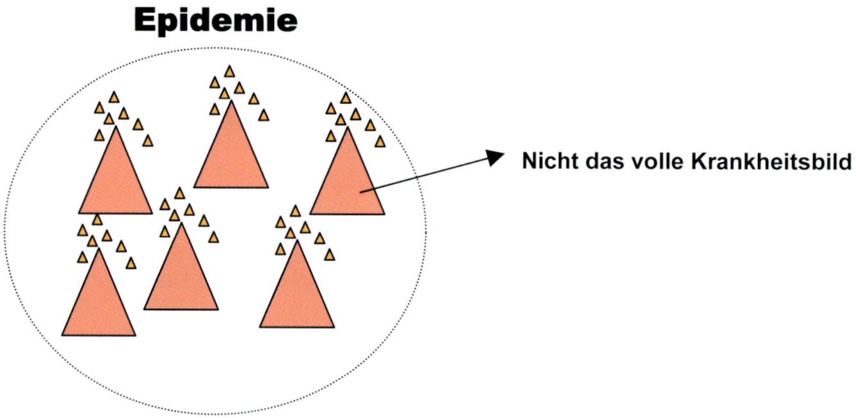

§ 102 (Charakteristische einer Seuche)

§ 102
Bei Niederschreibung der Symptome mehrer Fälle dieser Art wird das entworfene Krankheitsbild immer vollständiger, nicht größer und wortreicher, aber bezeichnender (charakteristischer), die Eigenthümlichkeit dieser Collectivkrankheit umfassender; die allgemeinen Zeichen (z. B. Appetitlosigkeit, Mangel an Schlaf u.s.w) erhalten ihre eignen und genauern Bestimmungen und auf der andern Seite treten die mehr ausgezeichneten, besondern, wenigstens in dieser Verbindung seltnern, nur wenigen Krankheiten eignen Symptome hervor und bilden das Charakteristische dieser Seuche (1). **Alle an der dermaligen Seuche Erkrankten haben zwar eine aus einer und derselben Quelle geflossene und daher gleiche Krankheit; aber der ganze Umfang einer solchen epidemischen Krankheit und die Gesammtheit ihrer Symptome (deren Kenntniß zur Uebersicht des vollständigen Krankheitsbildes gehört, um das für diesen Symptomen-Inbegriff passendste homöopathische Heilmittel wählen zu können) kann nicht bei einem einzelnen Kranken wahrgenommen, sondern nur aus den Leiden mehrerer Kranken, von verschiedener Körperbeschaffenheit vollständig abgezogen (abstrahirt) und entnommen werden.**

(1) Dann werden dem Arzte, welcher schon in den ersten Fällen das, dem specifisch homöopathischen nahe kommende Heilmittel hat wählen können, die folgenden Fälle entweder die Angemessenheit der gewählten Arznei bestätigen, oder ihn auf ein noch passenderes, auf das passendste homöopathische Heilmittel hinweisen.

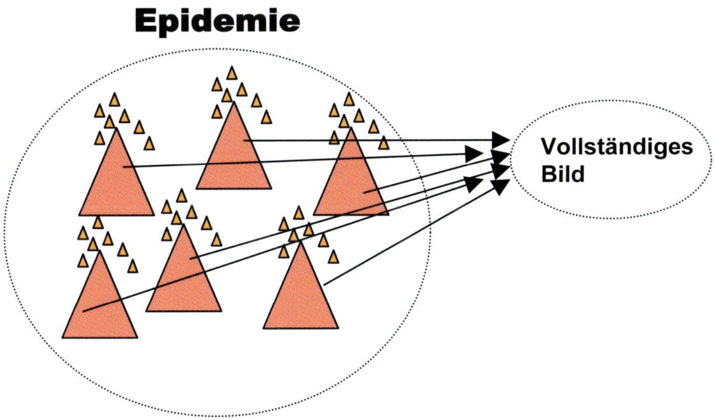

Beim Niederschreiben der Symptome mehrerer Fälle einer Epidemie wird das Krankheitsbild immer vollständiger.

- Nicht größer und wortreicher, aber immer charakteristischer - die Eigentümlichkeit dieser kollektiven Krankheit umfassender bezeichnend.
- Die **allgemeinen Bezeichnungen** (Appetitlosigkeit, Schlafmangel, usw.) erhalten ihre eigenen genauen Bestimmungen.
- Andererseits **treten die besonderen Symptome hervor**, die zumindest in dieser Kombination seltener sind und nur bei wenigen Krankheiten eigenartig (eigen) sind. Diese bilden das Charakteristische dieser Seuche (1).

Alle an der Seuche Erkrankten haben

- die **gleiche** Krankheit, weil sie aus derselben „Quelle“ kommt.
- Aber der ganze Umfang einer solchen epidemischen Krankheit - und die Gesamtheit ihrer Symptome - kann nicht bei einem einzelnen Kranken,
- sondern nur aus den Leiden mehrerer Kranker (von verschiedener Körperbeschaffenheit) vollständig abstrahiert werden.

Die **Kenntnis der Gesamtheit der Symptome** ergibt das vollständige Krankheitsbild,

- und dies ermöglicht das passende homöopathische Heilmittel zu wählen,
- das diesem Symptomeninbegriff entspricht.

(1) Dem Arzt, der schon in den ersten Fällen das Heilmittel (das dem spezifisch homöopathischen nahekommt) wählen konnte, werden die folgenden Fälle

- entweder die gewählte Arznei bestätigen
- oder ihn auf ein noch passenderes – auf das passendste – homöopathische Heilmittel hinweisen.

§ 103 (Antipsorische Arzneien)

§ 103
Auf gleiche Weise wie hier von den epidemischen, meist acuten Seuchen gelehrt worden, mußten auch von mir die, in ihrem Wesen sich gleichbleibenden miasmatischen, chronischen Siechthume, namentlich und vorzüglich die Psora, viel genauer als bisher geschah, nach dem Umfange ihrer Symptome ausgeforscht werden, indem auch bei ihnen der eine Kranke nur einen Theil derselben an sich trägt, ein zweiter, ein dritter u.s.w. wiederum an einigen andern Zufällen leidet, welche ebenfalls nur ein gleichsam abgerissener Theil aus der Gesammtheit der, den ganzen Umfang des einen und desselben Siechthums ausmachenden Symptome sind, so daß nur an sehr vielen einzelnen dergleichen chronischen Kranken, der Inbegriff aller, zu einem solchen miasmatischen, chronischen Siechthume, insbesondere der Psora gehörigen Symptome ausgemittelt werden konnte, ohne deren vollständige Uebersicht und Gesammt-Bild die, homöopathisch das ganze Siechthum heilenden (namentlich antipsorischen) Arzneien nicht ausgeforscht werden konnten, welche zugleich die wahren Heilmittel der einzelnen, an dergleichen chronischen Uebeln leidenden Kranken sind.

In gleicher Weise (wie hier von den epidemischen, meist akuten Seuchen gelehrt) mussten von mir die **miasmatischen, chronischen Krankheiten** - die in ihrem Wesen gleich bleiben, v. a. die Psora - viel genauer als bisher nach ihrem Symptomenumfang erforscht werden.

- Auch bei ihnen (den miasmatischen, chronischen Krankheiten) **trägt der Kranke nur einen Teil der Symptome in sich.**
- Andere Kranke leiden wiederum an einigen anderen Zufällen, die ebenfalls nur ein Teil aus der Gesamtheit der Symptome (des ganzen Umfangs des Siechtums) sind.

Nur so konnte **an sehr vielen chronisch Kranken der Inbegriff aller Symptome** - die zu einem solchen miasmatisch chronischen Siechtum, v. a. der Psora, gehören - **ermittelt werden**.

Ohne vollständige Übersicht und Gesamtbild der Symptome konnten die antipsorischen Arzneien - die das ganze Siechtum homöopathisch heilen - nicht erforscht werden.

Diese Arzneien sind **zugleich die Heilmittel der einzelnen Kranken, welche an solchen chronischen Übeln leiden**.

Miasmatische chronische Krankheiten

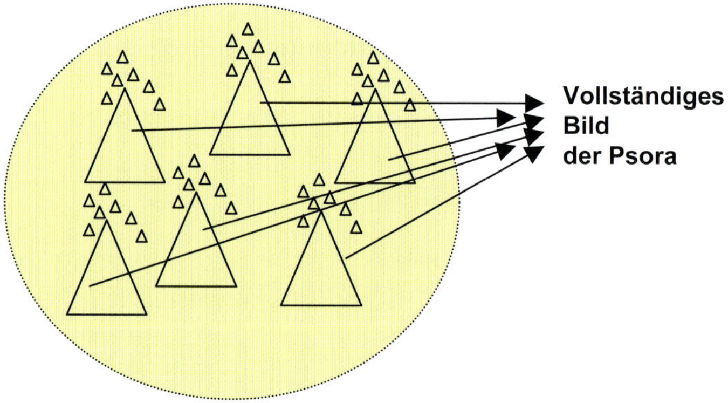

§ 104 (Aufzeichnungen fortführen)

§ 104
Ist nun die Gesammtheit der, den Krankheitsfall vorzüglich bestimmenden und auszeichnenden Symptome, oder mit andern Worten, das Bild der Krankheit irgend einer Art einmal genau aufgezeichnet (1), so ist auch die schwerste Arbeit geschehen. Der Heilkünstler hat es dann bei der Cur, vorzüglich der chronischen Krankheit auf immer vor sich, kann es in allen seinen Theilen durchschauen und die charakteristischen Zeichen herausheben, um ihm eine gegen diese, das ist, gegen das Uebel selbst gerichtete, treffend ähnliche, künstliche Krankheitspotenz in dem homöopathisch gewählten Arzneimittel entgegenzusetzen, gewählt aus den Symptomenreihen aller, nach ihren reinen Wirkungen bekannt gewordenen Arzneien. Und wenn er sich während der Cur nach dem Erfolge der Arznei und dem geänderten Befinden des Eranken erkundigt, braucht er bei seinem neuen Krankheitsbefunde von der ursprünglichen Gruppe der zuerst aufgezeichneten Symptome, bloß das in seinem Manuale wegzulassen, was sich gebessert hat, und dazu zu setzen, was noch davon vorhanden, oder etwa an neuen Beschwerden hinzu gekommen ist.

(1) Die Aerzte alter Schule machten sich es hiemit in ihren Curen äußerst bequem. Da hörte man keine genaue Erkundigung nach allen Umständen des Kranken, ja der Arzt unterbrach diese sogar oft in der Erzählung ihrer einzelnen Beschwerden, um sich nicht stören zu lassen bei schneller Aufschreibung des Receptes, aus mehren von ihm nach ihrer wahren Wirkung nicht gekannten Ingredienzen zusammengesetzt. Kein allöopathischer Arzt, wie gesagt, verlangte die sämmtlichen genauen Umstände des Kranken zu erfahren und noch weniger schrieb er sich etwas davon auf. Wenn er dann den Kranken nach mehreren Tagen wieder sah, wußte er von den wenigen, zuerst gehörten Umständen (da er seitdem so viele verschiedene, andere Kranke gesehen) wenig oder nichts mehr; er hatte es zu dem einen Ohre hinein und zu dem andern wieder hinaus gehen lassen. Auch that er bei fernern Besuchen nur wenige allgemeine Fragen, that als fühlte er den Puls an der Handwurzel, besah die Zunge, verschrieb in demselben Augenblicke, eben so ohne verständigen Grund, ein anderes Recept, oder ließ das erstere (öfters des Tages in ansehnlichern Portionen) fortbrauchen und eilte mit zierlichen Gebehrden zu dem fünfzigsten, sechszigsten Kranken, den er denselben Vormittag noch gedankenlos zu besuchen hatte. So ward das eigentlich nachdenklichste aller Geschäfte, die gewissenhafte, sorgfältige Erforschung des Zustandes jedes einzelnen Kranken und die darauf zu gründende specielle Heilung von den Leuten getrieben, die sich Aerzte, rationelle Heilkünstler nannten. Der Erfolg war, wie natürlich, fast ohne Ausnahme schlecht; und dennoch mußten die Kranken zu ihnen, theils weil es nichts Bessers gab, theils aus Etiquette, und weil es so eingeführt ist.

Die **schwerste Arbeit ist getan**, **wenn**
- die Gesamtheit der Symptome, die den Krankheitsfall kennzeichnen,
- oder das Bild der Krankheit

genau aufgezeichnet (1) sind.

Der Heilkünstler hat dieses Bild dann - besonders bei der Behandlung der chronischen Krankheit - immer vor sich.
- Er kann es in allen Teilen durchschauen und die **charakteristischen Zeichen hervorheben**.
- So kann er ihm eine - gegen das Übel selbst gerichtete - ähnliche künstliche Krankheitspotenz mit dem homöopathischen Arzneimittel entgegensetzen.
- Es wird gewählt aus den Symptomenreihen aller Arzneien, die nach ihrer reinen Wirkung bekannt sind.

Erkundigt sich der Heilkünstler während der Behandlung nach dem Erfolg der Arznei – dem geänderten Befinden des Kranken –,
- braucht er beim neuen Krankheitsbefund von den ursprünglich aufgezeichneten Symptomen in seinem Journal nur das weglassen, was sich gebessert hat,
- und das dazusetzen, was davon noch vorhanden ist oder eventuell an neuen Beschwerden hinzugekommen ist.

Aufzeichnungen fortführen
- weglassen, was sich gebessert hat
- hinzufügen, was noch vorhanden oder neu ist

§ 104 (Fortsetzung)

(1) Die **Ärzte der alten Schule** machen es bei ihren Behandlungen mit der Anamnese äußerst bequem. Es erfolgt **keine genaue Erkundigung** nach allen Umständen des Kranken.

- Der Arzt unterbricht sie sogar oft in der Erzählung ihrer einzelnen Beschwerden, damit er nicht gestört wird beim **schnellen Aufschreiben des Rezeptes** (das aus mehreren Ingredienzien zusammengesetzt ist), dessen wahre Wirkung er nicht kennt.
- Kein allopathischer Arzt ist darauf aus, dass er sämtliche Umstände des Kranken erfährt. **Und noch weniger schreibt er sich was davon auf**.
- Sieht er den Kranken **nach wenigen Tagen wieder**, weiß er von den wenigen gehörten Umständen (wegen der vielen Patienten) wenig oder nichts mehr. Es ging zum einen Ohr rein und beim anderen raus.
- Auch bei weiteren Besuchen stellt er nur wenige allgemeine Fragen und tut so, als fühle er den Puls an der Handwurzel, schaut sich die Zunge an, **verschreibt im selben Moment ohne verständlichen Grund** ein anderes Rezept oder lässt das erste (mehrmals täglich in großen Portionen) weiterverwenden.
- Dann eilt er mit zierlichen Gebärden zum 50. - 60. Kranken, den er am Vormittag noch zu besuchen hat.

- So wird das Nachdenklichste aller Geschäfte - die gewissenhafte, sorgfältige Erforschung des Zustandes jedes einzelnen Kranken und die darauf zu gründende Heilung - von den Leuten betrieben (getrieben), die sich **Ärzte, rationale Heilkünstler nennen**.
- Das Ergebnis ist - fast ohne Ausnahme - schlecht. Dennoch mussten die Kranken zu ihnen (den Ärzten),
  - teils weil es nichts besseres gab,
  - teils aus Etikette
  - und weil es so eingeführt war.

Übersicht Organon

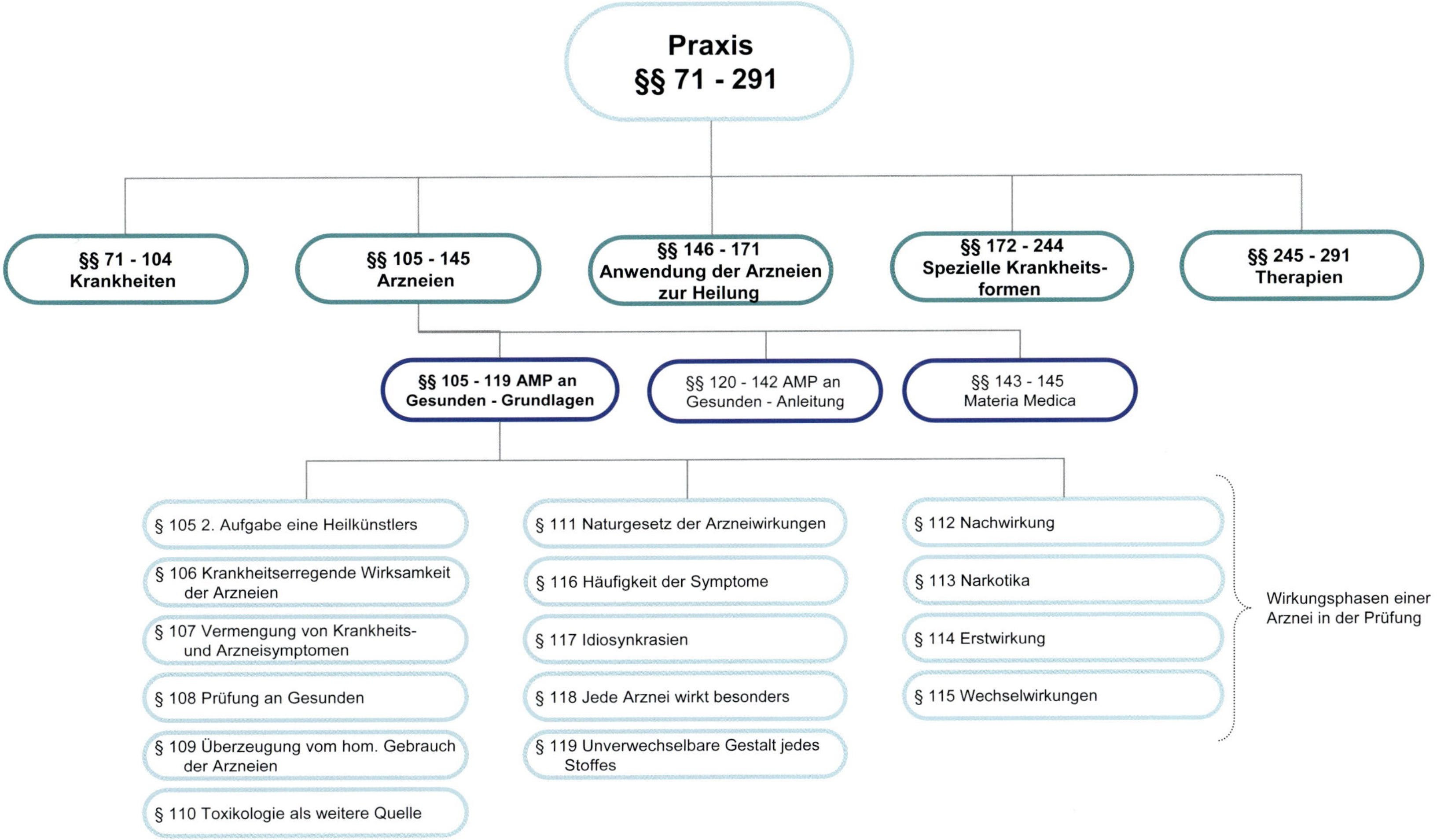

§ 105 (2. Aufgabe eines Heilkünstlers)

§ 105
Der zweite Punkt des Geschäftes eines ächten Heilkünstlers, betrifft die Erforschung der, zur Heilung der natürlichen Krankheiten bestimmten Werkzeuge, die Erforschung der krankmachenden Kraft der Arzneien, um, wo zu heilen ist, eine von ihnen aussuchen zu können, aus deren Symptomenreihe eine künstliche Krankheit zusammengesetzt werden kann, der Haupt-Symptomen-Gesamtheit der zu heilenden natürlichen Krankheit möglichst ähnlich.

Die **zweite Aufgabe** eines echten Heilkünstlers betrifft

- die **Erforschung der Werkzeuge,**
- **die zur Heilung der natürlichen Krankheiten bestimmt** sind,
- also die Erforschung **der krank machenden Kraft der Arzneien**.

Ist etwas zu heilen,

- dann lässt sich von diesen Arzneien eine bestimmen (aussuchen),
- aus deren Symptomenreihe eine künstliche Krankheit zusammengesetzt werden kann,
- welche der Haupt-Symptomen-Gesamtheit der zu heilenden natürlichen Krankheit möglichst ähnlich ist.

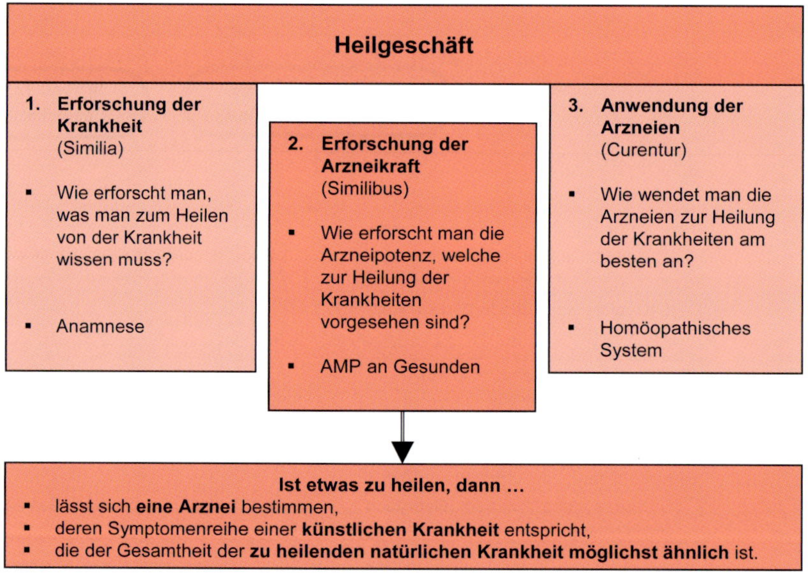

§ 106 (Krankheitserregende Wirksamkeit der Arzneien)

§ 106
Die ganze, Krankheit erregende Wirksamkeit der einzelnen Arzneien muß bekannt sein, das ist, alle die krankhaften Symptome und Befindens-Veränderungen, die jede derselben in gesunden Menschen besonders zu erzeugen fähig ist, müssen erst beobachtet worden sein, ehe man hoffen kann, für die meisten natürlichen Krankheiten treffend homöopathische Heilmittel unter ihnen finden und auswählen zu können.

Die ganze **krankheitserregende Wirksamkeit der einzelnen Arzneien** muss bekannt sein - d. h.

- alle krankhaften Symptome und Befindensveränderungen,
- die jede Arznei in gesunden Menschen speziell (besonders) erzeugen kann,
- **müssen beobachtet worden sein**.

Erst dann kann man hoffen,

- für die meisten natürlichen Krankheiten
- passende (treffende) homöopathische Mittel
- finden und auswählen zu können.

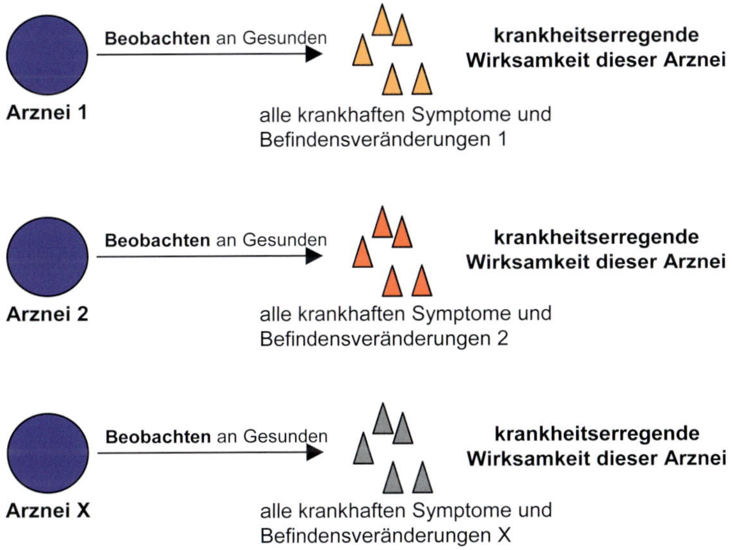

§ 107 (Vermengung von Krankheits- und Arzneisymptomen)

§ 107
Giebt man um dieß zu erforschen, Arzneien nur kranken Personen ein, selbst wenn man sie nur einfach und einzeln verordnete, so sieht man von ihren reinen Wirkungen wenig oder nichts Bestimmtes, da die von den Arzneien zu erwartenden, besondern Befindens-Veränderungen mit den Symptomen der gegenwärtigen natürlichen Krankheit vermengt, nur selten deutlich wahrgenommen werden können.

Gibt man - um die krankheitserregende Wirksamkeit der Arzneien zu erforschen - **diese nur kranken Personen** ein, dann

- sieht man von ihrer reinen Wirkung wenig oder nichts Bestimmtes,
- selbst wenn man sie einfach und einzeln verordnet.

Denn die **besonderen** - zu erwartenden - **Befindensveränderungen**

- können nur selten deutlich wahrgenommen werden,
- wenn sie mit den Symptomen der gegenwärtig vorhandenen natürlichen Krankheit vermengt sind.

Bei der Prüfung an kranken Personen ...

... kommt es zur **Vermischung von Krankheits- und Arzneisymptomen**

§ 108 (Prüfung an Gesunden)

§ 108
Es ist also kein Weg weiter möglich, auf welchem man die eigenthümlichen Wirkungen der Arzneien auf das Befinden des Menschen untrüglich erfahren könnte - es giebt keine einzige sichere, keine natürlichere Veranstaltung zu dieser Absicht, als daß man die einzelnen Arzneien versuchsweise gesunden Menschen in mäßiger Menge eingiebt, um zu erfahren, welche Veränderungen, Symptome und Zeichen ihrer Einwirkung jede besonders im Befinden Leibes und der Seele hervorbringe, das ist, welche Krankheits-Elemente sie zu erregen fähig und geneigt sei (1), da, wie (§. 24 - 27.) gezeigt worden, alle Heilkraft der Arzneien einzig in dieser ihrer Menschenbefindens-Veränderungskraft liegt, und aus Beobachtung der letztern hervorleuchtet.

(1) Nicht ein einziger Arzt, meines Wissens, kam in einer drittehalbtausendjährigen Vorzeit auf diese so natürliche, so unumgänglich nothwendige, einzig ächte Prüfung der Arzneien in ihren reinen, eigenthümlichen, das Befinden der Menschen umstimmenden Wirkungen, um so zu erfahren, welche Krankheitszustände jede Arznei zu heilen vermöge, als der große, unsterbliche Albrecht von Haller. Bloß dieser, obgleich nicht praktischer Arzt, sah vor mir, die Nothwendigkeit hievon ein (siehe Vorrede zur Pharmacopoea Helvet. Basil. 1771 fol. S. 12.): „Nempe primum in corpore sano medela tentanda est, sine peregrina ulla miscela; odoreque et sapore ejus exploratis, exigua illius dosis ingerenda et ad omnes, quae inde contingunt, affectiones, quis pulsus, qui calor, quae respiratio, quaenam excretiones, attendendum. Inde ad ductum phaenomenorum, in sano obviorum, transeas ad experimenta in corpore aegroto etc." Aber Niemand, kein einziger Arzt achtete oder befolgte diese seine unschätzbaren Winke.

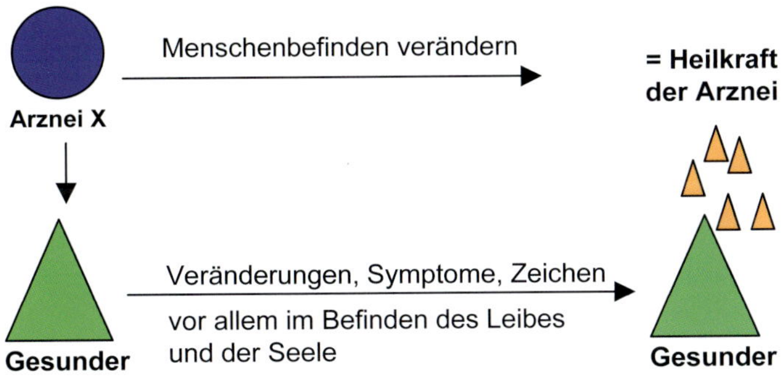

Um die **eigentümliche Wirkung der Arzneien** - auf das Befinden des Menschen - **zu erfahren**,

- gibt es keinen anderen Weg (und keine sicherere, natürliche Methode),
- als die Arzneien **versuchsweise gesunden Menschen in mäßiger Gabe zu geben**.

So lässt sich durch die **Anwendung bei Gesunden** erfahren,

- welche Veränderungen, Symptome und Zeichen sie durch ihre Einwirkung hervorbringt,
- besonders im Befinden des Leibes und der Seele,
- d. h. welche Krankheitselemente sie erregen kann und dazu geneigt ist (1).

Wie in den Paragrafen 24 - 27 gezeigt wurde, **liegt die ganze Heilkraft der Arzneien in ihrer Menschenbefindens-Veränderungskraft** (und leuchtet aus der Beobachtung dieser Menschenbefindens-Veränderungskraft hervor).

(1) Meines Wissens kam kein einziger Arzt in der 2500-jährigen Vorzeit - außer der unsterbliche **Albrecht von Haller** - auf diese natürliche, einzig echte Prüfung der Arzneien. Also auf ihre reine, das Befinden des Menschen umstimmende Wirkungen, um zu erfahren, welche Krankheitszustände jede Arznei heilen kann. Nur Albrecht von Haller erkannte (obwohl er kein Arzt war) vor mir die Notwendigkeit dazu.
„Zuerst ist das Heilmittel ohne jede Beimischung am gesunden Körper auszuprobieren; nachdem man seinen Geruch und Geschmack geprüft hat, gibt man eine geringe Menge davon. Danach ist auf alle seine Wirkungen genau zu achten: Puls, Körperwärme, Atmung und Ausscheidungen. Dann gehe man zu Versuchen an kranken Körpern über. Dabei lässt man sich von den Phänomenen leiten, die man am gesunden Körper beobachtet hatte usw."
Aber niemand, kein einziger Arzt achtete oder befolgte diese unschätzbaren Winke.

§ 109 (Überzeugung vom homöopathischen Gebrauch der Arzneien)

§ 109
Diesen Weg schlug ich zuerst ein mit einer Beharrlichkeit, die nur durch eine vollkommene Ueberzeugung von der großen, Menschen beglückenden Wahrheit, daß bloß durch homöopathischen Gebrauch der Arzneien die einzig gewisse Heilung der Krankheiten der Menschen möglich sei (2), entstehen und aufrecht erhalten werden konnte (3).

(2) Es ist unmöglich, daß es außer der reinen Homöopathik noch eine andere wahre, beste Heilung der dynamischen, (das ist, aller nicht chirurgischen) Krankheiten geben könne, so wenig also zwischen zwei gegebnen Punkten mehr als Eine gerade Linie zu ziehen möglich ist. Wie wenig muß der, welcher wähnt, daß es außer ihr noch andre Arten, Krankheiten zu heilen gebe, der Homöopathie auf den Grund gekommen sein und sie mit hinlänglicher Sorgfalt ausgeübt haben; wie wenige, richtig motivirte, homöopathische Heilungen muß er gesehen oder gelesen, und auf der andern Seite die Ungegründetheit jeder allöopathischen Verfahrungsart in Krankheiten erwogen, die so schlechten, als oft schrecklichen Erfolge davon erkundigt haben, welcher mit einem solchen lockern Indifferentismus die einzig wahre Heilkunst jenen schädlichen Curarten gleich stellet, oder sie gar für Schwestern der Homöopathik ausgiebt, deren sie nicht entbehren könne! Meine gewissenhaften Nachfolger, die ächten, reinen Homöopathiker, mit ihren fast nie fehlenden, glücklichen Heilungen, mögen sie eines Bessern belehren.

(3) Die erste Frucht von diesem Streben gab ich, so reif sie damals sein konnte, in den: Fragmenta de viribus medicamentorum positivis, sive in sano corp. hum. observatis. P. I. II. Lipsiae, 8. 1805. ap. J. A. Barth; die reifere in: Reine Arzneimittellehre. I. Th. dritte Ausg. II. Th. dritte Ausg. 1833. III. Th. zw. Ausg. 1825. IV. Th. zw. Ausg. 1825. V. Th. zw. Ausg. 1826. VI. Th. zw. Ausg. 1827. und im zweiten, dritten und vierten Theile der chronischen Krankheiten, 1828. 1830. Dresden bei Arnold, und zweite Ausgabe der chronischen Krankheiten II., III., IV., V. Th. 1835, 1837, 1838, 1839, Düsseldorf, bei Schaub.

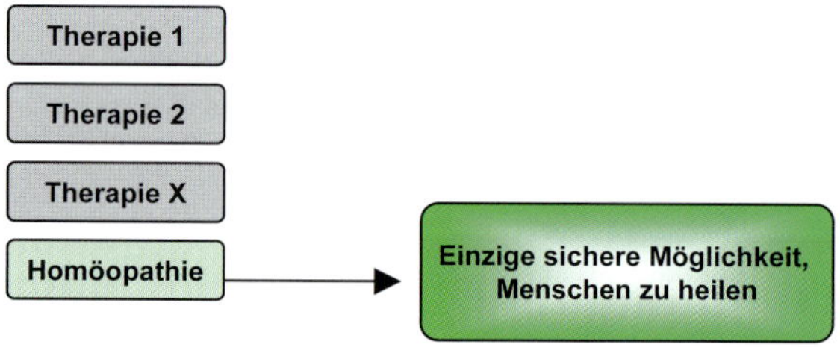

Diesen Weg (nach von Haller) **schlug ich zuerst ein** - mit einer Beharrlichkeit,

- die nur durch eine vollkommene Überzeugung,
- dass nur durch den homöopathischen Gebrauch der Arzneien
- die **einzige** (gewisse) **Heilung der Krankheiten** der Menschen **möglich ist** (1),
- entstehen konnte und aufrechterhalten werden kann (2).

(1) **Außer der (reinen) Homöopathie kann es unmöglich noch eine andere wahre Heilung der dynamischen Krankheiten geben** - wenn sie nicht chirurgischer Art sind. Dies ist so sicher, wie es auch zwischen zwei Punkten nur eine gerade Linie gibt.
Jemand, der glaubt, dass es außer der Homöopathie noch andere Arten gibt, Krankheiten zu heilen, der kann die Homöopathie nur unzulänglich erfasst haben und kann sie auch nicht mit entsprechender Sorgfalt ausgeübt haben.
Er kann nur wenige richtige homöopathische Heilungen gesehen oder gelesen haben. Andererseits wird er die unbegründete allopathische Methode erwogen und ebenso davon die schlechten und schrecklichen Ergebnisse erforscht haben. Sonst könnte er nicht mit einem solchen lockeren gleichgültigen Verhalten (Indifferentismus) die einzig wahre Heilkunst den schädlichen Behandlungsarten gleichsetzen oder sogar als nicht entbehrbahre Schwestern der Homöopathie ausgeben.
Meine gewissenhaften Nachfolger - die echten reinen Homöopathen - sollen sie (die Allopathen) mit fast immer glückenden Heilungen eines Besseren belehren.

(2) Die erste Frucht von diesem Streben (Dokumentation) schrieb ich in einem Schriftstück „Fragmente der positiven Arzneiwirkungen, wie im gesunden menschlichen Körper zu beobachten“ 1805 nieder.
Die reifere Frucht erschien in der **Reinen Arzneimittellehre** (1825 - 1833) und in den **Chronischen Krankheiten** (1828 - 1839).

§ 110 (Toxikologie als weitere Quelle)

§ 110
Daneben sah ich, daß die Wirkungen krankhafter Schädlichkeiten, welche vorgängige Schriftsteller von arzneilichen Substanzen aufgezeichnet hatten, wenn Sie in großer Menge aus Versehen, um sich oder Andre zu tödten, oder unter andern Umständen in den Magen gesunder Personen gerathen waren, mit meinen Beobachtungen beim Versuchen derselben Substanzen an mir selbst und andern gesunden Personen viel übereinkamen. Besagte Schriftsteller erzählen diese Vorgänge als Vergiftungsgeschichten und als Beweise des Nachtheils dieser heftigen Dinge, meistens nur, um davor zu warnen, theils auch, um ihre Kunst zu rühmen, wenn bei ihren, gegen diese gefährlichen Zufälle gebrauchten Mitteln allmälig wieder Genesung eingetreten war, theils endlich, wo diese so angegriffenen Personen in ihrer Cur starben, um sich mit der Gefährlichkeit dieser Substanzen, die sie dann Gifte nannten, zu entschuldigen. Keiner von diesen Beobachtern ahnete, daß diese, von ihnen bloß als Beweise der Schädlichkeit und Giftigkeit dieser Substanzen erzählten Symptome, sichere Hinweisung enthielten auf die Kraft dieser Drogen, ähnliche Beschwerden in natürlichen Krankheiten heilkräftig auslöschen zu können, daß diese ihre Krankheits-Erregungen, Andeutungen ihrer homöopathischen Heilwirkungen seien, und daß bloß auf Beobachtung solcher Befindensveränderungen, welche die Arzneien in gesunden Körpern hervorbringen, die einzig mögliche Erforschung ihrer Arzneikräfte beruhe, indem weder durch vernünftelnde Klügelei a priori, noch durch Geruch, Geschmack oder Ansehen der Arzneien, noch durch chemische Bearbeitung, noch auch durch Gebrauch einer, oder mehrer derselben in einer Mischung (Recepte) bei Krankheiten, die reinen, eigenthümlichen Kräfte der Arzneien zum Heilbehufe zu erkennen sind; man ahnete nicht, daß diese Geschichten von Arzneikrankheiten dereinst die ersten Anfangsgründe der wahren, reinen Arzneistoff-Lehre abgeben würden, die vom Anbeginn bis jetzt nur in falschen Vermuthungen und Erdichtungen bestand, das ist, so gut als gar nicht vorhanden war (1).

(1) Man sehe, was ich hievon gesagt habe in: Beleuchtung der Quellen der gewöhnlichen Materia medica, vor dem dritten Theile meiner reinen Arzneimittellehre.

Toxikologie (Wirkung krankhafter Schädlichkeiten)

Wirkung: wenn Substanz in großer Menge in den Magen kommt

- aus Versehen
- um zu töten
- oder andere Umstände

Auch frühere Schriftsteller haben die **Wirkung krankhafter Schädlichkeiten von arzneilichen Substanzen** aufgezeichnet,

- wenn sie in <u>großer Menge in den Magen</u> gekommen sind,
  - aus Versehen,
  - um sich oder andere zu töten
  - oder unter anderen Umständen.
- Diese Wirkungen <u>stimmen weitgehend überein</u> mit meinen Beobachtungen bei Versuchen (mit denselben Substanzen) an mir selbst und anderen gesunden Personen.
- Genannte Schriftsteller <u>beschrieben diese Vorgänge als Vergiftungen</u> (Vergiftungsgeschichten) und
  - als Beweis des Nachteils dieser heftigen Dinge.
  - Meist nur, um davor zu warnen.
  - Teils auch, um ihre Kunst zu rühmen, wenn mit den Mitteln – die sie gegen diese gefährlichen Zufälle verwendeten – langsam (allmählich) wieder Genesung eintrat.
  - Wenn die angegriffenen Personen während ihrer Behandlung starben, entschuldigten sie sich mit der Gefährlichkeit dieser Substanzen und nannten sie Gifte.
- <u>Kein Beobachter ahnte</u>, dass diese Symptome,
  - die als Beweis der Schädlichkeit und Giftigkeit aufgeführt wurden,
  - einen sicheren Hinweis auf die Kraft dieser Drogen enthielten,
  - ähnliche Beschwerden bei natürlichen Krankheiten auszulöschen und zu heilen.
- <u>Sie ahnten nicht</u>,
  - dass diese Krankheitserregungen ihre homöopathische Heilwirkung andeuten

- und dass nur auf der Beobachtung solcher Befindensveränderungen - die Arzneien in gesunden Körpern hervorbringen,
- darauf die einzige Möglichkeit besteht, ihre Arzneikräfte zu erforschen.

- **Die reinen eigentümlichen Kräfte der Arzneien zum Heilzwecke sind nicht zu erkennen,**
  - weder durch (vernünftelde) Haarspalterei (Klügelei) a priori (von vornherein)
  - noch durch Geruch, Geschmack oder Ansehen der Arznei,
  - nicht durch chemische Bearbeitung
  - noch durch Gebrauch einer oder mehrerer Arzneien in einer Mischung (Rezept).
- **Man ahnte nicht**, dass diese Geschichten von Arzneikrankheiten einmal die ersten Anfangsgründe der reinen Arzneistofflehre hergeben würden.
- Diese (Arzneistofflehre) bestand bisher nur in falschen Vermutungen und Erdichtungen, d. h. sie war so gut wie gar nicht vorhanden (1).

(1) Davon habe ich einiges gesagt in: **Beleuchtung der Quellen der gewöhnlichen Materia Medica**, vor dem 3. Teil meiner **Reinen Arzneimittellehre**.

§ 111 (Naturgesetz der Arzneiwirkungen)

§ 111

Die Uebereinkunft meiner, mit jenen ältern - obgleich unhinsichtlich auf Heilbehuf geschriebenen - Beobachtungen reiner Arzneiwirkungen und selbst die Uebereinstimmung dieser Nachrichten mit andern dieser Art von verschiednen Schriftstellern, überzeugt uns leicht, daß die Arzneistoffe bei ihrer krankhaften Veränderung des gesunden menschlichen Körpers, nach bestimmten, ewigen Naturgesetzen wirken, und, vermöge dieser, gewisse, zuverlässige Krankheitssymptome zu erzeugen fähig sind, jeder Stoff nach seiner Eigenthümlichkeit, besondere.

Die **früheren Beobachtungen der reinen Arzneiwirkungen stimmen überein**

- mit meinen Beobachtungen
- als auch mit anderen Beobachtungen dieser Art von verschiedenen Schriftstellern,
- obwohl jene (Schriftsteller) ohne Zusammenhang (Hinblick) auf einen Heilzweck geschrieben wurden.

Das zeigt,

- dass die **Arzneistoffe** (bei ihrer krankhaften Veränderung des gesunden menschlichen Körpers)
- **nach bestimmten Naturgesetzen wirken**
- und dadurch **bestimmte zuverlässige Krankheitssymptome erzeugen** können,
- jeder Stoff **nach seiner besonderen Eigentümlichkeit**.

Arzneistoffe ⇨ krankhafte Veränderung des Gesunden

- wirken nach Naturgesetzen
- können bestimmte zuverlässige Krankheitssymptome erzeugen
- jeder Stoff nach seiner speziellen Eigenheit

frühere Beobachtungen der reinen Arzneiwirkungen

- stimmen überein mit den eigenen Beobachtungen (von Hahnemann)
- stimmen überein mit Beobachtungen verschiedener Schriftsteller, ohne dass diese allerdings den Zusammenhang zum Heilzweck erkannten

§ 112 (Nachwirkung)

§ 112
In jenen ältern Beschreibungen der, oft lebensgefährlichen Wirkungen in so übermäßigen Gaben verschluckter Arzneien, nimmt man auch Zustände wahr, die nicht Anfangs, sondern beim Ausgange solcher traurigen Ereignisse sich zeigten und von einer, den anfänglich ganz entgegengesetzten Natur waren. Diese der Erstwirkung (§. 63.) oder eigentlichen Einwirkung der Arzneien auf die Lebenskraft entgenstehenden Symptome, sind die Gegenwirkung des Lebensprincips des Organisms, also die Nachwirkung desselben (§. 62-67.), wovon jedoch bei mäßigen Gaben zum Versuche an gesunden Körpern, selten oder fast nie das Mindeste zu spüren ist, bei kleinen Gaben aber gar nicht. Gegen diese macht der lebende Organism beim homöopathischen Heilgeschäfte nur so viel Gegenwirkung, als erforderlich ist, das Befinden wieder auf den natürlichen, gesunden Zustand zu erheben.

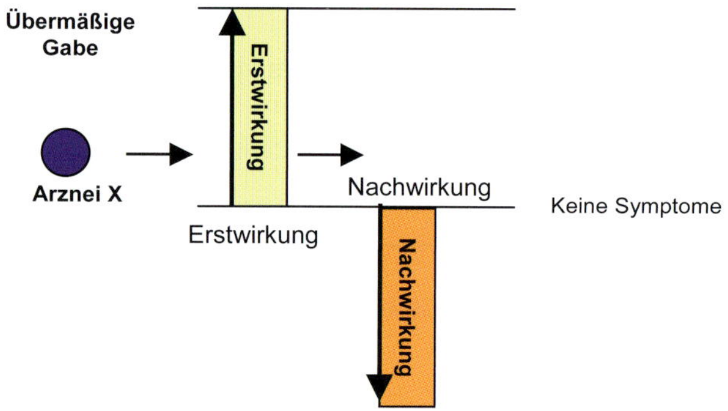

Bei oft **lebensgefährlichen Wirkungen von** in übermäßigen Gaben **verschluckten Arzneien** (dies findet man in älteren Beschreibungen)

- findet man Zustände, welche nicht zu Beginn, sondern erst am Ende (solcher traurigen Ereignisse) auftraten
- und den anfänglichen Zuständen entgegengesetzt waren.

Diese Symptome,

- die der **Erstwirkung** (§ 63) oder der eigentlichen Einwirkung der Arzneien entgegengesetzt sind (entgegenstehen),
- sind die Gegenwirkung des Lebensprinzips des Organismus - seine **Nachwirkung** (§§ 62-67).

Bei **Versuchen**

- mit mäßigen Gaben ist davon (in gesunden Körpern) fast nichts zu spüren,
- bei kleinen Gaben gar nichts.

In der **Homöopathie** macht der lebende Organismus gegen sie (die Erstwirkung) nur so viel Gegenwirkung, wie erforderlich ist, um das Befinden wieder in den natürlichen, gesunden Zustand zu versetzen.

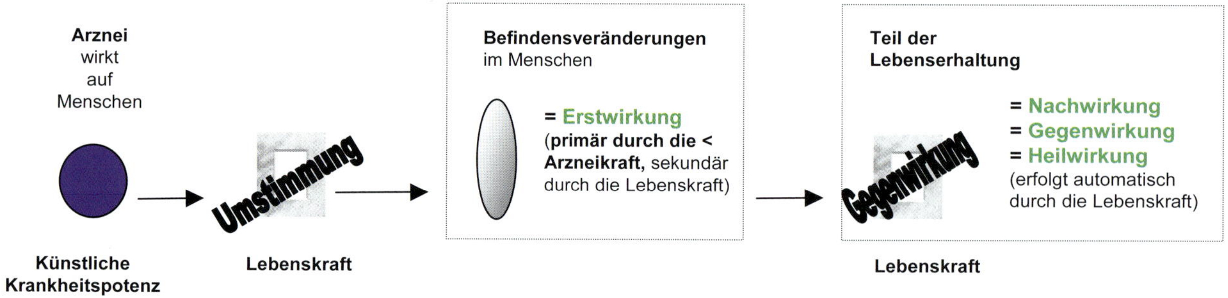

§ 113
Bloß die narcotischen Arzneien scheinen hierin eine Ausnahme zu machen. Da sie in der Erstwirkung theils die Empfindlichkeit und Empfindung, theils die Reizbarkeit hinwegnehmen, so pflegt bei ihnen öfterer, auch bei mäßigen Versuchsgaben, in gesunden Körpern eine erhöhete Empfindlichkeit in der Nachwirkung (und eine größere Reizbarkeit) merkbar zu werden.

Narkotische Arzneien scheinen (hier) eine **Ausnahme** zu sein. In ihrer Erstwirkung

- nehmen sie teilweise die Empfindlichkeit und Empfindung weg
- und teilweise die Reizbarkeit weg.

In ihrer Nachwirkung wird (auch bei mäßigen Gaben)

- in gesunden Körpern oft eine erhöhte Empfindlichkeit bemerkbar
- (und eine größere Reizbarkeit).

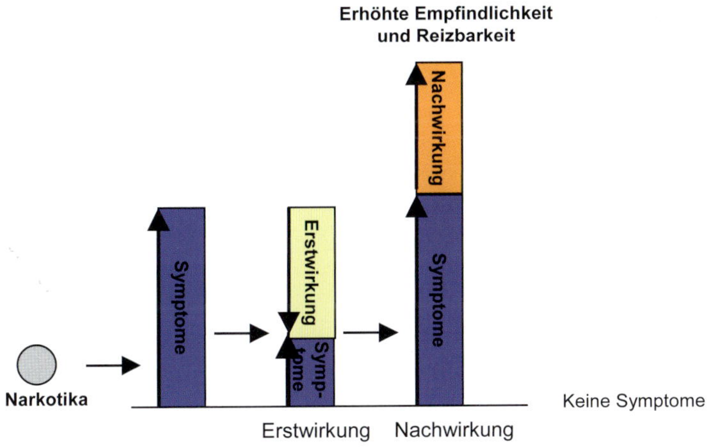

§ 114 (Erstwirkung)

> § 114
> **Diese narcotischen Substanzen ausgenommen, werden bei Versuchen mit mäßigen Gaben Arznei, in gesunden Körpern bloß die Erstwirkungen derselben, d.i. diejenigen Symptome wahrgenommen, womit die Arznei das Befinden des Menschen umstimmt und einen krankhaften Zustand auf längere oder kürzere Zeit in und an demselben hervorbringt.**

Bei Versuchen mit **mäßigen Gaben der Arzneien**
(ausgenommen die Narkotika)

- **wird in gesunden Körpern nur ihre Erstwirkung wahrgenommen**,
- d. h. jene Symptome, mit denen die Arznei das Befinden des Menschen umstimmt
- und einen krankhaften Zustand auf bestimmte (längere oder kürzere) Zeit bei (in und an) ihm hervorbringt.

Arzneimittelprüfung mit mäßigen Gaben **bei Gesunden wird nur die Erstwirkung wahrgenommen**	
▪ d. h. jene Symptome, mit denen die Arznei das Befinden umstimmt …	▪ … und einen krankhaften Zustand auf bestimmte Zeit hervorbringt.

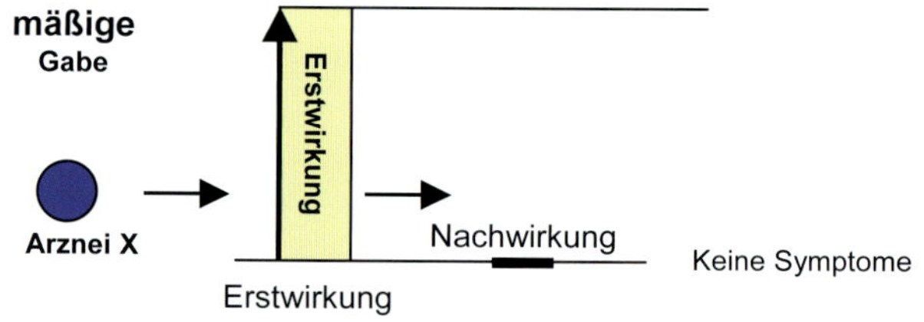

§ 115 (Wechselwirkungen)

§ 115
Unter diesen Symptomen giebt es bei einigen Arzneien nicht wenige, welche andern, theils vorher erschienenen, theils nachher erscheinenden zum Theil oder in gewissen Nebenumständen entgegengesetzt, deßwegen jedoch nicht eigentlich als Nachwirkung oder bloße Gegenwirkung der Lebenskraft anzusehen sind, sondern nur den Wechselzustand der verschiednen Erst-Wirkungs-Paroxismen bilden; man nennt sie Wechselwirkungen.

Bei manchen Arzneien gibt es einige Symptome,

- die anderen vorher oder nachher erschienenen Symptomen **zum Teil entgegengesetzt** sind - zum Teil oder in gewissen Nebenumständen.
- Sie sind deshalb **nicht** als **Nachwirkung** oder nur Gegenwirkung der Lebenskraft anzusehen,
- sondern bilden nur den Wechselzustand der verschiedenen Erstwirkungs-Paroxysmen (Anfall, höchste Steigerung von Krankheitserscheinungen).
- Man bezeichnet sie als **Wechselwirkungen**.

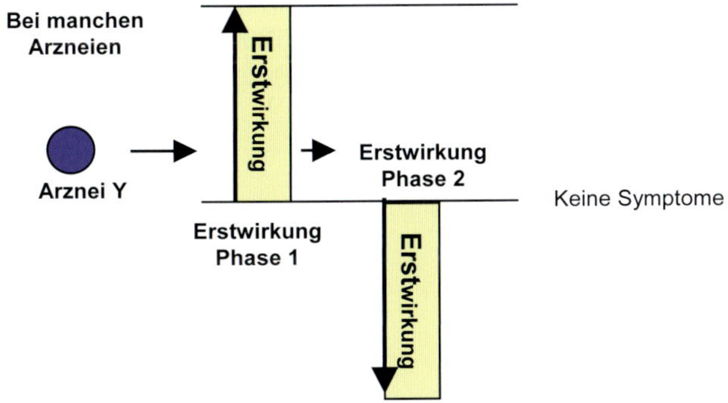

Alternativ: entgegengesetzte Symptome in der Erstwirkung bei verschiedenen Prüfern.

Wechselwirkung:
- entgegengesetzte Zustände,
- die aber dennoch Erstwirkungen sind.

Anmerkung:
Die **Unterscheidung** von
- Erst- und Nachwirkung einerseits
- und Wechselwirkung andererseits

ist **nicht immer einfach**. Die starre Zuordnung „da Arzneisymptome, dort Gegenregulation des Organismus" ist oft schwer möglich. Denn alle Stoffe zeigen (v. a. auch bei der Hochpotenzprüfung) eine gewisse **Bipolarität** - nicht nur im Sinne von Wechselzuständen.

- Andererseits gibt es dann wieder Symptome, deren Gegenteil im speziellen Fall eine Verschreibung ausschließt.
- Die Unterscheidung beider Gruppen kann oft erst durch klinische Bestätigungen gesichert werden.
- Fehlerhafte Einträge in den Arzneimittellehren und Repertorien von Nachwirkungen kommen vor allem bei Gemütssymptomen vor.
  Beispiel: Einnahme eines Mittels ⇨ ein Prüfer erlebt eine besondere Klarheit im Kopf. Im Prüfprotokoll und später in anderen Werken wird „Klarheit" wie eine primäre Mittelwirkung eingetragen. Dabei wirkte das Mittel teilweise heilend auf eine vorliegende - dem Prüfer unbewusste - Dumpfheit. Die Dumpfheit wäre dann aber im Grunde das eigentliche Arzneisymptom - doch in den Büchern wäre das Gegenteil zu finden.

§ 116 (Häufigkeit der Symptome)

§ 116
Einige Symptome werden von den Arzneien öfterer, das ist, in vielen Körpern, andere seltener oder in wenigen Menschen zuwege gebracht, einige nur in sehr wenigen gesunden Körpern.

Von den Arzneien werden

- **einige Symptome häufiger** - d. h. in vielen Körpern,
- andere Symptome **seltener** - d. h. bei wenigen Menschen,
- einige nur in **sehr wenigen** gesunden Körpern

hervorgebracht.

Häufigkeit der Symptome
• **Einige** Symptome **häufig** (bei vielen Menschen) • **Andere** Symptome **selten** (bei wenigen Menschen) • **Einige** Symptome **sehr selten** (bei sehr wenigen Menschen)

§ 117 (Idiosynkrasien)

§ 117

Zu den letztern gehören die sogenannten Idiosyncrasien, worunter man eigne Körperbeschaffenheiten versteht, welche, obgleich sonst gesund, doch die Neigung besitzen, von gewissen Dingen, welche bei vielen andren Menschen gar keinen Eindruck und keine Veränderung zu machen scheinen, in einen mehr oder weniger krankhaften Zustand versetzt zu werden (1).

Doch dieser Mangel an Eindruck auf einige Personen ist nur scheinbar. Denn da zu diesen, so wie zur Hervorbringung aller übrigen krankhaften Befindensveränderungen im Menschen, beide, sowohl die der einwirkenden Substanz inwohnende Kraft, als die Fähigkeit der, den Organism belebenden geistartigen Dynamis (Lebensprincips), von dieser erregt zu werden, erforderlich ist, so können die auffallenden Erkrankungen in den sogenannten Idiosyncrasien, nicht bloß auf Rechnung dieser besondern Körperbeschaffenheiten gesetzt, sondern sie müssen von diesen veranlassenden Dingen hergeleitet werden, in denen zugleich die Kraft liegen muß, auf alle menschlichen Körper denselben Eindruck zu machen, nur daß wenige unter den gesunden Körperbeschaffenheiten geneigt sind, sich in einen so auffallend kranken Zustand von ihnen Versetzen zu lassen. Daß diese Potenzen wirklich auf jeden Körper diesen Eindruck machen, sieht man daraus, daß sie bei allen kranken Personen für ähnliche Krankheitssymptome, als die welche sie selbst (obgleich anscheinend nur bei den sogenannten idiosyncratischen Personen) erregen können, als Heilmittel homöopathische Hülfe leisten (2).

(1) Einige wenige Personen können vom Geruche der Rosen in Ohnmacht fallen, und vom Genusse der Mies-Muscheln, der Krebse oder des Rogens des Barbe-Fisches, von Berührung des Laubes einiger Sumach-Arten u.s.w. in mancherlei andre krankhafte, zuweilen gefährliche Zustände gerathen.

(2) So half die Prinzessin Maria Porphyrogeneta ihrem an Ohnmachten leidenden Bruder, dem Kaiser Alexius, durch Bespritzung mit Rosenwasser (...) in Gegenwart seiner Tante Eudoxia (Hist. byz. Alexias lib. 15 S. 503. ed. Posser.) und Horstius (Oper. III. S. 59) sah den Rosenessig bei Ohnmachten sehr hülfreich.

Zu den Letztgenannten (einige nur in sehr wenigen gesunden Körpern hervorgebracht) gehören die **Idiosynkrasien**.

Darunter versteht man

- besondere Körperbeschaffenheiten,
- die - obwohl sonst gesund - dazu neigen,
- **von bestimmten Dingen in einen mehr oder weniger krankhaften Zustand versetzt zu werden** (1),
- die bei anderen Menschen (keinen Eindruck und) keine Veränderung zu machen **scheinen**.
- Dieser Mangel auf einige Personen ist nur scheinbar.

Um alle (und auch diese) **krankhaften Befindensveränderungen im Menschen hervorzubringen**, ist

- sowohl die Kraft der einwirkenden Substanz erforderlich
- als auch die Fähigkeit der Lebenskraft (Dynamis), von dieser Kraft erregt zu werden.

Die auffallenden Erkrankungen der sogenannten Idiosynkrasien

- können nicht nur der besonderen Körperbeschaffenheit zugeschrieben werden,
- sondern müssen von diesen veranlassenden Dingen (der Arzneien) hergeleitet werden.
- In ihnen muss die Kraft liegen, auf alle menschlichen Körper denselben Eindruck zu machen.
- Es sind aber nur wenige (unter den gesunden Körperbeschaffenheiten) geneigt,
- sich von ihnen in einen so auffallend kranken Zustand versetzen zu lassen.

Dass diese Potenzen wirklich auf jeden Körper diesen Eindruck machen, sieht man daran, ...

§ 117 (Fortsetzung)

- … dass sie bei allen kranken Personen
- mit ähnlichen Krankheitssymptomen wie die, die sie selbst erregen können,
- als Heilmittel homöopathische Hilfe leisten.

(1) Einige wenige Personen können vom Geruch der Rosen in Ohnmacht fallen und in manch andere krankhafte - zuweilen gefährliche - Zustände fallen durch den Genuss von Miesmuscheln, Krebsen, Roggens, des Barbe-Fischs, von der Berührung des Laubes einiger Sumach-Arten usw.

(2) Die Prinzessin Maria Porphygrogeneta half ihrem an Ohnmacht leidenden Bruder (Kaiser Alexius) durch Bespritzung mit Rosenwasser in Gegenwart seiner Tante Eudoxia. Horstius sah, dass Rosenessig bei Ohnmachten sehr hilfreich ist.

Idiosynkrasien (die Symptome werden von den Arzneien nur in sehr wenigen Gesunden hervorgebracht)		
Darunter versteht man…	**Dazu ist erforderlich…**	**Auf jeden Körper …**
▪ **besondere** Körperbeschaffenheiten, ▪ von bestimmten Dingen **in einen krankhaften Zustand versetzt zu werden** (obwohl sonst gesund), ▪ die bei anderen Menschen keine Veränderung machen. ▪ Dieser Mangel ist aber nur scheinbar so.	▪ die **Kraft der** einwirkenden **Substanz,** ▪ die **Fähigkeit der Lebenskraft,** davon erregt zu werden.	▪ **wirken sie** als **Heilmittel** ▪ **bei allen kranken Personen,** ▪ wenn sie **ähnliche Krankheitssymptome** haben.

§ 118 (Jede Arznei wirkt besonders)

§ 118
Jede Arznei zeigt besondere Wirkungen im menschlichen Körper, welche sich von keinem andern Arzneistoffe verschiedner Art genau so erreignen (2). .

(2) Dieß sah auch der verehrungswürdige A. v. Haller ein, da er sagt (Vorrede zu seiner hist. stirp. helv.): „latet immensa virium diversitas in iis ipsis plantis, quarum facies externas dudum novimus, animas quasi et quodcunque caelestius habent, nondum perspeximus."

Jede Arznei zeigt im menschlichen Körper **besondere Wirkungen,**

- die sich von keinem anderen Arzneistoff von anderer Art
- genau so ereignen (1).

(1) Auch (der verehrungswürdige) Albrecht von Haller sah das ein. Er sagt: „Es liegt in den Pflanzen – deren Äußeres wir schon genügend kennen - eine ungeheuere Vielfalt an Kräften verborgen. Doch wir haben ihre Seelen und was sie sonst Himmlisches in sich tragen noch nicht durchschaut "

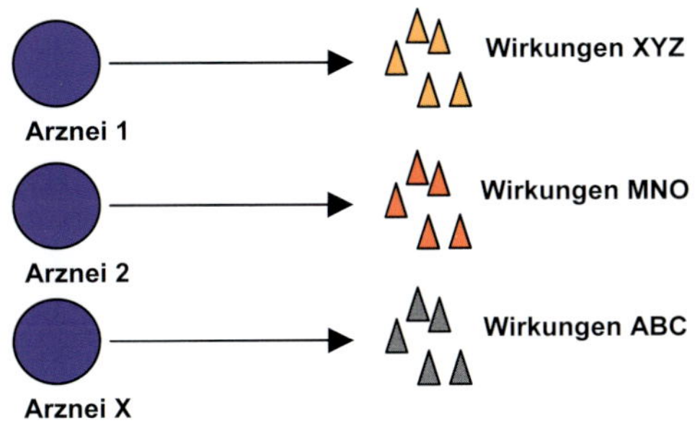

§ 119 (Unverwechselbare Gestalt jedes Stoffes)

§ 119
So gewiß jede Pflanzenart in ihrer äußern Gestalt in der eignen Weise ihres Lebens und Wuchses, in ihrem Geschmacke und Geruche von jeder andern Pflanzen-Art und Gattung, so gewiß jedes Mineral und jedes Salz in seinen äußern sowohl, als innern physischen uod chemischen Eigenschaften (welche allein schon alle Verwechselung hätten verhüten sollen) von dem andern verschieden ist, so gewiß sind sie alle unter sich in ihren krankmachenden - also auch heilenden - Wirkungen verschieden und von einander abweichend (1). **Jede dieser Substanzen wirkt auf eine eigne, verschiedene, doch bestimmte Weise, die alle Verwechselung verbietet, und erzeugt Abänderungen des Gesundheitszustandes und des Befindens der Menschen** (2).

(1) Wer die so sonderbar verschiednen Wirkungen jeder einzelnen Substanz von den Wirkungen jeder andern, auf das menschliche Befinden, genau kennt und zu würdigen versteht, der sieht auch leicht ein, daß es unter ihnen, in arzneilicher Hinsicht, durchaus keine gleichbedeutenden Mittel, keine Surrogate geben kann. Bloß wer die verschiedenen Arzneien nach ihren reinen, positiven Wirkungen nicht kennt, kann so thöricht sein, uns weiß machen zu wollen, eins könne statt des andern dienen und eben so gut, als jenes, in gleicher Krankheit helfen. So verwechseln unverständige Kinder die wesentlich verschiedensten Dinge, weil sie sie kaum dem Aeußern nach, und am wenigsten nach ihrem Werthe, ihrer wahren Bedeutung und ihren innern, höchst abweichenden Eigenschaften kennen.

(2) Ist dieß reine Wahrheit, wie sie es ist, so kann fortan kein Arzt, der nicht für verstandlos angesehen sein, und der sein gutes Gewissen, das einzige Zeugniß ächter Menschenwürde, nicht verletzen will, unmöglich eine andre Arzneisubstanz zur Cur der Krankheiten anwenden als solche, die er genau und vollständig in ihrer wahren Bedeutung kennt, d. i., deren virtuelle Wirkung auf das Befinden gesunder Menschen er genugsam erprobt hat, um genau zu wissen, sie sei vermögend, einen, dem zu heilenden, sehr ähnlichen Krankheitszustand, einen ähnlichern, als jede andere, ihm bekannt gewordene Arznei, selbst zu erzeugen - da, wie oben gezeigt worden, weder der Mensch, noch die große Natur vollkommen, schnell und dauerhaft anders als mit einem homöopathischen Mittel heilen kann. Kein ächter Arzt kann sich fortan von solchen Versuchen, vorzüglich an sich selbst, ausschließen, um diese Kenntniß der Arzneien, die am nothwendigsten zum Heilbehulfe gehört, zu erlangen, diese von den Aerzten aller Jahrhunderte bisher so schnöde versäumte Kenntniß. Alle vergangenen Jahrhunderte - die Nachwelt wird es kaum glauben - begnügten sich bisher, die in ihrer Bedeutung unbekannten und in Absicht ihrer höchst wichtigen, höchst abweichenden, reinen, ...

- **Jede Pflanzenart ist von jeder anderen Pflanzenart und Pflanzengattung verschieden in**
  - ihrer äußeren Gestalt,
  - ihrer eigenen Weise des Lebens und Wuchses,
  - ihrem Geschmack und Geruch.
- **Auch jedes Mineral und jedes Salz unterscheidet sich von jedem anderen** Mineral und Salz sowohl in den äußeren als auch in den inneren (physischen und chemischen) Eigenschaften - die allein schon alle Verwechslungen vermeiden sollten.

Ebenso sind sie alle in ihren krank machenden – also auch heilenden - Wirkungen verschieden und voneinander abweichend (1).

Jede dieser Substanzen wirkt
- **auf eine eigene, verschiedene, aber bestimmte Weise**,
- die keine Verwechslungen zulässt (verbietet),
- und erzeugt Veränderungen des Gesundheitszustandes und des Befindens der Menschen (2).

(1) Die Wirkungen jeder Substanz auf das Befinden sind von jeder anderen Substanz verschieden. Wer sie genau kennt und versteht, der sieht leicht ein, dass es unter ihnen **keine Surrogate** (gleichbedeutenden Mittel in arzneilicher Hinsicht) geben kann. Nur wer die reinen Wirkungen der Arzneien nicht kennt, kann behaupten, dass eines statt des anderen genommen werden kann und dieses dann genauso gut bei der gleichen Krankheit hilft.
So verwechseln unverständige Kinder wesentlich verschiedene Dinge, weil sie sie kaum nach dem Äußeren noch weniger nach ihrem Wert, ihrer wahren Bedeutung und ihren inneren, höchst abweichenden Eigenschaften kennen.

(2) Möchte ein Arzt nicht ohne Verstand erscheinen und nicht sein gutes Gewissen (das einzige Zeugnis echter Menschenwürde) verletzen, kann er unmöglich eine andere Arznei zur Behandlung anwenden als jene, die er genau in ihrer wahren Bedeutung kennt. Er muss ihre (virtuelle) Wirkung auf Befinden Gesunder ausreichend erprobt haben, um genau zu wissen, dass sie einen Krankheitszustand selbst erzeugen kann, der dem zu heilenden sehr ähnlich ist. Ähnlicher als es mit jeder anderen ihm bekannten Arznei möglich ist.

§ 119 (Unverwechselbare Gestalt jedes Stoffes)

dynamischen Wirkung auf Menschenbefinden **nie geprüften** Arzneien so blindhin in Krankheiten, und zwar meist mehrere dieser unbekannten, so sehr verschiedenen Kräfte in Recepte zusammengemischt zu verordnen und dem **Zufalle** zu überlassen, wie es dem Kranken danach ergehen möge. So dringt ein Wahnsinniger in die Werkstatt eines Künstlers, und ergreift **Hände voll**, **ihm unbekannter**, **höchst verschiedener Werkzeuge**, um die dastehenden Kunstwerke, wie er wähnt, zu bearbeiten; daß sie von seiner unsinnigen Arbeit verderbt, wohl gar unwiederbringlich verderbt werden, brauche ich nicht weiter zu erinnern..

Wie gezeigt können weder der Mensch noch die große Natur anders als mit einem homöopathischen Mittel heilen. Kein echter Arzt kann sich solchen Versuchen - am besten an sich selbst - verschließen, um diese Kenntnis der Arzneien zu erlangen. Diese Erkenntnis wurde bisher von den Ärzten jahrhundertelang versäumt.
Alle vergangene Jahrhunderte begnügten sie sich blindlings bei Krankheiten Arzneien zu verordnen, die in ihrer Bedeutung unbekannt und in ihrer reinen, dynamischen Wirkung auf das Menschenbefinden **nie geprüft** worden sind. Sie mischten meist mehrere dieser unbekannten (so sehr verschiedenen Kräfte) in Rezepten zusammen und überlassen es dem **Zufall**, wie es dem Kranken danach geht.
So dringt ein Wahnsinniger in die Werkstatt eines Künstlers ein und ergreift **ihm unbekannte, höchst verschiedene Werkzeuge**, um die vorhandenen Kunstwerke - so wie er meint - zu bearbeiten. Von seiner unsinnigen Arbeit werden sie verdorben, unter Umständen sogar unrettbar (unwiederbringlich).

Unverwechselbare Gestalt jedes Stoffes		
Pflanzen	• **Minerale und Salze**	**Jede Substanz ist verschieden in ihren …**
• ihre äußere **Gestalt** • ihre eigene Weise des **Lebens** und **Wuchses** • ihr **Geschmack** und **Geruch**	• sowohl in den **äußeren** Eigenschaften • als auch in den **inneren** (physischen und chemischen) Eigenschaften	▪ **krank machenden** Wirkungen • **heilenden** Wirkungen • wirkt auf ihre **eigene Weise** • und erzeugt Veränderungen des Befindens und des Gesundheitszustandes

Übersicht Organon

- **Praxis §§ 71 - 291**
  - **§§ 71 - 104 Krankheiten**
  - **§§ 105 - 145 Arzneien**
    - §§ 105 - 119 AMP an Gesunden - Grundlagen
    - **§§ 120 - 142 AMP an Gesunden - Anleitung**
      - § 120 Überblick
      - § 121 Dosisanpassung
      - § 122 Anforderung an die Arznei
      - § 123 Einfachste Zubereitung
      - § 124 Arzneien ohne fremde Substanzen verwenden
      - § 125 Ernährung während der AMP
      - § 126 Anforderung an die Versuchsperson
      - § 127 AMP an beiden Geschlechtern
      - § 128 Vorteile AMP mit hohen Potenzen
      - § 129 Vorsichtige Dosissteigerung
      - § 130 Vorteile einmaliger Gabe
      - § 131 Prüfung mit mehrmaliger Gabe
      - § 132 Ergänzung zu § 131
      - § 133 Erforschung der Modalitäten
      - § 134 Symptome teilweise
      - § 135 AMP an vielen Menschen
      - § 136 Neigung zu bestimmten Wirkungen
      - § 137 Mäßige Gabe
      - § 138 Alte Symptome
      - § 139 Genaue Aufzeichnung und Kontrolle
      - § 140 Vorgehen bei Analphabeten
      - § 141 Prüfung an sich selbst
      - § 142 Nur durch Meister
    - §§ 143 - 145 Materia Medica
  - **§§ 146 - 171 Anwendung der Arzneien zur Heilung**
  - **§§ 172 - 244 Spezielle Krankheitsformen**
  - **§§ 245 - 291 Therapien**

§ 120 (Überblick)

§ 120
Also genau, sorgfältig genau, müssen die Arzneien, von denen Leben und Tod, Krankheit und Gesundheit der Menschen abhängen, von einander unterschieden und deßhalb durch sorgfältige, reine Versuche auf ihre Kräfte und wahren Wirkungen im gesunden Körper geprüft werden, um sie genau kennen zu lernen und bei ihrem Gebrauche in Krankheiten jeden Fehlgriff vermeiden zu können, indem nur eine treffende Wahl derselben das größte der irdischen Güter, Wohlsein Leibes und der Seele, bald und dauerhaft wiederbringen kann.

Die **Arzneien,**

- von denen Leben und Tod, Krankheit und Gesundheit der Menschen abhängen,
- **müssen** genauestens voneinander unterschieden werden
- und durch sorgfältige (und reine) Versuche
- **auf ihre Kräfte und Wirkungen im gesunden Körper geprüft werden**.

So lernt man sie genau kennen und kann bei der Anwendung von diesen Arzneien jeden Fehlgriff vermeiden.
Nur eine **treffende Arzneiwahl** kann (das größte der irdischen Güter)
  - Wohlbefinden des Leibes und der Seele
  - schnell und dauerhaft wiederbringen.

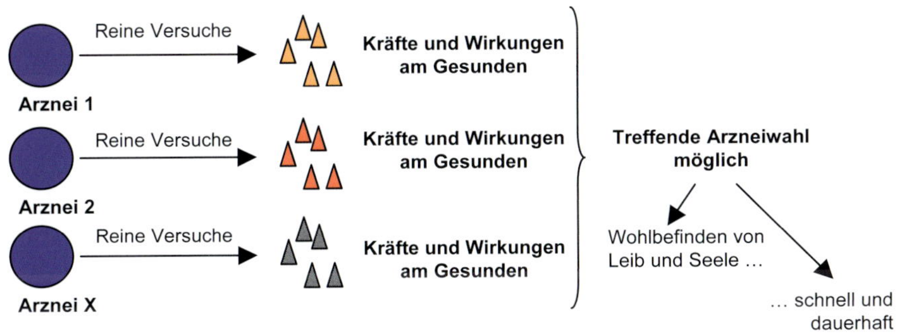

§ 121 (Dosisanpassung)

§ 121
Bei Prüfung der Arzneien, in Absicht auf ihre Wirkungen im gesunden Körper, muß man bedenken, daß die starken, sogenannten heroischen Substanzen schon in geringer Gabe Befindensveränderungen selbst bei starken Personen zu erregen pflegen. Die von milderer Kraft müssen zu diesen Versuchen in ansehnlicherer Gabe gereicht werden; die schwächsten aber können, damit man ihre Wirkung wahrnehme, bloß bei solchen von Krankheit freien Personen versucht werden, welche zärtlich, reizbar und empfindlich sind.

Bei der **Arzneiprüfung an Gesunden bezüglich ihrer Wirkungen** muss man bedenken, dass

- die **starken** (sogenannten heroischen) Substanzen schon in geringer Gabe Befindensveränderungen erzeugen - selbst bei starken Personen.
- Die von **milderer** Kraft müssen (bei diesen Versuchen) in größerer (ansehnlicherer) Gabe gegeben werden.
- Die **schwächsten** aber können - damit man ihre Wirkung wahrnehmen kann - nur bei Gesunden gegeben werden, die zart, reizbar und empfindlich sind.

Dosisanpassung (bei der Arzneiprüfung an Gesunden)		
Starke Substanzen	**Mildere Substanzen**	**Schwächste Substanzen**
• siehe oben genannte heroische Substanzen • diese erregen **schon in geringer Gabe Befindensveränderungen**	• Müssen in **größerer Gabe** gegeben werden, um Befindensveränderungen zu erregen	▪ Können nur an Menschen versucht werden, die **zart, reizbar und empfindlich** sind.

§ 122 (Anforderung an die Arznei)

§ 122
Es dürfen zu solchen Versuchen - denn von ihnen hängt die Gewißheit der ganzen Heilkunst und das Wohl aller folgenden Menschen-Generationen ab - es dürfen, sage ich, zu solchen Versuchen keine andern Arzneien, als solche genommen werden, die man genau kennt, und von deren Reinheit, Aechtheit und Vollkräftigkeit man völlig überzeugt ist.

Die Sicherheit (Gewissheit) der ganzen Heilkunst und das Wohl aller folgenden Menschengenerationen hängt von den Arzneien ab.

Daher dürfen zu solchen **Versuchen nur Arzneien** genommen werden, von deren

- Reinheit,
- Echtheit,
- und Vollkräftigkeit

man **völlig überzeugt ist**.

Arzneien für Versuche ...

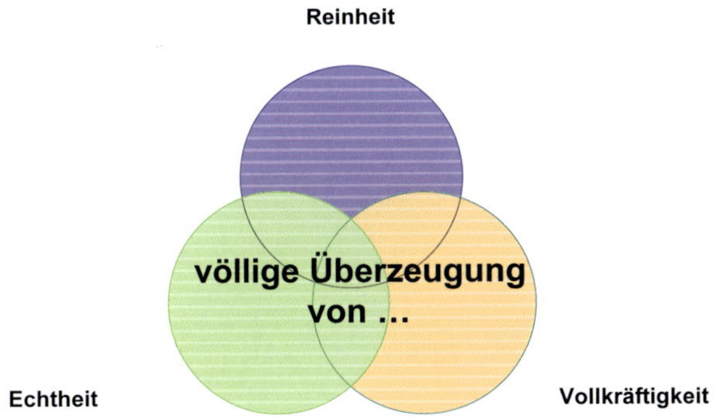

§ 123 (Einfachste Zubereitung)

§ 123
Jede dieser Arzneien muß in ganz einfacher, ungekünstelter Form eingenommen werden; die einheimischen Pflanzen als frisch ausgepreßter Saft, mit etwas Weingeist vermischt, sein Verderben zu verhüten, die ausländischen Gewächse aber als Pulver, oder frisch mit Weingeist zur Tinctur ausgezogen, dann aber mit etlichen Theilen Wasser versetzt, die Salze uod Gummen aber gleich vor der Einnahme in Wasser aufgelöst. Ist die Pflanze nur in trockener Gestalt zu haben und ihrer Natur nach an Kräften schwach, so dient zu einem solchen Vorsuche der Aufguß, in welchem das zerkleinte Kraut mit kochendem Wasser übergossen und so ausgezogen worden ist; er muß gleich nach seiner Bereitung noch warm getrunken werden; denn alle ausgepreßten Pflanzensäfte und alle wässerigen Pflanzen-Aufgüsse, gehen ohne geistigen Zusatz schnell in Gährung und Verderbniß über, und haben dann ihre Arzneikraft verloren.

Jede dieser Arzneien muss in einfacher, natürlicher (ungekünstelter) **Form eingenommen werden.**

- Die **einheimischen Pflanzen** werden dazu als frisch gepresster Saft mit etwas Weingeist vermischt (um ihr Verderben zu verhindern).
- Die **ausländischen Gewächse** (Pflanzen) werden
  - als Pulver
  - oder frisch mit Weingeist zur Tinktur ausgezogen und dann mit etlichen Teilen Wasser versetzt.
- Die **Salze und Gummen** (Gummen und Harze sind Ausscheidungen von Pflanzen, meist in Form erstarrter Pflanzensäfte) werden kurz vor der Einnahme in Wasser aufgelöst.
- **Getrocknete Pflanzen** (wenn sie nur so zu bekommen sind und wenn sie von ihrer Natur her schwach an Kräften sind):
  - Dann nimmt man zu einem solchen Versuch den Aufguss.
  - Dabei wird das zerkleinerte Kraut mit kochendem Wasser übergossen und in dieser Form „ausgezogen“ (extrahiert).
  - Der Aufguss muss gleich nach seiner Zubereitung warm getrunken werden.
    Grund: Alle ausgepressten Pflanzensäfte und alle wässrigen Pflanzenaufgüsse beginnen ohne Alkohol schnell zu gären und verderben. Dabei verlieren sie ihre Arzneikraft.

Zubereitung der Arzneien (Einnahme in einfacher, ungekünstelter Form)			
Einheimische Pflanzen	**Ausländische Pflanzen**	**Salze und Gummen**	**Getrocknete Pflanzen und von schwacher Kraft**
• **frisch gepresster Saft** • mit etwas Weingeist vermischt	• als **Pulver** oder • frisch mit Weingeist zur **Tinktur** ausgezogen	▪ werden kurz vor der Einnahme **in Wasser aufgelöst**	▪ als **Aufguss** ▪ dabei das Kraut mit kochendem Wasser übergießen und ausziehen ▪ sogleich warm trinken

§ 124 (Arzneien ohne fremde Substanzen verwenden)

§ 124
Jeden Arzneistoff muß man zu dieser Absicht ganz allein, ganz rein anwenden, ohne irgend eine fremdartige Substanz zuzumischen, oder sonst etwas fremdartig Arzneiliches an demselben Tage zu sich zu nehmen, und eben so wenig die folgenden Tage, so lange als man die Wirkungen der Arznei beobachten will.

Jeden Arzneistoff muss man (zu diesem Zweck)

- **allein und rein anwenden,**
- ohne eine fremde Substanz dazuzumischen.

Man darf auch keine fremde Arznei (nichts fremdes Arzneiliches) **zu sich nehmen,**

- weder am selben Tag
- noch an den folgenden Tagen,

so lange man die Wirkungen der Arznei beobachten will.

Anwendung der Arzneien	
▪ **allein und rein** ▪ ohne fremde Substanz	▪ **nichts Arzneiliches einnehmen** o weder am selben Tag o noch an den folgenden Tagen

§ 125 (Ernährung während der Arzneimittelprüfung)

§ 125

Während dieser Versuchszeit, muß auch die Diät recht mäßig eingerichtet werden, möglichst ohne Gewürze, von bloß nährender, einfacher Art, so daß die grünen Zugemüße und Wurzeln (1) und alle Salate und Suppenkräuter (welche sämmtlich immer einige störende Arzneikraft, auch bei aller Zubereitung behalten) vermieden werden. Die Getränke sollen die alltäglichen sein, so wenig als möglich reizend (2).

(1) Junge grüne Erbsen (Schoten), grüne Bohnen, über Wasser-Dampf gesottene Kartoffeln und allenfalls Möhren (Mohrrüben) sind zulässig, als die am wenigsten arzneilichen Gemüße.

(2) Die Versuchsperson muß entweder an keinen Wein, Branntwein, Kaffee noch Thee gewöhnt sein, oder sich diese theils reizenden, theils arzneilich schädlichen Getränke schon längere Zeit vorher völlig abgewöhnt haben.

Während der Versuchszeit muss die Ernährung (Diät) **mäßig** (bescheiden, leicht) **sein**,

- möglichst ohne Gewürze,
- nur von nährender, einfacher Art.

Es sind zu vermeiden:

- Grüne Gemüsebeilagen und Wurzeln (1)
- sowie alle Salate und Suppenkräuter (die auch nach der Zubereitung immer etwas störende Arzneikraft behalten).

- Die **Getränke** sollen die alltäglichen sein, so wenig wie möglich reizend (2).

(1) **Zulässig** sind: junge grüne Erbsen (Schoten), grüne Bohnen, über Dampf gesottene Kartoffeln und nötigenfalls (allenfalls) Möhren (Mohrrüben). Das sind die am wenigsten arzneilichen Gemüse.

(2) Die Versuchsperson darf **nicht** an Wein, Branntwein, Kaffee oder Tee gewöhnt sein oder muss sich diese (teils reizenden, teils arzneilichen) schädlichen Getränke schon vor längerer Zeit ganz abgewöhnt haben.

Ernährung während der Versuchszeit	
▪ **Mäßig** (bescheiden, leicht) ▪ von nährender, einfacher Art ▪ möglichst ohne Gewürze **Nicht erlaubt**: - grüne Gemüsebeilagen - Wurzeln - Salate - Suppenkräuter **Erlaubt** - junge grüne Erbsen - grüne Bohnen - Kartoffeln (über Dampf gegart) - eventuell Möhren (Karotten)	**Getränke** - die alltäglichen, also ▪ so wenig reizend wie möglich **Nicht erlaubt**: - Wein - Branntwein - Kaffee - Tee

§ 126 (Anforderung an die Versuchsperson)

§ 126
Die dazu gewählte Versuchsperson muß vor allen Dingen als glaubwürdig und gewissenhaft bekannt sein; sie muß sich während des Versuchs vor Anstrengungen des Geistes und Körpers, vor allen Ausschweifungen und störenden Leidenschaften hüten; keine dringenden Geschäfte dürfen sie von der gehörigen Beobachtung abhalten; sie muß mit gutem Willen genaue Aufmerksamkeit auf sich selbst richten und dabei ungestört sein; in ihrer Art gesund an Körper, muß sie auch den nöthigen Verstand besitzen, um ihre Empfindungen in deutlichen Ausdrücken benennen und beschreiben zu können.

Die ausgewählte Versuchsperson muss vor allem glaubwürdig und gewissenhaft sein.

- Sie muss sich (während des Versuchs) **hüten** vor:
  - körperlicher und geistiger Anstrengung,
  - allen Ausschweifungen
  - und störenden Leidenschaften.
- Keine dringenden Geschäfte dürfen die Versuchsperson von der genauen Beobachtung abhalten.
- Sie muss mit großer Aufmerksamkeit auf sich selbst achten und dabei ungestört sein.
- Sie muss auch den nötigen Verstand besitzen (neben dem gesunden Körper), um ihre Empfindungen deutlich ausdrücken und benennen zu können.

Anforderung an die Versuchsperson	
Glaubwürdig und gewissenhaft	**Nicht:** ▪ körperliche Anstrengung ▪ geistige Anstrengung ▪ alle Ausschweifungen ▪ störende Leidenschaften **Sonstiges** ▪ keine dringenden Geschäfte dürfen von der Beobachtung abhalten ▪ genaue Aufmerksamkeit auf sich selbst und dabei ungestört sein ▪ nötiger Verstand

§ 127 (Arzneimittelprüfung an beiden Geschlechtern)

§ 127
Die Arzneien müssen sowohl an Manns- als an Weibspersonen geprüft werden, um auch die, auf das Geschlecht bezüglichen Befindens-Veränderungen, an den Tag zu bringen.

Die Arzneien müssen
- sowohl an **Männern**
- als auch an **Frauen**

geprüft werden, damit auch die geschlechtsbezogenen Befindensveränderungen sichtbar werden.

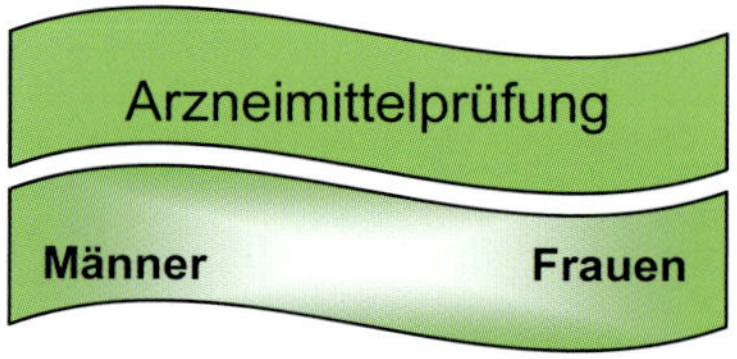

wegen der vom Geschlecht abhängigen Befindensveränderungen

§ 128 (Vorteile Arzneimittelprüfung mit hohen Potenzen)

§ 128
Die neuern und neuesten Erfahrungen haben gelehrt, daß die Arzneisubstanzen in ihrem rohen Zustande, wenn sie zur Prüfung ihrer eigenthümlichen Wirkungen von der Versuchs-Person eingenommen worden, lange nicht so den vollen Reichthum der in ihnen verborgen liegenden Kräfte äußern, als wenn sie in hohen Verdünnungen durch gehöriges Reiben und Schütteln potenzirt zu dieser Absicht eingenommen worden; durch welche einfache Bearbeitung die in ihrem rohen Zustande verborgen und gleichsam schlafend gelegnen Kräfte bis zum Unglaublichen entwickelt und zur Thätigkeit erweckt werden. So erforscht man jetzt am besten, selbst die für schwach gehaltenen Substanzen in Hinsicht auf ihre Arzneikräfte, wenn man 4 bis 6 feinste Streukügelchen der 30sten Potenz einer solchen Substanz von der Versuchs-Person täglich, mit ein wenig Wasser angefeuchlet, oder vielmehr in einer größern oder geringern Menge Wasser aufgelöset und wohl zusammengeschüttelt, nüchtern einnehmen und dies mehrere Tage fortsetzen läßt.

Vorteile AMP mit hohen Potenzen	
Arznei in **rohem Zustand:** ▪ Die Arznei bringt **nicht alle** verborgenen Kräfte hervor. ▪ Viele Wirkungen bleiben verborgen.	Arznei in **hoher Verdünnung:** ▪ Die Arznei bringt **alle** verborgenen Kräfte hervor. ▪ Die Kräfte werden erst durch Potenzieren (Reiben und Schütteln) frei.
	Die **Erforschung der Arzneikräfte erfolgt am besten** nach jenem Schema: ▪ 4 bis 6 Globuli der 30. Potenz werden - mit ein wenig Wasser angefeuchtet oder - in Wasser aufgelöst und gut geschüttelt ▪ Einnahme: nüchtern ▪ Dauer: mehrere Tage

Neuere Erfahrungen zeigen, dass die Arzneisubstanzen,

- wenn sie von der Versuchsperson (zur Prüfung ihrer eigentümlichen Wirkungen) in **rohem Zustand** eingenommen werden, nicht die volle Fülle (Reichtum) der in ihnen verborgen liegenden Kräfte zeigen,
- als wenn sie in **hohen Verdünnungen** (durch entsprechendes Reiben und Schütteln potenziert) eingenommen werden.

Durch diese **einfache Bearbeitung** (durch entsprechendes Reiben und Schütteln potenziert)

- werden die Kräfte „zur Tätigkeit erweckt“ und entfalten sich zu unglaublichen Dimensionen,
- die im rohen Zustand verborgen (und gleichsam schlafend) waren.

Am besten **erforscht man die Substanzen** hinsichtlich ihrer Arzneikräfte (selbst jene, welche für schwach gehalten werden) folgendermaßen:

- Man lässt 4 bis 6 feinste Streukügelchen der 30. Potenz (einer solchen Substanz)
- mit ein wenig Wasser angefeuchtet oder
- in Wasser (mehr oder weniger davon) aufgelöst und gut geschüttelt
- von der Versuchsperson täglich nüchtern einnehmen
- und dies mehrere Tage fortsetzen.

§ 129 (Vorsichtige Dosissteigerung)

§ 129
Wenn nur schwache Wirkungen von einer solchen Gabe zum Vorschein kommen, so kann man, bis sie deutlicher und stärker werden, täglich etliche Kügelchen mehr zur Gabe nehmen, bis die Befindens-Veränderungen wahrnehmbarer werden; denn wenige Personen werden von einer Arznei gleich stark angegriffen; es findet im Gegentheile eine große Verschiedenheit in diesem Punkte statt, so daß von einer als sehr kräftig bekannten Arznei, in mäßiger Gabe, zuweilen eine schwächlich scheinende Person fast gar nicht erregt wird, aber von mehreren andern dagegen, weit schwächern, stark genug. Und hinwiederum giebt es sehr starke Personen, die von einer mild scheinenden Arznei sehr beträchtliche Krankheits-Symptome spüren, von stärkern aber geringere u.s.w. Da dieß nun vorher unbekannt, so ist es sehr räthlich, bei Jedem zuerst mit einer kleinen Arzneigabe den Anfang zu machen, und wo es angemessen und erforderlich, von Tage zu Tage zu einer höhern und höhern Gabe zu steigen.

Vorsichtige Dosissteigerung (wenn nur schwache Wirkungen hervorkommen)	
Dosissteigerung ▪ **täglich einige Globuli mehr** verabreichen (nehmen) ▪ so lange, **bis Wirkungen deutlicher** und stärker ▪ und bis die **Befindensänderungen wahrnehmbar** werden.	**Manchmal ...** ▪ Schwächliche Person - kräftige Arznei ⇨ schwache Wirkung - schwache Arznei ⇨ starke Wirkung ▪ Starke Person - schwache Arznei ⇨ starke Wirkung - starke Arznei ⇨ schwache Wirkung ↓ **Dies ist vorher nicht bekannt, daher** ▪ **mit kleiner Gabe beginnen** ▪ **und, wenn erforderlich, täglich die Gabe steigern**

Zeigen sich bei einer solchen Gabe (wie in § 128 beschrieben)
nur schwache Wirkungen (kommen zum Vorschein),

- dann kann man täglich einige Kügelchen mehr verabreichen,
- bis die Wirkungen deutlicher und stärker
- und die Befindensveränderungen erkennbarer werden.

- **Wenige** Personen werden von einer Arznei gleich stark angegriffen.
- Hingegen werden **viele** Personen ganz verschieden von einer Arznei angegriffen.

- Manchmal wird eine als **schwächlich erscheinende Person**
  - o von einer kräftigen Arznei (als solche bekannt) in mäßiger Gabe fast überhaupt nicht erregt,
  - o aber von mehreren anderen - weit schwächeren - Arzneien dagegen sehr stark erregt.
- Andererseits gibt es sehr **starke Personen,**
  - o die von einer milde scheinenden Arznei sehr beträchtliche Krankheitssymptome spüren,
  - o aber von stärkeren Arzneien geringere Krankheitssymptome spüren,
  - o usw.

Da dies **vorher (im Voraus) nicht bekannt** ist,

- ist es sehr ratsam,
- bei jedem Patienten **mit einer kleinen Arzneigabe zu beginnen**
- und sie - wenn angemessen und erforderlich –
- **täglich zu einer immer höheren Gabe zu steigern**.

§ 130 (Vorteile einmaliger Gabe)

§ 130
Wenn man gleich Anfangs zum ersten Male eine gehörig starke Arzneigabe gereicht, so hat man den Vortheil, daß die Versuchs-Person die Aufeinanderfolge der Symptome erfährt und die Zeit, wann jedes erschienen ist, genau aufzeichnen kann, welches zur Kenntniß des Charakters der Arznei sehr belehrend ist, weil dann die Ordnung der Erstwirkungen, so wie die der Wechselwirkungen am unzweideutigsten zum Vorschein kommt. Auch eine sehr mäßige Gabe ist zum Versuche oft schon hinreichend, wenn nur der Versuchende feinfühlig genug und möglichst aufmerksam auf sein Befinden ist. Die Wirkungsdauer einer Arznei wird erst durch Vergleichung mehrerer Versuche bekannt.

Gibt man **beim ersten Mal eine sehr starke Gabe**, dann hat man den **Vorteil**,

- dass die Versuchsperson die Reihenfolge (Aufeinanderfolge) der Symptome erfährt
- und daher die Zeit, wann jedes Symptom erschienen ist, genau aufzeichnen kann.

Dies ist zum **Verständnis** (Erkenntnis) **des Arzneicharakters** sehr lehrreich, weil dann die Folge (Ordnung)

- der Erstwirkung
- sowie der Wechselwirkung

am eindeutigsten zum Vorschein kommt.

Ist die Versuchsperson

- sehr **feinfühlig**
- und beobachtet sie ihr Befinden sehr aufmerksam,
- so ist beim Versuch oft schon eine sehr mäßige Gabe ausreichend.

Die Wirkungsdauer einer Arznei wird erst durch den Vergleich mehrerer Versuche erkannt.

Vorteile bei einmaliger starker Gabe	
Vorteile ▪ **Aufeinanderfolge** der Symptome wird deutlich, ▪ man kann **die Zeit**, wann jedes Symptom erscheint, genau aufzeichnen ↓ ▪ dies ist zum **Verständnis des Arzneicharakters** sehr lehrreich, weil ... ▪ dann die **Folge** von - Erstwirkung - Wechselwirkung am eindeutigsten erscheint.	**Wirkungsdauer von Arzneien ...** ▪ wird erst durch den Vergleich mehrerer Versuche deutlich

§ 131 (Prüfung mit mehrmaliger Gabe)

§ 131
Muß man aber, um nur etwas zu erfahren, einige Tage nach einander dieselbe Arznei in immer erhöheten Gaben derselben Person zum Versuche geben, so erfährt man zwar die mancherlei Krankheitszustände, welche diese Arznei überhaupt zuwege bringen kann, aber nicht ihre Reihenfolge, und die darauffolgende Gabe nimmt oft ein oder das andere, von der vorgangigen Gabe erregte Symptom wieder hinweg, heilwirkend, oder den entgegengesetzten Zustand hervor bringend - Symptome, welche als zweideutig eingeklammert werden müssen, bis folgende, reinere Versuche zeigen, ob sie Gegen- und Nach-Wirkung des Organisms, oder eine Wechselwirkung dieser Arznei sind.

Wird die Arznei derselben Person **einige Tage hintereinander in immer höheren Gaben** (zum Versuch) gegeben - um überhaupt etwas zu erfahren -,

- so erfährt man zwar die Krankheitssymptome, welche diese Arznei überhaupt hervorbringen kann,
- nicht aber ihre Reihenfolge.

Die **jeweils folgende Gabe**

- nimmt oft ein (das eine oder andere) Symptom (das von der vorherigen Gabe erregt wurde) wieder weg,
  - o heilend (heilwirkend)
  - o oder bringt den entgegengesetzten Zustand hervor.
- Diese Symptome werden als **zweideutig** eingeklammert,
- bis darauf folgende, reinere Versuche zeigen, ob sie
  - o eine Gegen- und Nachwirkung des Organismus
  - o oder eine Wechselwirkung sind.

Prüfung mit mehrmaliger Gabe (die Arznei wird einige Tage in immer höheren Gaben gegeben)	
Grund um überhaupt ihre Wirkung zu erfahren **Nachteil** ▪ Man erhält die Krankheitssymptome der Arznei ▪ **nicht aber die Reihenfolge** ihrer Symptome	**Gründe der Nachteile** ▪ die jeweils **folgende Gabe nimmt oft ein vorher erzeugtes Symptom wieder weg.** o Heilend o oder bringt den entgegengesetzten Zustand hervor ▪ dies sind **zweideutige Symptome** (und werden eingeklammert) ↓ ▪ **Spätere Versuche** zeigen erst, ob dies o Gegen- und Nachwirkungen (des Organismus) o oder Wechselwirkungen sind.

§ 132 (Ergänzung zu § 131)

§ 132
Wo man aber, ohne Rücksicht auf Folgereihe der Zufälle und Wirkungsdauer der Arznei, bloß die Symptome für sich, besonders die eines schwachkräftigen Arzneistoffs, erforschen will, da ist die Veranstaltung vorzuziehen, daß man einige Tage nach einander, jeden Tag eine erhöhete Gabe reiche. Dann wird die Wirkung, selbst der mildesten, noch unbekannten Arznei, besonders an empfindlichen Personen versucht, an den Tag kommen.

Möchte man von einer Arznei (vor allem die eines schwachkräftigen Arzneistoffes) **nur die Symptome herausfinden,**

- ohne Rücksicht auf Reihenfolge der Zufälle
- und ohne die Wirkungsdauer,

so ist es **vorteilhaft** (vorzuziehen),

- einige Tage nacheinander jeden Tag eine höhere Gabe zu geben,
- denn dann kommt die Wirkung selbst der mildesten - noch unbekannten Arznei - an den Tag.
- Besonders wenn man sie an empfindlichen Personen versucht.

Prüfung nur der Symptome mit mehrmaliger Gabe (die Arznei wird einige Tage in immer höheren Gaben gegeben)	
Grund	**Vorgang (vorteilhaft)**
▪ Ohne Rücksicht auf die Reihenfolge der Zufälle ▪ Ohne Rücksicht auf die Wirkungsdauer	▪ einige Tage jeden Tag die Gabe erhöhen ▪ dann kommt selbst bei mildesten Arzneien eine Wirkung hervor ▪ vor allem bei empfindlichen Personen

§ 133 (Erforschung der Modalitäten)

§ 133
Bei Empfindung dieser oder jener Arzneibeschwerde, ist es zur genauen Bestimmung des Symptoms dienlich, ja erforderlich, sich dabei in verschiedne Lagen zu versetzen und zu beobachten, ob der Zufall durch Bewegung des eben leidenden Theils, durch Gehen in der Stube oder in freier Luft, durch Stehen, Sitzen oder Liegen sich vermehre, mindere oder vergehe und etwa in der ersten Lage wiederkomme,- ob durch Essen, Trinken oder durch eine andere Bedingung sich das Symptom ändere, oder durch Sprechen, Husten, Nießen, oder bei einer andern Verrichtung des Körpers und darauf zu achten, zu welcher Tages- oder Nachtzeit es sich vorzüglich einzustellen pflege, wodurch das jedem Symptome Eigenthümliche und Charakteristische offenbar wird.

Zur genauen Bestimmung der Symptome ist es erforderlich, sich bei der Empfindung einer (dieser oder jener) Arzneibeschwerde in **verschiedene Lagen** zu begeben und es ist **zu beobachten,**

- ob der Zufall des gerade leidenden Teils sich
  - durch Bewegung,
  - durch Gehen in der Stube oder an der frischen Luft,
  - durch Sitzen oder Liegen
  - vermehrt oder vermindert
  - oder ob er vergeht und in der ersten Lage wiederkommt
- oder ob sich das Symptom durch
  - Essen,
  - Trinken
  - oder durch eine andere Bedingung ändert
- oder ob sich das Symptom durch
  - Sprechen,
  - Husten,
  - Niesen,
  - oder bei einer anderen Verrichtung des Körpers ändert.

Erforschung der Modalitäten (zur genauen Bestimmung der Symptome)	
In **verschiedenen Lagen** beobachten, ob sich die **Symptome des leidenden Teiles verändern** - verbessern - verschlechtern oder - vergehen **bei ...**	▪ Bewegung Gehen - in der Stube (warm) - an frischer Luft ▪ Sitzen ▪ Liegen ▪ Essen ▪ Trinken ▪ andere Bedingung ▪ Sprechen ▪ Husten ▪ Niesen ▪ oder einer anderen Verrichtung

§ 134 (Symptome teilweise)

§ 134
Alle äußeren Potenzen und vorzüglich die Arzneien haben die Eigenschaft, eine ihnen eigenthümliche, besonders geartete Veränderung im Befinden des lebenden Organisms hervorzubringen; doch kommen nicht alle, einer Arznei eignen Symptome, schon bei Einer Person, auch nicht alle sogleich, oder bei demselben Versuche zum Vorscheine, sondern bei der einen Person dießmal diese, bei einem zweiten und dritten Versuche wieder andere, bei einer andern Person diese oder jene Symptome vorzugsweise hervor; doch so, daß vielleicht bei der vierten, achten, zehnten u.s.w. Person, wieder einige oder mehrere von den Zufällen sich zeigen, die etwa schon bei der zweiten, sechsten, neunten u.s.w. Person sich ereigneten; auch erscheinen sie nicht jedesmal zu derselben Stunde wieder.

Alle Arzneien (und alle äußeren Potenzen) **haben die Eigenschaft, eine ihnen eigene Veränderung im Befinden** (des lebenden Organismus) **hervorzubringen**.

Nicht alle Symptome, die einer Arznei eigen (besonders) **sind,**
- kommen aber schon bei einer Person zum Vorschein,
- auch nicht alle Symptome sofort
- oder beim selben Versuch.

Eher (vielmehr) schon kommen
- bei der einen Person diesmal jene Symptome,
- bei einem 2. oder 3. Versuch andere Symptome,
- bei einer anderen Person diese oder jene Symptome besonders hervor.

Aber doch so, dass
- sich bei vielleicht bei der 4. - 8. - 10. usw. Person einige oder mehrere der Zufälle zeigen,
- die schon bei der 2. - 6. - 9. - usw. Person auftraten.

Sie erscheinen auch **nicht jedes Mal wieder zur selben Stunde**.

1. **Jede Arznei kann Befindensveränderungen** am lebenden Organismus **hervorbringen.**
2. **Nicht alle Symptome einer Arznei kommen bei jedem Prüfer hervor.**
3. **Aber die Symptome wiederholen sich** doch bei verschiedenen Prüfern.
4. Die Symptome treten auch nicht jedes Mal zur gleichen Zeit auf.

§ 135 (Arzneimittelprüfung an vielen Menschen)

§ 135
Der Inbegriff aller Krankheits-Elemente, die eine Arznei zu erzeugen vermag, wird erst durch vielfache, an vielen dazu tauglichen, verschiedenartigen Körpern von Personen beiderlei Geschlechts angestellte Beobachtungen, der Vollständigkeit nahe gebracht. Nur erst dann kann man versichert sein, eine Arznei auf die Krankheitszustände, die sie erregen kann, das ist, auf ihre reinen Kräfte in Veränderung des Menschenbefindens ausgeprüft zu haben, wenn die folgenden Versuchspersonen wenig Neues mehr von ihr bemerken können, und fast immer nur dieselben, schon von Andern beobachteten Symptome an sich wahrnehmen.

Der **Inbegriff aller Krankheitssymptome**
(die eine Arznei erzeugen kann)

- wird erst durch viele Beobachtungen
- an vielen (dazu tauglichen) verschiedenen Personen beiden Geschlechts

beinahe **vollständig**.

Man kann sich erst dann **sicher** sein,

- **eine Arznei** (auf die Krankheitszustände die sie erregen kann - das heißt auf ihre reinen Kräfte zur Veränderung des Befindens) **ausgeprüft zu haben,**
- wenn die nachfolgenden Versuchspersonen
  - o wenig Neues bemerken
  - o und fast immer nur dieselben Symptome an sich wahrnehmen,
- die schon von anderen beobachtet wurden.

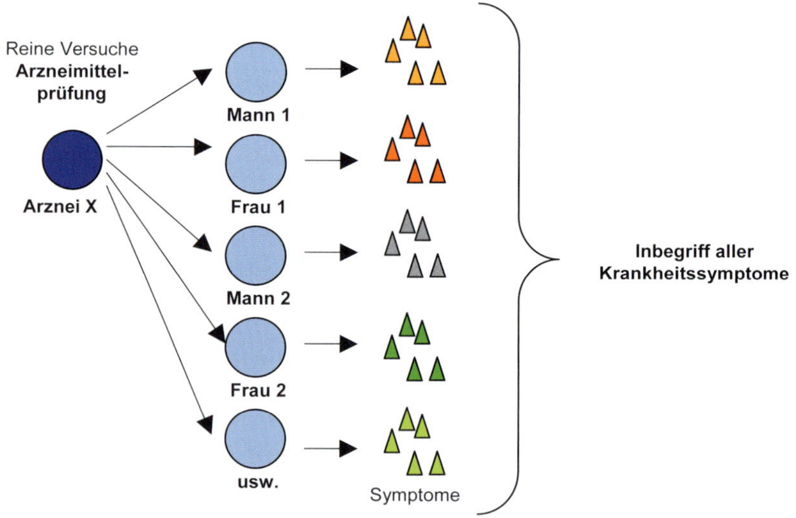

§ 136 (Neigung zu bestimmten Wirkungen)

§ 136
Obgleich, wie gesagt, eine Arznei bei ihrer Prüfung im gesunden Zustande, nicht bei Einer Person alle ihre Befindens-Veränderungen hervorbringen kann, sondern nur bei vielen, verschiednen, von abweichender Leibes- und Seelenbeschaffenheit, so liegt doch die Neigung (Tendenz), alle diese Symptome in jedem Menschen zu erregen, in ihr (§. 114), nach einem ewigen, umwandelbaren Naturgesetze, vermöge dessen sie alle ihre, selbst die selten von ihr in Gesunden hervorgebrachten Wirkungen bei einem jeden Menschen in Ausübung bringt, dem man sie in einem Krankheits-Zustande von ähnlichen Beschwerden eingiebt; selbst in der mindesten Gabe erregt sie dann, homöopathisch gewählt, stillschweigend einen, der natürlichen Krankheit nahekommenden, künstlichen Zustand im Kranken, der ihn von seinem ursprünglichen Uebel schnell und dauerhaft (homöopathisch) befreit und heilt.

Eine Arznei kann bei ihrer Prüfung an Gesunden

- **bei einer Person** nicht alle ihre Befindensveränderungen hervorbringen,
- sondern nur **bei vielen verschiedenen Personen** von abweichender Leibes- und Seelenbeschaffenheit.

Aber **es liegt die Neigung** (Tendenz) **in der Arznei,**

- **alle diese Symptome nach einem Naturgesetz in jedem Menschen zu erregen** (§ 117).
- Aufgrund dieses Naturgesetzes bringt sie aber **alle ihre Wirkungen** - selbst jene, welche sie in Gesunden selten hervorbringt - **bei jedem Menschen** mit einem ähnlichen Krankheitszustand hervor, wenn man die Arznei eingibt.
- Selbst in der kleinsten Gabe erregt die Arznei - homöopathisch angewendet - einen der natürlichen Krankheit ähnlichen künstlichen Zustand im Kranken, der ihn von seinem ursprünglichen Leiden schnell und dauerhaft (homöopathisch) heilt.

Neigung der Arzneien zu bestimmten Wirkungen

- **Reine Prüfung einer Arznei:**
  - bei **einer** Person ⇨ **nicht alle** Befindensveränderungen
  - bei **vielen** Person ⇨ **alle** Befindensveränderungen (wenn es Personen von abweichender Beschaffenheit sind)
- Naturgesetz: **Jede Arznei** besitzt die Neigung, **alle Symptome** in **jedem Menschen** zu erregen ⇨ also alle ihre Wirkungen.
  - bei einem ähnlichen Krankheitszustand
  - selbst jene, die sie in Gesunden nicht erregen kann.

§ 137 (Mäßige Gabe)

§ 137
Je mäßiger, bis zu einem gewissen Grade, die Gaben einer zu solchen Versuchen bestimmten Arznei sind, - vorausgesetzt, daß man die Beobachtung durch die Wahl einer Wahrheit liebenden, in jeder Rücksicht gemäßigten, feinfühligen Person, welche die gespanntetste Aufmerksamkeit auf sich richtet, zu erleichtern sich bestrebt - desto deutlicher kommen die Erstwirkungen und bloß diese, als die wissenswürdigsten, hervor und keine Nachwirkungen oder Gegenwirkungen des Lebensprincips. Bei übermäßig großen Gaben hingegen, kommen nicht allein mehrere Nachwirkungen unter den Symptomen mit vor, sondern die Erstwirkungen treten auch in so verwirrter Eile und mit solcher Heftigkeit auf, daß sich nichts genau beobachten läßt; die Gefahr derselben nicht einmal zu erwähnen, die demjenigen, welcher Achtung gegen die Menschheit hat, und auch den Geringsten im Volke für seinen Bruder schätzt, nicht gleichgültig sein kann.

Mäßige (kleine) Gabe	
Grund ▪ umso deutlicher kommen **ausschließlich** die **Erstwirkungen** hervor ▪ und nicht die Nach- oder Gegenwirkungen	**Eigenschaften der Prüfer** ▪ wahrheitsliebend ▪ in jeder Hinsicht gemäßigt ▪ feinfühlig ▪ mit voller Aufmerksamkeit auf sich selbst
Werden aber zu große Gaben gegeben, dann ...	
▪ Erstwirkungen treten verwirrend schnell und heftig auf, sodass sich nichts genau beobachten lässt ▪ es kommen mehrere Nachwirkungen (unter den Symptomen) vor	

Je mäßiger die Gaben (bis zu einem gewissen Grad) einer Arznei bei solchen Versuchen sind,

- **umso deutlicher kommen ausschließlich die Erstwirkungen** (als die wichtigsten) **hervor**
- und keine Nachwirkungen oder Gegenwirkungen des Lebensprinzips.

Vorausgesetzt man erleichtert die Beobachtung der Wirkungen durch die Wahl einer **Person, die folgende Eigenschaften** besitzt:

- wahrheitsliebend,
- in jeder Hinsicht gemäßigt,
- feinfühlig,
- die volle Aufmerksamkeit auf sich richtet.

Werden **übermäßig große Gaben** genommen, dann

- kommen mehrere Nachwirkungen unter den Symptomen vor
- und die Erstwirkungen treten in so verwirrender Schnelle und mit solcher Heftigkeit auf,
- dass sich nichts genau beobachten lässt.

(Diese Gefahr kann einem nicht gleichgültig sein, wenn man die Menschen achtet und jeden als seinen Bruder schätzt.)

§ 138 (Alte Symptome)

§ 138
Alle Beschwerden, Zufälle und Veränderungen des Befindens der Versuchs-Person während der Wirkungsdauer einer Arznei (im Fall obige Bedingungen [§. 124 - 127.] eines guten, reinen Versuchs beobachtet wurden) rühren bloß von dieser her und müssen, als deren eigenthümlich zugehörig, als ihre Symptome angesehen und aufgezeichnet werden; gesetzt auch die Person hätte ähnliche Zufälle vor längerer Zeit bei sich von selbst wahrgenommen. Die Wiedererscheinung derselben beim Arznei-Versuche zeigt dann bloß an, daß dieser Mensch, vermöge seiner besondern Körperbeschaffenheit, vorzüglich aufgelegt ist, zu dergleichen erregt zu werden. In unserm Falle ist es von der Arznei geschehen; die Symptome kommen jetzt, während die eingenommene, kräftige Arznei sein ganzes Befinden beherrscht, nicht von selbst, sondern rühren von dieser her.

Wenn die Bedingungen aus §§ 124 - 127 eines guten reinen Versuches beachtet werden,

- dann entspringen (rühren) alle Beschwerden, Zufälle und Veränderungen des Befindens von der Arznei her
- und müssen als ihre eigentümlichen Symptome angesehen und aufgezeichnet werden.
- Auch dann, wenn die Person **bei sich ähnliche Zufälle vor längerer Zeit** wahrgenommen hat.

Dass diese (ähnliche Zufälle vor längerer Zeit) Symptome beim Arzneiversuch **wieder erscheinen,** zeigt nur,

- dass dieser Mensch aufgrund seiner Körperbeschaffenheit besonders geneigt ist, diese Symptome zu bekommen (zu diesen erregt zu werden).
- In diesem Fall geschieht es durch die Arznei.
- Die Symptome kommen jetzt (während die eingenommene Arznei sein ganzes Befinden beherrscht) nicht von selbst, sondern rühren von der Arznei her.

Alte Symptome (vor längerer Zeit wahrgenommen)
▪ **diese sind ebenfalls zu berücksichtigen** ▪ **Zeigen sie sich bei der AMP wieder**, so zeigt dies, dass … o dieser Mensch besonders geneigt ist, diese Symptome zu bekommen … o … in diesem Fall durch die Arznei.

§ 139 (genaue Aufzeichnung und Kontrolle)

§ 139

Wenn der Arzt die Arznei zum Versuche nicht selbst eingenommen, sondern einer andern Person eingegeben hat, so muß diese ihre gehabten Empfindungen, Beschwerden, Zufälle und Befindensveränderungen deutlich aufschreiben in dem Zeitpunkte, wo sie sich ereignen, mit Angabe der, nach der Einnahme verflossenen Zeit der Entstehung jedes Symptoms, und wenn es lange anhielt, der Zeit der Dauer. - Der Arzt sieht den Aufsatz in Gegenwart der Versuchs-Person, gleich nach vollendetem Versuche, oder, wenn der Versuch mehrere Tage dauert, jeden Tag durch, um sie, welcher dann noch alles in frischem Gedächtnisse ist, über die genaue Beschaffenheit jedes dieser Vorfälle zu befragen und die so erkundigten, nähern Umstände beizuschreiben, oder nach ihrer Aussage dieselben abzuändern (1).

(1) Wer solche Versuche der Arztwelt bekannt macht, wird dadurch für die Zuverlässigkeit der Versuchs-Person und ihrer Angaben verantwortlich und zwar mit Recht, da das Wohl der leidenden Menschheit hier auf dem Spiele steht.

Genaue Aufzeichnung und Kontrolle bei der Arzneimittelprüfung

Prüfer

- **genaues Aufschreiben** der
  - Empfindungen
  - Beschwerden
  - Zufälle
  - Befindensveränderungen
- **Zeitpunkt,** wann sie sich ereignen
- **Zeitangabe** von der Einnahme der Arznei bis zur Entstehung des jeweiligen Symptoms
- **Dauer**, wenn es lange anhält

Arzt

- **sieht sich die Aufzeichnungen durch**
  - in Gegenwart der Versuchsperson
  - gleich nach dem (vollendeten) Versuch
  - wenn mehrtägig: dann jeden Tag
- **Befragung** über die genaue Beschaffenheit
- **Nähere Umstände** ermitteln und ergänzen

Nimmt der Arzt die **Arznei** (zum Versuch) nicht selbst, sondern **lässt er sie von einer anderen Person prüfen**,

- dann muss diese ihre Empfindungen, Beschwerden, Zufälle und Befindensveränderungen genau aufschreiben.
- Auch den Zeitpunkt, wann sie sich ereignen, mit der Zeitangabe, die seit der Einnahme bis zur Entstehung jedes Symptoms vergangen ist,
- und wenn es lange anhält, dann auch die Dauer.

Der Arzt sieht die Aufzeichnungen durch:
  - in Gegenwart der Versuchsperson,
  - gleich nach vollendetem Versuch,
  - oder wenn dieser mehrere Tage dauert - dann jeden Tag.
- So kann der Arzt die Person - solange noch alles frisch im Gedächtnis ist - über die genaue Beschaffenheit jedes Vorfalles befragen
- und die so ermittelten näheren Umstände
  - dazuschreiben
  - oder sie nach ihrer Aussage abändern (1).

(1) Wer solche Versuche veröffentlicht (der Ärzteschaft bekannt macht), der ist für die Zuverlässigkeit der Versuchsperson und ihrer Angaben verantwortlich. Und dies mit Recht, denn hier steht das Wohl der leidenden Menschheit auf dem Spiel.

§ 140 (Vorgehen bei Analphabeten)

§ 140
Kann die Person nicht schreiben, so muß sie der Arzt jeden Tag darüber vernehmen, was und wie es ihr begegnet sei. Es muß dann aber größtentheils nur freiwillige Erzählung der zum Versuche gebrauchten Person sein, nichts Errathenes, nichts Vermuthetes und so wenig als möglich Ausgefragtes, was man als Befund niederschreiben will, alles mit der Vorsicht, die ich oben (§. 84 -99.), bei Erkundigung des Befundes und Bildes der natürlichen Krankheiten angegeben habe.

Kann die Person (welche die Versuche durchführt) **nicht schreiben**,

- dann muss der Arzt sie jeden Tag befragen,
- was und wie es sich ereignet hat.
- Das, was man niederschreibt, muss aber größtenteils die freiwillige Erzählung der Versuchsperson sein.
  - Nichts Erratenes,
  - nichts Vermutetes
  - und so wenig wie möglich Ausgefragtes.
- Alles mit der Vorsicht, die ich in den §§ 84 - 99 - bei der Erkundung des Befundes und Bildes der natürlichen Krankheiten - angegeben habe.

bei Analphabeten …
Arzt ▪ **Jeden Tag befragen, was und wie es sich ereignet hat** ▪ Größtenteils aber muss es die **freiwillige Aussage** sein o ohne Erratenes o ohne Vermutetes o und so wenig wie möglich Ausgefragtes o Alles mit Vorsicht (§§ 84 - 99)

§ 141 (Prüfung an sich selbst)

§ 141
Doch bleiben diejenigen Prüfungen der reinen Wirkungen einfacher Arzneien in Veränderung des menschlichen Befindens und der künstlichen Krankheitszustände und Symptome, welche sie im gesunden Menschen erzeugen können, welche der gesunde, vorurtheillose, gewissenhafte, feinfühlige Arzt an sich selbst mit aller ihn hier gelehrten Vorsicht und Behutsamkeit anstellt, die vorzüglichsten. Er weiß am gewißesten, was er an sich selbst wahrgenommen hat (2).

(2) Auch haben diese Selbstversuche für ihn noch andere, unersetzliche Vortheile. Zuerst wird ihm dadurch die große Wahrheit, daß das Arzneiliche aller Arzneien, worauf ihre Heilungskraft beruht, in jenen, von den selbstgeprüften Arzneien erlittenen Befindens-Veränderungen und den an sich selbst mittels derselben erfahrnen Krankheits-Zuständen liege, zur unleugbaren Thatsache. Ferner wird er durch solche merkwürdige Beobachtungen an sich selbst, theils zum Verständniß seiner eignen Empfindungen, seiner Denk- und Gemüthsart (dem Grundwesen aller wahren Weisheit:) theils aber, was keinem Arzte fehlen darf, zum Beobachter gebildet. Alle unsere Beobachtungen an andern haben das Anziehende bei weitem nicht, als die an uns selbst angestellten. Immer muß der Beobachter Andrer befürchten, der die Arznei Versuchende habe, was er sagt, nicht so deutlich gefühlt, oder seine Gefühle nicht mit dem genau passenden Ausdrucke angegeben und bezeichnet. Immer bleibt er im Zweifel, ob er nicht wenigstens zum Theil getäuscht werde. Dieses nie ganz hinwegzuräumende Hinderniß der Wahrheits-Erkenntniß bei Erkundigung der von Arzneien bei Andern entstandnen künstlichen Krankheits-Symptome, fällt bei Selbstversuchen gänzlich weg. Der Selbstversucher weiß es selbst, er weiß es gewiß, was er gefühlt hat, und jeder solche Selbstversuch ist für ihn ein neuer Antrieb zur Erforschung der Kräfte mehrer Arzneien. Und so übt er sich mehr und mehr in der, für den Arzt so wichtigen Beobachtungskunst, wenn er sich selbst, als das Gewissere, ihn nicht Täuschende, zu beobachten fortfährt und um desto eifriger wird er es thun, da ihn diese Selbstversuche die Kenntniß der zum Heilen meist noch mangelnden Werkzeuge nach ihrem wahren Werthe und ihrer wahren Bedeutung versprechen, und ihn nicht täuschen. Er wähne auch nicht, daß solche kleine Erkrankungen beim Einnehmen prüfender Arzneien überhaupt seiner Gesundheit nachtheilig wären. Die Erfahrung lehrt im Gegentheile, daß der Organism des Prüfenden, durch die mehren Angriffe auf das gesunde Befinden nur desto geübter wird in Zurücktreibung alles seinem Körper Feindlichen von der Außenwelt her, und aller künstlichen und natürlichen, krankhaften Schädlichkeiten, auch abgehärteter gegen alles Nachtheilige mittels so gemäßigter Selbstversuche mit Arzneien. Seine Gesundheit wird unveränderlicher; er wird robuster, wie alle Erfahrung lehrt.

Bei den Prüfungen der reinen Arzneiwirkung

- in Bezug auf die Veränderung des menschlichen Befindens
- sowie auf die künstlichen Krankheitszustände und Symptome, die sie im gesunden Menschen erzeugen können,
- **sind jene am vorzüglichsten**,
  - o welche der gesunde, vorurteilslose, gewissenhafte, feinfühlige **Arzt an sich selbst** anstellt (mit der gelehrten Vorsicht und Behutsamkeit).
  - o Er (der gesunde, vorurteilslose, gewissenhafte, feinfühlige Arzt) weiß am sichersten, was er an sich selbst wahrgenommen hat (1).

Die Prüfungen an sich selbst (dem Homöopathen) **sind am wertvollsten**

…er **weiß am sichersten,** was er an sich wahrgenommen hat.

Weitere Vorteile:

- die Befindensveränderungen der Arzneien werden einem deutlich
- zum Beobachter gebildet (Anziehung der an uns selbst gemachten Beobachtungen)
- Keine Täuschung
- Antrieb, weitere Arzneien zu erforschen
- Vorteil für die Gesundheit
  - o geübter im „Zurückweisen von Feindlichem"
  - o abgehärteter gegen alles Nachteilige

(1) Diese Selbstversuche haben für ihn noch andere unersetzliche Vorteile. Zuerst wird ihm dadurch die **Wahrheit zur Tatsache**,

- dass das arzneiliche aller Arzneien - worauf ihre Heilkraft beruht - in jenen Befindensveränderungen liegt,
- die er von den selbst geprüften Arzneien bekommen hat,
- und in den Krankheitszuständen, die er durch die Arzneien erfahren hat.

§ 141 (Prüfung an sich selbst)

Weiters wird er durch solche **merkwürdigen Beobachtungen an sich selbst**
- teils zum Verständnis seiner eigenen Empfindungen, seiner Denk- und Gemütsart („Erkenne dich selbst") gebildet,
- teils zum Beobachter gebildet - was keinem Arzt fehlen darf.

Alle unseren Beobachtungen an anderen haben bei Weitem nicht das Anziehende wie die **an uns selbst gemachten Beobachtungen**. Wer andere beobachtet, muss immer befürchten, dass die Versuchsperson das, was er sagt,
- nicht so deutlich gefühlt
- oder seine Gefühle nicht mit dem genau passenden Ausdruck bezeichnet hat.

Immer bleibt der Zweifel, ob nicht zumindest teilweise getäuscht wird. Bei Selbstversuchen entfällt dies. Der Selbstversucher weiß es selbst. **Was er gefühlt hat, weiß er sicher**. Jeder Selbstversuch ist für ihn ein neuer Antrieb zur Erforschung weiterer Arzneikräfte. So übt er sich immer mehr in der Beobachtungskunst, die für den Arzt so wichtig ist (Wenn er weiterhin sich selbst beobachtet - als das Gewissere - ihn nicht Täuschende). Er wird es umso eifriger tun, da ihm diese Selbstversuche die Kenntnis über die Arzneien (der zum Heilen meist noch mangelnden Werkzeuge nach ihrem wahren Wert und ihrer wahren Bedeutung versprechen) erweitern und ihn nicht täuschen.

Er hat nicht zu befürchten, dass solch kleine Erkrankungen beim Prüfen der Arzneien seiner Gesundheit schaden. Die Erfahrung zeigt das **Gegenteil**. Nämlich dass der Organismus des Prüfenden durch die verschiedenen Angriffe (auf das gesunde Befinden) **geübter wird in der Zurücktreibung** alles dessen, was seinem Körper (von der Außenwelt her) feindlich ist, sowie aller natürlichen und künstlichen krankhaften Schädlichkeiten.
Durch gemäßigte Selbstversuche (mit Arzneien) wird er auch **abgehärteter gegen alles Nachteilige**. Seine Gesundheit wird unveränderlicher. Die Erfahrung zeigt, dass er gesunder wird.

§ 142 (Nur durch Meister)

§ 142
Wie man aber selbst in Krankheiten, besonders in den chronischen, sich meist gleichbleibenden, unter den Beschwerden der ursprünglichen Krankheit einige Symptome (1) **der zum Heilen angewendeten, einfachen Arznei ausfinden könne, ist ein Gegenstand höherer Beurtheilungskunst und bloß Meistern in der Beobachtung zu überlassen.**

(1) Die in der ganzen Krankheit etwa vor langer Zeit, oder nie bemerkten, folglich neuen, der Arznei angehörigen Symptome.

Selbst bei Krankheiten - besonders bei den meist gleichbleibenden chronischen - kann man unter den Beschwerden der ursprünglichen Krankheit **einige Symptome** (1) **finden** und damit eine einfache Arznei auffinden, die zum Heilen angewendet werden kann.
Dies ist aber ein Thema der höheren Beurteilungskunst und den Meistern der Beobachtung vorbehalten.

(1) Die bei einer Krankheit
- vor langer Zeit bemerkten
- oder nie bemerkten

und **daher neuen Symptome** (die der Arznei angehören).

Die Beobachtung von Arzneisymptomen an Kranken – vor allem chronisch Kranken …

… sollte man den Meistern überlassen.

Übersicht Organon

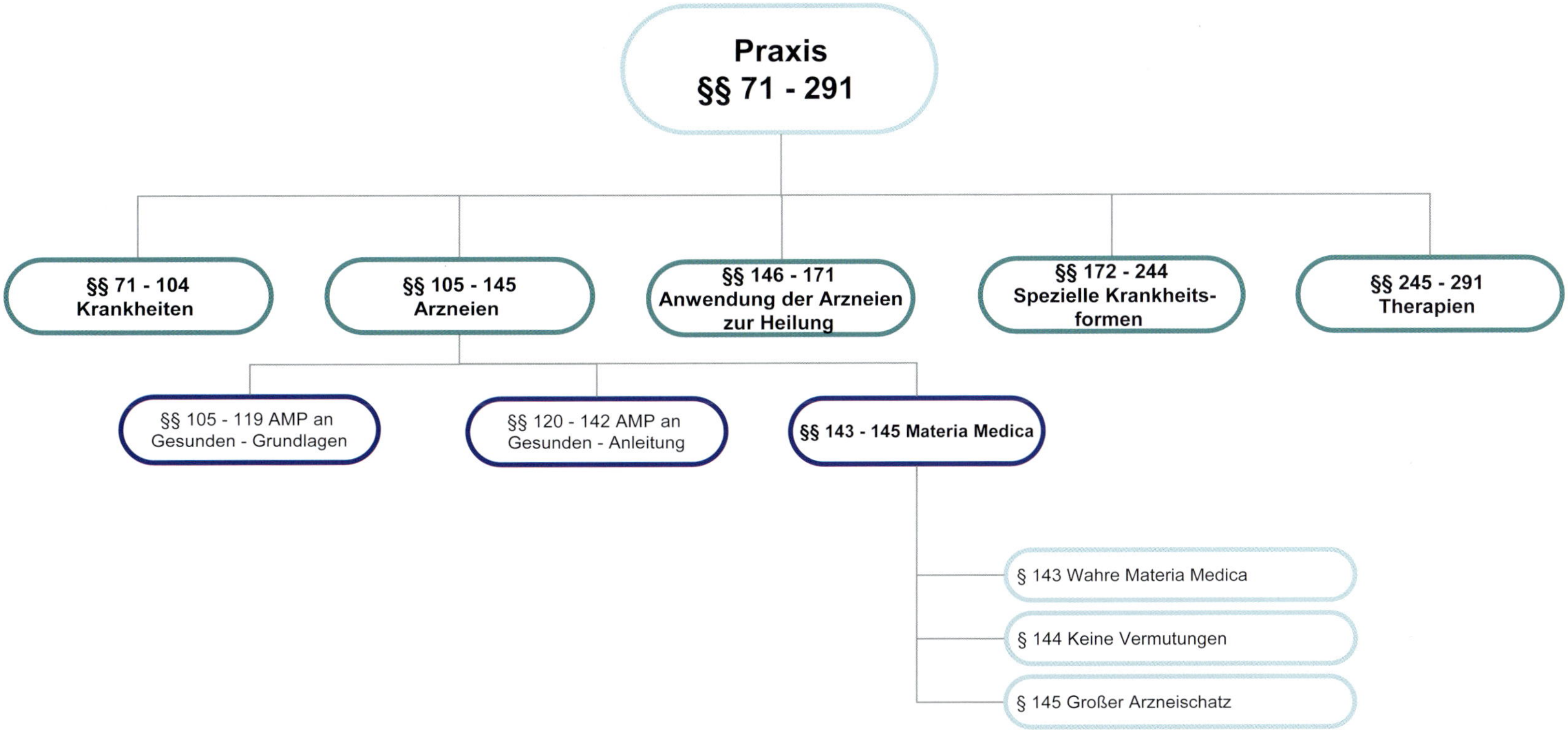

§ 143 (Wahre Materia Medica)

§ 143
Hat man nun eine beträchtliche Zahl einfacher Arzneien auf diese Art im gesunden Menschen erprobt und alle die Krankheits-Elemente und Symptome sorgfältig und treu aufgezeichnet, die sie von selbst als künstliche Krankheits-Potenzen zu erzeugen fähig sind, so hat man dann erst eine wahre Materia medica - eine Sammlung der ächten, reinen, untrüglichen (1) **Wirkungsarten der einfachen Arzneistoffe für sich, einen Codex der Natur, worin von jeder so erforschten, kräftigen Arznei eine ansehnliche Reihe besonderer Befindens-Veränderungen und Symptome, wie sie sich der Aufmerksamkeit des Beobachters zu Tage legten, aufgezeichnet stehen, in denen die (homöopathischen) Krankheits-Elemente mehrer natürlichen, dereinst durch die zu heilenden Krankheiten, in Aehnlichkeit vorhanden sind, welche, mit einem Worte, künstliche Krankheitszustände enthalten, die für die ähnlichen natürlichen Krankheitszustände die einzigen, wahren, homöopathischen, das ist, specifischen Heilwerkzeuge darreichen, zur gewissen und dauerhaften Genesung.**

(1) Man hat in neuern Zeilen entfernten, unbekannten Personen, die sich dafür bezahlen ließen, aufgetragen, Arzneien zu probiren, und diese Verzeichnisse drucken lassen. Aber auf diese Weise scheint das allerwichtigste, die einzig wahre Heilkunst zu gründen bestimmte, und die größte moralische Gewißheit und Zuverlässigkeit erheischende Geschäft in seinen Ergebnissen, leider, zweideutig und unsicher zu werden und allen Werth zu verlieren. Die, davon zu erwartenden, falschen Angaben, vom homöopathischen Arzte dereinst für wahr angenommen, müssen in ihrer Anwendung dem Kranken zum größten Nachtheile gereichen.

Materia medica
▪ **Sammlung** der echten, reinen und untrüglichen **Wirkungsweisen der Arzneien** ▪ **Kodex der Natur** ▪ Je Arznei: Befindensveränderungen und Symptome aufgezeichnet ▪ Je Arznei**: Krankheitselemente mehrerer natürlicher Krankheiten** ⇨ die dann geheilt werden können

Hat man an Gesunden eine beträchtliche Anzahl einfacher Arzneien geprüft

- und alle Krankheitselemente und Symptome genau (sorgfältig und treu) aufgezeichnet (die sie selbst als künstliche Krankheitspotenzen erzeugen können),
- dann hat man eine wahre Materia medica.

Die **Materia medica**

- ist eine Sammlung der echten, reinen, untrüglichen (1) Wirkungsweisen der einfachen Arzneistoffe,
- **ein Kodex der Natur**.
- Darin sind von jeder (in dieser Weise erforschten) kräftigen Arznei eine große Reihe besonderer Befindensveränderungen und Symptome aufgezeichnet (wie sie sich dem aufmerksamen Beobachter darstellten).
- In ihr (der Materia medica der einzelnen Arznei) sind (in Ähnlichkeit) die (homöopathischen) Krankheitselemente mehrerer natürlicher Krankheiten vorhanden,
- die dann später durch sie geheilt werden können.
- Sie (die Materia medica) enthält künstliche Krankheitszustände. Diese sind für die ähnlichen natürlichen Krankheitszustände die einzig wahren, homöopathischen (das heißt spezifischen) Heilwerkzeuge zur sicheren und dauerhaften Genesung.

(1) In letzter Zeit hat man **fremden bezahlten Personen aufgetragen, Arzneien zu prüfen** und hat dann die Verzeichnisse drucken lassen. Auf diese Weise scheint das wichtigste Geschäft (welche die einzig wahre Heilkunst begründet und größte Moral und Zuverlässigkeit erfordert) in seinen Ergebnissen **zweideutig** und unsicher zu werden - und allen Wert zu verlieren.
Die zu erwartenden falschen Angaben werden später vom Homöopathen für wahr genommen. Dies führt dazu, dass die Anwendung dann dem Kranken zum größten Nachteil wird.

§ 144 (Keine Vermutungen)

§ 144
Von einer solchen Arzneimittellehre sei alles Vermuthete, bloß Behauptete, oder gar Erdichtete gänzlich ausgeschlossen; es sei alles reine Sprache der sorgfältig und redlich befragten Natur.

Von einer solchen Arzneimittellehre sollte alles
- Vermutete,
- nur Behauptete
- oder sogar Erdichtete

ausgeschlossen sein.

Alles hat reine Sprache der sorgfältig und redlich befragten Natur zu sein.

Materia medica
▪ **Keine Vermutungen** ▪ **Keine Behauptungen** ▪ **Keine Erdichtungen** … nur die Wahrheit der Beobachtung.

§ 145 (Großer Arzneischatz)

§ 145
Freilich kann nur ein sehr ansehnlicher Vorrath genau nach dieser, ihrer reinen Wirkungsart in Veränderung des Menschenbefindens gekannter Arzneien uns in den Stand setzen, für jeden der unendlich vielen Krankheitszustände in der Natur, für jedes Siechthum in der Welt, ein homöopathisches Heilmittel, ein passendes Analogon von künstlicher (heilender) Krankheitspotenz auszufinden (1).
Indessen bleiben auch jetzt - Dank sei es der Wahrheit der Symptome und dem Reichthume an Krankheits-Elementen, welche jede der kräftigen Arzneisubstanzen in ihrer Einwirkung auf gesunde Körper schon jetzt hat beobachten lassen - doch nur wenige Krankheitsfälle übrig, für welche sich nicht unter den, nun schon auf ihre reine Wirkung geprüften (2)**, ein ziemlich passendes homöopathisches Heilmittel antreffen ließe, was, ohne sonderliche Beschwerde, die Gesundheit sanft, sicher und dauerhaft wieder bringt - unendlich gewisser und sicherer, als nach allen allgemeinen und speciellen Therapien der bisherigen, allöopathischen Arzneikunst, mit ihren ungekannten, gemischten Mitteln, welche die chronischen Krankheiten nur verändern und verschlimmern, aber nicht heilen können, die Heilung der akuten aber eher verzögern, als befördern, oft sogar Lebensgefahr herbeiführen .**

(1) Anfangs (vor etwa 40 Jahren) war ich der einzige, der sich die Prüfung der reinen Arzneikräfte zum wichtigsten Geschäfte machte. Seitdem war ich von einigen jungen Männern, die an sich selbst Versuche machten, und deren Beobachtungen ich prüfend durchging, hierin unterstützt worden; nachgehends ist noch einiges Aechte dieser Art von wenigen Andern gethan worden. Was wird aber dann erst an Heilung im ganzen Umfange des unendlichen Krankheits-Gebietes ausgerichtet werden können, wenn mehre **genaue und zuverlässige** Beobachter sich um die Bereicherung dieser einzig ächten Arzneistoff-Lehre durch sorgfältige **Selbstversuche** verdient gemacht haben werden! Dann wird das Heilgeschäft den mathematischen Wissenschaften an Zuverlässigkeit nahe kommen.

(2) Man sehe oben Anm. 2. zu §. 109

Großer Vorrat an geprüften Arzneien ...
... für jeden Krankheitszustand das passende Heilmittel - das passende Analogon

Nur ein sehr großer Vorrat an Arzneien (deren reine Wirkungsweise bei der Veränderung des Menschenbefindens genau bekannt ist) ermöglicht uns:

- für **jeden** der unendlich vielen Krankheitszustände (für **jedes** Siechtum) ein homöopathisches Heilmittel - ein **passendes Analogon** - von heilender Krankheitspotenz zu finden (1).
- Schon jetzt hat jede kräftige Arzneisubstanz (bei ihrer Einwirkung auf Gesunde) die Wahrheit der Symptome und den Reichtum an Krankheitselementen gezeigt.
- Dadurch bleiben nur wenige Krankheitsfälle übrig, für die sich unter den geprüften (2) nicht ein ziemlich passendes Heilmittel finden lässt, das die Gesundheit ohne sonderliche Beschwerden sanft, sicher und dauerhaft wiederbringt.
    - Und zwar **wesentlich** gewisser und sicherer als nach allen Therapien der **Allopathie**.
    - Unbekannte, gemischte Mittel können die chronischen Krankheiten nur verändern und verschlimmern - aber nicht heilen.
    - Die Heilung der akuten Krankheiten verzögern sie eher als umgekehrt.
    - Oft führen sie sogar Lebensgefahr herbei.

(1) Anfangs (vor ca. 40 Jahren) war ich der Einzige, der sich die Prüfung der (reinen) Arzneien zur wichtigsten Aufgabe machte. Seitdem bin ich von einigen jungen Männern unterstützt worden. Diese machten Versuche an sich selbst und deren Beobachtungen prüfte ich. Danach wurden noch einige echte Arzneiprüfungen von wenigen anderen gemacht. Was wird erst an Heilungen (im ganzen Umfang des unendlichen Krankheitsgebietes) möglich sein, **wenn mehrere und genaue und zuverlässige Beobachter** sich durch sorgfältige Selbstversuche (um die Bereicherung dieser einzigen echten Arzneistofflehre) verdient machen! Dann wird das Heilgeschäft den mathematischen Wissenschaften nahekommen.
(2) Siehe Anmerkung 2 zu § 109.

Übersicht Organon

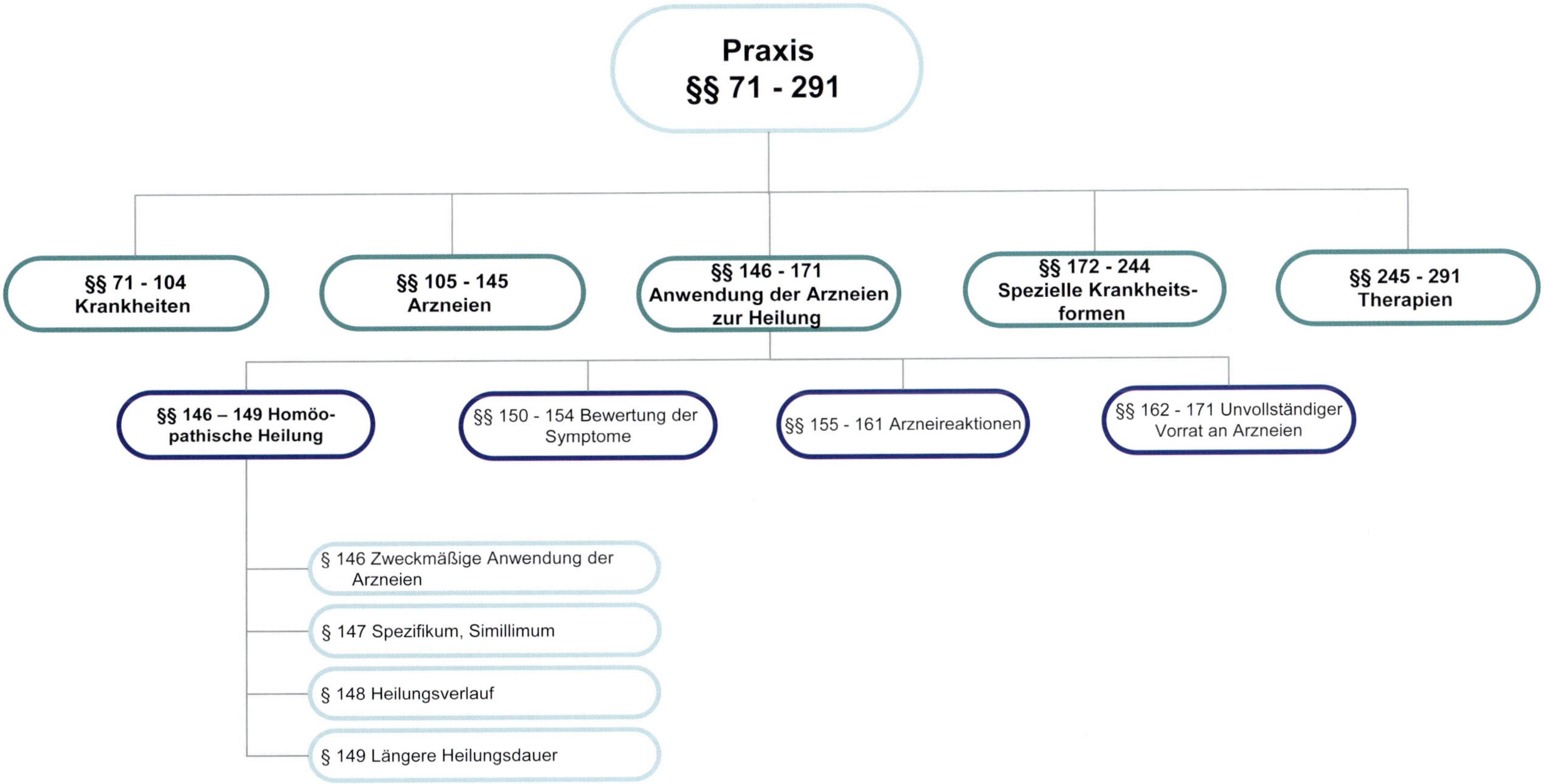

§ 146 (Zweckmäßige Anwendung der Arzneien)

§ 146
Der dritte Punkt des Geschäftes eines ächten Heilkünstlers betrifft die zweckmäßigste Anwendung der, auf ihre reine Wirkung in gesunden Menschen geprüften, künstlichen Krankheits-Potenzen (Arzneien) zur homöopathischen Heilung der natürlichen Krankheiten.

Die **dritte Aufgabe** eines echten Heilkünstlers betrifft

- die **zweckmäßigste Anwendung der Arzneien** (künstlichen Krankheitspotenzen) - die auf die reine Wirkung an Gesunden geprüft sind,
- **zur homöopathischen Heilung der natürlichen Krankheiten.**

Heilgeschäft		
1. **Erforschung der Krankheit** (Similia) ▪ Wie erforscht man, was man zum Heilen von der Krankheit wissen muss? ▪ Anamnese	2. **Erforschung der Arzneikraft** (Similibus) ▪ Wie erforscht man die Arzneipotenz, welche zur Heilung der Krankheiten vorgesehen sind? ▪ Arzneimittelprüfung an Gesunden	3. **Zweckmäßigste Anwendung der Arzneien** (Curentur) ▪ Wie wendet man die Arzneien **zur Heilung** der Krankheiten am besten an? ▪ Homöopathisches System

§ 147 (Spezifikum, Simillimum)

§ 147
Bei welcher unter diesen, nach ihrer Menschenbefindens-Veränderungs-Kraft ausgeforschten Arzneien, man nun in den von ihr beobachteten Symptomen, das meiste Aehnliche von der Gesammtheit der Symptome einer gegebnen, natürlichen Krankheit antrifft, diese Arznei wird und muß das passendste, das gewißeste homöopathische Heilmittel derselben sein; in ihr ist das Spezifikum dieses Krankheitsfalles gefunden.

Unter den erforschten Arzneien,

- **ist jenes das passendste, gewisseste homöopathische Heilmittel**,
- bei dem man (in den von ihr beobachteten Symptomen) **das meiste Ähnliche** (von der Gesamtheit der Symptome) einer natürlichen Krankheit antrifft.
- Dies ist das **Spezifikum** dieses Krankheitsfalles.

Spezifikum = Simillimum
Jenes Mittel, bei dem man **das meiste Ähnliche** einer natürlichen Krankheit **antrifft** **= Spezifikum des Krankheitsfalles**

§ 148 (Heilungsvorgang)

§ 148

Die natürliche Krankheit ist nie als eine irgendwo, im Innern oder Aeußern des Menschen sitzende, schädliche Materie anzusehen (§. 11., § 13.), sondern als von einer geistartigen, feindlichen Potenz erzeugt, die, wie durch eine Art von Ansteckung (Anm. zu §. 11), das im ganzen Organism herrschende, geistartige Lebensprincip in seinem instinktartigen Walten stört, als ein böser Geist quält und es zwingt, gewisse Leiden und Unordnungen im Gange des Lebens zu erzeugen, die man (Symptome) Krankheiten nennt. Wird aber dann dem Lebensprincip das Gefühl von der Einwirkung dieses feindlichen Agens wieder entzogen, was diese Verstimmung zu bewirken und fortzusetzen strebte, das ist, läßt der Arzt dagegen eine, das Lebensprincip ähnlichst krankhaft zu verstimmen fähige, künstliche Potenz (homöopathische Arznei), welche stets, auch in der kleinsten Gabe die ähnliche, natürliche Krankheit an Energie (§. 33., §. 279) übertrifft, auf den Kranken einwirken, so geht, während der Einwirkung dieser stärkern, ähnlichen Kunst-Krankheit für das Lebensprincip die Empfindung von dem ursprünglichen, krankhaften Agens verloren; das Uebel existirt von da an nicht mehr für das Lebensprincip, es ist vernichtet. Wird, wie gesagt, die passend ausgewählte, homöopathische Arznei gehörig angewendet, so vergeht die zu überstimmende, acute, natürliche Krankheit, wenn sie kurz vorher entstanden war, unvermerkt, nicht selten in einigen Stunden, die etwas ältere, natürliche Krankheit aber (nach Anwendung noch einiger Gaben derselben, höher potenzirten Arznei, oder, nach sorgfältiger Wahl (1), einer oder der andern, noch ähnlichern, homöopathischen Arznei) etwas später, mit allen Spuren von Uebelbefinden. Es erfolgt in unbemerklichen, oft schnellen Uebergängen nichts als Gesundheit, Genesung. Das Lebensprincip fühlt sich wieder frei und fähig, das Leben des Organisms, wie vordem, in Gesundheit fortzuführen und die Kräfte sind wieder da.

(1) Aber dieses mühsame, zuweilen sehr mühsame Aufsuchen und Auswählen des, dem jedesmaligen Krankheits-Zustande in allen Hinsichten homöopathisch angemessensten Heilmittels, ist ein Geschäft, was ungeachtet aller lobwerthen Erleichterungs-Bücher, doch noch immer das Studium der Quellen selbst und zudem vielseitige Umsicht und ernste Erwägung fordert, auch nur vom Bewußtsein treu erfüllter Pflicht seinen besten Lohn empfängt - wie sollte diese mühsame, sorgfältige, allein die beste Heilung der Krankheiten möglich machende Arbeit, den Herren von der neuen Mischlings-Sekte behagen, die mit dem Ehrennamen, Homöopathiker sich brüsten, auch zum Scheine Arznei geben von Form und Ansehen der homöopathischen, doch von ihnen nur so obenhin (*quidquid in buccam venit*) ergriffen, und die, wenn das ungenaue Mittel nicht sogleich hilft, …

Die natürliche Krankheit ist keine (im Inneren oder Äußeren des Menschen sitzende) **schädliche Materie** (§ 11, 13),

- sondern wird von einer dynamischen (geistartigen) feindlichen Potenz erzeugt.
- Wie durch (eine Art von) Ansteckung (Anmerkung zu § 11) stört diese (feindliche Potenz) das geistartige Lebensprinzip, welches im ganzen Organismus (in seinem instinktartigen Walten) herrscht,
- es quält wie ein böser Geist
- und zwingt das Lebensprinzip, bestimmte Leiden und Unordnungen im Gang des Lebens zu erzeugen. Diese Leiden und Unordnungen nennt man Krankheiten (Symptome).
- Dem Lebensprinzip kann das Gefühl von der Einwirkung des feindlichen Agens (das diese Verstimmung bewirkt und bestrebt ist, es fortzusetzen) wieder entzogen werden.
- Dazu lässt der Arzt eine **homöopathische Arznei** (künstliche Potenz) auf den Kranken wirken,
- welche das Lebensprinzip möglichst ähnlich verstimmen kann
- und die immer - auch in der kleinsten Gabe - die ähnliche natürliche Krankheit an Energie (§§ 33, 279) übertrifft.
- Während der Einwirkung dieser stärkeren ähnlichen Kunstkrankheit geht für das Lebensprinzip die Empfindung vom ursprünglichen krankhaften Agens (Stoff) verloren.
- **Die Krankheit existiert von da an für das Lebensprinzip nicht mehr. Sie ist vernichtet.**
- Wird die passende homöopathische Arznei richtig angewendet, dann vergeht die zu überstimmende akute natürliche Krankheit - wenn sie kurz vorher entstanden war - unbemerkt, oft in einigen Stunden.
- Eine etwas ältere natürliche Krankheit vergeht (nach einigen zusätzlichen Gaben der gleichen, höher potenzierten Arznei oder nach sorgfältiger Wahl (1) einer noch ähnlicheren Arznei) etwas später vollständig.

§ 148 (Fortsetzung)

... die Schuld davon nicht auf ihre unverzeihliche Mühescheu und Leichtfertigkeit bei Anfertigung der wichtigsten und bedenklichsten aller Angelegenheiten der Menschen schieben, sondern auf die Homöopathie, der sie große Unvollkommenheit vorwerfen; (eigentlich die, daß sie ihnen, ohne eigne Mühe, das angemessenste homöopathische Heilmittel für jeden Krankheits-Zustand, nicht von selbst wie gebratene Tauben in den Mund führe!). Sie wissen sich ja dann doch, wie genandte Leute, bald über das Nicht-Helfen ihrer kaum halb homöopathischen Mittel zu trösten durch Anbringung der ihnen geläufigern, allöopathischen Scherwenzel, worunter sich ein oder etliche Dutzend Blutigel an die leidende Stelle gesetzt, oder kleine, unschuldige Aderlässe von 8 Unzen u.s.w. recht stattlich ausnehmen, und kömmt der Kranke trotz dem Allen doch davon, so rühmen sie ihre Aderlässe, Blutigel, u.s.w., ohne welche derselbe nicht hätte erhalten werden können und geben nicht undeutlich zu verstehen, daß diese, ohne viel Kopfzerbrechen, aus dem verderblichen Schlendrian der alten Schule hervorgelangten Operationen im Grunde das Beste bei der Cur gethan hätten; stirbt aber der Kranke dabei, wie nicht selten, so suchen sie eben damit die trostlosen Angehörigen zu beruhigen, "daß sie selbst Zeuge wären, wie doch nun alles Ersinnliche für den seelig Verstorbnen gethan worden sei." Wer wollte solcher leichtsinnigen, schädlichen Brut, die Ehre anthun, sie nach dem Namen der sehr mühsamen, aber auch heilbringenden Kunst, homöopathische Aerzte zu nennen? Ihrer warte der gerechte Lohn, daß sie, einst erkrankt, auf gleiche Art kurirt werden mögen!

- In unmerklichen - oft schnellen - Übergängen erfolgt Gesundheit und Genesung.
- Das Lebensprinzip fühlt sich wieder frei und fähig, das Leben (des Organismus) wie vorher in Gesundheit fortzuführen und die **Kräfte sind wieder da.**

Heilungsvorgang

1. Eine natürliche Krankheit ist keine schädliche Materie.
2. **Eine natürliche Krankheit wird von einer dynamischen, feindlichen Potenz erzeugt.**
3. Diese feindliche Potenz **stört** (wie durch Ansteckung) **das Lebensprinzip**.
4. Das Lebensprinzip wird gequält und dadurch gezwungen, **bestimmte Leiden und Unordnungen im Gang des Lebens zu erzeugen**. Diese Leiden und Unordnungen nennt man Krankheiten (Symptome).

---

5. Durch Einwirkung eines **homöopathischen Mittels** kann dem Lebensprinzip das Gefühl der Wirkung der feindlichen Potenz wieder entzogen werden.
6. Voraussetzung:
   - die Arznei kann das Lebensprinzip **möglichst ähnlich verstimmen** wie die feindliche Arznei.
   - Die Arznei übertrifft die natürliche Krankheit etwas an Stärke.
7. Durch Wirkung der Arznei geht für das Lebensprinzip das Gefühl der Wirkung des ursprünglich feindlichen Agens wieder verloren.

---

8. **Das Übel existiert von da an für das Lebensprinzip nicht mehr. Es ist vernichtet.**
   - die **akute** Krankheit vergeht meist in einigen Stunden
   - die **chronische** Krankheit vergeht etwas später
     Gabe: einige zusätzliche Gaben der gleichen, höher potenzierten Arznei oder eine noch ähnlichere Arznei
9. **Genesung und Gesundheit** ⇨ Lebensprinzip wieder frei ⇨ Gesundheit wie vorher, Kräfte wieder da.

§ 148 (Fortsetzung)

… die Schuld davon nicht auf ihre unverzeihliche Müheschеu und Leichtfertigkeit bei Anfertigung der wichtigsten und bedenklichsten aller Angelegenheiten der Menschen schieben, sondern auf die Homöopathie, der sie große Unvollkommenheit vorwerfen; (eigentlich die, daß sie ihnen, ohne eigne Mühe, das angemessenste homöopathische Heilmittel für jeden Krankheits-Zustand, nicht von selbst wie gebratene Tauben in den Mund führe!). Sie wissen sich ja dann doch, wie genandte Leute, bald über das Nicht-Helfen ihrer kaum halb homöopathischen Mittel zu trösten durch Anbringung der ihnen geläufigern, allöopathischen Scherwenzel, worunter sich ein oder etliche Dutzend Blutigel an die leidende Stelle gesetzt, oder kleine, unschuldige Aderlässe von 8 Unzen u.s.w. recht stattlich ausnehmen, und kömmt der Kranke trotz dem Allen doch davon, so rühmen sie ihre Aderlässe, Blutigel, u.s.w., ohne welche derselbe nicht hätte erhalten werden können und geben nicht undeutlich zu verstehen, daß diese, ohne viel Kopfzerbrechen, aus dem verderblichen Schlendrian der alten Schule hervorgelangten Operationen im Grunde das Beste bei der Cur gethan hätten; stirbt aber der Kranke dabei, wie nicht selten, so suchen sie eben damit die trostlosen Angehörigen zu beruhigen, "daß sie selbst Zeuge wären, wie doch nun alles Ersinnliche für den seelig Verstorbnen gethan worden sei." Wer wollte solcher leichtsinnigen, schädlichen Brut, die Ehre anthun, sie nach dem Namen der sehr mühsamen, aber auch heilbringenden Kunst, homöopathische Aerzte zu nennen? Ihrer warte der gerechte Lohn, daß sie, einst erkrankt, auf gleiche Art kurirt werden mögen!

(1) Das Suchen und Auswählen des Heilmittels - welches dem jeweiligen Krankheitszustand in allen Belangen am meisten angemessen ist - ist ein teilweise schwieriges Geschäft. Trotz Bücher, die dies erleichtern, erfordert es immer noch das Studium der Quellen (sowie große Umsicht und ernste Erwägung). Den besten Lohn erhält es von treu erfüllter Pflicht.
Diese mühsame und sorgfältige Arbeit - welche allein die beste Heilung der Krankheiten möglich macht - behagt den Anwendern der **Mischlingssekte** nicht. Sie brüsten sich als Homöopathen – geben zum Schein Mittel, die wie homöopathische aussehen - aber davon nur leicht ergriffen sind (irgendetwas kommt in den Mund).
Wenn das ungenaue Mittel nicht sofort hilft, schieben sie die Schuld (nicht auf ihre Scheu und Leichfertigkeit beim Abfertigen der wichtigsten Angelegenheiten der Menschen, sondern) auf die Homöopathie und werfen ihr große Unvollkommenheit vor (dass sie ihnen das passende homöopathische Heilmittel für jeden Krankheitsfall nicht von selbst - ohne eigene Mühe - wie gebratene Tauben in den Mund führt). Wie gewandte Leute wissen sie sich über das Nicht-Helfen (ihrer halbhomöopathischen Mittel) bald zu trösten. Dies, indem sie die ihnen geläufigeren allopathischen Mittel verwenden (Scherwenzel anbringen). Zum Beispiel ein oder mehrere Dutzend Blutegel (die an die leidende Stelle gesetzt werden) oder kleine Aderlässe von 8 Unzen usw. Kommt der Kranke trotzdem davon, so rühmen sie sich ihrer Aderlässe, Blutegel usw., ohne die der Kranke nicht lebendig erhalten hätte werden können. Und sie geben zu verstehen, dass diese Operationen (die sie ohne Kopfzerbrechen aus dem Schlendrian der alten Schule hervorkramten) im Grunde das Beste bei der Behandlung getan hätten. Stirbt der Kranke dabei (was häufiger vorkommt), so versuchen sie die trostlosen Angehörigen damit zu beruhigen, „dass sie selbst Zeuge waren wie doch alles Mögliche getan worden sei“.
Einer solch leichtsinnigen Brut (Bande) soll niemand die Ehre erweisen und sie homöopathische Ärzte nennen. Auf sie wartet der gerechte Lohn, dass sie, wenn sie einmal selbst erkranken, auf gleiche Art behandelt werden!

§ 149 (Längere Heilungsdauer)

§ 149
Die alten (und besonders die complicirten) Siechthume, erfordern zur Heilung verhältnismäßig mehr Zeit. Vorzüglich die, durch allöopathische Unkunst so oft neben der, von ihr ungeheilt gelassenen natürlichen Krankheit, erzeugten chronischen Arznei-Siechthume, erfordern bei weitem längere Zeit zur Genesung; oft sind sie sogar unheilbar, wegen des frechen Raubes der Kräfte und Säfte des Kranken, (der Blutentziehungen, Purganzen, u.s.w.), wegen der oft langen fortgesetzten Anwendung großer Gaben heftig wirkender Mittel, nach leeren, falschen Vermuthungen von ihrem angeblichen Nutzen, in ähnlich scheinenden Krankheits-Fällen, der Verordnung unpassender Mineralbäder u.s.w., „die allgewöhnlichen Heldenthaten der Allöopathik bei ihren sogenannten Curen."

Die alten und vor allem die komplizierten Krankheiten (Siechtümer) **erfordern zur Heilung entsprechend mehr Zeit**.

- Besonders die chronischen Krankheiten (Arzneisiechtümer) - die durch allopathische Unkunst (oft neben der von ihr ungeheilt gelassenen natürlichen Krankheit) erzeugt werden, erfordern viel mehr Zeit zur Genesung.
- Oft sind sie sogar unheilbar.

Die **Gründe** dafür sind:

- der Raub der Kräfte und Säfte des Kranken - durch Blutentziehungen, Purganzen usw.
- die oft langen Anwendungen großer Gaben heftig wirkender Mittel (nach leeren falschen Vermutungen von ihrem angeblichen Nutzen in *ähnlich scheinenden* Krankheitsfällen)
- die Verordnung unpassender Mineralbäder usw.

Dies sind die „gewöhnlichen Heldentaten der Allopathie bei ihren sogenannten Behandlungen".

Chronische (alte) Krankheiten
… benötigen zur Heilung entsprechend mehr Zeit. ▪ Besonders durch Allopathie erzeugte chronische Krankheiten o erfordern viel mehr Zeit zur Genesung o oft sind sie sogar unheilbar **Gründe**: ▪ Raub an Kräften und Säften (Blutentziehung, Purganzen, …) ▪ lange Anwendung „heroischer" Gaben ▪ unpassende Mineralbäder

Übersicht Organon

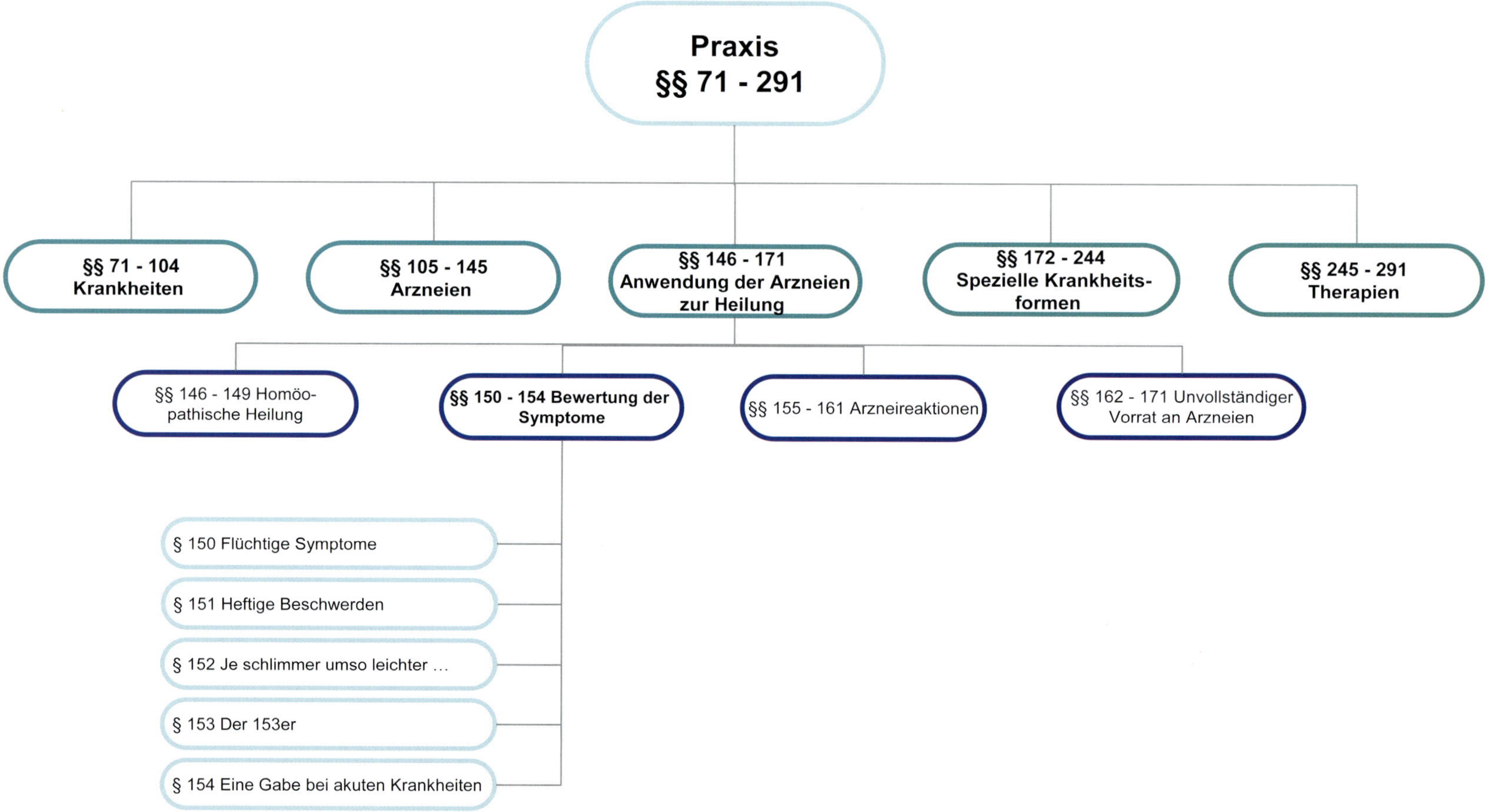

§ 150 (Flüchtige Symptome)

§ 150
Werden dem Arzte ein oder ein paar geringfügige Zufälle geklagt, welche seit Kurzem erst bemerkt worden, so hat er dieß für keine vollständige Krankheit anzusehen, welche ernstlicher, arzneilicher Hülfe bedürfte. Eine kleine Abänderung in der Diät und Lebensordnung reicht gewöhnlich hin, diese Unpäßlichkeit zu verwischen.

Werden dem Arzt

- ein oder mehrere geringfügige Zufälle geklagt,
- die erst vor Kurzem bemerkt wurden,
- dann sind diese **keine vollständigen Krankheiten, die ärztliche Hilfe benötigen**.
- Eine kleine Korrektur (Abänderung) in der Diät und Lebensweise reicht gewöhnlich aus, damit diese Unpässlichkeit (geringfügige Zufälle) verwischt.

Flüchtige Symptome
▪ geringfügige Zufälle
▪ seit Kurzem

… sind keine vollständigen Krankheiten und benötigen keine Hilfe.

Eine kleine Korrektur in der
▪ Diät und
▪ Lebensweise
reichen aus, damit diese geringfügigen Zufälle vergehen.

§ 151 (Heftige Beschwerden)

§ 151
Sind es aber ein paar heftige Beschwerden, über die der Kranke klagt, so findet der forschende Arzt gewöhnlich noch nebenbei mehrere, obschon kleinere Zufälle, welche ein vollständiges Bild von der Krankheit geben.

Hat (klagt) der Kranke aber über (ein paar) **heftige Beschwerden**, dann findet der Arzt

- normalerweise daneben noch mehrere kleinere Zufälle,
- die dann ein vollständiges Bild der Krankheit ergeben.

Heftige Beschwerden
… normalerweise gibt es **daneben noch mehrere kleine Zufälle ...** ⇨ **zusammen** ergeben sie ein **vollständiges Bild der Krankheit.**

§ 152 (Je schlimmer umso leichter …)

§ 152
Je schlimmer die acute Krankheit ist, aus desto mehren, aus desto auffallendern Symptomen ist sie gewöhnlich zusammengesetzt, um desto gewisser läßt sich aber auch ein passendes Heilmittel für sie auffnden, wenn eine hinreichende Zahl, nach ihrer positiven Wirkung gekannter Arzneien, zur Auswahl vorhanden ist. Unter den Symptomenreihen vieler Arzneien, läßt sich ohne Schwierigkeit eine finden, aus deren einzelnen Krankheits-Elementen sich, dem Symptomen-Inbegriffe der natürlichen Krankheit gegenüber, ein sehr ähnliches Bild von heilender Kunstkrankheit zusammensetzen läßt, und diese Arznei ist das wünschenswerthe Heilmittel.

Je schlimmer die akute Krankheit ist,

- umso zahlreicher und auffallender sind normalerweise die Symptome, aus der die Krankheit zusammengesetzt ist,
- umso sicherer lässt sich auch ein passendes Heilmittel finden (wenn eine ausreichende Anzahl von Arzneien vorhanden ist, deren positiven Wirkungen bekannt sind).

- Unter den Symptomenreihen vieler Arzneien lässt sich ohne Schwierigkeiten **eine Arznei** finden, deren Krankheitselemente zusammen eine (ein Bild) heilende Kunstkrankheit ergeben, die dem Symptomeninbegriff der natürlichen Krankheit sehr ähnlich ist.

- Diese Arznei ist das gewünschte Heilmittel.

Je schlimmer eine akute Krankheit ist, umso sicherer kann man ein Heilmittel finden

- **umso zahlreicher und auffallender sind die Symptome** (normalerweise)
- **umso sicherer lässt sich ein passendes Heilmittel finden**
- Heilmittel: jene Arznei, deren Elemente eine Kunstkrankheit ergeben, welche der natürlichen Krankheit sehr ähnlich ist.

§ 153 (Der 153er)

§ 153
Bei dieser Aufsuchung eines homöopathisch specifischen Heilmittels, das ist, bei dieser Gegeneinanderhaltung des Zeichen-Inbegriffs der natürlichen Krankheit gegen die Symptomenreihen der vorhandenen Arnzneien um unter diesen eine, dem zu heilenden Uebel in Aehnlichkeit entsprechende Kunstkrankheits-Potenz zu finden, sind die auffallendern, sonderlichen, ungewöhnlichen und eigenheitlichen (charakteristischen) Zeichen und Symptome (1) des Krankheitsfalles, besonders und fast einzig fest in's Auge zu fassen; denn vorzüglich diesen, müssen sehr ähnliche, in der Symptomenreihe der gesuchten Arznei entsprechen, wenn sie die passendste zur Heilung sein soll. Die allgemeinern und unbestimmtern: Eßlust-Mangel, Kopfweh, Mattigkeit, unruhiger Schlaf, Unbehaglichkeit u.s.w., verdienen in dieser Allgemeinheit und wenn sie nicht näher bezeichnet sind, wenig Aufmerksamkeit, da man so etwas Allgemeines fast bei jeder Krankheit und jeder Arznei sieht.

(1) Um Aufstellung der charakteristischen Symptome der homöopathischen Arzneien hat sich der Herr Regierungsrath Freiherr *von Bönninghausen* durch sein Repertorium verdient gemacht, sowie auch Hr. G. H. G. Jahr, in seinem Handbuche der Haupt-Anzeigen, jetzt zum drittenmal herausgegeben unter dem Titel: Grand manuel.

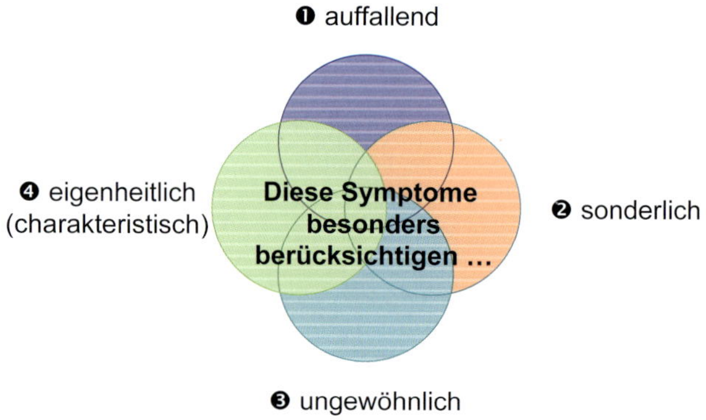

Die **Suche eines homöopathischen** (spezifischen) **Heilmittels** erfolgt **durch** das **Vergleichen** (Gegeneinanderhalten)

- des Zeicheninbegriffs der natürlichen Krankheit
- mit den Symptomenreihen der vorhandenen Arzneien,
  - um unter diesen eine Arznei (Kunstkrankheitspotenz) zu finden,
  - welche dem zu heilenden Übel (Krankheit) sehr ähnlich ist.

Dabei sind die

- **auffallenden** (auffallenderen),
- **sonderlichen**,
- ungewöhnlichen
- und **eigenheitlichen** (charakteristischen)

Zeichen und Symptome (1) des Krankheitsfalles besonders und fast einzig zu berücksichtigen (ins Auge zu fassen).

Denn vor allem diese müssen (sehr ähnlich) **der Symptomenreihe der gesuchten Arznei entsprechen**, wenn sie die passende Arznei zur Heilung sein soll.

Die **allgemeinen und unbestimmten Symptome** wie

- Appetitlosigkeit, Kopfweh
- Mattigkeit, unruhiger Schlaf
- Unbehaglichkeit usw.

verdienen dabei fast nur dann Aufmerksamkeit, wenn sie näher bezeichnet werden. Denn so etwas Allgemeines findet man fast bei jeder Krankheit und jeder Arznei.

(1) Um die Aufstellung der charakteristischen Symptome (der homöopathischen Arzneien) haben sich verdient gemacht:
- der Regierungsrat Freiherr von **Bönninghausen** durch sein Repertorium
- G.H.G. **Jahr** (in seinem Handbuch der Hauptanzeigen – zum 3. Mal herausgegeben unter „Grand Manuel").

§ 154 (Eine Gabe bei akuten Krankheiten)

§ 154
Enthält nun das, aus der Symptomen-Reihe der treffendsten Arznei zusammengesetzte Gegenbild, jene in der zu heilenden Krankheit anzutreffenden, besondern, ungemeinen, eigenheitlich sich auszeichnenden (charakteristischen) Zeichen in der größten Zahl und in der größten Aehnlichkeit, so ist diese Arznei für diesen Krankheitszustand das passendste, homöopathische, specifische Heilmittel; eine Krankheit von nicht zu langer Dauer wird demnach gewöhnlich durch die erste Gabe desselben ohne bedeutende Beschwerde aufgehoben und ausgelöscht.

Enthält die treffendste Arznei (das Gegenbild der Symptomenreihe der treffendsten Arznei)

- jene besonderen, ungewöhnlichen und eigenheitlichen (charakteristischen) Zeichen,
- die bei der zu heilenden Krankheit vorzufinden (anzutreffen) sind
- in der größten Zahl und in der größten Ähnlichkeit,
- so ist **diese** Arznei für **diesen** Krankheitszustand das (passendste, homöopathische, spezifische) Heilmittel.

Eine **Krankheit von nicht zu langer Dauer** (keine chronische Krankheit) wird normalerweise durch die erste Gabe ohne bedeutende Beschwerden (siehe § 155) geheilt (aufgehoben und ausgelöscht).

Anmerkung: bedeutende Beschwerden ⇨ siehe § 155.

Akute Krankheiten ⇨ eine Gabe
▪ **ohne bedeutende Beschwerden** ▪ **wenn die Kriterien der Übereinstimmung des § 153 entsprechen, also** o besonders, auffallend, o Ungewöhnlich, o eigenheitlich (charakteristisch) sind ▪ und in der **größten Anzahl und größten Ähnlichkeit** in der Arznei anzutreffen sind.

Übersicht Organon

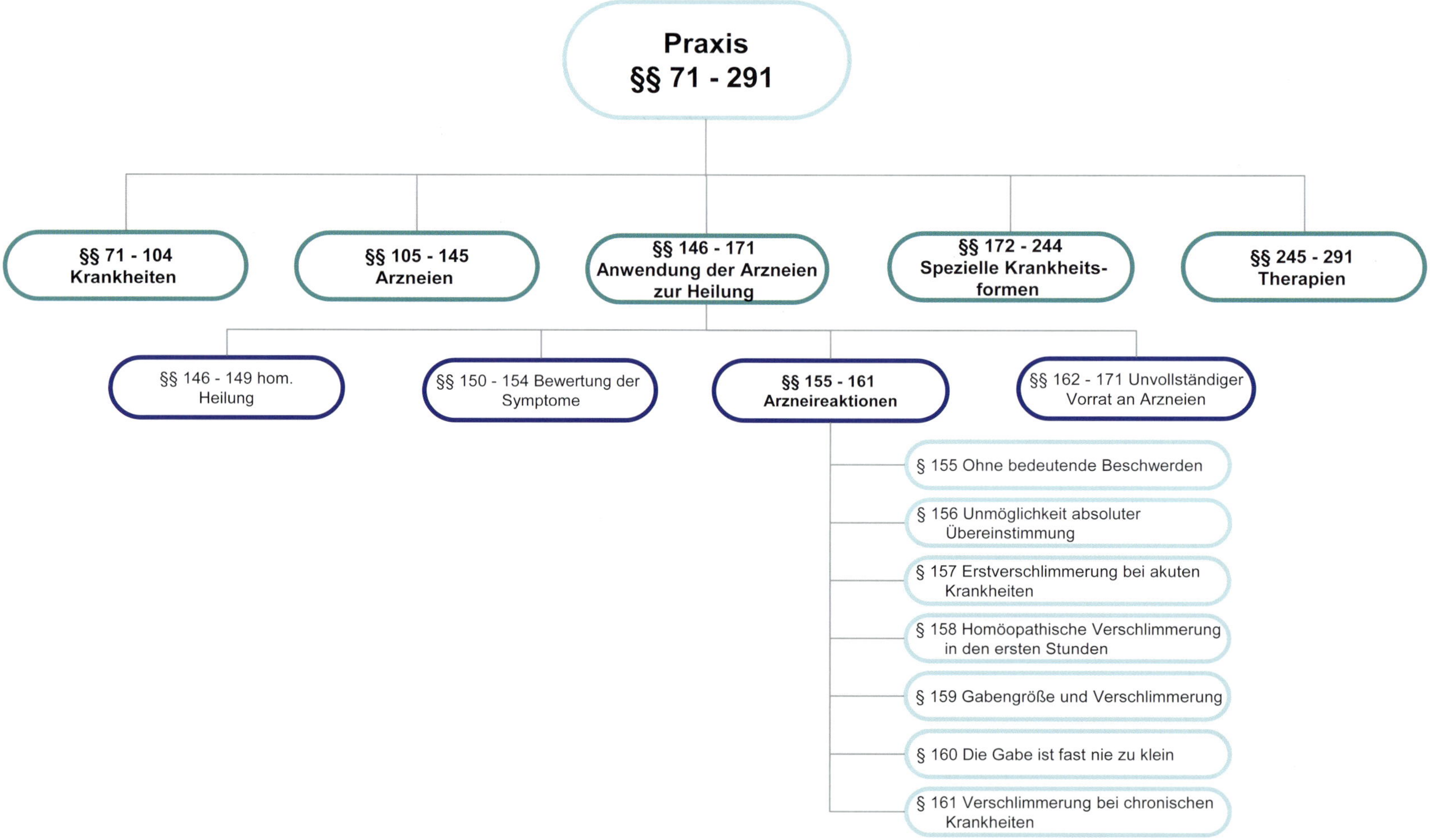

§ 155 (Ohne bedeutende Beschwerden)

§ 155
Ich sage: ohne bedeutende Beschwerde. Denn beim Gebrauche dieser passendsten, homöopathischen Arznei sind bloß die, den Krankheits-Symptomen entsprechenden Arznei-Symptome des Heilmittels in Wirksamkeit, indem letztere die Stelle der erstern (schwächern) im Organism, d.i. im Gefühle des Lebensprincips einnehmen und letztere so durch Ueberstimmung vernichten; die oft sehr vielen übrigen Symptome der homöopathischen Arznei aber, welche in dem vorliegenden Krankheitsfalle keine Anwendung finden, schweigen dabei gänzlich. Es läßt sich in dem Befinden des sich stündlich bessernden Kranken fast nichts von ihnen bemerken, weil die, zum homöopathischen Gebrauche nur in so tiefer Verkleinerung nöthige Arznei-Gabe ihre übrigen, nicht zu den homöopathischen gehörenden Symptome, in den von der Krankheit freien Theilen des Körpers zu äußern viel zu schwach ist und folglich bloß die homöopathischen, auf die von den ähnlichen Krankbeitssymptomen schon gereiztesten und aufgeregtesten Theile im Organism wirken lassen kann, um so dem kranken Lebensprincip nur die ähnliche, aber stärkere Arzneikrankheit fühlen zu lassen, wodurch die ursprüngliche Krankheit erlischt.

Wenn keine bedeutenden Beschwerden vorhanden …

- Beim Einsatz der richtigen Arznei sind **nur die Arzneisymptome wirksam, die den Krankheitssymptomen entsprechen**.
- Die Arzneisymptome nehmen die Stelle der Krankheitssymptome ein und vernichten sie.
- **Die anderen Symptome der Arznei „schweigen“** – es lässt sich von ihnen fast nichts bemerken.
  Grund: Die homöopathische Gabe ist viel zu schwach (in der entsprechenden Potenz), um die übrigen Symptome in den gesunden Teilen des Körpers zu äußern.
- Die Arznei kann ihre Symptome nur auf jene Teile wirken lassen, die von ähnlichen Symptomen schon am meisten betroffen sind.
- **Daher kann das kranke Lebensprinzip nur die stärkere Arzneikrankheit fühlen**.
- Die ursprüngliche Krankheit erlischt dadurch.

Ich betone (sage zu § 154): **ohne bedeutende Beschwerden**.

Bei der **Anwendung** (dem Gebrauch) des passenden homöopathischen Mittels sind nur die - den Krankheitssymptomen entsprechenden - Arzneisymptome des Heilmittels wirksam (in Wirksamkeit).

- Die Arzneisymptome **nehmen die Stelle der** (schwächeren) **Krankheitssymptome** (d. h. im Gefühl des Lebensprinzips) **ein** und vernichten sie durch die Übereinstimmung.
- Die oft sehr vielen **übrigen Symptome** der homöopathischen Arznei - die in diesem speziellen Krankheitsfall keine Anwendung finden - schweigen dabei.
- Im Befinden des - sich stündlich bessernden - Kranken lässt sich von ihnen fast nichts bemerken.
- Die homöopathische Gabe ist nur in einer tiefen Verkleinerung erforderlich und viel zu schwach, um ihre (der Arzneigabe) übrigen Symptome (die nicht zu den homöopathischen gehören), in den gesunden (von der Krankheit freien Teilen) Teilen des Körpers zu äußern.
- Sie kann nur ihre **homöopathischen Symptome** auf jene Teile im Organismus wirken lassen, die von den ähnlichen Krankheitssymptomen schon am meisten betroffen (am meisten gereizt und erregt) sind.
- Daher (so) lässt die Arzneigabe dem kranken Lebensprinzip nur die ähnliche aber stärkere Arzneikrankheit spüren (fühlen).
- **Dadurch erlischt die ursprüngliche Krankheit**.

Anmerkung Zusammenfassung:

Maximale Ähnlichkeit und minimale Arzneigabe =
minimale bis keine Erstreaktion und Nebenbeschwerden.
Nur die der Krankheit ähnlichen Symptome kommen dann heilend zur Wirkung.

§ 156 (Unmöglichkeit absoluter Übereinstimmung)

§ 156
Indessen giebt es selten ein, auch anscheinend passend gewähltes, homöopathisches Arzneimittel, welches, vorzüglich in zu wenig verkleinerter Gabe, nicht eine, wenigstens kleine, ungewohnte Beschwerde, ein kleines, neues Symptom während seiner Wirkungsdauer bei sehr reizbaren und feinfühlenden Kranken, zuwege bringen sollte, weil es fast unmöglich ist, daß Arznei und Krankheit in ihren Symptomen einander so genau decken sollten, wie zwei Triangel von gleichen Winkeln und gleichen Seilen. Aber diese (im guten Falle) unbedeutende Abweichung, wird von der eignen Kraftthätigkeit (Autocratie) des lebenden Organisms leicht verwischt und Kranken von nicht übermäßiger Zartheit nicht einmal bemerkbar; die Herstellung geht dennoch vorwärts zum Ziele der Genesung, wenn sie nicht durch fremdartig arzneiliche Einflüsse auf den Kranken, durch Fehler in der Lebensordnung, oder durch Leidenschaften gehindert wird.

Unmöglichkeit absoluter Überseinstimmung
(zwischen Arzneimittelbild und Symptomen des Kranken)

- **Dadurch kommt es teilweise bei feinfühligen Personen zu einem kleinen neuen Symptom.**
- Diese unbedeutende Abweichung wird von der Lebenskraft leicht „verwischt".
- **Von nicht übermäßig feinfühligen Kranken wird sie gar nicht bemerkt ⇨ die Heilung schreitet voran**.

Genesungshindernisse
- arzneiliche Einflüsse (fremdartige)
- Fehler der Lebensordnung
- Leidenschaften

Selten gibt es ein - auch anscheinend passend gewähltes - **homöopathisches Arzneimittel**,
- **das** (besonders in zu wenig verkleinerter Gabe) nicht **zumindest**
  - **eine kleine ungewohnte Beschwerde,**
  - **ein kleines neues Symptom**

  während der Wirkungsdauer bei sehr reizbaren und feinfühligen Kranken **hervorbringt** (zuwege bringt).
- Es ist fast unmöglich, dass sich die Arznei und die Krankheit in ihren Symptomen so **genau decken** (wie 2 Dreiecke von gleichen Winkeln und gleichen Seiten).
- Diese (im guten Fall) **unbedeutende Abweichung** wird von der Lebenskraft (eigene Krafttätigkeit des Organismus; Autokratie) leicht verwischt und von Kranken - die nicht übermäßig zart sind - nicht einmal bemerkt.
- Die **Herstellung der Genesung** schreitet trotzdem voran, wenn sie nicht durch
  - fremdartige arzneiliche Einflüsse,
  - durch Fehler in der Lebensordnung oder
  - durch Leidenschaften

  daran gehindert wird.

§ 157 (Erstverschlimmerung bei akuten Krankheiten)

§ 157
So gewiß es aber auch ist, daß ein homöopathisch gewähltes Heilmittel, seiner Angemessenheit und der Kleinheit der Gabe wegen, ohne Lautwerdung seiner übrigen, unhomöopathischen Symptome, das ist, ohne Erregung neuer, bedeutender Beschwerden, die ihm analoge, acute Krankheit ruhig aufhebt und vernichtet, so pflegt es doch (aber ebenfalls nur bei nicht gehörig verkleinerter Gabe) gleich nach der Einnahme - in der ersten, oder den ersten Stunden - eine Art kleiner Verschlimmerung zu bewirken (bei etwas zu großen Gaben aber eine mehre Stunden dauernde), welche so viel Aehnlichkeit mil der ursprünglicben Krankheit hat, daß sie dem Kranken eine Verschlimmerung seines eignen Uebels zu sein scheint. Sie ist aber in der That nichts anderes, als eine, das ursprüngliche Uebel etwas an Stärke übersteigende, höchst ähnliche Arzneikrankheit.

Ein homöopathisches (gewähltes) **Heilmittel hebt** (wegen der Angemessenheit und der Kleinheit der Gabe) **die ihm entsprechende** (analoge) **akute Krankheit auf** und vernichtet sie,

- ohne dass die übrigen unhomöopathischen Symptome erscheinen (laut werden),
- das heißt, ohne dass neue bedeutende Beschwerden auftreten.

- Wird die **Gabe nicht entsprechend** (gehörig) **verkleinert** verwendet, bewirkt die Arznei
  - gleich nach der Einnahme,
  - in der ersten oder den ersten Stunden

  eine Art **kleiner Verschlimmerung.**

- Diese Verschlimmerung kann bei etwas zu großen Gaben mehrere Stunden dauern.

- Diese kleine Verschlimmerung hat eine so große Ähnlichkeit mit der ursprünglichen Krankheit, dass sie dem Kranken wie eine Verschlimmerung seines eigenen Übels erscheint.
- In **Wirklichkeit** ist sie aber nichts anderes als
  - eine **höchst ähnliche Arzneikrankheit**,
  - die das ursprüngliche Übel etwas an Stärke übersteigt.

Erstverschlimmerung bei akuten Krankheiten

Grund
- Die Gabe wird nicht entsprechend verkleinert.

Wirkung
- **Eine kleine Verschlimmerung**
  - gleich nach der Einnahme
  - in der ersten oder den ersten Stunden
- Bei zu **großen Gaben** kann die Verschlimmerung mehrere Stunden dauern.

Begründung
- Schein: Wegen der großen Ähnlichkeit mit der ursprünglichen Krankheit erscheint sie wie eine Verschlimmerung des Übels.
- Wirklichkeit: höchst ähnliche Arzneikrankheit mit einer etwas größeren Stärke wie das ursprüngliche Übel.

§ 158 (Homöopathische Verschlimmerung in den ersten Stunden)

§ 158
Diese kleine homöopathische Verschlimmerung, in den ersten Stunden - eine sehr gute Vorbedeutung, daß die <u>acute</u> Krankheit meist von der ersten Gabe beendigt sein wird - ist nicht selten, da die Arzneikrankheit natürlich um etwas stärker sein muß als das zu heilende Uebel, wenn sie letzteres überstimmen und auslöschen soll; so wie auch eine ähnliche natürliche Krankheit, nur wenn sie stärker als die andere ist, dieselbe aufheben und vernichten kann (§. 43-48.).

Diese kleine homöopathische Verschlimmerung in den ersten Stunden

- ist häufig (nicht selten) und
- ist ein **sehr gutes Zeichen** dafür, dass die **<u>akute</u>** Krankheit von der ersten Gabe geheilt (beendet sein) wird.
- Die Arzneikraft muss natürlich etwas **stärker** sein als das zu heilende Übel (wenn sie es überstimmen und auslöschen soll).
- Genau so, wie auch eine ähnliche natürliche Krankheit diese aufheben und vernichten kann (§§ 43 - 48), wenn sie stärker als die andere ist.

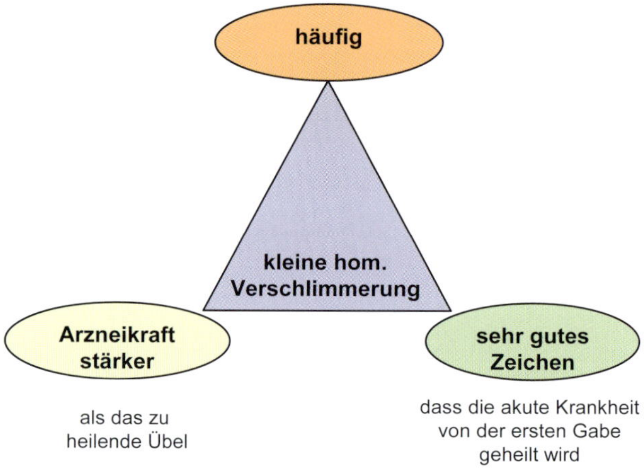

§ 159 (Gabengröße und Verschlimmerung)

§ 159
Je kleiner die Gabe des homöopathischen Mittels, desto kleiner und kürzer ist auch bei Behandlung acuter Krankheiten, diese anscheinende Krankheits-Erhöhung in den ersten Stunden.

Je kleiner die Gabe des homöopathischen Mittels **bei der Behandlung akuter Krankheiten** ist,

- umso kleiner und
- umso kürzer

ist die Verschlimmerung (scheinbare Krankheitserhöhung) in den ersten Stunden.

Gabengröße und Verschlimmerung bei akuten Krankheiten
Je kleiner die Gabe ▪ umso kleiner die Verschlimmerung ▪ umso kürzer die Verschlimmerung. **Verschlimmerung = scheinbare Krankheitserhöhung**

§ 160 (Die Gabe ist fast nie zu klein)

§ 160
Da sich jedoch die Gabe eines homöopathischen Heilmittels kaum je so klein bereiten läßt, daß sie nicht die ihr analoge, vor nicht langer Zeit entstandne, unverdorbne, natürliche Krankheit bessern, überstimmen, ja völlig heilen und vernichten könnte (§. 249. Anm.), so wird es begreiflich, warum eine nicht kleinstmögliche Gabe passend homöopathischer Arznei immer noch in der ersten Stunde nach der Einnahme eine merkbare, homöopathische Verschlimmerung dieser Art (1) **zuwege bringt.**

(1) Diese, einer Verschlimmerung ähnliche Erhöhung der Arzneisymptome über die ihnen analogen Krankheitssymptome, haben auch andere Aerzte, wo ihnen der Zufall ein homöopathisches Mittel in die Hand spielte, beobachtet. Wenn der Krätz - Kranke nach Einnahme des Schwefels über vermehrten Ausschlag klagt, so tröstet ihn der Arzt, der hievon die Ursache nicht weiß, mit der Versicherung, daß die Krätze erst recht herauskommen müsse, ehe sie heilen könne; er weiß aber nicht, daß dieß Schwefel-Ausschlag ist, der nur den Schein vermehrter Krätze annimmt.

„Den Gesichts-Ausschlag, den die *Viola tricolor* heilte, hatte sie beim Anfange ihres Gebrauchs verschlimmert," wie Leroy (Heilk. für Mütter, S. 406) versichert; aber er weiß nicht, daß die scheinbare Verschlimmerung von der allzu großen Gabe des hier einigermaßen homöopathischen, Treisam-Veilchens herrührte. Lysons sagt (Med. Transact. Vol. II. London 1772.): „die Ulmenrinde heile diejenigen Hautausschläge am gewissesten,die sie beim Anfange ihres Gebrauchs vermehre." Hätte er die Rinde nicht in der (wie in der allöopathischen Arzneikunst gewöhnlich ist) ungeheuern, sondern, wie es bei Symptomen-Aehnlichkeit der Arznei, das ist, bei ihrem homöopathischen Gebrauche sein muß, in ganz kleinen Gaben gereicht, so hätte er geheilt ohne, oder fast ohne diese scheinbare Krankheits-Erhöhung (homöopathische Verschlimmerung) zu sehen.

Die Gabe kann fast nicht zu klein sein

... dass sie nicht ihre analoge, akute, natürliche Krankheit heilen kann.

Nicht die kleinste mögliche Gabe ⇨
- immer eine merkbare Verschlimmerung
- in den ersten Stunden nach der Einnahme

Die Gabe eines homöopathischen Heilmittels **kann fast nicht so klein sein,**
- dass sie nicht ihre analoge (vor Kurzem entstandene, unverdorbene) natürliche Krankheit
- bessern (überstimmen, vernichten) und heilen kann (§ 249, Anm.).

Wird **nicht die kleinstmögliche Gabe gegeben**
- (einer passenden homöopathischen Arznei),
- dann bringt diese dagegen immer noch (in der ersten Stunde nach der Einnahme) eine merkbare homöopathische Verschlimmerung dieser Art (1) zustande (zuwege).

(1) Diese **Erhöhung der Arzneisymptome** (ähnlich einer Verschlimmerung) zu den analogen Krankheitssymptomen haben **auch andere** Ärzte (wenn sie zufällig ein homöopathisches Mittel verwendeten) **beobachtet**.
Wenn der Kranke mit **Krätze** nach der Einnahme von Schwefel über vermehrten Ausschlag klagte, vertröstete ihn der Arzt in Unwissenheit damit, dass die Krätze erst voll (recht) herauskommen muss, ehe sie heilen kann. Er weiß aber nicht, dass es ein Schwefelausschlag ist, der nur den Schein vermehrter Krätze vorgibt (annimmt).

„Den **Gesichtsausschlag,** den die VIOLA TRICOLOR heilte, hat sie am Anfang des Gebrauchs verschlimmert" versichert LEROY in Heilkunde für Mütter, Seite 406. Aber er (Leroy) weiß nicht, dass die scheinbare Verschlimmerung durch die zu große Gabe des (hier einigermaßen homöopathischen) Freisam-Veilchens entsteht (herrührt).

LYSONS sagt: „Die Ulmenrinde heilt die **Hautausschläge**" am sichersten, die sie am Anfang ihres Gebrauchs vermehrt". Hätte er die Rinde nicht - wie in der Allopathie üblich - in der ungeheureren Gabe gereicht, sondern in kleinen Gaben (wie es bei Symptomenähnlichkeit also im homöopathischen Gebrauch sein muss), dann hätte er geheilt. Ohne - oder fast ohne - diese homöopathische Verschlimmerung (scheinbare Krankheitserhöhung).

§ 161 (Verschlimmerung bei chronischen Krankheiten)

§ 161
Wenn ich die sogenannte homöopathische Verschlimmerung, oder vielmehr die, die Symptome der ursprünglichen Krankheit in etwas zu erhöhen scheinende Erstwirkung der homöopathischen Arznei, hier auf die erste oder auf die ersten Stunden setze, so ist dieß allerdings bei den mehr acuten, seit Kurzem entstandenen Uebeln der Fall; wo aber Arzneien von langer Wirkungsdauer ein altes oder sehr altes Siechthum zu bekämpfen haben, da dürfen keine dergleichen, anscheinende Erhöhungen der ursprünglichen Krankheit, während des Laufes der Cur sich zeigen und zeigen sich auch nicht, wenn die treffend gewählte Arznei in gehörig kleinen, nur allmälig erhöheten Gaben, jedesmal durch neue Dynamisirung (§. 247) um etwas modificirt wird (12)**; dergleichen Erhöhungen der ursprünglichen Symptome der chronischen Krankheit, können dann nur zu Ende solcher Curen zum Vorscheine kommen, wenn die Heilung fast oder gänzlich vollendet ist.**

(1) Sind die Gaben der best dynamisirten (§. 270.) Arznei klein genug und war jedesmal die Gabe so aufs Neue durch Schütteln modifizirt, dann können selbst Arzneien von langer Wirkungs-Dauer, in kurzen Zeiträumen, auch in chronischen Krankheiten wiederholt werden.

Erstverschlimmerung bei chronischen Krankheiten

Chronische Krankheiten werden behandelt mit Arzneien von langer Wirkungsdauer

Wirkung
- **Es darf sich keine Verschlimmerung zeigen**

Keine Verschlimmerung, wenn
- entsprechend kleine Gabe
- Gabe wird nur allmählich erhöht
- Gabe wird jedes Mal durch Dynamisation erhöht

Verschlimmerung nur möglich
- gegen Ende der Behandlung
- wenn die Heilung fast oder ganz vollendet ist

Die homöopathische Verschlimmerung (oder: die Erstwirkung der homöopathischen Arznei), welche die Symptome der ursprünglichen Krankheit etwas zu erhöhen scheint,

- tritt bei den **akuten Übeln** in der ersten Stunde oder in den ersten Stunden auf.
- Bei **alten Siechtümern** (chronischen Krankheiten) - behandelt mit Arzneien von langer Wirkungsdauer - dürfen sich während der Behandlung keine solchen Verschlimmerungen (anscheinenden Erhöhungen) der ursprünglichen Krankheit zeigen.
  Solche Verschlimmerungen zeigen sich auch nicht, wenn die
  - passende Arznei in entsprechend kleinen Gaben gereicht wird,
  - die nur allmählich erhöht werden,
  - und die Arznei jedes Mal durch neue Dynamisation (§ 247) etwas modifiziert wird (1).

  So eine Verschlimmerung (Erhöhung der ursprünglichen Symptome) der chronischen Krankheit kann nur gegen Ende der Behandlung zum Vorschein kommen, wenn die Heilung fast oder ganz vollendet ist.

(1) Sind die Gaben der dynamisierten (§ 270) Arznei klein genug und wurde die Gabe jedes Mal durch Schütteln modifiziert, **dann können sogar Arzneien von langer Wirkungsdauer in kurzen Zeiträumen - auch in chronischen Krankheiten – wiederholt werden**.

Übersicht Organon

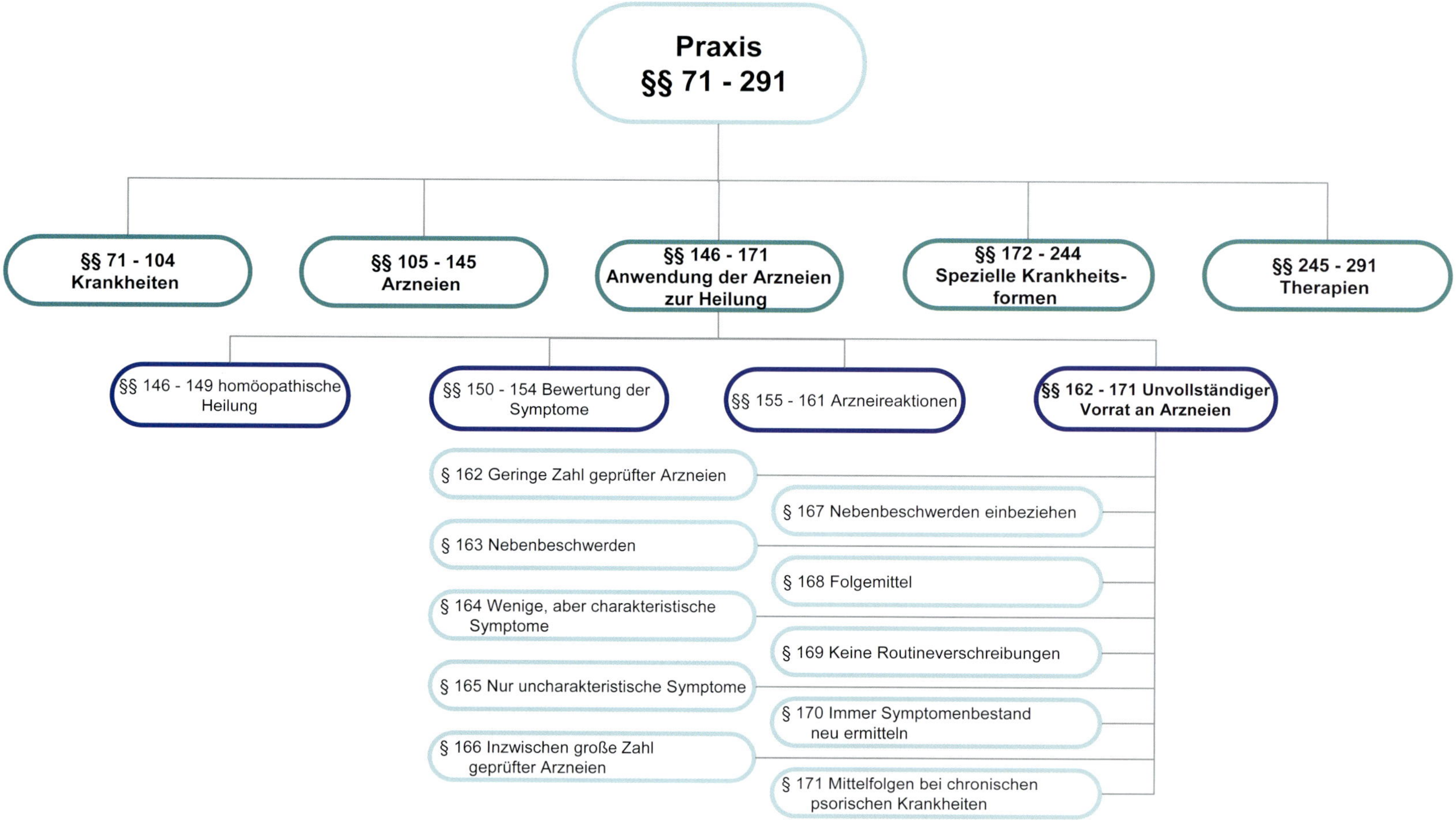

§ 162 (Geringe Zahl geprüfter Arzneien)

§ 162
Zuweilen trifft sich's bei der noch mäßigen Zahl genau nach ihrer wahren, reinen Wirkung gekannter Arzneien, daß nur ein Theil von den Symptomen der zu heilenden Krankheit in der Symptomenreihe der noch am besten passenden Arznei angetroffen wird, folglich diese unvollkommene Arzneikrankheits-Potenz, in Ermangelung einer vollkommnern angewendet werden muß.

Bei der noch geringen Zahl von Arzneien - deren reine Wirkung genau bekannt sind - **kommt es vor,**

- dass nur ein **Teil der Symptome** der zu heilenden Krankheit
- in der Symptomenreihe der Arznei - die noch am besten passt -
- **anzutreffen sind**.

Weil eine vollständigere Symptomenreihe fehlt, muss dann trotzdem diese Arznei (Arzneikrankheits-Potenz) **angewendet werden**.

Aufgund der noch **geringen Zahl von geprüften Arzneien**

...kann teilweise nur ein unvollkommen ähnliches Mittel gegeben werden.

§ 163 (Nebenbeschwerden)

§ 163
In diesem Falle läßt sich freilich von dieser Arznei keine vollständige, unbeschwerliche Heilung erwarten; denn es treten alsdann bei ihrem Gebrauche einige Zufälle hervor, welche früher in der Krankheit nicht zu finden waren, Nebensymptome von der nicht vollständig passenden Arznei. Diese hindern zwar nicht, daß ein beträchtlicher Theil des Uebels (die den Arznei-Symptomen ähnlichen Krankheits-Symptome) von dieser Arznei getilgt werde, und dadurch ein ziemlicher Anfang der Heilung entstehe, wiewohl nicht ohne jene Nebenbeschwerden, welche jedoch bei gehörig kleiner Arznei-Gabe nur mäßig sind.

In diesem Fall (unvollständige Abdeckung - § 162) **lässt sich natürlich von der Arznei keine vollständige und unbeschwerliche Heilung erwarten**.

- Bei ihrer Anwendung treten einige **Symptome (Zufälle)** hervor, die vorher in der Krankheit nicht zu finden waren.
- Dies sind **Nebensymptome** der nicht vollständig passenden Arznei.
- Diese Nebensymptome verhindern aber nicht, dass ein großer Teil des Übels (die den Arzneisymptomen ähnlichen Krankheitssymptome) von der Arznei
  - getilgt wird
  - und ein beträchtlicher Teil der Heilung gemacht wird.
- Dies (Tilgung, Heilung) erfolgt aber nicht ohne jene Nebenbeschwerden, die aber bei entsprechend kleiner Arzneigabe nur geringfügig sind.

Nebenbeschwerden

Kann nur ein **unvollständig ähnliches Mittel** gegeben werden, …

dann kann man von der Arznei
- keine vollständige
- und keine unbeschwerliche

Heilung erwarten.

Es treten Nebenbeschwerden = Nebensymptome auf
- Nebensymptome (der nicht vollständig passenden Arznei) = Symptome, die vorher in der Krankheit nicht zu finden waren
- Die Nebensymptome verhindern aber nicht, dass
  - ein großer Teil der Symptome getilgt wird
  - und ein beträchtlicher Teil der Heilung erfolgt

Die Nebenbeschwerden sind bei entsprechend kleiner Arzneigabe nur geringfügig.

§ 164 (Wenige, aber charakteristische Symptome)

§ 164
Die geringe Zahl der, in der bestgewählten Arznei anzutreffenden, homöopathischen Symptome, thut der Heilung jedoch in dem Falle keinen Eintrag, wenn diese wenigen Arznei-Symptome größtentheils nur von ungemeiner, die Krankheit besonders auszeichnender Art (charakteristisch) waren; die Heilung erfolgt dann doch ohne sonderliche Beschwerde.

Eine nur geringe Anzahl Symptome (in der am besten gewählten homöopathischen Arznei) **beeinträchtigen die Heilung nicht**,

- **wenn diese wenigen Arzneisymptome größtenteils von ungewöhnlicher** - die Krankheit besonders auszeichnender (charakteristisch) - **Art sind**.
- Die Heilung erfolgt dann dennoch ohne sonderliche Beschwerden.

Wenige, aber charakteristische Symptome
Sind ▪ nur **wenige,** ▪ aber dafür **charakteristische Symptome** anzutreffen, ▪ welche die Krankheit besonders auszeichnen, dann ▪ <u>beeinträchtigt dies die Heilung nicht.</u> ▪ Die Heilung erfolgt dann ohne besondere Beschwerden.

§ 165 (Nur uncharakteristische Symptome)

§ 165
Ist aber von den auszeichnenden (charakteristischen), sonderlichen, ungemeinen Symptomen des Krankheitsfalles, unter den Symptomen der gewählten Arznei, nichts in genauer Aehnlichkeit vorhanden und entspricht die der Krankheit nur in den allgemeinen, nicht näher bezeichneten, unbestimmten Zuständen (Uebelkeit, Mattigkeit, Kopfweh u.s.w.) und findet sich unter den gekannten Arzneien keine homöopathisch passendere, so hat der Heilkünstler sich keinen unmittelbar vortheilhaften Erfolg von der Anwendung dieser unhomöopathischen Arznei zu versprechen.

Manchmal findet man in den Symptomen der gewählten Arznei keine auszeichnenden (**charakteristischen**), sonderlichen oder ungewöhnlichen **Symptome des Krankheitsfalles in genauer Ähnlichkeit.**

- Die Arznei entspricht der Krankheit nur in den allgemeinen, nicht näher bezeichneten unbestimmten Zuständen wie:
  - Übelkeit
  - Mattigkeit
  - Kopfweh
  - usw.
- **Findet sich** unter den (gekannten) Arzneien **keine** (homöopathisch) **besser passende Arznei**,
- dann kann sich der Heilkünstler keinen unmittelbar vorteilhaften Erfolg von der Anwendung (dieser unhomöopathischen Arznei) versprechen.

Nur uncharakteristische Symptome
Manchmal sind nur uncharakteristische Symptome vorhanden ⇨ **die Arznei entspricht der Krankheit** ▪ **nur in allgemeinen Zuständen** (Übelkeit, Kopfweh, …), ▪ nicht aber in den speziellen Symptomen. Man kann sich dann von der Anwendung **keinen Erfolg** versprechen.

§ 166 (Inzwischen große Zahl geprüfter Arzneien)

§ 166
Indessen ist dieser Fall bei der in den neuern Zeiten vermehrten Zahl, nach ihren reinen Wirkungen gekannter Arzneien, sehr selten und seine Nachtheile, wenn er ja eintreten sollte, mindern sich, sobald eine folgende Arznei in treffender Aehnlichkeit gewählt werden kann.

Inzwischen ist die **Zahl der Arzneien** - die nach ihrer reinen Wirkung bekannt sind - größer geworden.
Daher ist dieser Fall (es lässt sich keine besser passende Arznei finden) **sehr selten**.

- Tritt dieser Fall dennoch ein,
- dann sind die Nachteile weniger (Anm.: wahrscheinlich sind die Nebenbeschwerden gemeint),
- sobald die folgende Arznei passender (in treffender Ähnlichkeit) gewählt wird.

Anzahl geprüfter Arzneien

Früher

- **wenig** geprüfte Arzneien

Heute

- **viele** geprüfte Arzneien
- der Fall, dass sich keine passende Arznei finden lässt, ist sehr selten.
- **Lässt sich aber keine besser passende Arznei finden**

↓

- Nachteile werden gemindert, wenn die **folgende Arznei mit der entsprechenden Ähnlichkeit gewählt wird.**

§ 167 (Nebenbeschwerden einbeziehen)

§ 167
Entstehen nämlich beim Gebrauche dieser zuerst angewendeten, unvollkommen homöopathischen Arznei, Nebenbeschwerden von einiger Bedeutung, so läßt man bei acuten Krankheiten diese erste Gabe nicht völlig auswirken und überläßt den Kranken nicht der vollen Wirkungsdauer des Mittels, sondern untersucht den nun geänderten Krankheitszustand auf's Neue und bringt den Rest der ursprünglichen Symptome mit den neu entstandenen in Verbindung, zur Aufzeichnung eines neuen Krankheitsbildes.

Entstehen durch den Gebrauch der (zuerst angewendeten) **unvollkommenen** homöopathischen **Arznei Nebenbeschwerden** von nicht zu kleiner (einiger) Bedeutung,

- dann lässt man **bei akuten Krankheiten** die erste Gabe nicht vollständig auswirken (und überlässt den Kranken nicht der vollen Wirkungsdauer des Mittels),
- sondern man untersucht den nun geänderten Krankheitszustand neuerlich
- und bringt
  - den Rest der ursprünglichen Symptome
  - mit den neu entstandenen Symptomen

  in Verbindung, um ein neues Krankheitsbild aufzuzeichnen.

Nebenbeschwerden bei akuten Krankheiten einbeziehen

Eine unvollkommen passende Arznei wird verwendet ⇨ Nebenbeschwerden.

Sind diese Nebenbeschwerden nicht unbedeutend,

- dann lässt man bei **akuten Krankheiten** die erste Gabe nicht auswirken,
- sondern untersucht den geänderten Krankheitszustand neuerlich
- und **kombiniert**
  - den Rest der ursprünglichen Symptome
  - mit den neu entstandenen Symptomen

  ⇨ neues Krankheitsbild,

  ↓

  um leichter ein Analogon finden.

§ 168 (Folgemittel)

§ 168
So wird man leichter ein diesem entsprechendes Analogon aus den gekannten Arzneien ausfinden, dessen selbst nur einmaliger Gebrauch die Krankheit, wo nicht gänzlich vernichten, doch der Heilung um Vieles näher bringen wird. Und so fährt man, wenn auch diese Arznei zur Herstellung der Gesundheit nicht völlig hinreichen sollte, mit abermaliger Untersuchung des noch übrigen Krankheitszustandes und der Wahl einer, dafür möglichst passenden, homöopathischen Arznei fort, bis die Absicht den Kranken in den vollen Besitz der Gesunhdeit zu setzen, erreicht ist.

Auf diese Weise (Rest der ursprünglichen Symptome mit den neu entstandenen Symptomen verbinden) **wird man leichter ein Analogon** (aus den bekannten Arzneien) **herausfinden**, das diesem Krankheitsbild entspricht.

- Der **einmalige Gebrauch** des Analogons
  - wird die Krankheit vernichten
  - oder die Heilung um vieles voranbringen.
- Sollte auch diese Arznei zur Herstellung der Gesundheit **nicht ausreichen**, **dann fährt man so lange fort**:
  - mit einer neuerlichen Untersuchung des noch übrigen Krankheitszustandes
  - und der Wahl einer dafür möglichst passenden homöopathischen Arznei,

  bis es möglich ist, den Kranken in den vollen Besitz der Gesundheit zu versetzen.

Folgemittel (bei akuten Krankheiten)

1. Unvollkommen passende Arznei ⇨ Nebenbeschwerden
2. Nebenbeschwerden einbeziehen
3. Analogon finden

↓

4. Gesundheit wurde nicht ganz hergestellt
5. Neuerliche Untersuchung des Krankheitszustandes
6. Wahl der am besten passenden Arznei (Folgemittel)
7. usw. … bis zur Gesundheit

§ 169 (Keine Routineverschreibungen)

§ 169
Wenn man bei der ersten Untersuchung einer Krankheit und der ersten Wahl der Arznei, finden sollte, daß der Symptomen-Inbegriff der Krankheit nicht zureichend von den Krankheits-Elementen einer einzigen Arznei gedeckt werde - eben der unzureichenden Zahl gekannter Arzneien wegen, daß aber zwei Arzneien um den Vorzug ihrer Paßlichkeit streiten, deren eine mehr für den einen, die andere mehr für den andern Theil der Zeichen der Krankheit homöopathisch paßt, so läßt sich nicht anrathen, nach Gebrauch der vorzüglichern unter den beiden Arzneien, unbesehens die andre in Gebrauch zu ziehen (1), weil die sich als zweit-beste kundgegebne Arznei, bei indeß veränderten Umständen, nicht mehr für den Rest der dann noch übrig gebliebenen Symptome passen würde, in welchem Falle folglich, für den neu aufgenommenen Symptomen-Bestand ein andres, homöopathisch passenderes Arzneimittel an des zweiten Stelle zu wählen ist.

(1) Und noch weit weniger, beide zusammen einzugeben (m. s. §. 272. Anm.)

Wegen der unzureichenden Anzahl bekannter Arzneien

- findet man manchmal (bei der ersten Untersuchung einer Krankheit und der ersten Wahl der Arznei),
- dass der Symptomeninbegriff der Krankheit nicht ausreichend von (den Krankheitselementen) einer einzigen Arznei abgedeckt wird.
- **Möglicherweise könnten 2 Arzneien passen** (um den Vorrang streiten):
  - Die eine Arznei passt homöopathisch mehr für den einen Teil der Krankheitszeichen,
  - die andere Arznei mehr für die anderen Teile der Krankheitszeichen.
- **Es ist dann nicht klug** (ratsam),
  - nach Gebrauch der besseren unter den Arzneien
  - ungeprüft (unbesehen) die andere Arznei zu gebrauchen (1).
- Wenn sich die **Umstände inzwischen verändert** haben, würde die Arznei - welche sich als zweitbeste herauskristallisiert (herausgestellt) hat - nicht mehr für den Rest der übrig gebliebenen Symptome passen.
  - **In diesem Fall** ist für den neuen (neu aufgenommenen) Symptomenbestand ein anderes homöopathisch passenderes Arzneimittel (als das zweite) zu wählen.

(1) Noch weit weniger, beide gemeinsam einzugeben (siehe § 272, Anm.)

Wurde das **vollkommen passende Mittel nicht gefunden,**

- dann darf die zu Beginn **zweitwahrscheinlichste Arznei nicht routinemäßig gegeben werden.**
- Für den neuen Symptomenbestand ist ein passenderes Mittel zu wählen.

§ 170 (Immer Symptomenbestand neu ermitteln)

§ 170
Daher muß auch hier, wie überall wo eine Aenderung des Krankheits-Zustandes vorgegangen ist, der gegenwärtig noch übrige Symptomen - Bestand auf's Neue ausgemittelt und (ohne Rücksicht auf die anfänglich als zunächst passend erschienene, zweite Arznei) eine dem neuen, jetzigen Zustande möglichst angemessene, homöopathische Arznei von Neuem ausgewählt werden. Träfe sich's ja, wie nicht oft geschieht, daß die anfänglich als zweit-beste erschienene Arznei, sich auch jetzt noch dem übrig gebliebnen Krankheits-Zustande wohl angemessen zeigte, so würde sie um desto mehr das Zutrauen verdienen, vorzugsweise angewendet zu werden.

Immer, wenn eine Änderung des Krankheitszustandes erfolgt,

- muss der gegenwärtige (noch übrige) Symptomenbestand neu ermittelt werden
- und eine dem neuen (jetzigen) Zustand möglichst angemessene homöopathische Arznei ausgewählt werden.

- Dies hat **unabhängig** (ohne Rücksicht) auf die (ursprünglich) zweite Arznei zu erfolgen - welche zu Beginn als zweitbeste Arznei erschien.
- **Würde dies aber zutreffen** (Anmerkung: dass sie dem neuen Symptomenbestand am besten entspricht), so wäre die **zweite Arznei umso mehr angezeigt** (das Vertrauen verdienen, angewendet zu werden).

Wurde das **vollkommen passende Mittel nicht gefunden:**

1. Für jede Verschreibung ist der Symptomenbestand neu zu ermitteln.
2. Dies unabhängig von der ursprünglich zweitwahrscheinlichsten Arznei.

---

3. **Entspricht aber der neue Symptomenbestand der ursprünglich zweitwahrscheinlichsten Arznei, dann ist diese umso mehr angezeigt.**

§ 171 (Mittelfolgen bei chronischen psorischen Krankheiten)

§ 171
In den unvenerischen, folglich am gewöhnlichsten, aus Psora entstandenen, chronischen Krankheiten, bedarf man zur Heilung oft mehrer, nach einander anzuwendender, antipsorischer Heilmittel, doch so, daß jedes folgende dem Befunde der, nach vollendeter Wirkung des vorgängigen Mittels übrig gebliebenen Symptomen-Gruppe gemäß, homöopathisch gewählt werde.

Bei den (unvenerischen, aus der Psora entstandenen) **chronischen Krankheiten benötigt man zur Heilung**

- oft mehrere antipsorische Heilmittel,
- die nacheinander anzuwenden sind.

Dabei wird **jedes Folgemittel** (folgende Mittel) homöopathisch gewählt

- entsprechend (dem Befund) der Symptomengruppe,
- die nach vollendeter Wirkung des vorhergehenden Mittels übrig geblieben ist.

Folgemittel, Mittelfolgen bei chronischen psorischen Krankheiten

1. Es sind zur Heilung **oft mehrere** antipsorische **Heilmittel erforderlich**.
2. Diese sind nacheinander anzuwenden.

↓

Jedes Folgemittel

1. wird entsprechend der Symptomengruppe gewählt,
2. die nach vollendeter Wirkung des vorigen Mittels übrig geblieben ist.

Übersicht Organon

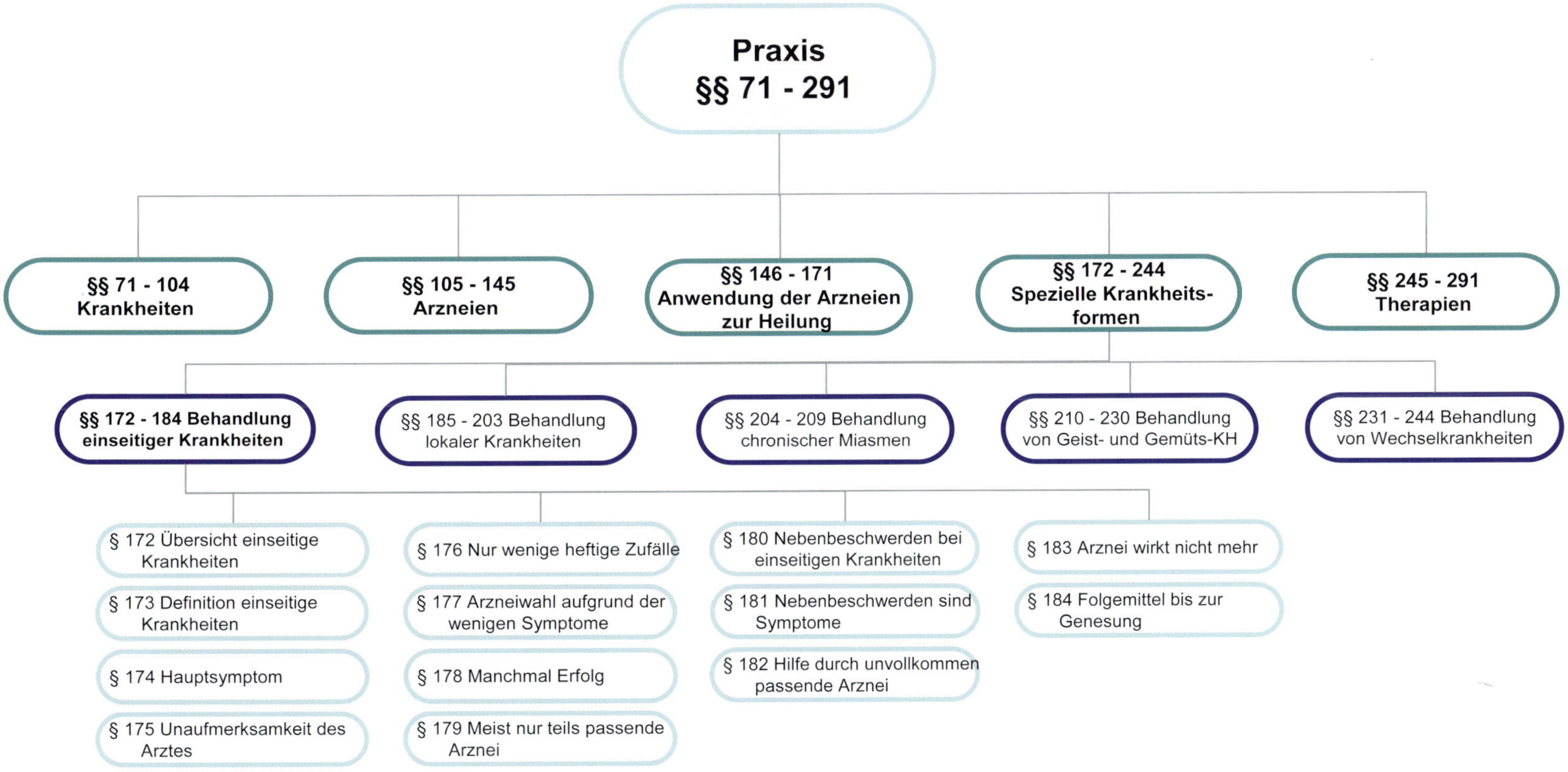

§ 172 (Übersicht einseitige Krankheiten)

§ 172
Eine ähnliche Schwierigkeit entsteht von der allzu geringen Zahl der Symptome einer zu heilenden Krankheit, ein Umstand der unsre sorgfältige Beachtung verdient, da durch seine Beseitigung fast alle Schwierigkeiten dieser vollkommensten aller möglichen Heil-Methoden (wenn man den noch nicht vollständigen Apparat homöopathisch gekannter Arzneien abrechnet) gehoben sind.

Eine ähnliche **Schwierigkeit** (Anm.: wie durch den unvollständigen Arzneivorrat) entsteht, **wenn die zu heilende Krankheit eine viel zu** (allzu) **geringe Anzahl von Symptomen aufweist**.

Dies sollte gewissenhaft (sorgfältig) **beachtet**, werden,

- denn durch die Beseitigung dieser Schwierigkeit werden fast alle Probleme der Homöopathie (der vollkommensten aller möglichen Heilmethoden) behoben,
- wenn man den noch unvollständigen homöopathischen Arzneivorrat abrechnet.

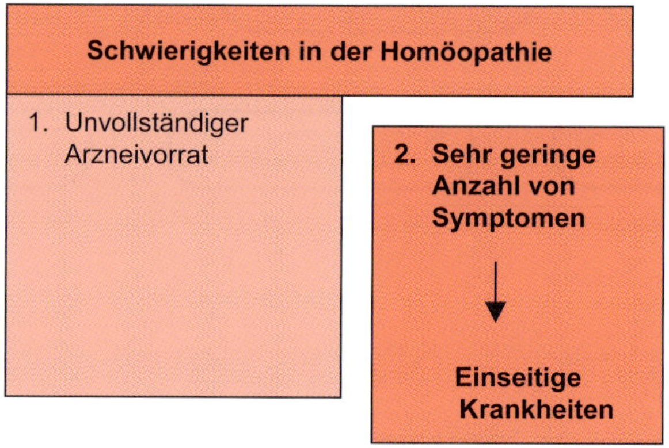

§ 173 (Definition einseitige Krankheiten)

§ 173
Bloß diejenigen Krankheiten scheinen nur wenige Symptome zu haben, und deßhalb Heilung schwieriger anzunehmen, welche man einseitige nennen kann, weil nur ein oder ein Paar Hauptsymptome hervorstechen, welche fast den ganzen Rest der übrigen Zufälle verdunkeln. Sie gehören größtentheils zu den chronischen.

Die **einseitigen Krankheiten**

- scheinen **wenige Symptome** zu besitzen
- und deshalb ist die **Heilung** jener Krankheiten schwieriger (anzunehmen).
- Bei diesen Krankheiten fallen nur **ein oder einige** (ein paar) **Hauptsymptome** auf (hervorstechen)
- und fast der ganze Rest der übrigen Symptome wird verdeckt (verdunkelt).
- Großteils gehören diese einseitigen Krankheiten zu den chronischen Krankheiten.

Einseitige Krankheiten
▪ **Wenige Hauptsymptome** o ein Hauptsymptom o oder einige wenige Hauptsymptome ▪ **Übrige Symptome sind verdeckt (verdunkelt)** **Großteils** sind diese einseitigen Krankheiten **chronische Krankheiten.**

§ 174 (Hauptsymptom)

§ 174
Ihr Hauptsymptom kann entweder ein inneres Leiden (z.B. ein vieljähriges Kopfweh, ein vieljähriger Durchfall, eine alte Cardialgie u.s.w.) oder ein mehr äußeres Leiden sein. Letztere pflegt man vorzugsweise Local-Krankheiten zu nennen.

Das **Hauptsymptom einer einseitigen Krankheit**

- kann ein **inneres Leiden** wie zum Beispiel:
    - ein jahrelanger Kopfschmerz
    - oder ein jahrelanger Durchfall
    - oder eine alte Kardialgie (Herzschmerzen, Herzsyndrom)
    - usw.
- oder ein hauptsächlich **äußeres Leiden** sein. Dies nennt man (vorzugsweise, hauptsächlich) Lokal-Krankheit.

Hauptsymptom einer einseitigen Krankheit

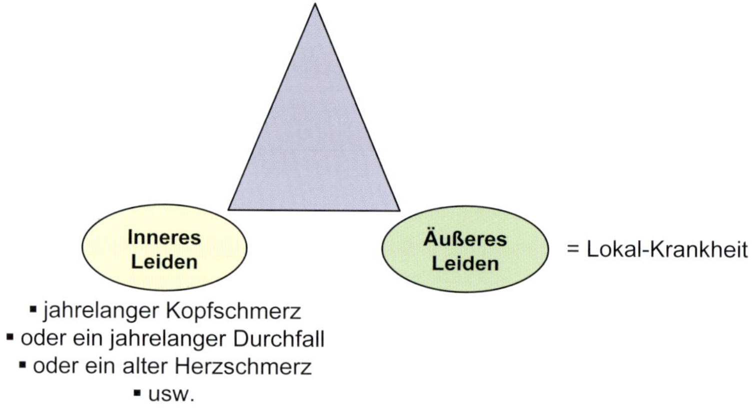

§ 175 (Unaufmerksamkeit des Arztes)

§ 175
Bei den einseitigen Krankheiten ersterer Art, liegt es oft bloß an der Unaufmerksamkeit des ärztlichen Beobachters, wenn er die Zufälle, welche zur Vervollständigung des Umrisses der Krankheitsgestalt vorhanden sind, nicht vollständig aufspürt.

Bei den **einseitigen Krankheiten, bei denen das Hauptsymptom ein inneres Leiden** (erster Art) ist,

- liegt es **oft** nur an der Unaufmerksamkeit des Arztes (ärztlichen Beobachters),
- wenn er die Zufälle nicht vollständig aufspürt,
- die zur Vervollständigung der ganzen (des Umrisses) Krankheitsgestalt vorhanden sind.

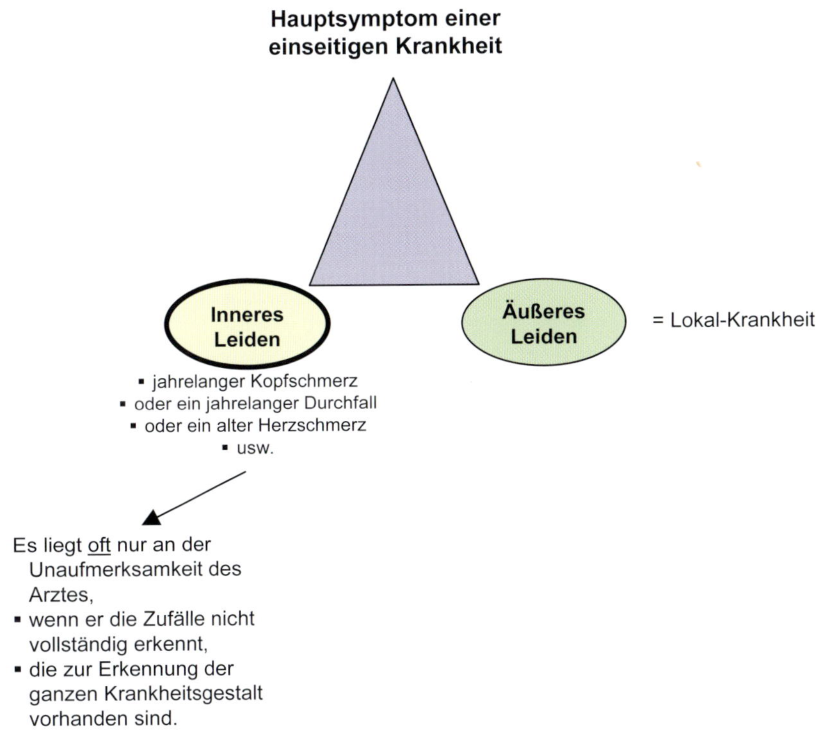

§ 176 (nur wenige heftige Zufälle)

§ 176
Indeß giebt es doch einige wenige Uebel dieser Art, welche nach aller anfänglichen (§. 84-98.) Forschung, außer einem Paar starker, heftiger Zufälle, die übrigen nur undeutlich merken lassen.

Es gibt aber **einige wenige Übel** (Krankheiten) **dieser einseitigen Krankheiten inneren Leidens** (dieser Art)

- welche nach aller anfänglichen Forschung (§§ 84-98; Anamnese)
- nur ein paar starke, heftige Zufälle erkennen lassen
- und die übrigen Zufälle nur undeutlich bleiben.

Hauptsymptom einer einseitigen Krankheit

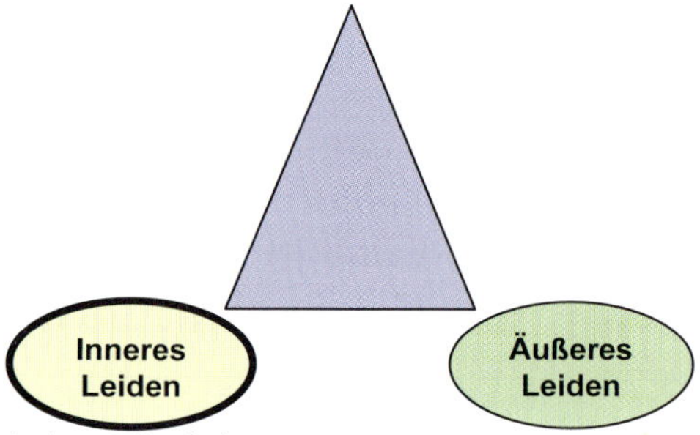

= Lokal-Krankheit

- jahrelanger Kopfschmerz
- oder ein jahrelanger Durchfall
- oder ein alter Herzschmerz
- usw.

Es liegt oft nur an der Unaufmerksamkeit des Arztes,
- wenn er die Zufälle nicht vollständig erkennt.
- die zur Erkennung der ganzen Krankheitsgestalt vorhanden sind.

Es gibt wenige Übel dieser Art,
- welche trotz intensiver Forschung
- nur wenige starke Zufälle erkenne lassen,
- und die anderen Zufälle undeutlich bleiben.

§ 177 (Arzneiwahl aufgrund der wenigen Symptome)

§ 177
Um nun auch diesem, obgleich sehr seltnen Falle mit gutem Erfolge zu begegnen, wählt man zuerst, nach Anleitung dieser wenigen Symptome, die hierauf nach bestem Ermessen homöopathisch ausgesuchte Arznei.

Um auch in diesem sehr seltenen Fall Erfolg zu haben (Anm.: einige wenige Übel bei einseitigen Krankheiten mit inneren Leiden, wobei nur wenige heftige Zufälle erkennbar sind und die andern Zufälle undeutlich bleiben),

- wählt man zuerst aufgrund der wenigen Symptome
- die homöopathisch passendste Arznei (nach besten Ermessen homöopathisch ausgesucht).

Hauptsymptom einer einseitigen Krankheit

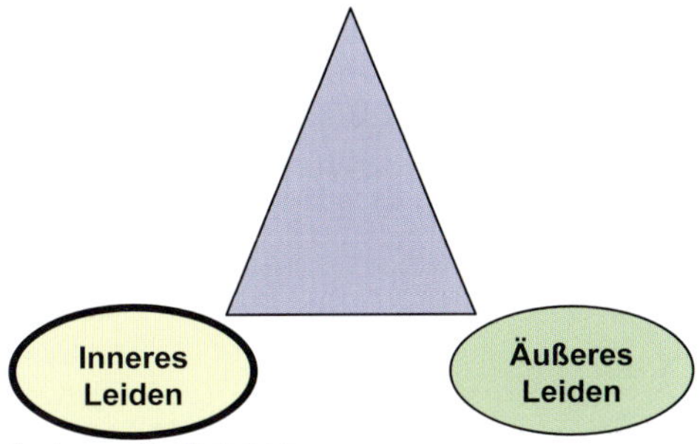

= Lokal-Krankheit

- jahrelanger Kopfschmerz
- oder ein jahrelanger Durchfall
- oder ein alter Herzschmerz
- usw.

Es liegt oft nur an der Unaufmerksamkeit des Arztes,
- wenn er die Zufälle nicht vollständig erkennt,
- die zur Erkennung der ganzen Krankheitsgestalt vorhanden sind.

Es gibt einige wenige Übel dieser Art,
- **wenn trotz intensiver Forschung**
- nur wenige starke Zufälle erkennbar sind,
- und die anderen Zufälle undeutlich bleiben.

Arzneiwahl aufgrund der wenigen Symptome

§ 178 (Manchmal Erfolg)

§ 178
Es wird sich zwar wohl zuweilen treffen, daß diese, mit sorgfältiger Beobachtung des homöopathischen Gesetzes gewählte Arznei, die passend ähnliche künstliche Kranhheit zur Vernichtung des gegenwärtigen Uebels darreiche, welches um desto eher möglich war, wenn diese wenigen Krankheitssymptome sehr auffallend, bestimmt, und von seltener Art oder besonders ausgezeichnet (charakteristisch) sind.

Manchmal ist diese Arznei die passende Arznei,

- wenn sie eine ähnliche künstliche Krankheit zur Vernichtung des (gegenwärtigen) Übels darstellt
- und wenn sie sorgfältig gewählt wurde.

Dies ist **am wahrscheinlichsten** (ehesten), wenn die wenigen Krankheitssymptome

- sehr auffallend,
- bestimmt,
- und von seltener Art
- oder besonders charakteristisch (ausgezeichnet) sind.

Hauptsymptom einer einseitigen Krankheit

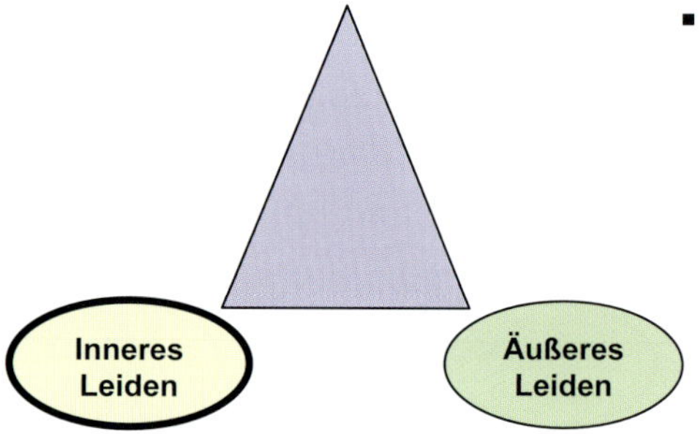

= Lokal-Krankheit

- jahrelanger Kopfschmerz
- oder ein jahrelanger Durchfall
- oder ein alter Herzschmerz
- usw.

Es liegt oft nur an der Unaufmerksamkeit des Arztes,
- wenn er die Zufälle nicht vollständig erkennt,
- die zur Erkennung der ganzen Krankheitsgestalt vorhanden sind.

Es gibt einige wenige Übel dieser Art, wenn trotz intensiver Forschung nur wenige starke Zufälle erkennbar sind, und die anderen Zufälle undeutlich bleiben.

Arzneiwahl aufgrund der wenigen Symptome →

Manchmal ist dies die passende Arznei, wenn die Symptome
- sehr auffallend,
- bestimmt,
- von seltener Art,
- charakteristisch

sind.

§ 179 (Meist nur teils passende Arznei)

§ 179
Im häufigern Falle aber kann die hier zuerst gewählte Arznei nur zum Theil, das ist, nicht genau passen, da keine Mehrzahl von Symptomen zur treffenden Wahl leitete.

<u>Meist</u> passt diese Arznei aber nur zum Teil,
- das heißt sie passt nicht genau,
- da nicht mehrere Symptome (Mehrzahl, Überzahl) zur treffenden Wahl leiten.

Hauptsymptom einer einseitigen Krankheit

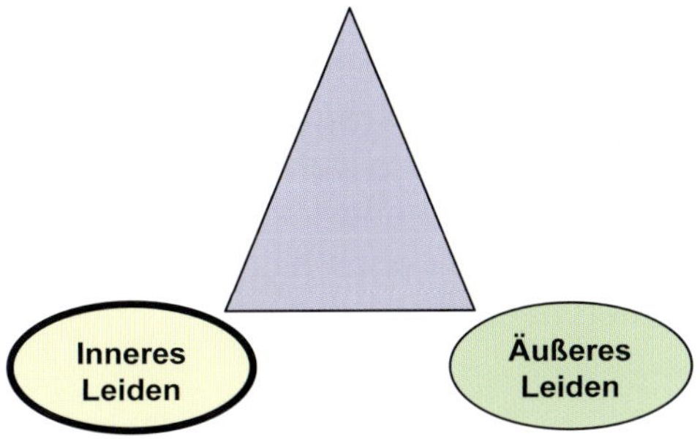

= Lokal-Krankheit

- jahrelanger Kopfschmerz
- oder ein jahrelanger Durchfall
- oder ein alter Herzschmerz
- usw.

Es liegt <u>oft</u> nur an der Unaufmerksamkeit des Arztes,
- wenn er die Zufälle nicht vollständig erkennt,
- die zur Erkennung der ganzen Krankheitsgestalt vorhanden sind.

Es gibt <u>einige wenige</u> Übel dieser Art, wenn trotz intensiver Forschung nur wenige starke Zufälle erkennbar sind, und die anderen Zufälle undeutlich bleiben.

Arzneiwahl aufgrund der wenigen Symptome → **<u>Meistens</u> passt die Arznei aber nur <u>zum Teil</u>.**

§ 180 (Nebenbeschwerden bei einseitigen Krankheiten)

§ 180
Da wird nun die, zwar so gut wie möglich gewählte, aber gedachter Ursache wegen nur unvollkommen homöopathische Arznei, bei ihrer Wirkung gegen die ihr nur zum Theil analoge Krankheit - eben so wie in obigem (§. 162.) Falle, wo die Armuth an homöopathischen Heilmitteln die Wahl allein unvollständig ließ - Nebenbeschwerden erregen, und mehre Zufälle aus ihrer eignen Symptomenreihe in das Befinden des Kranken einmischen, die aber doch zugleich, obschon bisher noch nicht oder selten gefühlten Beschwerden der Krankheit selbst sind; es werden Zufälle sich entdecken oder sich in höherm Grade entwickeln, die der Kranke kurz vorher gar nicht oder nicht deutlich wahrgenommen hatte.

Die bestmöglich **gewählte Arznei** - aber wegen der genannten Ursache nur **unvollkommen homöopathische Arznei** -

- **erregt** bei ihrer Wirkung (gegen die nur teilweise analoge Krankheit) **Nebenbeschwerden**
- und mischt mehrere Zufälle aus ihrer eigenen Symptomenreihe in das Befinden des Kranken hinzu (ein),
- genau so wie im obigen Fall (§ 162), wo durch die geringe Anzahl von homöopathischen Arzneien (Heilmitteln) die Wahl der Arznei nur unvollständig blieb.
- **Diese Nebenbeschwerden sind,**
  - o obwohl sie bisher noch nicht gefühlt wurden
  - o oder obwohl sie bisher selten gefühlt wurden,

  auch Beschwerden der Krankheit selbst.
- Es lassen (ereignen) sich also Zufälle **entdecken**
  - o oder in höherem Grad entwickeln,
  - o die der Kranke vorher noch nicht oder noch nicht deutlich wahrgenommen hat.

Hauptsymptom einer einseitigen Krankheit

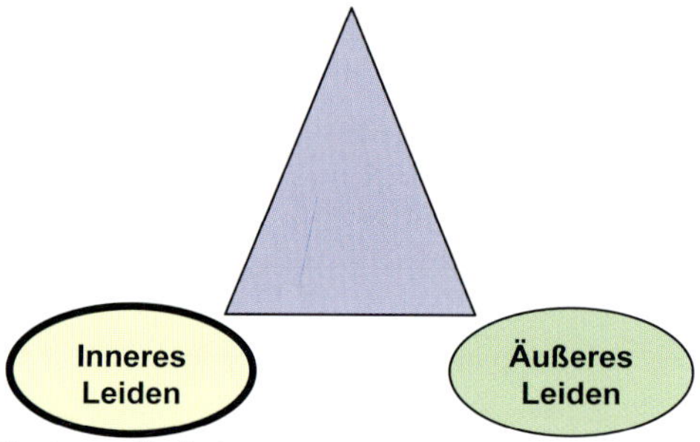

- jahrelanger Kopfschmerz
- oder ein jahrelanger Durchfall
- oder ein alter Herzschmerz
- usw.

= Lokal-Krankheit

Es liegt oft nur an der Unaufmerksamkeit des Arztes,
- wenn er die Zufälle nicht vollständig erkennt,
- die zur Erkennung der ganzen Krankheitsgestalt vorhanden sind.

Es gibt einige wenige Übel dieser Art,
- **wenn trotz intensiver Forschung**
- nur wenige starke Zufälle erkennbar sind,
- und die anderen Zufälle undeutlich bleiben.

Arzneiwahl aufgrund der wenigen Symptome → **Meistens passt die Arznei aber nur zum Teil.** → Wirkung → **NEBENBESCHWERDEN**
(sind Beschwerden der Krankheit selbst)
- **bisher noch nicht**
- **oder nicht deutlich**
- **wahrgenommen.**

§ 181 (Nebenbeschwerden sind Symptome)

§ 181
Man werfe nicht ein, daß die jetzt erschienenen Nebenbeschwerden und neuen Symptome dieser Krankheit auf Rechnung des eben gebrauchten Arzneimittels kämen. Sie kommen von ihm (1); es sind aber doch immer nur solche Symptome, zu deren Erscheinung diese Krankheit und in diesem Körper auch für sich schon fähig war, und welche von der gebrauchten Arznei - als Selbsterzeugerin ähnlicher - bloß hervorgelockt und zu erscheinen bewogen wurden. Man hat mit einem Worte, den ganzen, jetzt sichtbar gewordenen Symptomen-Inbegriff für den, der Krankheit selbst zugehörigen, für den gegenwärtigen wahren Zustand anzunehmen und ihn hienach ferner zu behandeln.

(1) Wenn nicht ein wichtiger Fehler in der Lebensordnung, eine heftige Leidenschaft, oder eine stürmische Entwickelung im Organismus, Ausbruch oder Abschied des Monatlichen, Empfängniß, Niederkunft u.s.w. davon Ursache war.

Die erschienenen Nebenbeschwerden und neuen Symptome (dieser Krankheit) **kommen zwar vom gerade verwendeten Arzneimittel** (1) **hervor**.

- Es sind aber solche Symptome,
- **zu die dieser Körper schon disponiert ist** (zu deren Erscheinung diese Krankheit in diesem Körper für sich schon fähig ist).
- Sie werden von der verwendeten Arznei (die ähnliche Symptome selbst erzeugen kann) nur hervorgelockt (und zur Erscheinung gebracht).
- Man muss nun den **ganzen** – nun sichtbar gewordenen - **Symptomeninbegriff**
- als zur Krankheit gehörend, als den gegenwärtigen wahren Zustand annehmen
- und ihn **dementsprechend weiter behandeln**.

(1) **Wenn nicht die Ursache von diesen zusätzlichen Beschwerden folgende sind:**

- ein wichtiger Fehler in der Lebensordnung,
- eine heftige Leidenschaft
- oder eine stürmische Entwicklung im Organismus (akute Erkrankung),
- der Beginn oder das Ende der Menses (des Monatlichen),
- Empfängnis,
- Niederkunft
- usw.

Erschienene **Nebenbeschwerden** und neue Symptome …

- **kommen zwar von der verwendeten Arznei**
- **und werden von ihr hervorgelockt.**
- Dies aber nur, **weil der Organismus schon dazu fähig ist.**

↓

Nun den ganzen sichtbaren Symptomeninbegriff berücksichtigen und behandeln.

§ 182 (Hilfe durch unvollkommen passende Arznei)

§ 182

So leistet die, wegen allzu geringer Zahl anwesender Symptome hier fast unvermeidlich unvollkommene Wahl des Arzneimittels, dennoch den Dienst einer Vervollständigung des Symptomen-Inhalts der Krankheit und erleichtert auf diese Weise die Auffindung einer zweiten, treffender passenden, homöopathischen Arznei.

Die (unvermeidlich) **unvollkommene Wahl des Arzneimittels**

- wegen der zu geringen Anzahl vorhandener Symptome
- **hilft dennoch zur Vervollständigung des Symptomeninbegriffs** (Symptomeninhalts) der Krankheit.
- Es erleichtert auf diese Art die **Auffindung einer zweiten** - treffender **passenden** - homöopathischen **Arznei**.

Erschienene **Nebenbeschwerden** und neue Symptome ...

- kommen zwar von der verwendeten Arznei
- und werden von ihr hervorgelockt.
- Dies aber nur, weil der Organismus schon dazu fähig ist.

↓

Nun den ganzen sichtbaren Symptomeninbegriff berücksichtigen und behandeln
= Vervollständigung des Symptomeninbegriffs

↓

Erleichtert die Wahl der zweiten passenderen Arznei

§ 183 (Arznei wirkt nicht mehr)

§ 183
Es muß also, sobald die Gabe der ersten Arznei nichts Vortheilhaftes mehr bewirkt, (wenn die neu entstandnen Beschwerden, ihrer Heftigkeit wegen, nicht eine schleunigere Hülfe heischen - was jedoch bei der Gaben-Kleinheit homöopathischer Arznei und in sehr langwierigen Krankheiten fast nie der Fall ist), wieder ein neuer Befund der Krankheit aufgenommen, es muß der *Status morbi*, wie er jetzt ist, aufgezeichnet, und nach ihm ein zweites homöopathisches Mittel gewählt werden, was gerade auf den heutigen, auf den jetzigen Zustand paßt, welches um desto angemessener gefunden werden kann, da die Gruppe der Symptome zahlreicher und vollständiger geworden ist (1).

(1) Wo der Kranke (was jedoch höchst selten in chronischen, wohl aber in acuten Krankheiten statt findet) bei ganz geringen Symptomen sich dennoch sehr übel befindet, so daß man diesen Zustand mehr der Betäubtheit der Nerven beimessen kann, welche die Schmerzen und Beschwerden beim Kranken nicht zur deutlichen Wahrnehmung kommen läßt, da tilgt Mohnsaft diese Betäubung des innern Gefühls-Sinnes und die Symptome der Krankheit kommen in der Nachwirkung deutlich zum Vorschein.

Sofern die neu entstandenen Beschwerden nicht aufgrund ihrer Heftigkeit **eine schnellere Hilfe erfordern**,

- was aber bei der Gabenkleinheit homöopathischer Arzneien und bei chronischen (sehr langwierigen) Krankheiten fast nie der Fall ist,
- **muss ein neuer Befund der Krankheit aufgenommen werden,**
- sobald die (Gabe der) ersten Arznei nichts Vorteilhaftes mehr bewirkt.
- Es muss der **augenblickliche STATUS MORBI** (der Krankheitszustand) **aufgezeichnet** werden
- und nach dem neuen Krankheitszustand ein zweites **homöopathisches Mittel gewählt werden**,
- das genau auf den jetzigen Zustand passt.
- Dies kann umso leichter (angemessener) gefunden werden,
- da die Gruppe der Symptome zahlreicher und vollständiger wurde (1).

(1) **Manchmal fühlt sich der Kranke bei akuten Krankheiten** (sehr selten bei chronischen Krankheiten) **bei geringen Symptomen dennoch sehr übel**. Diesen Zustand kann man mehr der **Betäubung der Nerven** zuschreiben. Die Betäubung der Nerven lässt beim Kranken die Schmerzen und Beschwerden nicht deutlich wahrnehmen.
In diesem Fall tilgt **Mohnsaft** diese Betäubung der Nerven (des inneren Gefühls-Sinnes) und die Symptome der Krankheit kommen in der Nachwirkung deutlich zum Vorschein.

Erschienene **Nebenbeschwerden** und neue Symptome ...
... sind nicht heftig und erfordern keine schnelle Hilfe ↓ ▪ **Der neue Krankheitszustand muss aufgenommen werden** ↓ ▪ **Ein zweites passenderes Mittel wird gewählt** (das auf den momentanen Zustand passt; Symptome zahlreicher).

§ 184 (Folgemittel bis zur Genesung)

§ 184
Und so wird ferner, nach vollendeter Wirkung jeder Arznei, wenn sie nicht mehr passend und hülfreich befunden wird, der Zustand der noch übrigen Krankheit den übrigen Symptomen gemäß jedesmal von Neuem aufgenommen, nach dieser gefundenen Gruppe von Zufällen, eine abermals möglichst passende, homöopathische Arznei ausgesucht und so fort bis zur Genesung.

Nach vollendeter Wirkung jeder Arznei,
- wenn sie nicht mehr passend und hilfreich ist,
- wird der Zustand der noch übrigen Krankheit (gemäß den übrigen Symptomen) jedes Mal neu aufgenommen.

Aufgrund dieser gefundenen Gruppe von Zufällen wird
- jedes Mal eine **möglichst passende homöopathische Arznei** ausgesucht,
- bis zur Genesung.

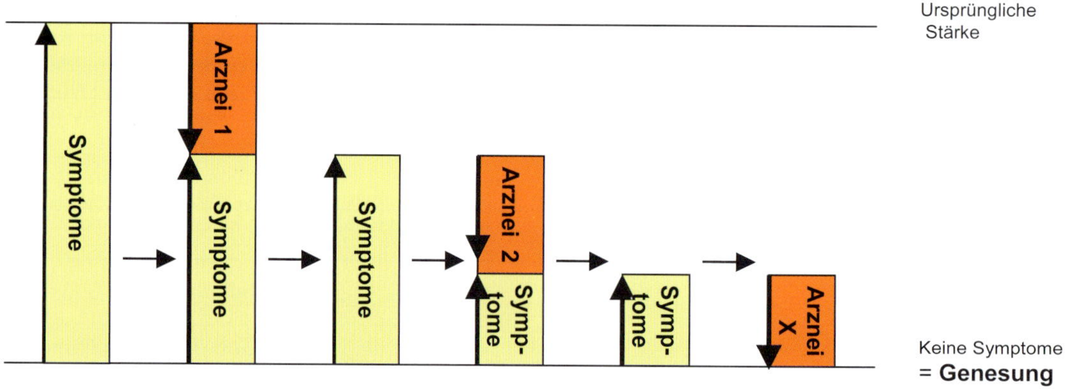

Übersicht Organon

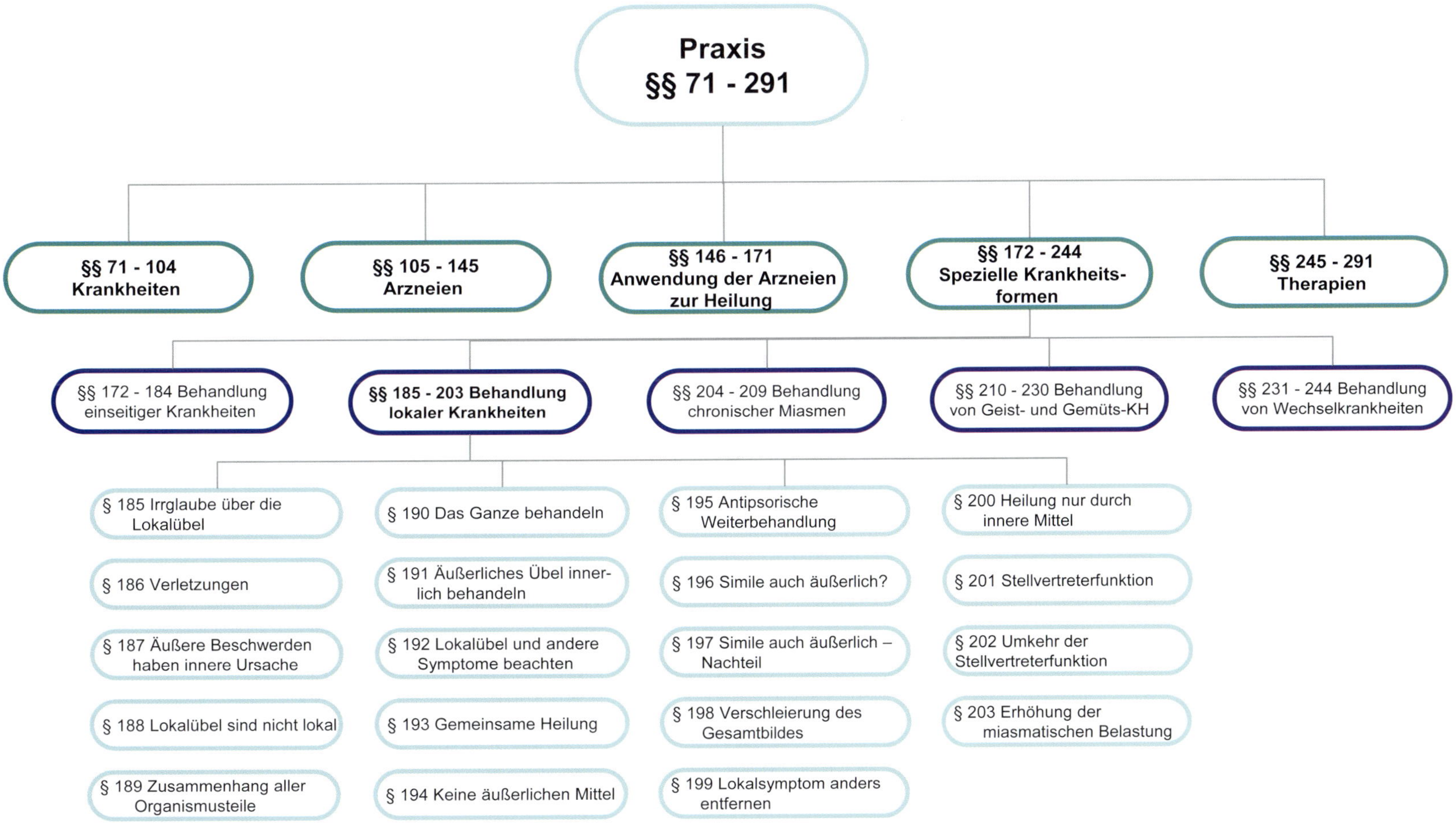

§ 185 (Irrglaube über die Lokalübel)

§ 185
Unter den einseitigen Krankheiten nehmen die sogenannten Local-Uebel eine wichtige Stelle ein, worunter man, an den äußern Theilen des Körpers erscheinende Veränderungen und Beschwerden begreift, woran wie man bisher lehrte, diese Theile allein erkrankt sein sollten, ohne daß der übrige Körper daran Theil nehme - eine theoretische, ungereimte Satzung, die zu der verderblichsten arzneilichen Behandlung verführt hat.

Die **Lokalübel** nehmen eine wichtige Stelle bei den einseitigen Krankheiten ein.

Darunter versteht man **Veränderungen und Beschwerden**,
- welche **an äußeren Teilen** des Körpers auftreten.
- **Bisher glaubte** (lehrte) man, dass diese Teile allein erkrankt sind,
- ohne dass der übrige Körper davon betroffen ist.

Diese falsche Behauptung (theoretische, unlogische, ungereimte Gesichtspunkt)
- hat zur verderblichsten, arzneilichen Behandlung geführt (verführt).

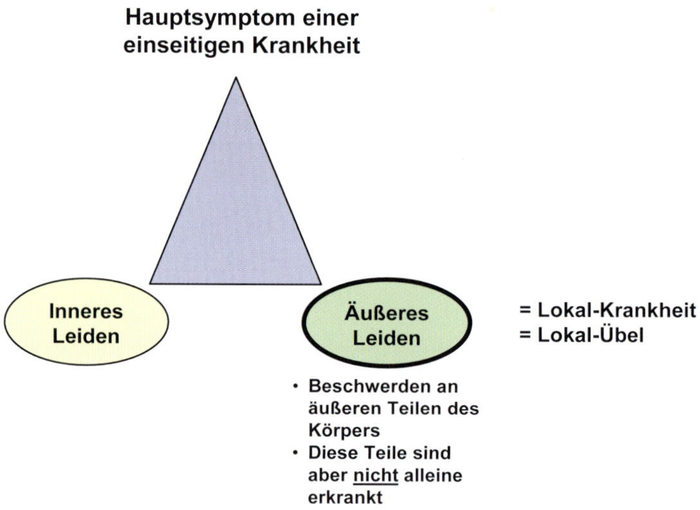

§ 186 (Verletzungen)

§ 186
Diejenigen sogenannten Local-Uebel, welche erst ganz kürzlich bloß von einer äußern Beschädigung entstanden sind, scheinen noch am ersten den Namen örtlicher Uebel zu verdienen. Dann müßte aber auch die Beschädigung sehr geringfügig sein, und wäre sonach ohne besondere Bedeutung. Denn, von außenher dem Körper zugefügte Uebel, von nur irgend einiger Beträchtlichkeit, ziehen schon den ganzen lebenden Organism in Mitleidenheit; es entstehen Fieber u.s.w.. Es beschäftigt sich mit dergleichen die Chirurgie, jedoch mit Recht nur in so fern, als an den leidenden Theilen eine mechanische Hülfe anzubringen ist, wodurch die äußern Hindernisse der, durch die Lebenskraft einzig zu erwartenden Heilung, mechanisch vertilgt werden können, z.B. durch Einrenkungen, Wundlippen, vereinigende Heft-Nadeln und Binden, mechanische Hemmung und Stillung der Blutflüsse aus geöffneten Arterien, Ausziehung fremder, in die lebenden Theile gedrungener Körper, Oeffnung einer Körperhöhlung, um eine belästigende Substanz herauszunehmen, oder um den Ergießungen ausgetretener oder gesammelter Flüssigkeiten einen Ausgang zu verschaffen, die Aneinanderfügung der Bruch-Enden eines zerbrochenen Knochens und Befestigung ihres Aufeinander-Passens durch schicklichen Verband, u.s.w. Aber wo bei solchen Beschädigungen der ganze lebende Organism, wie stets, thätige dynamische Hülfe verlangt, um in den Stand gesetzt zu werden, das Werk der Heilung zu vollführen, z.B., wo das stürmische Fieber von großen Quetschungen, zerrissenem Fleische, Flechsen und Gefäßen durch innere Arznei zu beseitigen ist, oder wo der äußere Schmerz verbrannter oder geätzter Theile homöopathisch hinweggenommen werden soll, da tritt das Geschäft des dynamischen Arztes und seine homöopathische Hülfe ein.

Jene **Lokalübel**, welche **erst kürzlich nur durch eine äußere Beschädigung entstanden** sind (Verletzungen),

- verdienen noch am ehesten die Bezeichnung **örtliche Übel**.
- Dies aber nur, wenn die Beschädigung **sehr geringfügig** ist und dann ist sie ohnehin ohne besondere Bedeutung.
- Von außen dem Körper zugefügte Übel von **einiger Bedeutung** ziehen dagegen den ganzen lebenden Organismus in Mitleidenschaft - es entstehen Fieber usw.

Mit diesen Beschädigungen **von einiger Bedeutung** beschäftigt sich die **Chirurgie**,

- aber nur insofern, als an den leidenden Teilen eine mechanische Hilfe anzubringen ist,
- durch welche die äußeren Hindernisse der Heilung mechanisch beseitigt werden können.
- Die Heilung aber ist nur durch die Lebenskraft zu erwarten.
- Beispiele dazu:
  - Einrenkungen
  - Wundränder
  - vereinigende Heftnadeln und Binden
  - mechanische Hemmung und Stillung der Blutung aus einer geöffneten Arterie
  - Herausziehen von (in die lebenden Teile gelangte) Fremdkörper
  - Öffnen einer Körperhöhle, um eine belästigende Substanz herauszunehmen oder um die Ergießung ausgetretener oder angesammelter Flüssigkeiten einen Ausgang zu verschaffen
  - Aneinanderführung der Bruchenden eines gebrochenen Knochens und Befestigung ihres Aufeinanderpassens durch einen geeigneten Verband
  - usw.

§ 186 (Fortsetzung)

Aber bei solchen Beschädigungen **verlangt** der lebende Organismus **immer eine** (tätige) **dynamische Hilfe**, um die Heilung zu verrichten.

- Beispiele dazu:
  - das stürmische Fieber
    - bei großen Quetschungen,
    - zerrissenem Fleisch, Flechsen (Sehnen) und Gefäßen

    ist homöopathisch (durch eine innere Arznei) zu beseitigen
  - der äußere Schmerz
    - verbrannter oder geätzter Teile
    - ist homöopathisch wegzunehmen.

  Hier ist homöopathische Hilfe (durch das Geschäft des dynamischen Arztes) **angezeigt.**

Lokalübel bzw. -krankheiten (Verletzungen)	
Beschädigung **sehr geringfügig**	Beschädigung von **einiger Bedeutung**
• **Erst kürzlich durch eine Beschädigung entstanden** (= örtliche Übel) • Ohne besondere Bedeutung.	• **Es wird der ganze Organismus in Mitleidenschaft gezogen** (Fieber, …) • **Aufgabe der Chirurgie** (mechanische Hilfe) • **Heilung aber durch die Lebenskraft** mittels Arznei

§ 187 (Äußere Beschwerden haben innere Ursache)

§ 187
Ganz auf andre Art aber entstehen diejenigen, an den äußern Theilen erscheinenden Uebel, Veränderungen und Beschwerden, die keine Beschädigung von außen zur Ursache haben oder nur von kleinen äußern Verletzungen veranlaßt worden sind; diese haben ihre Quelle in einem innern Leiden. Sie für bloß örtliche Uebel auszugeben und bloß oder fast bloß mit örtlichen Auflegungen oder andern ähnlichen Mitteln gleichsam wundärztlich zu behandeln, wie die bisherige Medicin seit allen Jahrhunderten that, war so ungereimt, als von den schädlichsten Folgen.

Auf eine ganz andere Art entstehen die an **äußeren Teilen** erscheinenden

- Übel,
- Veränderungen
- und Beschwerden,

- die **keine Beschädigung von außen zur Ursache haben**
- oder nur durch kleinere äußere Verletzungen veranlasst wurden.

Sie haben ihren **Ursprung** (Quelle) in einem inneren Leiden.

Sie (Übel, Beschwerden und Veränderungen an äußeren Teilen)

- **nur als örtliche Übel zu betrachten** (auszugeben)
- **und nur** (oder fast nur) **mit**
  - **örtlichen Auflegungen**
  - oder anderen ähnlichen Mitteln
  - und solchermaßen (gleichsam) wundärztlich **zu behandeln** (wie es die bisherige Medizin seit jeher tut)

ist unlogisch (ungereimt) und **hat die schädlichsten Folgen**.

<table>
<tr><td colspan="2">Übel, Veränderungen und Beschwerden an äußeren Teilen ...

▪ <u>ohne</u> Beschädigung von außen
▪ oder nur durch kleine äußere Verletzungen veranlasst</td></tr>
<tr><td>▪ Haben ihren Ursprung in einem inneren Leiden.</td><td>Falsch:
▪ Sie als örtliche Übel (Lokalübel) zu betrachten
▪ Mit (nur) örtlichen Auflegungen oder ähnlichen Mitteln zu behandeln</td></tr>
</table>

§ 188 (Lokalübel sind nicht lokal)

§ 188
Man hielt diese Uebel für bloß örtliche und nannte sie deßhalb Local-Uebel, gleichsam an diesen Theilen ausschließlich stattfindende Erkrankungen, woran der Organism wenig oder keinen Theil nehme, oder Leiden dieser einzelnen, sichtbaren Theile, wovon, so zu sagen, der übrige lebende Organism nichts wisse (1).

(1) Eine von den vielen verderblichen Hauptthorheiten der alten Schule.

Man hielt diese Übel (Übel, Beschwerden und Veränderungen an äußeren Teilen ohne Beschädigung von außen oder nur durch kleine äußere Verletzungen) **für nur örtliche Übel und nannte sie Lokalübel**.

So **als wären es Erkrankungen**

- die nur an diesen Teilen stattfinden,
- an denen der Organismus wenig bis gar nicht teilnimmt,
- oder Leiden dieser einzelnen sichtbaren Teile, von denen der übrige lebende Organismus sozusagen nichts weiß (1).

(1) Eine der vielen **verderblichen Haupttorheiten** (Blödheit; Unvernunft) der alten Schule.

Veränderungen und Beschwerden an äußeren Teilen …

- **ohne Beschädigung von außen**
- **oder nur durch kleine äußere Verletzungen veranlasst**

• **haben ihren Ursprung in einem inneren Leiden.**	**Falsch:** • Sie als örtliche Übel (**Lokalübel**) zu betrachten. • Mit (nur) örtlichen Auflegungen oder ähnlichen Mitteln zu behandeln. • Die Krankheit findet ausschließlich an diesen Teilen statt. • Der Organismus ist daran praktisch nicht beteiligt. • Von diesen sichtbaren leidenden Teilen weiß der übrige Organismus nichts.

§ 189 (Zusammenhang aller Organismusteile)

§ 189
Und dennoch ist schon bei geringem Nachdenken einleuchtend, daß kein (ohne sonderliche Beschädigung von außen entstandenes), äußeres Uebel ohne innere Ursachen, ohne Zuthun des ganzen (folglich kranken) Organisms entstehen und auf seiner Stelle verharren, oder wohl gar sich verschlimmern kann. Es könnte gar nicht zum Vorschein kommen, ohne die Zustimmung des ganzen sonstigen Befindens und ohne die Theilnahme des übrigen lebenden Ganzen (d.i. des, in allen andern, empfindenden und reizbaren Theilen des Organisms waltenden Lebens-Princips); ja dessen Emporkommen läßt sich, ohne vom ganzen (verstimmten) Leben dazu veranlaßt zu sein, nicht einmal denken, so innig hängen alle Theile des Organisms zusammen und bilden ein untheilbares Ganze in Gefühlen und Thätigkeit. Keinen Lippen-Ausschlag, kein Nagelgeschwür giebt es, ohne vorgängiges und gleichzeitiges inneres Uebelbefinden des Menschen.

Aber kein äußeres (ohne sonderliche Beschädigung von außen entstandenes) **Übel kann**
- entstehen und (auf seiner Stelle) bleiben
- oder sich sogar verschlimmern

- **ohne innere Ursachen**
- und ohne Mitwirkung (Zutun, Unterstützung) des ganzen (folglich kranken) Organismus.

Es (das äußere Übel) **könnte gar nicht zum Vorschein** kommen
- ohne die Zustimmung des ganzen sonstigen Befindens
- und ohne die Teilnahme des übrigen lebenden Ganzen,
- das heißt **ohne das Lebensprinzip**, welches in allen anderen (empfindenden und reizbaren) Teilen des Organismus waltet.

Das Hervorkommen des äußeren Übels ist ohne Veranlassung durch das ganze verstimmte Leben undenkbar.
- Alle Teile des Organismus hängen einig zusammen
- und bilden ein unteilbares Ganzes in Gefühlen und Tätigkeit.
- Ohne (vorhergehendes und gleichzeitiges) Übelbefinden des Menschen gibt es
  - keinen Lippenausschlag
  - und kein Nagelgeschwür.

Äußere Übel ohne besondere Beschädigung von außen können nur entstehen und sich verschlimmern
- **durch innere Ursache**
- **und nur durch Mitwirkung des ganzen kranken Organismus**

Also nur:
- mit Zustimmung des ganzen sonstigen Befindens
- und mit der Teilnahme des übrigen lebenden Ganzen (die Teile hängen innig miteinander zusammen und bilden ein unteilbares Ganzes in Gefühlen und Tätigkeiten).

⇨ **durch das Lebensprinzip** (welches in allen Teilen des Organismus waltet).

§ 190 (Das Ganze behandeln)

§ 190
Jede ächt ärztliche Behandlung eines, fast ohne Beschädigung von außen, an äußern Theilen des Körpers entstandenen Uebels, muß daher auf das Ganze, auf die Vernichtung und Heilung des allgemeinen Leidens, mittels innerer Heilmittel gerichtet sein, wenn sie zweckmäßig, sicher, hülfreich und gründlich sein soll.

Jede echte ärztliche Behandlung eines Übels,

- das **an äußeren Teilen des Körpers** fast ohne Beschädigung von außen entstanden ist,
- **muss daher auf das Ganze gerichtet sein.**
- Das heißt auf die Vernichtung und <u>Heilung des **allgemeinen** Leidens mittels innerer Heilkraft</u>,
- wenn sie
  - zweckmäßig,
  - sicher,
  - hilfreich
  - und gründlich

  sein soll.

Behandlung eines äußeren Übels …

… muss immer auf das <u>Ganze</u> gerichtet sein.

<u>Also:</u>

- **Auf die Vernichtung und Heilung des allgemeinen Leidens.**
- Und dies durch <u>innere Heilkraft</u>
- Nur dann kann sie
  - zweckmäßig,
  - sicher,
  - hilfreich
  - und gründlich

  sein.

§ 191 (Äußeres Übel innerlich behandeln)

§ 191
Unzweideutig wird dieß durch die Erfahrung bestätigt, welche in allen Fällen zeigt, daß jede kräftige, innere Arznei gleich nach ihrer Einnahme bedeutende Veränderungen, so wie in dem übrigen Befinden eines solchen Kranken, so insbesondere im leidenden äußern, (der gemeinen Arzneikunst isolirt scheinenden) Theile, in einem sogenannten Local-Uebel selbst der äußersten Stellen des Körpers verursacht und zwar die heilsamste Veränderung, die Genesung des ganzen Menschen, unter Verschwindung des äußern Uebels (ohne Zuthun irgend eines äußern Mittels), wenn die innere, auf das Ganze gerichtete Arznei passend homöopathisch gewählt war.

Dies (siehe § 190) wird durch Erfahrung bestätigt. Es zeigt sich in allen Fällen, dass **jede kräftige innere Arznei** nach ihrer Einnahme

- **bedeutende Veränderungen** verursacht.
  - Im übrigen Befinden des Kranken genauso
  - wie besonders an dem leidenden äußeren Teil (welcher der gewöhnlichen Arzneikunst isoliert erscheint) - in einem sogenannten Lokalübel - selbst an den äußersten Stellen eines Körpers.

Wurde die Arznei

- auf das Ganze gerichtet
- und passend homöopathisch gewählt,
  - **dann verschwindet das äußere Übel** (ohne Mitwirkung irgendeines äußeren Mittels)
  - und die heilsamste Veränderung tritt ein,
  - nämlich die Genesung des ganzen Menschen.

Jede (kräftige) Arznei verursacht Veränderungen ...	
1. **vor allem am leidenden Teil** (auch bei einem Lokalübel – selbst an den äußersten Stellen eines Körpers)	2. **im Befinden** des Kranken
wenn die Arznei ...	
1. **auf das Ganze gerichtet wurde**	2. **passend homöopathisch gewählt wurde**
Dann ...	
1. **verschwindet das äußere Übel**	2. **Genesung des ganzen Menschen tritt ein.**

§ 192 (Lokalübel und andere Symptome beachten)

§ 192
Dieß geschiehet am zweckmäßigsten, wenn bei Erörterung des Krankheitsfalles, nächst der genauen Beschaffenheit des Local-Leidens, zugleich alle im übrigen Befinden bemerkbaren und vordem, beim Nichtgebrauch von Arzneien bemerkten Veränderungen, Beschwerden und Symptome in Vereinigung gezogen werden, zum Entwurfe eines vollständigen Krankheits-Bildes, ehe man ein, dieser Gesammtheit von Zufällen entsprechendes Heilmittel unter den nach ihren eigenthümlichen Krankheitswirkungen gekannten Arzneien sucht, um darunter eine homöopathische Wahl zu treffen.

Bei einem solchen Krankheitsfall werden **zur Abbildung** (zum Entwurf) **des vollständigen Krankheitsbildes** am zweckmäßigsten folgende Dinge verwendet:

- die genaue Beschaffenheit des Lokalübels
- und gleichzeitig alle Veränderungen, Beschwerden und Symptome,
  - o die im übrigen Befinden bemerkbar sind
  - o und zuvor (beim Nichtgebrauch von Arzneien)

  bemerkt wurden.

Dann sucht man ein entsprechendes Heilmittel (unter den Arzneien),

- das der Gesamtheit der Zufälle entspricht
- und deren eigentümlichen Krankheitswirkungen bekannt sind,
- und trifft dann eine homöopathische Wahl.

Bei der Behandlung des „Lokalübels“ benötigt man für das vollständige Krankheitsbild …	
1. die genaue Beschaffenheit des Lokalübels	**2. alle Beschwerden, Veränderungen und Symptome,** • die im übrigen Befinden bemerkbar sind • und die vor dem Gebrauch der Arzneien bemerkt wurden.
Dann sucht man die entsprechende Arznei …	
1. die der Gesamtheit der Zufälle entspricht	2. (und deren spezifischen Krankheitswirkungen bekannt sind)
… und trifft dann die entsprechende homöopathische Wahl.	

§ 193 (Gemeinsame Heilung)

§ 193
Durch diese bloß innerlich gegebene Arznei (und wenn das Uebel erst kürzlich entstanden war, oft schon durch die erste Gabe) wird dann der gemeinsame Krankheitszustand des Körpers, mit dem Local-Uebel zugleich aufgehoben, und letzteres mit ersterem zugleich geheilt, zum Beweise, daß das Local-Leiden einzig und allein von einer Krankheit des übrigen Körpers abhing und nur als ein untrennbarer Theil des Ganzen, als eins der größten und auffallendsten Symptome der Gesammtkrankheit anzusehen war.

Durch diese Arznei, welche nur innerlich gegeben wurde,

- **wird der gemeinsame Krankheitszustand des Körpers gleichzeitig mit dem Lokalübel aufgehoben**.
  - (War das Übel erst kürzlich entstanden, dann geschieht dies oft schon durch die erste Gabe.)
  - **Letzteres** (Lokalübel) **wird gleichzeitig mit dem Ersteren** (gemeinsamer „allgemeiner" Krankheitszustand) **geheilt**.
- Das **Lokalübel** (Lokalleiden) hängt von der Krankheit des übrigen Körpers ab.
- Es ist als ein untrennbares Ganzes anzusehen - als eines der größten und meisten auffallenden Symptome der Gesamtkrankheit.

Durch die „innerliche" Arznei wird gleichzeitig ...
• **das Lokalübel** • **und der allgemeine (gemeinsame) Krankheitszustand aufgehoben.**
Bei akuten Übeln geschieht dies oft schon durch die erste Gabe.

§ 194 (Keine äußerlichen Mittel)

§ 194
Weder bei den schnell entstehenden, acuten Local-Leiden, noch bei den schon lange bestandenen örtlichen Uebeln, ist es dienlich, ein äußeres Mittel, und wäre es auch das specifische und, innerlich gebraucht, homöopathisch heilsame, äußerlich an die Stelle einzureiben oder aufzulegen; selbst dann nicht, wenn es innerlich zugleich angewendet würde; denn die acuten topischen Uebel (z.B. Entzündungen einzelner Theile, Rothlauf u.s.w.), die nicht durch verhältnißmäßig eben so heftige, äußere Beschädigung, sondern durch dynamische oder innere Ursachen entstanden waren, weichen am sichersten und gewöhnlich ganz allein, den, dem gegenwärtigen äußerlich und innerlich wahrnehmbaren Befindens-Zustande homöopathisch angemessenen, innern Mitteln, aus dem allgemeinen Vorrathe geprüfter Arzneien gewählt; weichen sie ihnen nicht völlig, bleibt an der leidenden Stelle und im ganzen Befinden, bei guter Lebensordnung, dennoch ein Rest von Krankheit zurück, den die Lebenskraft zur Normalität wieder zu erheben nicht im Stande ist, so war (wie nicht selten) das acute Local-Uebel ein Product auflodernder, bisher im Innern schlummernder Psora, welche im Begriff ist, sich zu einer offenbaren, chronischen Krankheit entwickeln.

- **Nie an der Stelle des äußeren Übels ein äußerliches Mittel anbringen (einreiben, auflegen, …)**
- Auch nicht das innerlich spezifische homöopathische Mittel.
- Auch nicht, wenn es zugleich innerlich angewendet wird.

Äußerliche Übel	
1. **Akute** äußerliche Übel	2. **Chronische** äußerliche Übel

Weichen bei den **akuten Übeln** die Symptome nicht vollständig, dann ist das akute Lokalübel
- ein Produkt der **auflodernden**, bisher schlummernden, **Psora**,
- die sich **zu einer chronischen Krankheit entwickelt.**

Es ist nicht zweckmäßig (dienlich),
- weder bei schnell entstandenen (akuten) Lokalleiden
- noch bei schon lange bestehenden örtlichen Übeln,

ein äußerliches Mittel auf die Stelle einzureiben oder aufzulegen.
  - o Auch nicht das spezifische - und innerlich gebrauchte - homöopathische heilsame Mittel.
  - o Auch dann nicht, wenn es zugleich innerlich angewendet wird.

Die **akuten topischen** (Anm.: die **örtliche** Lage betreffend) **Übel,** wie beispielsweise:
  - o Entzündungen einzelner Teile,
  - o Rotlauf
  - o usw.,
- die nicht durch heftige äußere Beschädigung entstanden sind,
- sondern durch dynamische oder innere Ursachen entstanden sind,
- **weichen am sichersten** (und gewöhnlich ausschließlich) durch innere Mittel,
  - o die dem gegenwärtigen äußeren und inneren (wahrnehmbaren) Befindenszustand homöopathisch angemessen sind
  - o und aus dem allgemeinen geprüften Arzneivorrat gewählt werden.

Weichen sie nicht vollständig und bleibt (bei guter Lebensordnung) an der leidenden Stelle und im ganzen Befinden **noch ein Rest von Krankheit zurück**,
- den die Lebenskraft nicht mehr zur Normalität bringen (erheben) kann,
- **so ist das akute Lokalübel ein Produkt**
  - o **der auflodernden**, bisher im Inneren schlummernden **Psora,**
  - o die sich offenbar gerade zu einer chronischen Krankheit entwickelt.

§ 195 (Antipsorische Weiterbehandlung)

§ 195
In solchen, nicht seltnen Fällen, muß dann, nach erträglicher Beseitigung des acuten Zustandes, gegen die noch übrig gebliebenen Beschwerden und die, dem Leidenden vorher gewöhnlichen, krankhaften Befindens-Zustände zusammen, eine angemessene, antipsorische Behandlung gerichtet werden (wie in dem Buche von den chronischen Krankheiten gelehrt worden), um eine gründliche Heilung zu erzielen. Bei chronischen Local-Uebeln, die nicht offenbar venerisch sind, ist ohnehin die antipsorische, innere Heilung vorzugsweise erforderlich (1).

(1) Wie ich dieß in meinem Buche v. d. chron. Krankheiten angegeben habe.

In diesen häufigen (nicht seltenen) **Fällen der auflodernden, bisher schlummernden Psora bei akuten Lokalübeln**

- muss **zuerst der akute Zustand** annehmbar (erträglich) beseitigt werden.
- **Dann werden die**
  - o noch übrig gebliebenen Beschwerden
  - o und die krankhaften Befindenszustände,

  die der Leidende vorher gewohnt war, **zusammen angemessen antipsorisch behandelt**.

  Und zwar so, wie dies in dem Buch von den chronischen Krankheiten gelehrt wird, um eine gründliche Heilung zu erreichen.

Bei **chronischen Lokalübeln,**

- die offensichtlich nicht venerisch sind,
- ist ohnehin eine antipsorische Heilung erforderlich (1).

(1) Wie in meinem Buch von den chronischen Krankheiten angegeben.

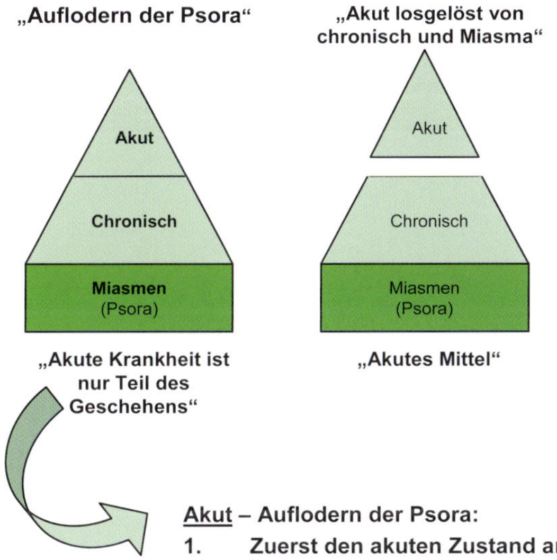

Akut – Auflodern der Psora:

1. **Zuerst den akuten Zustand annehmbar beseitigen**
2. **Übrig gebliebene Symptome antipsorisch behandeln**

Chronisch und nicht venerisch:

1. **antipsorisch behandeln**

§ 196 (Simile auch äußerlich?)

§ 196
Es könnte nun zwar scheinen, als ob die Heilung solcher Krankheiten beschleunigt würde, wenn man das, für den ganzen Inbegriff der Symptome als homöopathisch richtig erkannte Arzneimittel nicht nur innerlich anwendete, sondern auch äußerlich auflegte, weil die Wirkung einer, an der Stelle des Local-Uebels selbst angebrachten Arznei, eine schnellere Veränderung darin hervorbringen könnte.

Es könnte zwar so **erscheinen**, dass die **Heilung solcher Krankheiten** (chronische Lokalübel) **beschleunigt würde**,

- wenn man das **Simile** (das für den Inbegriff der Symptome homöopathisch richtig erkannte Arzneimittel)
  - nicht nur innerlich anwendet,
  - sondern auch äußerlich anwendet.

Die Wirkung einer Arznei - die an der Stelle des Lokalübel angebracht wird - könnte ja eine schnellere Veränderung in ihm hervorbringen.

Anwendung des Simile	
1. Innerlich - Ja	**2. Äußerlich - ?** (schnellere Heilung ?)

§ 197 (Simile auch äußerlich - Nachteil)

§ 197
Diese Behandlung ist aber nicht nur bei den Local-Symptomen die das Miasm der Psora, sondern auch bei denen, die das Miasm der Syphilis, oder der Sykosis zum Grunde haben, durchaus verwerflich, denn die neben dem innern Gebrauche gleichzeitige, örtliche Anwendung des Heilmittels, bei Krankheiten welche ein stetiges Local-Uebel zum Haupt-Symptome haben, führt den großen Nachtheil herbei, daß durch eine solche örtliche Auflegung, dieses Hauptsymptom (Local-Uebel) (2) gewöhnlich früher aus den Augen verschwindet, als die innere Krankheit vernichtet ist und uns nun mit dem Scheine einer völligen Heilung täuscht, wenigstens uns die Beurtheilung, ob auch die Gesammtkrankheit durch den Beigebrauch der innern Arznei vernichtet sei, durch die vorzeitige Verschwindung dieses örtlichen Symptoms erschwert und in einigen Fällen selbst unmöglich macht.

(1) Frischer Krätz-Ausschlag, Schanker, Feigwarze.

Anwendung des Simile	
1. Innerlich - Ja	**2. Äußerlich – Nein,** wenn • Psora, • Syphilis, • Sykosis zugrunde liegt.
	Gründe 1. **Das Hauptsymptom** (äußerliche Übel) **verschwindet früher als die innere Krankheit.** 2. Dies täuscht scheinbare Heilung vor. 3. Zumindest erschwert es (durch das vorzeitige Verschwinden) die **Beurteilung** des Fortschritts.

Diese Behandlung (Simile innerlich und äußerlich) **ist bei Lokalübeln,** denen das Miasma
- der Psora,
- Syphilis
- oder Sykosis

zugrunde liegt, aber **verwerflich** (schlecht).

Die gleichzeitige innerliche und örtliche Anwendung des Heilmittels bei Krankheiten,
- die ein ständiges Lokal-Übel zum Hauptsymptom haben,
- **hat einen großen Nachteil.**
- **Durch eine solche örtliche Auflegung**
  - verschwindet das Hauptsymptom (Lokalübel (1)) normalerweise früher, als die innere Krankheit vernichtet ist.
  - Es täuscht uns dann mit einer scheinbaren völligen Heilung.
  - Zumindest aber erschwert es durch das vorzeitige Verschwinden des örtlichen Symptoms die Beurteilung,
    - ob die Gesamtkrankheit durch den zusätzlichen Gebrauch der inneren Arznei vernichtet ist
    - und macht sie in einigen Fällen sogar unmöglich.

(1) Frischer Krätzausschlag, Schanker, Feigwarze.

§ 198 (Verschleierung des Gesamtbildes)

§ 198
Die bloß örtliche Anwendung der von innen heilkräftigen Arznei, auf die Local-Symptome chronisch miasmatischer Krankheiten, ist aus gleichem Grunde durchaus verwerflich; denn ist das Local-Uebel der chronischen Krankheit bloß örtlich und einseitig aufgehoben worden, so bleibt nun die, zur völligen Herstellung der Gesundheit unerläßliche innere Cur, im ungewissen Dunkel; das Haupt-Symptom (das Local-Uebel) ist verschwunden und es sind nur noch die andern, unkenntlichern Symptome übrig, welche weniger stetig und bleibend, als das Local-Leiden und oft von zu weniger Eigenthümlichkeit und zu wenig charakteristisch sind, als daß sie noch ein Bild der Krankheit in deutlichem und vollständigem Umrisse darstellen sollten.

Die **nur örtliche Anwendung**
- der von innen heilenden (heilkräftigen) Arznei
- auf die Lokalsymptome chronisch miasmatischer Krankheiten

ist aus dem gleichen Grund schlecht (verwerflich).

Wird das Lokalübel der chronischen Krankheit nur örtlich und einseitig aufgehoben,
- dann bleibt die innere Behandlung - die zur vollständigen Herstellung der Gesundheit unentbehrlich ist - im (ungewissen) Dunkeln.
- Das Hauptsymptom Lokalübel ist verschwunden und es sind nur noch die anderen, unkenntlicheren Symptome übrig.
- Diese sind weniger beständig (und bleibend) als das Lokalleiden und oft
  - o zu wenig eigentümlich
  - o und zu wenig charakteristisch,

  um noch ein Bild der Krankheit in deutlicher und vollständiger Form (Umriss) darzustellen.

Anwendung des Simile nur äußerlich … (bei Lokalsymptomen chronisch miasmatischer Krankheiten)
Nein.
Gründe 1. **Das Hauptsymptom wird nur örtlich und einseitig aufgehoben.** 2. **Das Hauptsymptom** (äußerliche Übel) **verschwindet.** 3. Es sind nur **mehr die unkenntlicheren Symptome vorhanden**. 4. Diese sind weniger beständig, um das Krankheitsbild vollständig zu erkennen. Sie sind zu wenig eigentümlich und charakteristisch.

§ 199 (Lokalsymptom anders entfernen)

§ 199
Wenn nun vollends das, der Krankheit homöopathisch angemessene Heilmittel, zu der Zeit noch nicht gefunden war (1), als das örtliche Symptom durch ein beizendes oder austrocknendes äußeres Mittel oder durch den Schnitt vernichtet ward, so wird der Fall wegen der allzu unbestimmten (uncharakteristischen) und unsteten Erscheinung der noch übrigen Symptome noch weit schwieriger, weil, was die Wahl des treffendsten Heilmittels und seine innere Anwendung bis zum Punkte der völligen Vernichtung der Krankheit noch am meisten hätte leiten und bestimmen können, nämlich das äußere Hauptsymptom unserer Beobachtung entzogen worden ist.

(1) Wie, vor mir, die Heilmittel der Feigwarzen-Krankheit (und die antipsorischen Arzneien).

Gab es das für die Krankheit angemessene **Heilmittel noch nicht** (1),
- **als das örtliche Symptom** durch ein beizendes oder austrocknendes äußeres Mittel
- oder durch den Schnitt vernichtet wurde,

wird der Fall **noch schwieriger**.

Die Erscheinung der noch übrigen Symptome
- ist zu uncharakteristisch und zu unbeständig.
- Das **äußere Hauptsymptom** könnte (die beste Wahl des Heilmittels und seiner inneren Anwendung) bis zur völligen Vernichtung der Krankheit am meisten leiten und die Arznei bestimmen.
- Das äußere Hauptsymptom wurde aber der Beobachtung entzogen.

(1) Wie – vor mir – die Heilmittel der Feigwarzenkrankheit (und die antipsorischen Arzneien).

Entfernung Lokalsymptom	
1. austrocknendes äußeres Mittel	**2. durch Schnitt (Operation)**
… weil es das Heilmittel noch nicht gab ⇨ Fall noch schwieriger	
• Die **restlichen Symptome** sind zu unbeständig • Die restlichen Symptome sind zu wenig charakteristisch • Das entfernte äußere **Hauptsymptom** hätte die Arzneiwahl am meisten leiten können ⇨ wurde aber der Beobachtung entzogen.	

§ 200 (Heilung nur durch innere Mittel)

§ 200
Wäre es bei der innern Cur noch da, so würde das homöopathische Heilmittel für die Gesammtkrankheit haben ausgemittelt werden können, und wäre dieses gefunden, so würde bei dessen alleinigem, innerm Gebrauche, die noch bleibende Gegenwart des Local-Uebels zeigen, daß die Heilung noch nicht vollendet sei; heilte es aber auf seiner Stelle, und unangetastet von irgend einem äußern, zurücktreibenden Mittel, so bewiese dies überzeugend, daß das Uebel bis zur Wurzel ausgerottet und die Genesung von der gesammten Krankheit bis zum erwünschten Ziele gediehen sei. Ein unschätzbarer, unentbehrlicher Vortheil um zu vollkommner Heilung zu gelangen.

Ist das äußere Hauptsymptom bei innerer Behandlung noch vorhanden,

- dann kann das homöopathische **Heilmittel** für die Gesamtkrankheit ermittelt werden.
- Bei einem ausschließlich inneren Gebrauch zeigt das **noch bleibende Lokalübel**, dass die Heilung noch nicht vollendet ist.

Heilt es aber - das äußere Hauptsymptom ist bei innerer Behandlung verschwunden -

- unbeeinflusst von einem äußeren (zurücktreibenden) Mittel,
- dann beweist dies, dass das Übel bis zur Wurzel vernichtet
- und die Heilung (Genesung) der gesamten Krankheit bis zum Ziel gelungen (gediehen) ist.

Dies ist ein unschätzbarer **Vorteil,** um zur vollkommenen Heilung zu gelangen.

Entfernung Lokalsymptom nur durch innere Mittel	
Lokalsymptom noch da	**Lokalsymptom nicht mehr da**
1. Arznei kann aufgrund der Gesamtheit ermittelt werden. 2. Noch da trotz Behandlung ⇨ **Heilung noch nicht vollendet**.	1. Ohne äußere Mittel. 2. **Übel wurde bis zur Wurzel vernichtet**. 3. Genesung der gesamten Krankheit erfolgt.

§ 201 (Stellvertreterfunktion)

§ 201
Offenbar entschließt sich (instinktartig) die menschliche Lebenskraft, wenn sie mit einer chronischen Krankheit beladen ist, die sie nicht durch eigne Kräfte überwältigen kann, zur Bildung eines Local-Uebels an irgend einem äußern Theile, bloß aus der Absicht, um, durch Krankmachung und Krankerhaltung dieses zum Leben des Menschen nicht unentbehrlichen äußern Theils, jenes außerdem die Lebensorgane zu vernichten und das Leben zu rauben drohende, innere Uebel zu beschwichtigen und, so zu sagen, auf ein stellvertretendes Local-Uebel überzutragen, es dahin gleichsam abzuleiten. Die Anwesenheit des Local-Uebels, bringt auf diese Art die innere Krankheit vor der Hand zum Schweigen, ohne sie jedoch weder heilen, noch wesentlich vermindern zu können (1).
Indessen bleibt immer das Local-Uebel weiter nichts, als ein Theil der Gesammtkrankheit, aber ein, von der organischen Lebenskraft einseitig vergrößerter Theil derselben, an eine gefahrlosere (äußere) Stelle des Körpers hin verlegt, um das innere Leiden zu beschwichtigen. Es wird aber wie gesagt, durch dieses, die innere Krankheit zum Schweigen bringende Local-Symptom, von Seiten der Lebenskraft für die Minderung oder Heilung des Gesammt-Uebels so wenig gewonnen, daß im Gegentheile dabei das innere Leiden dennoch allmälig zunimmt und die Natur genöthigt ist, das Local-Symptom immer mehr zu vergrößern und zu verschlimmern, damit es zur Stellvertretung für das innere, vergrößerte Uebel und zu seiner Beschwichtigung noch zureiche. Die alten Schenkelgeschwüre verschlimmern sich, bei ungeheilter, innerer Psora, der Schanker vergrößert sich bei noch ungeheilter, innerer Syphilis und die Feigwarzen vermehren sich und wachsen, so lange die Sykosis nicht geheilt ist, wodurch die letztere immer schwieriger und schwieriger zu heilen wird, so wie die innere Gesammtkrankheit mit der Zeit von selbst wächst.

(1) Die Fontanellen des Arztes alter Schule thun etwas Aehnliches; sie beschwichtigen als künstliche Geschwüre an den äußern Theilen mehrere innere chronische Leiden, doch nur für eine sehr kurze Zeit, (so lange sie noch einen, dem kranken Organism ungewohnten, schmerzhaften Reiz verursachen,) ohne sie heilen zu können, schwächen aber auf der andern Seite und verderben den ganzen Befindens-Zustand weit mehr, als die instinktartige Lebenskraft durch die meisten ihrer veranstalteten Metastasen thut.

Ist die menschliche Lebenskraft mit einer chronischen Krankheit belastet,

- die sie nicht durch eigene Kräfte überwältigen kann,
- entschließt sie sich anscheinend instinktartig zur **Bildung eines Lokalübels an irgendeinem äußeren Teil**.
    - Die **Absicht der Lebenskraft** ist es, durch Krankmachung und Krankerhaltung dieses äußeren Teils, der für das Leben des Menschen entbehrlich ist,
    - **das innere Übel zu mildern** (beruhigen, beschwichtigen), welches die Lebensorgane zu vernichten droht und das Leben zu beenden.
    - Es soll sozusagen **auf ein stellvertretendes Lokalübel übertragen werden** und es wird dahin abgeleitet.
- Auf diese Weise bringt das Lokalübel die innere Krankheit vorerst zum Schweigen. Sie kann sie aber nicht heilen noch wesentlich vermindern (1).
- Das **Lokalübel ist nur ein Teil der Gesamtkrankheit**. Es ist ein von der Lebenskraft einseitig vergrößerter Teil, der an eine **gefahrlosere Stelle des Körpers hinverlegt wird**, **um das innere Leiden zu beschwichtigen**.
    - Durch dieses Lokalsymptom, das die innere Krankheit zum Schweigen bringt, wird seitens der Lebenskraft nur wenig für die Minderung oder Heilung des Gesamtübels gewonnen.
- **Im Gegenteil**: **Das innere Leiden nimmt dabei allmählich zu**. Die Natur ist genötigt, das Lokalübel immer mehr zu vergrößern und zu verschlimmern, damit es zur Stellvertretung für das innere vergrößerte Übel noch ausreicht und zu seiner Beschwichtigung auslangt.

§ 201 (Fortsetzung)

Stellvertreterfunktion	
URSACHE	**WIRKUNG**
1. Lebenskraft ist mit einer chronischen Krankheit belastet und kann sie aus eigener Kraft nicht bewältigen.	2. Lebenskraft **bringt instinktartig ein äußeres Lokalübel hervor.**
3. Die Lebenskraft will • **durch Krankmachung und Krankerhaltung dieses äußeren Teils** (für das Leben entbehrlich) • **das innere Übel mildern** (welches das Leben bedroht).	4. Das Übel soll auf ein stellvertretendes Lokalübel übertragen und abgeleitet werden. • **Das Lokalübel bringt dadurch das innere Leiden zum Schweigen,** • aber ohne dieses zu heilen oder wesentlich zu lindern.
5. Das Lokalübel ist nur ein **Teil der Gesamtkrankheit**.	6. Es ist von der Lebenskraft nur einseitig vergrößert und an eine gefahrlosere Stelle des Körpers verlegt, um das innere Leiden zu beschwichtigen.
7. Das innere Leiden nimmt dabei allmählich zu (und wird nicht weniger).	**8. Das Lokalübel wird immer mehr vergrößert und verschlimmert,** damit es zur Stellvertreterfunktion ausreicht.

Beispiele:

- Alte **Schenkelgeschwüre** verschlimmern sich bei ungeheilter innerer Psora,
- der **Schanker** vergrößert sich bei noch ungeheilter innerer Syphilis
- und die **Feigwarzen** wachsen und vermehren sich, solange die Sykosis nicht geheilt ist.

Dadurch werden Geschwür, Schanker, Feigwarze usw. immer schwieriger zu heilen, während die innere Gesamtkrankheit mit der Zeit von selbst wächst.

(1) Die **Fontanellenbehandlung** alter Schule macht Ähnliches: Sie **verharmlost als künstliches Geschwür** an den äußeren Teilen mehrere innere chronische Leiden, doch nur für eine sehr kurze Zeit. Und zwar solange sie noch einen - dem kranken Organismus - ungewohnten, schmerzhaften Reiz verursacht, ohne sie heilen zu können.
Sie schwächt aber auf der anderen Seite und **verdirbt den ganzen Befindens-zustand** weit mehr, als die instinktartige Lebenskraft dies durch die meisten von ihr veranstalteten Metastasen tut.

§ 202 (Umkehr der Stellvertreterfunktion)

§ 202
Wird nun von dem Arzte der bisherigen Schule, in der Meinung er heile dadurch die ganze Krankheit, das Local-Symptom durch äußere Mittel örtlich vernichtet, so ersetzt es die Natur durch Erweckung des innern Leidens und der vorher schon neben dem Local-Uebel bestandenen, bisher noch schlummernden übrigen Symptome, das ist, durch Erhöhung der innern Krankheit - in welchem Falle man dann unrichtig zu sagen pflegt, das Local-Uebel sei durch die äußern Mittel zurück in den Körper oder auf die Nerven getrieben worden.

Stellvertreterfunktion	
URSACHE	**WIRKUNG**
1. **Lebenskraft ist mit einer chronischen Krankheit belastet und kann sie aus eigener Kraft nicht bewältigen.**	2. Lebenskraft **bringt instinktartig ein äußeres Lokalübel hervor.**
3. Die Lebenskraft will • **durch Krankmachung und Krankerhaltung dieses äußeren Teils** (für das Leben entbehrlich) • **das innere Übel mildern** (welches das Leben bedroht).	4. Das Übel soll auf ein stellvertretendes Lokalübel übertragen und abgeleitet werden. • **Das Lokalübel bringt dadurch das innere Leiden zum Schweigen,** • aber ohne dieses zu heilen oder wesentlich zu lindern.
5. Das Lokalübel ist nur ein **Teil der Gesamtkrankheit**.	6. Es ist von der Lebenskraft nur einseitig vergrößert und an eine gefahrlosere Stelle des Körpers verlegt, um das innere Leiden zu beschwichtigen.
7. **Das innere Leiden nimmt dabei allmählich zu** (und wird nicht weniger).	8. **Das Lokalübel wird immer mehr vergrößert und verschlimmert,** damit es zur Stellvertreterfunktion ausreicht.

Das Lokalsymptom wird vom Arzt der alten (bisherigen) **Schule durch äußere Mittel örtlich vernichtet**.

- Dadurch glaubt er die ganze Krankheit zu heilen.
- Die **Natur** ersetzt das Lokalsymptom dann
  - durch Erweckung des inneren Leidens
  - und durch Erweckung der vorher schon (neben dem Lokalübel) bestandenen Symptome, welche aber schlummerten,

  das heißt durch **Erhöhung der inneren Krankheit**.

  Die alte Schule sagt dann **fälschlicherweise** (unrichtig), dass
  - das Lokalübel durch die äußeren Mittel zurück in den Körper getrieben
  - oder auf die Nerven getrieben

  wurde.

Wird das Lokalsymptom durch äußere Mittel vernichtet …

… dann glaubt der Arzt alter Schule, die Krankheit geheilt zu haben
- **in den Körper zurückgetrieben zu haben**
- **auf die Nerven getrieben zu haben**

↓

In Wirklichkeit:
1. Das innere Leiden wird durch die Lebenskraft erweckt.
2. Die früher bestandenen Symptome - welche nun schlummerten - werden ebenfalls erweckt.

§ 203 (Erhöhung der miasmatischen Belastung)

§ 203
Jede äußere Behandlung solcher Local-Symptome, um sie, ohne die innere miasmatische Krankheit geheilt zu haben, von der Oberfläche des Körpers wegzuschaffen, also den Krätz-Ausschlag durch allerlei Salben von der Haut zu vertilgen, den Schanker äußerlich wegzubeizen und die Feigwarze einzig durch Wegschneiden, Abbinden oder glühendes Eisen auf ihrer Stelle zu vernichten; diese bisher so allgewöhnliche, äußere, verderbliche Behandlung, ist die allgemeinste Quelle aller der unzähligen, benannten und unbenannten, chronischen Leiden geworden, worüber die Menschheit so allgemein seufzet; sie ist eine der verbrecherischsten Handlungen, deren sich die ärztliche Zunft schuldig machen konnte, und gleichwohl war sie bisher die allgemein eingeführte und wurde von den Kathedern als die alleinige gelehrt (1).

(1) Denn was dabei an Arzneien innerlich gegeben werden sollte, diente bloß zur Verschlimmerung des Uebels, da diese Mittel keine specifische Heilkraft für das Total der Krankheit besaßen, wohl aber den Organism angriffen, ihn schwächten und ihm andere chronische Arzneikrankheiten zur Zugabe beibrachten.

Entfernung Lokalsymptom nur durch äußere Mittel	
Schafft die Lokalsymptome von der Oberfläche weg … • Krätze durch Salben • Schanker durch Wegbeizen • Feigwarze wegbeizen, abbinden oder „glühendes Eisen“	**… ohne die innere miasmatische Krankheit geheilt zu haben.**
Dies ist … ▪ die verderblichste Methode ▪ und **generellste Quelle der unzähligen chronischen Krankheiten** ▪ fügen dem Organismus eine chronische Arzneikrankheit hinzu ▪ und war trotzdem bisher allgemein anerkannt.	

Jede äußere Behandlung solcher Lokalsymptome

- **schafft sie** (die Lokalsymptome) **von der Oberfläche des Körpers weg,**
- **ohne die innere miasmatische Krankheit geheilt zu haben**:
  - o der Krätzausschlag wird durch diverse (allerlei) Salben von der Haut vertilgt,
  - o der Schanker äußerlich weggebeizt
  - o und die Feigwarze nur durch Wegschneiden, Abbinden oder ein glühendes Eisen an seiner Stelle vernichtet.

Diese äußere verderbliche Behandlung

- ist die größte Quelle der unzähligen chronischen Leiden (worüber die Menschheit so seufzt).
- Diese Handlungsweise ist eines der größten Verbrechen, deren sich die Ärzte schuldig machen.
- Trotzdem war diese Behandlungsart bisher allgemein anerkannt (eingeführt) und wurde als einzige Behandlungsart (von den Kathedern) gelehrt (1).

(1) Was dabei an innerlichen Arzneien gegeben wurde (werden sollte), dient nur zur **Verschlimmerung des Übels**.

- Diese Mittel besaßen nämlich keine spezifische Heilkraft (für das Total der Krankheit).
- Sie griffen aber den Organismus an, schwächten ihn und **fügten ihm eine chronische Arzneikrankheit** (als Zugabe) **hinzu**.

Übersicht Organon

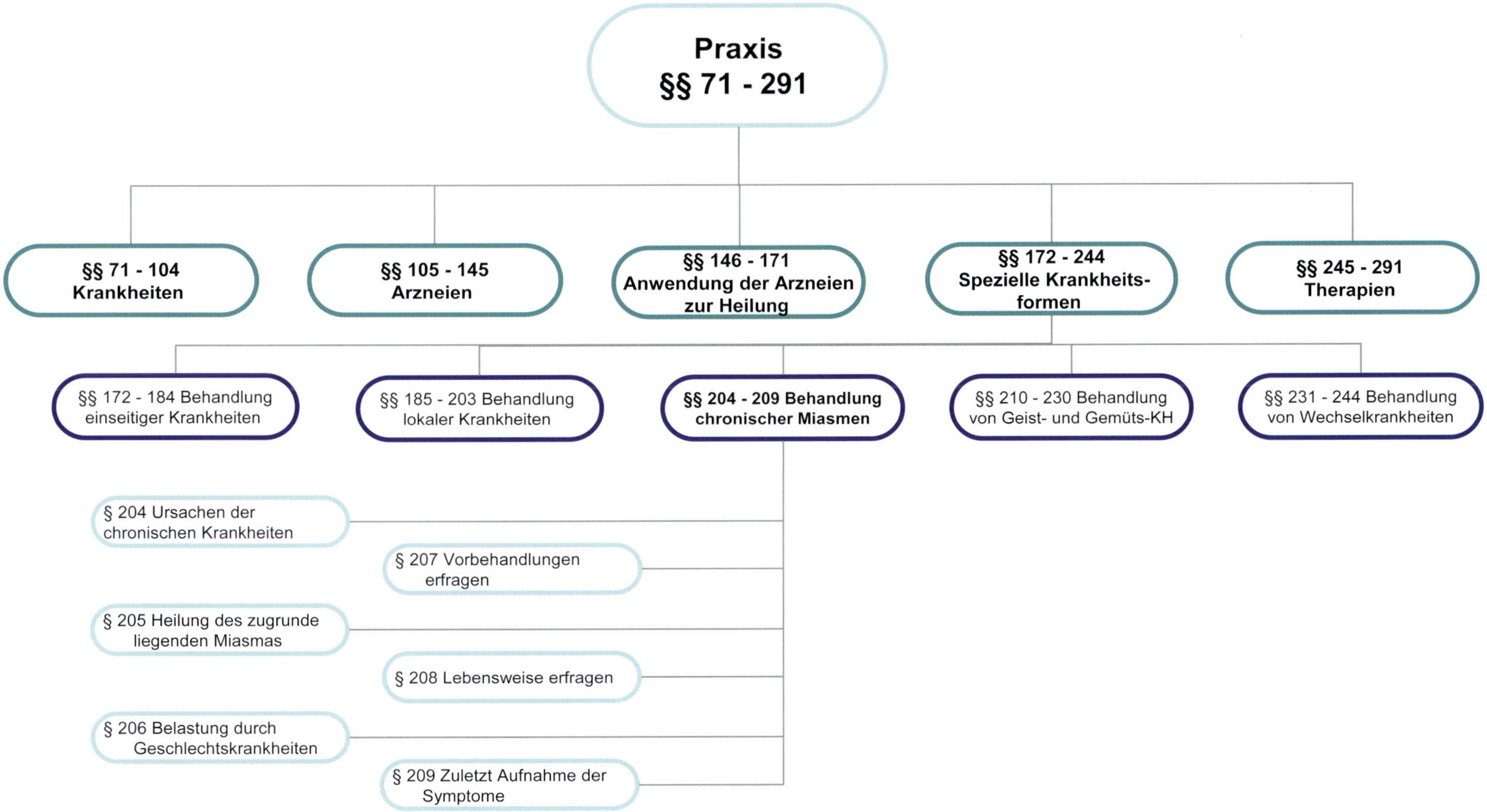

§ 204 (Ursachen der chronischen Krankheiten)

§ 204
Wenn wir alle langwierigen Uebel, Beschwerden und Krankheiten, welche von einer anhaltenden, ungesunden Lebensart abhängen, (§ 77.) so wie jene unzähligen Arznei-Siechthume (s. §. 74.), welche durch unverständige, anhaltende, angreifende und verderbliche Behandlung oft selbst nur kleiner Krankheiten, durch Aerzte alter Schule entstanden, wegrechnen, so rührt der größte Theil der übrigen chronischen Leiden, von der Entwickelung genannter drei chronischen Miasmen: der innern Syphilis, der innern Sykosis, vorzüglich aber und in ungleich größerm Verhältnisse, von der innern Psora her. Jedes dieser Miasmen war schon im Besitze des ganzen Organisms, und hatte ihn schon in allen seinen Theilen durchdrungen, ehe dessen primäres, stellvertretendes und den Ausbruch verhütendes Local-Symptom (bei der Psora der Krätz-Ausschlag, bei der Syphilis der Schanker oder die Schooßbeule und bei der Sykosis die Feigwarze) zum Vorschein kam. Werden nun diesen Miasmen, ihre genannten, stellvertretenden, und das innere Allgemeinleiden beschwichtigenden Local-Symptome, durch äußere Mittel geraubt, so müssen unausbleiblich, die, vom Urheber der Natur jedem bestimmten, eigenthümlichen Krankheiten bald oder spät zur Entwickelung und zum Ausbruche kommen, und so all das namenlose Elend, die unglaubliche Menge chronischer Krankheiten verbreiten, welche das Menschengeschlecht seit Jahrhunderten und Jahrtausenden quälen, deren keine so häufig zur Existenz gekommen wäre, hätten die Aerzte diese drei Miasmen, ohne ihre äußern Symptome durch topische Mittel anzutasten, bloß durch die innern homöopathischen, für jede derselben gehörigen Arzneien gründlich zu heilen und im Organism auszulöschen sich verständig beeifert (m. s. Anm. zu §. 282.)

Ursachen der chronischen Krankheiten:

1. Manche langwierige Übel, Beschwerden und Krankheiten hängen von einer **anhaltenden ungesunden Lebensweise** ab (§ 77).
2. Unzählige Arzneisiechtümer (§ 74) entstehen durch die anhaltende und **verderbliche Behandlung** oft nur kleiner Krankheiten durch die Ärzte alter Schule.
3. Sieht man von diesen ab (ungesunde Lebensweise; Missbehandlung), so geht der größte Teil der übrigen chronischen Leiden auf die Entwicklung der **drei chronischen Miasmen** zurück:
   - die innere Syphilis
   - die innere Sykosis
   - besonders aber und in wesentlich größerem Verhältnis: die innere Psora.

Jedes dieser Miasmen

- ist schon im Besitz des ganzen Organismus und hat schon alle seine Teile durchdrungen,
- bevor sein primäres Lokalsymptom – stellvertretendes Symptom, das den Ausbruch verhütet – zum Vorschein kommt,
  - bei der Psora der Krätzausschlag
  - bei der Syphilis der Schanker oder die Schoßbeule
  - bei der Sykosis die Feigwarze

Raubt man diesen Miasmen - durch äußere Mittel - **ihre stellvertretenden Lokalsymptome,**

- welche das innere Allgemeinleiden beschwichtigen,
- dann kommen die eigentümlichen Krankheiten (die von Gott jedem Menschen bestimmt sind) früher oder später zur Entwicklung und zum Ausbruch.

§ 204 (Fortsetzung)

Ursachen der chronischen Krankheiten

1. Manche:
   Lang anhaltende ungesunde Lebensweise

2. Viele:
   Arzneisiechtümer durch anhaltende allopathische Behandlung.

3. Größte Teil:
   durch die Entwicklung der 3 chronischen Miasmen
   - innere Syphilis
   - innere Sykosis
   - vor allem aber innere Psora

- Sie verbreiten das namenlose Elend - die unglaubliche Menge chronischer Krankheiten - die die Menschen seit Jahrtausenden quälen.
- Keine davon wäre so häufig aufgetreten,
  - wenn nicht die Ärzte die äußeren Symptome mit äußeren Mitteln behandelt hätten
  - und sich stattdessen bemüht hätten, diese drei Miasmen nur durch innere homöopathische Arzneien - die zu jeder dieser Krankheiten gehören - gründlich zu heilen und im Organismus auszulöschen (siehe Anmerkung zu § 282).

Jeder dieser 3 Miasmen ....

- **Ist schon im Besitz des ganzen Organismus**,
- **bevor sein Lokalsymptom** (stellvertretendes Symptom das den Ausbruch verhindert) **zum Vorschein kommt.**
  - Psora - Krätzausschlag
  - Syphilis - Schanker oder Schoßbeule
  - Psora - Feigwarze
- **Durch äußere Mittel raubt man den Miasmen die stellvertretenden Lokalsymptome**. Dann kommen die für jede Person eigentümlichen Krankheiten zum Ausbruch (früher oder später)

- **Die chronischen Krankheiten entstehen**.

§ 205 (Heilung des zugrunde liegenden Miasmas)

§ 205
Der homöopathische Arzt behandelt nie eines dieser Primär-Symptome der chronischen Miasmen, noch eines ihrer secundären, aus ihrer Entwickelung entsprossenen Uebel durch örtliche (weder durch äußere dynamisch wirkende (1) noch durch mechanische) Mittel, sondern heilt, wo sich die einen oder die andern zeigen, einzig nur das große, ihnen zum Grunde liegende Miasm, wovon dann auch (wenn man einige Fälle von veralteter Sykosis ausnimmt) sein primäres, so wie seine secundären Symptome von selbst mit verschwinden; der homöopathische Arzt hat es aber, da dergleichen vor ihm nicht geschah und er leider meist die Primär-Symptome (2) von den bisherigen Aerzten schon äußerlich vernichtet findet, jetzt mehr mit den secundären, d. i. den von den Ausbrüchen und der Entwickelung dieser inwohnenden Mismen herrührenden Uebeln, am meisten aber mit den, aus innerer Psora entfalteten, chronischen Krankheiten zu thun. Ich selbst habe mich beflissen deren innere Heilung, so viel ein einzelner Arzt nach vieljährigem Nachdenken, Beobachtung und Erfahrung sie an den Tag zu bringen vermochte, in meinem Buche von den chronischen Krankheiten darzulegen, worauf ich hier verweise.

(1) Ich kann daher z. B. nicht zur örtlichen Ausrottung des sogenannten Lippen- oder Gesichts-Krebses (einer Frucht weit entwickelter Psora? nicht selten mit Syphilis in Vereinigung?) durch das kosmische Arsenik-Mittel rathen, nicht nur weil es äußerst schmerzhaft ist und öfter mißlingt, sondern mehr deshalb weil, wenn ja dieses Mittel die Körperstelle von dem bösen Geschwüre örtlich befreiet, das Grund-Uebel doch hiedurch nicht zum kleinsten Theile vermindert wird, die Lebens-Erhaltungs-Kraft also genöthigt ist, den Heerd für das innere große Uebel an eine noch edlere Stelle (wie sie bei allen Metastasen thut) zu versetzen, und Blindheit, Taubheit, Wahnsinn, Erstickungs-Asthma, Wasser-Geschwulst, Schlagfluß u.s.w. folgen zu lassen. Diese zweideutige, örtliche Befreiung der Stelle von dem bösen Geschwüre, durch das topische Arsenik-Mittel, gelingt aber obendrein nur da, wo das Geschwür noch nicht groß, und wo es nicht venerischen Ursprungs, die Lebenskraft auch noch sehr energisch ist; aber eben in dieser Lage der Sache ist auch die innere, vollständige Heilung des ganzen Ur-Uebels noch ausführbar.

Eine gleiche ist, ohne vorgängige Heilung des inwohnenden Miasms, die Folge des, bloß durch den Schnitt weggenommenen Gesichts- oder Brust-Krebses und der Ausschälung der Balg-Geschwülste; es erfolgt etwas noch Schlimmeres darauf, wenigstens wird der Tod beschleunigt. Dieß ist unzählige Male der Erfolg gewesen; aber die alte Schule fährt doch bei jedem neuen Falle in ihrer Blindheit fort, gleiches Unglück anzurichten.

(2) Krätz-Ausschlag, Schanker (Schooßbeule), Feigwarzen .

Der homöopathische Arzt aber behandelt niemals mit örtlichen Mitteln (weder durch äußere dynamisch wirkende (1) noch durch mechanische)

- eines der Primärsymptome der chronischen Miasmen
- noch eines ihrer sekundären Übel (die aus ihrer Entwicklung entsprießen).

Er heilt (wo sich die Primärsymptome oder sekundäre Übel zeigen)

- **einzig und allein das große Miasma,** das ihnen zugrunde liegt.
- Davon verschwinden (Ausnahme: einige Fälle von veralteter Sykosis)
    - o sein primäres Symptom
    - o sowie seine sekundären Symptome

  wie von selbst.

Der homöopathische Arzt hat aber,

- da so etwas vor ihm nicht geschah
- und er meist die Primärsymptome (2) durch die bisherigen Ärzte schon äußerlich vernichtet vorfindet,

jetzt mehr mit den sekundären Übeln zu tun. Also mit den Übeln,

- die von den Ausbrüchen und der Entwicklung dieser inneren (innen wohnenden) Miasmen stammen,
- am meisten aber mit den chronischen Krankheiten, die sich aus der inneren Psora entfalten.

In meinem **Buch** von den **chronischen Krankheiten** habe ich versucht, ihre innere Heilung darzustellen, soweit ein einzelner Arzt dies nach jahrelangem Nachdenken, Beobachtung und Erfahrung an den Tag bringen kann.

§ 205 (Fortsetzung)

Der Homöopath behandelt nie mit örtlichen Mitteln

- **weder die Primärsymptome** der chronischen Miasmen
- **noch die** (sich entwickelnden) **sekundären Symptome**

Der Homöopath behandelt und heilt nur

- **einzig und allein das Miasma.**
- **Davon verschwinden**
  - o das Primärsymptom
  - o und die sekundären Symptome.

Da die Primärsymptome (durch die bisherigen Ärzte alter Schule) schon oft vernichtet wurden, hat er mehr mit den sekundären Symptomen zu tun.

(1) Ich kann z. B. nicht zur **örtlichen Vernichtung des Lippen- oder Gesichtskrebses** ein Produkt fortgeschrittener (weit entwickelter) Psora - häufig (nicht selten) mit Syphilis vereinigt - durch Arsen raten. Es ist äußerst schmerzhaft und misslingt oft. Selbst wenn das Mittel die Körperstelle vom bösartigen Geschwür örtlich befreit, wird das Grundübel dadurch nicht im geringsten vermindert. Die Lebenskraft ist gezwungen, das innere große Übel an eine noch wichtigere (edlere) Stelle zu versetzen - wie sie dies bei allen Metastasen tut.
Die Lebenskraft lässt dann zum Beispiel folgende Krankheiten folgen:

- Blindheit
- Taubheit
- Erstickungsasthma
- Wassergeschwulst
- Schlagfuß (Schlaganfall)
- usw.

Diese (zweideutige) örtliche Befreiung der Körperstelle von dem bösartigen Geschwür durch das topische (örtliche) Arsen **gelingt sowieso nur da**,

- wo das Geschwür noch nicht groß ist,
- wo es nicht venerischen Ursprungs ist
- und wo die Lebenskraft noch sehr vital (energisch) ist.

Ist dies aber so, so ist auch die innere, vollständige Heilung des ganzen Urübels noch machbar.

Das Gleiche erfolgt - ohne vorhergehende Heilung des inneren Miasmas - **bei nur durch den Schnitt weggenommenem Gesichts- oder Brustkrebs sowie der Ausschälung der Balggeschwülste** (Atherom; gutartige Geschwulst, die durch Verstopfung der Talgdrüsen der Haut entsteht). Es folgt etwas noch Schlimmeres darauf, zumindest aber wird der Tod beschleunigt. Dies war unzählige Male das Ergebnis. Die alte Schule fährt aber blind mit dieser Behandlungsart fort und richtet damit gleiches Unglück an.

(2) Krätzausschlag, Schanker (Schoßbeule), Feigwarzen.

§ 206 (Belastung durch Geschlechtskrankheiten)

§ 206
Vor dem Beginnen der Cur eines chronischen Uebels muß nothwendig die sorgfältigste Erkundigung (1) vorausgehen, ob der Kranke eine venerische Ansteckung (oder auch eine Ansteckung mit Feigwarzen-Tripper) gehabt hatte; denn dann muß gegen diese die Behandlung gerichtet werden und zwar ausschließlich, wenn bloß Zeichen der Lustseuche (oder der, seltnern, Feigwarzen-Krankheit) vorhanden sind, dergleichen aber in neuern Zeiten sehr selten allein angetroffen werden. Rücksicht aber, wenn dergleichen Ansteckung vorangegangen war, muß auf sie auch in dem Falle genommen werden, wo Psora zu heilen, weil dann letztere mit ersterer complicirt ist, wie immer, wenn die Zeichen jener nicht rein sind; denn stets, oder fast stets wird der Arzt, wenn er eine alte, venerische Krankheit vor sich zu haben wähnt, eine vorzüglich mit Psora vergesellschaftete (complicirte) zu behandeln haben, indem das innere Krätz-Siechthum (die Psora) bei weitem die häufigste Grundursache der chronischen Krankheiten ist. Er wird auch zuweilen diese beiden Miasmen noch mit Sykosis, in chronisch kranken Körpern komplicirt, zu bekämpfen haben, wenn eingeständig, letztere Ansteckungen einst geschehen waren, oder er findet, wie ungleich öfterer vorkommt, die Psora als alleinige Grund-Ursache aller übrigen chronischen Leiden (sie mögen Namen haben wie sie wollen) die vorher durch allöopathische Unkunst oft noch obendrein verpfuscht und zu Ungeheuern erhöhet und verunstaltet zu werden pflegen.

(1) Man lasse sich bei Erkundigungen dieser Art nicht von den öftern Behauptungen der Kranken oder ihrer Angehörigen bethören, welche zur Ursache langwieriger, ja der größten und langwierigsten Krankheiten entweder eine vor vielen Jahren erlittene Verkältung (Durchnässung, einen kalten Trunk auf Erhitzung), oder einen ehemals gehabten Schreck, ein Verheben, ein Aergerniß (auch wohl eine Behexung) u.s.w. angeben. Diese Veranlassungen sind viel zu klein, um eine langwierige Krankheit in einem gesunden Körper zu erzeugen, lange Jahre zu unterhalten und von Jahr zu Jahr zu vergrößern, wie die chronischen Krankheiten von entwickelter Psora alle geartet sind. Ungleich wichtigere Ursachen als jene erinnerlichen Schädlichkeiten müssen dem Anfange und Fortgange eines bedeutenden, hartnäckigen, alten Uebels zum Grunde liegen; jene angeblichen Veranlassungen können nur Hervorlockungs-Momente eines chronischen Miasms abgeben.

Vor dem Beginn der Behandlung einer chronischen Krankheit muss eine **sorgfältige Anamnese** (Erkundigung (1)) vorausgehen:

- ob der Kranke eine venerische Ansteckung (oder eine Ansteckung mit dem Feigwarzentripper) gehabt hat.
- Denn wenn dies so ist, dann muss die **Behandlung ausschließlich gegen diese** (venerische Krankheit) **gerichtet werden**.
- Und zwar, wenn auch nur Zeichen der Lustseuche (oder der selteneren Feigwarzenkrankheit) vorhanden sind.

In letzter Zeit werden sie (Lustseuche, Feigwarzenkrankheit) **aber sehr selten allein angetroffen.**

- Auf eine solche vorangegangene Ansteckung muss aber auch da Rücksicht genommen werden, wenn (wo) die **Psora** zu heilen ist.
  - Grund: weil die Letztere (Psora) mit der Ersteren (Lustseuche, Feigwarzenkrankheit) kompliziert ist. So wie das immer der Fall ist, wenn die **Zeichen** jener (Lustseuche, Feigwarzenkrankheit) nicht rein sind.
  - **Fast immer** hat der Arzt – wenn er glaubt eine alte venerische Krankheit vor sich zu haben – eine mit Psora komplizierte Krankheit zu behandeln.

- Die **Psora** (das innere Krätzsiechtum) **ist mit Abstand die häufigste Grundursache der chronischen Krankheiten**.

- **Manchmal** wird der Arzt diese beiden Miasmen (Syphilis, Psora) in kranken Körpern auch noch mit Sykosis verkompliziert zu bekämpfen haben (wenn eingestanden wird, dass letztere Ansteckungen (Feigwarzen) einst geschehen sind).
- Oder der Arzt findet – was viel **häufiger** vorkommt – die Psora als alleinige Grundursache aller übrigen chronischen Leiden – egal wie sie auch heißen. Diese werden vorher häufig durch allopathische Unkunst verpfuscht und zu Ungeheuern erhöht und verunstaltet.

§ 206 (Fortsetzung)

Vor Behandlungsbeginn einer chronischen Krankheit ist eine sorgfältige Anamnese durchzuführen.

Hatte der Kranke ...

- **eine venerische Krankheit,**
- **auch wenn nur Zeichen davon vorhanden sind**
  - von Schanker, Schoßbeule
  - oder Feigwarzen,
- **dann wird ausschließlich gegen diese behandelt.**

Häufig sind aber Syphilis und Sykosis mit Psora kompliziert.

(1) Bei der **Erkundigung dieser Art** lässt man sich nicht von den Behauptungen der Kranken oder Angehörigen **täuschen**.
Als Ursache langwieriger Krankheiten geben sie an:

- entweder eine vor vielen Jahren erlittene Erkältung (Durchnässung, eine kaltes Getränk nach Erhitzung)
- oder einen ehemaligen Schreck
- ein Verheben
- ein Ärgernis (auch eine Verhexung)
- usw.

Diese Veranlassungen sind aber viel zu klein, um eine langwierige Krankheit in einem gesunden Körper zu erzeugen oder sie lange Jahre zu unterhalten (aufrechtzuerhalten) und jedes Jahr zu vergrößern.

Von dieser Art (langwierige Krankheit in einem gesunden Körper erzeugen, über Jahre zu unterhalten und immer zu vergrößern) **sind aber alle chronischen Krankheiten von entwickelter Psora**. Dem Beginn und dem Fortgang eines unbedeutenden, hartnäckigen, alten Übels müssen viel wichtigere Ursachen als jene Schädlichkeiten sein und zugrunde liegen. Jene angeblichen Veranlassungen können nur **Hervorlockungsmomente eines chronischen Miasmas** sein.

§ 207 (Vorbehandlungen erfragen)

§ 207
Daher hat, wenn Obiges berichtigt ist, der homöopathische Arzt noch die Erkundigung nöthig: welche allöopathische Curen mit dem langwierig Kranken bis daher vorgenommen worden, welche eingreifende Arzneien vorzüglich und am häufigsten, auch welche mineralische Bäder und mit welchen Erfolgen er sie gebrauchte, um einiger Maßen die Ausartung seines ursprünglichen Zustandes begreifen und wo möglich diese künstlichen Verderbnisse zum Theil wieder bessern, oder doch die schon gemißbrauchten Arzneien vermeiden zu können.

Ist dies geklärt (§ 206), dann muss sich der Arzt **noch nach Folgendem erkundigen**:

- Welche **allopathischen Behandlungen** wurden an dem chronisch Kranken bisher vorgenommen?
- Welche eingreifenden **Arzneien** wurden hauptsächlich und am häufigsten genommen?
- Welche **mineralischen Bäder** wurden mit welchem Ergebnis angewendet?

Auf diese Weise kann der Arzt

- die Ausartung (Degeneration; Fehler) seines **ursprünglichen Zustandes einigermaßen begreifen**
- und möglicherweise diese künstlichen Schäden
  - teilweise wieder bessern
  - oder die missbräuchlich verwendeten Arzneien vermeiden.

Vorbehandlung erfragen ...

- **welche allopathischen Behandlungen?**
- Welche Arzneien hauptsächlich?
- **Welche Mineralbäder** und mit welchem Erfolg**?**

↓

Um den ursprünglichen Zustand einigermaßen zu begreifen.

↓

Um die **künstlichen Schäden**

- teilweise zu bessern
- oder die verwendeten allopathischen Arzneien zu vermeiden

§ 208 (Lebensweise erfragen)

§ 208
Nächstdem muß das Alter des Kranken, seine Lebens-Weise und Diät, es müssen seine Beschäftigungen, seine häusliche Lage, seine bürgerlichen Verhältnisse u.s.w. in Rücksicht genommen werden, ob diese Dinge zur Vermehrung seines Uebels beigetragen, oder in wiefern alles dieß die Cur begünstigen oder hindern könnte. So darf auch seine Gemüths- und Denkungs-Art, ob sie die Cur hindere, oder ob sie psychisch zu leiten, zu begünstigen oder abzuändern sei, nicht aus der Acht gelassen werden.

Als Nächstes müssen erfragt und berücksichtigt werden:

- Alter des Kranken
- seine Lebensweise und Diät
- seine Beschäftigungen
- seine häusliche Lage
- seine bürgerlichen Verhältnisse
- usw.

Es ist zu klären:

- ob diese Dinge zur Vermehrung seines Übels beigetragen haben
- oder inwieweit dies die Behandlung
    - begünstigen oder
    - verhindern kann.

Auch die **Gemütsart und Denkart** darf nicht vernachlässigt werden:

- ob sie die Behandlung behindert
- oder ob sie psychisch zu leiten, zu begünstigen oder abzuändern ist.

Lebensweise erfragen ...

- Alter des Kranken
- Lebensweise und Diät
- Beschäftigungen
- häusliche Lage
- bürgerlichen Verhältnisse
- usw.

Klären:

- Hat dies beigetragen zur Vermehrung des Übels
- Ob dies die Behandlung begünstigen oder verhindern kann.

Gemüts- und Denkart berücksichtigen.

§ 209 (Zuletzt Aufnahme der Symptome)

§ 209

Dann erst sucht der Arzt in mehren Unterredungen, das Krankheits-Bild des Leidenden so vollständig als möglich zu entwerfen, nach obiger Anleitung, um die auffallendsten und sonderbarsten (charakteristischen) Symptome auszeichnen zu können, nach denen er das erste (antipsorische u.s.w.) Arzneimittel nach möglichster Zeichen-Aehnlichkeit, für den Anfang der Cur, u.s.f. auswählt.

Erst dann versucht der Arzt in mehreren Gesprächen,

- das **Krankheitsbild** des Leidenden (nach obiger Anleitung) so vollständig wie möglich zu entwerfen,
- um die auffallendsten und charakteristischsten (sonderbarsten) Symptome aufzeichnen zu können.
- Nach diesen Symptomen **wählt er das erste (antipsorische usw.) Arzneimittel nach bestmöglicher Ähnlichkeit** für den Anfang der Behandlung aus usw.

Zuletzt: Aufnahme der Symptome ...

1. eventuell in mehreren Gesprächen
2. **Krankheitsbild so vollständig wie möglich erfragen**.
3. **Symptome aufzeichnen,**
   - auffallende
   - und charakteristische.
4. Aufgrund der Symptome das **Mittel wählen**.

Übersicht Organon

- **Praxis §§ 71 - 291**
  - **§§ 71 - 104 Krankheiten**
  - **§§ 105 - 145 Arzneien**
  - **§§ 146 - 171 Anwendung der Arzneien zur Heilung**
  - **§§ 172 - 244 Spezielle Krankheitsformen**
    - §§ 172 - 184 Behandlung einseitiger Krankheiten
    - §§ 185 - 203 Behandlung lokaler Krankheiten
    - §§ 204 - 209 Behandlung chronischer Miasmen
    - **§§ 210 - 230 Behandlung von Geist- und Gemüts-KH**
      - Grundlagen:
        - § 210 Gemüts- und Geisteskrankheiten sind einseitig
        - § 211 Gemütszustand ist für Arznei ausschlaggebend
        - § 212 Kein Arzneimittel ohne Gemütssymptome
        - § 213 Arznei muss Gemütszustand erzeugen können
      - § 214 Heilung wie sonst auch
      - § 215 Verlagerung Körper zu Geist 1
      - § 216 Verlagerung Körper zu Geist 2
      - § 217 Alle Symptome erkunden
      - § 218 Frühere Körperzustände
      - § 219 Frühere Körperzustände erscheinen kurzfristig
      - § 220 Antimiasmatische Mittel
      - § 221 Akuter Wahnsinn
      - § 222 Antipsorische Mittel nach akuter Behandlung
      - § 223 Rückfälle
      - § 224 Unterscheidung der Ursache
      - § 225 Gemütskrankheit ursächlich
      - § 226 Psychische Heilmittel
      - § 227 Psora bei Gemütskrankheiten
      - § 228 Therapeutische Begleitung
      - § 229 Umgang mit Geisteskrankheiten
      - § 230 Erfolge bei Geisteskrankheiten
    - §§ 231 - 244 Behandlung von Wechselkrankheiten
  - **§§ 245 - 291 Therapien**

§ 210 (Gemüts- und Geisteskrankheiten sind einseitig)

§ 210

Der Psora gehört fast alles an, was ich oben einseitige Krankheiten nannte, welche dieser Einseitigkeit wegen, (wo vor dem einzelnen, großen, hervorragenden Symptome alle übrigen Krankheits-Zeichen gleichsam verschwinden) schwieriger heilbar scheinen. Dieser Art sind die sogenannten Gemüths- und Geistes-Krankheiten. Sie machen jedoch keine von den übrigen scharf getrennte Classe von Krankheiten aus, indem auch in jeder der übrigen sogenannten Körperkrankheiten, die Gemüths- und Geistes-Verfassung allemal geändert ist (1)**, und in allen zu heilenden Krankheitsfällen, der Gemüthszustand des Kranken, als eins der vorzüglichsten mit in den Inbegriff der Symptome aufzunehmen ist, wenn man ein treues Bild von der Krankheit verzeichnen will, um sie hienach mit Erfolg homöopathisch heilen zu können.**

(1) Wie oft trifft man nicht, z. B. in den schmerzhaftesten, mehrjährigen Krankheiten, ein mildes, sanftes Gemüth an, so daß der Heilkünstler Achtung und Mitleid gegen den Kranken zu hegen sich gedrungen fühlt. Besiegt er aber die Krankheit und stellt den Kranken wieder her - wie nach homöopathischer Art nicht selten möglich ist - da erstaunt und erschrickt der Arzt oft über die schauderhafte Veränderung des Gemüths, da sieht er oft Undankbarkeit, Hartherzigkeit, ausgesuchte Bosheit und die, die Menschheit entehrendsten und empörendsten Launen hervortreten, welche gerade diesem Kranken in seinen ehemaligen gesunden Tagen eigen gewesen waren.

Die in gesunden Zeiten Geduldigen, findet man oft in Krankheiten störrisch, heftig, hastig, auch wohl unleidlich, eigensinnig und wiederum auch wohl ungeduldig oder verzweifelt; die ehedem Züchtigen und Schamhaften findet man nun geil und schamlos. Den hellen Kopf trifft man nicht selten stumpfsinnig, den gewöhnlich Schwachsinnigen hinwiederum gleichsam klüger, sinniger und den von langsamer Besinnung zuweilen voll Geistesgegenwart und schnellem Entschlusse u.s.w.

Fast alle einseitigen Krankheiten gehören der Psora an.

- Wegen dieser Einseitigkeit scheinen sie schwieriger heilbar zu sein.
- Grund: Vor dem einzelnen großen, **hervorragenden Symptom** verschwinden alle übrigen Krankheitszeichen.

Von dieser Art (ein einzelnes hervorragendes Symptom verdeckt alle übrigen Symptome) **sind die Gemüts- und Geisteskrankheiten.**

- Sie sind keine von den übrigen Krankheiten getrennte Klasse von Krankheiten.
- Auch bei allen übrigen Körperkrankheiten ist die Gemüts- und Geistesverfassung **immer** verändert (1).

Der Gemütszustand des Kranken

- ist in allen Krankheitsfällen
- als eines der wichtigsten Symptome
- **mit in den Inbegriff der Symptome aufzunehmen**,
- will man ein treues Bild der Krankheit aufzeichnen, um danach erfolgreich homöopathisch heilen zu können.

Einseitige Krankheiten
▪ **Wenige Hauptsymptome** ▪ ein Hauptsymptom ▪ oder einige wenige Hauptsymptome ▪ **Übrige Symptome sind verdeckt (verdunkelt)** **Großteils** sind diese einseitigen Krankheiten **chronische Krankheiten und gehören der Psora an.**

Dazu gehören auch die Gemüts- und Geisteskrankheiten

§ 210 (Fortsetzung)

(1) zu **Geistesverfassung immer verändert**:

- Man findet z. B. oft bei den **schmerzhaftesten, mehrjährigen Krankheiten** ein mildes sanftes Gemüt an, sodass sich der Heilkünstler zu Achtung und Mitleid gegenüber dem Kranken veranlasst (genötigt) fühlt.
  Besiegt er die Krankheit und stellt den Kranken wieder her (wie es homöopathisch oft möglich ist), **erstaunt** (und erschrickt) der Arzt oft über die entsetzliche Veränderung des Gemüts. Oft sieht er dann Undankbarkeit, Hartherzigkeit, außergewöhnliche Bosheit und entehrende und empörende Launen. Dieser Gemütszustand war dem Kranken aber in gesunden Tagen zugehörig (eigen).
- Die bei **Gesundheit** Geduldigen findet man in der **Krankheit** oft störrisch, heftig, hastig, auch besonders eigensinnig, ungeduldig oder verzweifelt.
- Die vorher **Züchtigen** und Schamhaften findet man nun geil und schamlos.
- Den **hellen Kopf** trifft man nun besonders stumpfsinnig.
- Den **gewöhnlich Schwachsinnigen** dagegen findet man nun klüger und sinniger.
- Den von **langsamer Besinnung** findet man nun manchmal voll Geistesgegenwart und schnellem Entschluss usw.

§ 211 (Gemütszustand ist für Arznei ausschlaggebend)

§ 211
Dieß geht so weit, daß bei homöopathischer Wahl eines Heilmittels, der Gemüthszustand des Kranken oft am meisten den Ausschlag giebt, als Zeichen von bestimmter Eigenheit, welches dem genau beobachtenden Arzte unter allen am wenigsten verborgen bleiben kann.

Bei der homöopathischen Wahl eines Heilmittels

- **gibt der Gemütszustand des Kranken oft am meisten den Ausschlag**.
- Dieser Gemütszustand ist ein Zeichen bestimmter Eigenheit,
- der dem genau beobachtenden Arzt unter allen Zuständen am wenigsten verborgen bleiben kann.

Arzneiwahl
Der Gemütszustand des Kranken gibt oft am meisten den Ausschlag ▪ er ist ein Zeichen von Eigenheit ▪ dieser bleibt am wenigsten verborgen

§ 212 (Kein Arzneimittel ohne Gemütssymptome)

§ 212
Auf diese Haupt-Ingredienz aller Krankheiten, auf den veränderten Gemüths- und Geisteszustand, hat auch der Schöpfer der Heilpotenzen vorzüglich Rücksicht genommen, indem es keinen kräftigen Arzneistoff auf der Welt giebt, welcher nicht den Gemüths- und Geisteszustand des ihn versuchenden, gesunden Menschen, sehr merkbar veränderte, und zwar jede Arznei auf verschiedene Weise.

Der veränderte Gemüts- und Geisteszustand ist der Hauptbestandteil (Ingredienz) aller Krankheiten.

- Darauf hat Gott (der Schöpfer der Heilpotenzen) besonders Rücksicht genommen.
- **Jeder** verwendete kräftige **Arzneistoff** verändert merkbar den Gemüts- und Geisteszustand des gesunden Menschen.
- Und zwar **jede Arznei** auf verschiedene Weise.

Der veränderte Gemüts- und Geisteszustand

- **ist der Hauptbestandteil aller Krankheiten.**
- **Jede kräftige Arznei verändert**
  - merkbar diesen Zustand des Gesunden,
  - jede Arznei auf verschiedene Weise.

§ 213 (Arznei muss Gemütszustand erzeugen können)

§ 213
Man wird daher nie naturgemäß, das ist nie homöopathisch heilen, wenn man nicht bei jedem, selbst acutem Krankheitsfalle, zugleich mit auf das Symptom der Geistes- und Gemüths-Veränderungen siehet und nicht zur Hülfe eine solche Krankheits-Potenz unter den Heilmitteln auswählt, welche nächst der Aehnlichkeit ihrer andern Symptome mit denen der Krankheit, auch einen ähnlichen Gemüths- oder Geistes-Zustand für sich zu erzeugen fähig ist (1).

(1) So wird bei einem stillen, gleichförmig gelassenen Gemüthe, der Napell-Sturmhut selten oder nie eine, weder schnelle noch dauerhafte Heilung bewirken, eben so wenig, als die Krähenaugen bei einem milden, phlegmatischen, die Pulsatille bei einem frohen, heitern und hartnäckigen, oder die Ignazbohne bei einem unwandelbaren, weder zu Schreck, noch zu Aerger geneigten Gemüthszustande.

Homöopathisch (und damit naturgemäß) **heilen kann man nur,**

- wenn man bei jedem - selbst akuten (Anmerkung: das heißt bei akuten und chronischen Fällen) - Krankheitsfall zugleich auf die Symptome der Geistes- und Gemütsveränderungen achtet.
- Zur Hilfe **wählt man jene Arznei** (Krankheitspotenz) aus den Heilmitteln aus,
  - o die neben der Ähnlichkeit ihrer anderen Symptome mit der Krankheit,
  - o auch fähig ist, **einen ähnlichen Gemüts- und Geisteszustand für sich zu erzeugen** (1).

(1) Beispiele:

- Bei einem stillen, **gleichbleibend gelassenen Gemüt** wird Aconitum napellus selten oder **nie** eine schnelle oder dauerhafte Heilung bewirken.
- Ebenso wenig wie Nux vomica bei einem **milden, phlegmatischen Gemüt.**
- Ebenso wenig wie Pulsatilla bei einem **frohen, heiteren oder hartnäckigen Gemüt.**
- Ebenso wenig wie Ignatia bei einem **umwandelbaren, weder zu Schreck noch zu Ärger geneigten Gemüt.**

Arzneiwahl
1. Ähnlichkeit der anderen Symptome. 2. **Die Arznei muss einen ähnlichen Gemüts- und Geisteszustand erzeugen können.**

§ 214 (Heilung wie sonst auch)

§ 214
Was ich also über die Heilung der Geistes- und Gemüths-Krankheiten zu lehren habe, wird sich auf Weniges beschränken können, da sie nur auf dieselbe Art und gar nicht anders als alle übrigen Krankheiten zu heilen sind, das ist, durch ein Heilmittel was eine, dem Krankheitsfalle möglichst ähnliche Krankheits-Potenz in ihren, an Leib und Seele des gesunden Menschen zu Tage gelegten Symptomen darbietet.

Die Heilung der Geistes- und Gemütskrankheiten

- **erfolgt auf dieselbe Art wie andere Krankheiten zu heilen sind**.
- Dass heißt durch ein **Heilmittel**, das in seinen Symptomen,
  - die es bei Gesunden an Leib und Seele gezeigt hat,
  - eine dem Krankheitsfall möglichst ähnliche Arznei präsentiert (Krankheitspotenz darbietet).

Die Heilung der Geistes- und Gemütskrankheiten

erfolgt

auf dieselbe Art wie andere Krankheiten auch.

§ 215 (Verlagerung Körper zu Geist 1)

§ 215
Fast alle sogenannten Geistes- und Gemüths-Krankheiten sind nichts anderes als Körper-Krankheiten, bei denen das, jeder eigenthümliche Symptom der Geistes- und Gemüths-Verstimmung, sich unter Verminderung der Körper-Symptome (schneller oder langsamer) erhöhet und sich endlich bis zur auffallendsten Einseitigkeit, fast wie ein Local-Uebel in die unsichtbar feinen Geistes- oder Gemüths-Organe versetzt.

Fast alle Geistes- und Gemütskrankheiten sind Körperkrankheiten,

- bei denen sich unter Verminderung der Körpersymptome
- das Symptom der **Geistes- und Gemütsverstimmung** (das jeder Körperkrankheit eigen ist) **erhöht**
- und sich schließlich bis zur auffallendsten Einseitigkeit (fast wie bei einem Lokalübel)
- in die (unsichtbar feinen) Geistes- und Gemütsorgane verlagert (versetzt).

Geistes- und Gemütskrankheiten

1. **Fast alle sind Körperkrankheiten.**
   - **Verminderung** der Körpersymptome
   - **Erhöhung** des Symptoms der Geistes- und Gemütsverstimmung.

2. **Wenige sind aus geringer Gemütsschwäche entstanden.**
   - bei geringer Gemütsschwäche (Kränklichkeit vom Gemüte aus) nehmen sie ihren Anfang und schreiten fort.
   - verschlechtern oft auch den körperlichen Gesundheitszustand in großem Ausmaß.

↓

- **Das Geistes- und Gemütssymptom erhöht sich dann bis zur fast vollständigen Einseitigkeit,**
- und zwar in die unsichtbar feinen Geistes- und Gemütsorgane.

§ 216 (Verlagerung Körper zu Geist 2)

§ 216
Die Fälle sind nicht selten, wo eine den Tod drohende, sogenannte Körper-Krankheit - eine Lungenvereiterung, oder die Verderbniß irgend eines andern, edeln Eingeweides, oder eine andere hitzige (acute) Krankheit, z.B. im Kindbette u.s.w., durch schnelles Steigen des bisherigen Gemüths-Symptoms, in einen Wahnsinn, in eine Art Melancholie, oder in eine Raserei ausartet und dadurch alle Todesgefahr der Körper-Symptome verschwinden macht; letztere bessern sich indeß fast bis zur Gesundheit, oder verringern sich vielmehr bis zu dem Grade, daß ihre dunkel-fortwährende Gegenwart nur von dem beharrlich und fein beobachtenden Arzte noch erkannt werden kann. Sie arten auf diese Weise zur einseitigen Krankheit, gleichsam zu einer Local-Krankheit aus, in welcher das vordem nur gelinde Symptom der Gemüths-Verstimmung zum Haupt-Symptome sich vergrößert, welches dann größtentheils die übrigen (Körper-) Symptome vertritt, und ihre Heftigkeit palliativ beschwichtiget, so daß, mit einem Worte, die Uebel der gröbern Körper-Organe auf die fast geistigen, von keinem Zergliederungs-Messer je erreichten oder erreichbaren Geistes- und Gemüths-Organe gleichsam übergetragen und auf sie abgeleitet werden.

Stellvertreterfunktion (Körper ⇨ Geist)	
URSACHE	**WIRKUNG**
1. Häufig **artet eine Körperkrankheit aus** ▪ **in eine schnelle Steigerung der Gemütssymptome**	2. **Dadurch verschwinden die Todesgefahr durch die Körpersymptome.** • Sie bessern sich fast bis zur Gesundheit.
3. Die **Geistes- und Gemütssymptome arten zur einseitigen Krankheit aus** (fast zur Lokalkrankheit). = nun Hauptsymptom.	4. Das Hauptsymptom vertritt (palliativ) großteils die übrigen Symptome.
Arzneiwahl ▪ sowohl der Körpersymptome ▪ **aber va. bezüglich des Hauptsymptoms (Geist/Gemüt)** ⇨ Gesamtkrankheit wird ausgelöscht	

Häufig (nicht selten) **artet eine** (sogenannte) **Körperkrankheit,**
- o eine Lungenvereiterung,
- o eine Schädigung eines edlen Eingeweides,
- o eine hitzige akute Krankheit – zum Beispiel im Kindbett
- o usw.,

- ▪ **durch schnelle Steigerung des bisherigen Gemütssymptoms** in
  - o einen Wahnsinn,
  - o in eine Art Melancholie
  - o oder in eine Raserei

  aus
- ▪ und **lässt dadurch jede Todesgefahr der Körpersymptome verschwinden**.
- ▪ Die **Körpersymptome** bessern sich fast bis zur Gesundheit oder verringern sich bis zu einem Grad, dass ihr Vorhandensein nur noch vom fein beobachtenden Arzt erkannt werden kann.

Auf diese Weise (Verringerung der Körpersymptome, Erhöhung des Symptoms des Geistes- und Gemütszustandes) **arten sie zur einseitigen Krankheit** aus,
- ▪ sozusagen (gleichsam) zu einer Lokalkrankheit,
- ▪ in der sich das (vorher nur mäßige) Symptom der **Gemütsverstimmung** zum Hauptsymptom vergrößert.

Dieses Hauptsymptom der Gemütsverstimmung
- ▪ vertritt dann größtenteils die übrigen Symptome (Körpersymptome)
- ▪ und dämpft (mildern, beschwichtigen) palliativ ihre Heftigkeit.
- ▪ **Dadurch werden die Übel**
  - o der (gröberen) Körperorgane
  - o auf die (fast geistigen, von keinem Zergliederungsmesser je erreichbaren) Geistes- und Gemütsorgane sozusagen (gleichsam) übertragen
  - o und auf sie abgeleitet.

§ 217 (Alle Symptome erkunden)

§ 217
Mit Sorgfalt muß bei ihnen die Erforschung des ganzen Zeichen-Inbegriffs unternommen werden, in Absicht der Körper-Symptome sowohl, als auch, und zwar vorzüglich, in Absicht der genauen Auffassung der bestimmten Eigenheit (des Charakters) seines Hauptsymptoms, des besondern, jedesmal vorwaltenden Geistes- und Gemüths-Zustandes, um zur Auslöschung der Gesammtkrankheit eine homöopathische Arzneikrankheits-Potenz unter den, nach ihren reinen Wirkungen gekannten Heilmitteln auszufinden, ein Heilmitte!, welches in seinem Symptomen-Inhalte nicht nur die, in diesem Krankheitsfalle gegenwärtigen Körperkrankheits-Symptome, sondern auch vorzüglich diesen Geistes- und Gemüths-Zustand in möglichster Aehnlichkeit darbietet.

Stellvertreterfunktion (Körper ⇨ Geist)	
URSACHE	**WIRKUNG**
1. **<u>Häufig</u> artet eine Körperkrankheit aus** ▪ **in eine schnelle Steigerung der Gemütssymptome**	2. **Dadurch verschwinden die Todesgefahr durch die Körpersymptome.** • Sie bessern sich fast bis zur Gesundheit.
3. Die **Geistes- und Gemütssymptome arten zur einseitigen Krankheit aus** (fast zur Lokalkrankheit). = nun Hauptsymptom.	4. Das Hauptsymptom vertritt (palliativ) großteils die übrigen Symptome.
Arzneiwahl ▪ sowohl der Körpersymptome ▪ **aber v.a. bezüglich des Hauptsymptoms (Geist / Gemüt)** ⇨ Gesamtkrankheit wird ausgelöscht	

Mit **Sorgfalt** muss bei ihnen (einseitige Krankheit - Hauptsymptom Gemütsverstimmung) die <u>Erforschung des Zeicheninbegriffs</u> vorgenommen werden,

- sowohl bezüglich der <u>Körpersymptome</u>,
- **vor allem** aber hinsichtlich (der genauen Auffassung) der bestimmten Eigenheit - **des Charakters - seines Hauptsymptoms**, des jedes Mal vorherrschenden (vorwaltenden; deutlich spürbar sein) **Geistes- und Gemütszustandes**.

Auf diese Weise lässt sich, um die **Gesamtkrankheit auszulöschen,**

- eine homöopathische **Arznei** (unter den Heilmitteln, deren reine Wirkung man kennt) herausfinden.
- Ein Heilmittel, das in seinem <u>Symptomeninhalt</u>
  - o <u>nicht nur die Körperkrankheitssymptome</u> (die in diesem Krankheitsfall vorhanden sind),
  - o sondern und **auch vor allem diesen Geistes- und Gemütszustand**
- **in möglichster Ähnlichkeit** anbietet (darbietet).

Alle Symptome erkunden

§ 218 (Frühere Körperzustände)

§ 218
Zu dieser Symptomen-Schilderung gehört zuerst die genaue Beschreibung der sämmtlichen Zufälle der vormaligen sogenannten Körper-Krankheit, ehe sie zur einseitigen Erhöhung des Geistes-Symptoms, zur Geistes- und Gemüths-Krankheit ausartete. Aus dem Berichte der Angehörigen wird dieses erhellen.

Diese **Symptomenschilderung** erfordert

- **zuerst** die genaue Beschreibung sämtlicher Zufälle der früheren (sogenannten) Körperkrankheit bevor sie zur einseitigen Erhöhung des Geistes-Symptoms - zur Geistes- und Gemütskrankheit - ausartete.
- Der Bericht der Angehörigen wird das deutlicher machen (erhellen).

Stellvertreterfunktion (Körper ⇨ Geist) Vorgang bei der **Symptomenschilderung**
1. Sämtliche Zufälle der **früheren „Körperkrankheit“** (bevor sie zur einseitigen Geistes- und Gemütskrankheit wurde) 2. ergänzt um den Bericht der Angehörigen. --- …

§ 219 (Frühere Körperzustände erscheinen kurzfristig)

§ 219
Die Vergleichung dieser ehemaligen Körperkrankheits-Symptome mit den davon jetzt noch übrigen, obgleich unscheinbarer gewordenen Spuren (welche auch jetzt noch sich zuweilen hervorthun, wenn ein lichter Zwischenraum und eine überhingehende Minderung der Geistes-Krankheit eintritt) wird zur Bestätigung der fortdauernden, verdeckten Gegenwart derselben dienen.

Der **Vergleich der ehemaligen Körper-Krankheitssymptome**

- mit den davon jetzt noch vorhandenen Spuren von ihnen **dient**
- - auch wenn sie unscheinbar geworden sind -
- zur Bestätigung ihrer permanenten verdeckten Gegenwart.
- Auch jetzt **erscheinen sie manchmal,**
  - o wenn ein lichter Zwischenraum
  - o oder eine vorübergehende Minderung der Geisteskrankheit auftritt.

Stellvertreterfunktion (Körper ⇨ Geist)
Vorgang bei der **Symptomenschilderung**

1. Sämtliche Zufälle der **früheren „Körperkrankheit“** (bevor sie zur einseitigen Geistes- und Gemütskrankheit wurde)
2. ergänzt um den Bericht der Angehörigen und Pfleger.

---

3. **Vergleich** der früheren Symptome der „Körperkrankheit“ mit den Spuren, welche noch vorhanden sind.
   Sie erscheinen auch jetzt teilweise (v.a. wenn eine vorübergehende Minderung der Geisteskrankheit auftritt).

…

§ 220 (Antimiasmatische Mittel)

§ 220
Setzt man hiezu noch den, genau von den Angehörigen und dem Arzte selbst beobachteten Geistes- und Gemüths-Zustand (1), so ist das vollständige Krankheitsbild zusammengesetzt, für welches dann eine, treffend ähnliche Symptome und vorzüglich die ähnliche Geistes-Zerrüttung zu erregen fähige Arznei, unter den (antipsorischen u.s.w.) Arzneimitteln zur homöopathischen Heilung des Uebels aufgesucht werden kann, wenn die Geistes-Krankheit schon seit einiger Zeit fortgedauert hatte.

(1) Welcher nicht selten in Perioden abwechselnd erscheint, z. B. auf mehre Tage stürmischen Wahnsinns oder Wuth folgen andre Tage tiefsinniger, stiller Traurigkeit, u.s.w. auch wohl nur in gewissen Monaten des Jahres wiederkehrend.

Ergänzt man (zu den ehemaligen Körper-Krankheitssymptomen) **noch den Geistes- und Gemütszustand** (1),

- der von den Angehörigen
- und dem Arzt genau

beobachtet wurde,

- **so ergibt dies das vollständige Krankheitsbild.**

Für das vollständige Krankheitsbild wird eine Arznei gesucht,

- welche besonders ähnliche Symptome - vor allem die ähnliche Geisteszerrüttung - erregen kann.
  - o Diese Arznei - zur homöopathischen Heilung des Übels -
  - o wird unter den **(antipsorischen usw.) Arzneimitteln** gesucht,
  - o wenn die Krankheit schon seit einiger Zeit bestand.

(1) **Der Geistes- und Gemütszustand erscheint häufig** (nicht selten) **in abwechselnden Perioden.** Z. B. mehrere Tage stürmischer Wahnsinn oder Wut gefolgt von Tagen tiefsinniger, stiller Traurigkeit usw.
Und dies auch nur wiederkehrend zu gewissen Monaten des Jahres.

Stellvertreterfunktion (Körper ⇨ Geist)
Vorgang bei der **Symptomenschilderung**

1. Sämtliche Zufälle der **früheren „Körperkrankheit“** (bevor sie zur einseitigen Geistes- und Gemütskrankheit wurde)
2. ergänzt um den Bericht der Angehörigen und Pfleger.

---

3. **Vergleich** der früheren Symptome der „Körperkrankheit“ mit den Spuren, welche noch vorhanden sind.
   Sie erscheinen auch jetzt teilweise (v.a. wenn eine vorübergehende Minderung der Geisteskrankheit eintritt).

---

4. **Ergänzung um den Geistes- und Gemütszustand,** der beobachtet wurde, von
   - Arzt
   - Angehörigen

Vollständiges Krankheitsbild ⇨ Arznei, welche vor allem den Geistes- und Gemütszustand erregen kann.

Wenn die Krankheit schon länger besteht, dann eine antimiasmatische Arznei verwenden.

§ 221 (Akuter Wahnsinn)

§ 221
War jedoch aus dem gewöhnlichen, ruhigen Zustande plötzlich ein Wahnsinn oder eine Raserei (auf Veranlassung von Schreck, Aergerniß, geistigem Getränke u.s.w.) als eine acute Krankheit ausgebrochen, so kann, ob sie gleich fast ohne Ausnahme aus innerer Psora entsprang, (gleichsam als eine von ihr auflodernde Flamme) sie doch in diesem, ihrem acuten Anfange, nicht sogleich mit antipsorischen, sondern muß mit den hier angedeuteten Arzneien, aus der Classe der übrigen geprüften Heilmittel (1) gewählt, in hoch potenzirten, feinen, homöopathischen Gaben erst behandelt werden, um sie so weit zu beseitigen, daß die Psora in ihren vorigen, fast latenten Zustand vor der Hand wieder zurückkehre, in welchem der Kranke genesen erscheint.

(1) z. B. Aconit, Belladonne, Stechapfel, Bilsen, Quecksilber u.s.w.

Behandlung von akutem **Wahnsinn oder Raserei**

1. Bei sonst normalerweise ruhigem Gemütszustand. Dann entspringt sie fast immer der **auflodernden inneren Psora**.
2. Wahnsinn bzw. Raserei mit akutem Beginn nicht sofort mit antipsorischen Mitteln behandeln.
3. **Zuerst mit folgenden Mitteln** behandeln:
   - Aconit
   - Belladonna
   - Stramonium (Stechapfel)
   - Hyoscyamus (Bilsen)
   - Mercurius (Quecksilber)
   - usw.
4. Dadurch wird die **Psora** wieder in ihren **latenten Zustand zurückgedrängt** (in dem der Kranke gesund erschien).

Tritt **plötzlich als akute Krankheit Wahnsinn oder eine Raserei** auf, aus Anlass von
- Schreck,
- Ärger,
- Alkohol
- usw.

- bei normalerweise ruhigem Zustand,
- dann entspringt sie **fast ausschließlich aus der inneren Psora** (wie eine von ihr auflodernde Flamme).

Bei diesem akuten Beginn (akuter Wahnsinn oder Raserei)
- kann die Krankheit nicht sofort mit antipsorischen Mitteln behandelt werden,
- sondern dies muss zuerst mit den (in der Fußnote angedeuteten) Arzneien behandelt werden:
  - aus der Klasse der übrigen geprüften Heilmittel (1),
  - in hoch potenzierten, homöopathischen Gaben.
- **Dadurch wird die akute Krankheit so weit beseitigt,**
  - dass die Psora vorerst wieder in ihren vorigen, fast latenten Zustand zurückkehrt,
  - in dem der Kranke gesund (genesen) erschien.

(1) z. B. Aconit, Belladonna, Stramonium (Stechapfel), Hyoscyamus (Bilsen), Mercurius (Quecksilber) usw.

§ 222 (Antipsorische Behandlung nach akuter Behandlung)

§ 222
Doch darf ein solcher, aus einer acuten Geistes-oder Gemüths-Krankheit durch gedachte, apsorische Arzneien Genesener nie als geheilt angesehen werden; im Gegentheile darf man keine Zeit verlieren, um ihn durch eine fortgesetzte, antipsorische, vielleicht auch antisyphilitische Cur von dem chronischen Miasm der, jetzt zwar wieder latenten, aber zu ihrem Wiederausbruche in Anfällen der vorigen Geistes- oder Gemüths-Krankheit, von nun an sehr geneigten Psora, gänzlich zu befreien (1), **da dann kein ähnlicher, künftiger Anfall wieder zu befürchten ist, wenn der Kranke der diätetisch geordneten Lebensart treu bleibt.**

(1) Es ist sehr selten, daß eine schon etwas langwierige Geistes- oder Gemüthskrankheit von selbst nachläßt (indem das innere Siechthum wieder in die gröbern Körper-Organe übergeht); dieß geschieht in den Fällen, wo hie und da ein bisheriger Bewohner der Irrenhäuser als scheinbar genesen entlassen ward. Außerdem blieben bisher alle Irrenhäuser bis oben angefüllt, so daß die Menge andrer auf die Aufnahme in diese Häuser harrender Irren, fast nie Platz darin fand, wenn nicht einige der Wahnsinnigen im Hause mit Tode abgingen. Keiner wird darin durch die alte Schule wirklich und dauerhaft geheilt! Ein sprechender Beweis (unter vielen andern) von der gänzlichen Nullität der bisherigen Unheilkunst, die von der allöopathischen Prahlerei mit dem Namen rationelle Heilkunst lächerlich genug beehrt ward. Wie oft konnte dagegen nicht schon die wahre Heilkunst, (die ächte, reine Homöopathik) solche Unglückliche wieder in den Besitz ihrer Geistes- und Körper-Gesundheit setzen und ihren erfreuten Angehörigen und der Welt wieder geben!

Behandlung von akutem **Wahnsinn oder Raserei**

Bei sonst normalerweise ruhigem Gemütszustand. Dann entspringt sie fast immer der **auflodernden inneren Psora**.

1. Wahnsinn bzw. Raserei mit akutem Beginn nicht sofort mit antipsorischen Mitteln behandeln.
2. **Zuerst mit Akutmitteln** behandeln.
3. Dadurch wird die Psora wieder in ihren latenten Zustand zurückgedrängt (in dem der Kranke gesund erschien).

---

4. Danach ist der Kranke nicht geheilt (Psora wieder latent, aber sehr geneigt, wieder auszubrechen).
5. **Man muss sofort mit einer antimiasmatischen Behandlung beginnen.**
   - Antipsorisch,
   - evtl. auch antisyphilitisch,
6. ... um den **Kranken vom chronischen Miasma zu befreien**.

Wenn jemand **aus einer akuten Geistes- und Gemütskrankheit durch nicht psorische Arzneien genesen** ist,

- **ist er nicht geheilt** (nie als geheilt anzusehen).
  - Die Psora ist zwar wieder latent (schlummernd, unsichtbar),
  - aber sehr geneigt dazu, in Anfällen der vorigen Geistes- und Gemütskrankheit wieder auszubrechen.

Man muss unverzüglich beginnen, den Kranken

- durch eine **fortgesetzte antipsorische Behandlung,**
- vielleicht auch durch eine antisyphilitische Behandlung
- **von dem chronischen Miasma der Psora zu befreien** (1).
  - Dann ist kein ähnlicher Anfall in Zukunft mehr zu befürchten,
  - sofern der Kranke die diätetisch geordnete Lebensweise einhält.

(1) **Sehr selten lässt eine langwierige Geistes- oder Gemütskrankheit von selbst nach** - indem das innere Siechtum wieder in die gröberen Körperorgane übergeht. Dies geschieht manchmal, wenn ein Bewohner (Insasse) eines Irrenhauses als scheinbar genesen entlassen wird.
Sonst bleiben alle Irrenhäuser vollkommen voll, sodass die vielen - auf die Aufnahme wartenden - Irren fast nie einen Platz finden, wenn nicht einige der Wahnsinnigen sterben würden. **Keiner wird in den Irrenhäusern durch die alte Schule wirklich und dauerhaft geheilt**. Dies ist eine unter vielen Beweisen von der Unheilkunst der Allopathie, die lächerlicherweise als **rationale Heilkunst** bezeichnet wird. Die wahre Heilkunst – die echte Homöopathie – konnte solchen Unglücklichen dagegen schon oft helfen (in den Besitz von Gesundheit von Geist und Körper versetzen) und der Welt und den Angehörigen wiedergeben.

§ 223 (Rückfälle)

§ 223
Wird aber die antipsorische, (auch wohl antisyphilitische) Cur unterlassen, so ist bei noch geringerer Veranlassung, als bei der ersten Erscheinung des Wahnsinns statt fand, bald ein neuer und zwar anhaltenderer, größerer Anfall davon, fast mit Sicherheit zu erwarten, während welchem sich die Psora vollends zu entwickeln pflegt und in eine entweder periodische oder anhaltende Geistes-Zerrüttung übergeht, welche dann schwieriger antipsorisch geheilt werden kann.

Wird die antipsorische (oder antisyphilitische) **Behandlung unterlassen,**

- so ist fast sicher, dass
- bei einem noch geringeren Anlass als beim ersten Mal
- **ein neuer länger andauernder** (anhaltenderer)**, größerer Anfall zu erwarten ist**.
    - Die Psora entwickelt sich dabei vollständig
    - und geht in eine periodische oder anhaltende Geisteszerrüttung über,
    - die dann schwieriger antipsorisch geheilt werden kann.

Behandlung von akutem **Wahnsinn oder Raserei**
Bei sonst normalerweise ruhigem Gemütszustand. Dann entspringt sie fast immer der **auflodernden inneren Psora**. 1. Wahnsinn bzw. Raserei mit akutem Beginn nicht sofort mit antipsorischen Mitteln behandeln. **2. Zuerst mit Akutmitteln** behandeln. 3. Dadurch wird die Psora wieder in ihren latenten Zustand zurückgedrängt (in dem der Kranke gesund erschien). -- 4. Danach ist der Kranke nicht geheilt (Psora wieder latent, aber sehr geneigt, wieder auszubrechen). **5. Man muss sofort mit einer antimiasmatischen Behandlung beginnen.** ▪ Antipsorisch, ▪ evtl. auch antisyphilitisch, 6. … um den **Kranken vom chronischen Miasma zu befreien**.

Wird die antimiasmatische Behandlung unterlassen, dann

- Ist bei einem geringen Anlass
- ein **neuer Anfall** zu erwarten,
    - der länger dauert
    - und größer/stärker ist.
- Dies ist dann noch schwieriger zu heilen.

§ 224 (Unterscheidung der Ursache)

§ 224
Ist die Geistes-Krankheit noch nicht völlig ausgebildet und es wäre noch einiger Zweifel vorhanden, ob sie wirklich aus Körper-Leiden entstanden sei, oder vielmehr von Erziehungsfehlern, schlimmer Angewöhnung, verderbter Moralität, Vernachlässigung des Geistes, Aberglauben oder Unwissenheit herrühre; da dient als Merkmal, daß durch verständigendes, gutmeinendes Zureden, durch Trostgründe oder durch ernsthafte und vernünftige Vorstellungen dieselbe nachlassen und sich bessern, dagegen aber wahre, auf Körper-Krankheit beruhende Gemüths- oder Geistes-Krankheit schnell dadurch verschlimmert, Melancholie noch niedergeschlagener, klagender, untröstlicher und zurückgezogener, so auch boshafter Wahnsinn dadurch noch mehr erbittert und thörichtes Gewäsch offenbar noch unsinniger wird (1).

(1) Es scheint, als fühle hier die Seele des Kranken mit Unwillen und Betrübniß, die Wahrheit dieser vernünftigen Vorstellungen, und wirke auf den Körper, gleich als wolle sie die verlorene Harmonie wieder herstellen, dieser aber wirke zu stark mittels seiner Krankheit zurück auf die Geistes- und Gemüths-Organe und setze sie in desto größern Aufruhr durch erneuertes Uebertragen seiner Leiden auf sie.

Unterscheidung Geisteskrankheiten (nach Ursache)	
aus **Körperleiden**	aus **Sonstigem** ▪ Erziehungsfehlern ▪ schlechter Angewohnheit ▪ verdorbener Moral ▪ Vernachlässigung des Geistes ▪ Aberglauben ▪ oder Unwissenheit
durch Zureden, Trost usw. wird der Zustand	
↓ **schlechter**	↓ **besser**

Wenn die **Geisteskrankheit noch nicht völlig ausgebildet** ist und noch einiger Zweifel besteht,

- ob sie **aus einem Körperleiden entstanden** ist
- **oder auf folgenden Dingen beruht**:
  - Erziehungsfehlern
  - schlechter Angewohnheit
  - verdorbener Moral
  - Vernachlässigung des Geistes
  - Aberglauben
  - oder Unwissenheit,
- **so gibt es zur Unterscheidung folgendes Merkmal**:
  - die Letzteren (Erziehungsfehler, Aberglauben, ...) lassen nach und **bessern sich** durch
    - verständnisvolles, gut gemeintes Zureden
    - durch Trost
    - ernsthafte und vernünftige Vorstellungen.
  - Die wahren Gemüts- und Geisteskrankheiten aber, die auf einer Körperkrankheit beruhen, **verschlimmern sich** dagegen dadurch (Zureden, ...) schnell.
    - Melancholie wird noch niedergeschlagener, klagender, untröstlicher und zurückgezogener,
    - boshafter Wahnsinn wird noch mehr erbittert
    - und törichtes Gewäsch (Geplapper, Gerede) offenbar noch unsinniger (1).

(1) Scheinbar fühlt hier die Seele des Kranken mit Unwillen und Betrübnis die Wahrheit dieser vernünftigen Vorstellungen. Sie wirkt auf den Körper ein, so als wolle sie die verlorene Harmonie wiederherstellen. Diese aber wirkt zu stark durch die Krankheit zurück auf die Geistes- und Gemütssymptome und versetzt sie in umso größeren Aufruhr durch erneutes Übertragen seiner Leiden auf sie.

§ 225 (Gemütskrankheit ursächlich)

§ 225
Es giebt dagegen wie gesagt, allerdings einige wenige Gemüths-Krankheiten, welche nicht bloß aus Körper-Krankheiten dahin ausgeartet sind, sondern auf umgekehrtem Wege, bei geringer Kränklichkeit, vom Gemüthe aus, Anfang und Fortgang nehmen, durch anhaltenden Kummer, Kränkung, Aergerniß, Beleidigungen und große, häufige Veranlassungen zu Furcht und Schreck. Diese Art von Gemüthskrankheiten verderben dann oft mit der Zeit, auch den körperlichen Gesundheits-Zustand, in hohem Grade.

Einige wenige Gemütskrankheiten sind nicht nur aus Körperkrankheiten entstanden (dahin ausgeartet),

- sondern umgekehrt: **Bei geringer Gemütsschwäche** (Kränklichkeit vom Gemüte aus) nehmen sie ihren Anfang und schreiten fort.
  Gründe:
  - anhaltender Kummer
  - anhaltende Kränkung
  - anhaltendes Ärgernis
  - anhaltende Beleidigungen
  - und großer und häufiger Anlass zu Furcht und Schreck.
- Diese Art von Gemütskrankheiten **verderben oft auch den körperlichen Gesundheitszustand in großem Ausmaß**.

Geistes- und Gemütskrankheiten

1. **Fast alle**
   sind Körperkrankheiten.
   - **Verminderung** der Körper-symptome
   - **Erhöhung** des Symptoms der Geistes- und Gemütsver-stimmung.

2. **Wenige**
   sind aus geringer Gemüts-schwäche entstanden.
   - bei geringer Gemütsschwäche (Kränklichkeit vom Gemüte aus) nehmen sie ihren Anfang und schreiten fort.
   - verschlechtern oft auch den körperlichen Gesundheits-zustand in großem Ausmaß.

↓

- durch anhaltenden Kummer, Kränkung, Ärgernis oder Beleidigungen
- durch großen und häufigen Anlass zu Furcht und Schreck

§ 226 (Psychische Heilmittel)

§ 226
Bloß diese, durch die Seele zuerst angesponnenen und unterhaltenen Gemüths-Krankheiten, lassen sich, so lange sie noch neu sind und den Körper-Zustand noch nicht allzusehr zerrüttet haben, durch psychische Heilmittel, Zutraulichkeit, gütliches Zureden, Vernunftgründe, oft aber auch durch eine wohlverdeckte Täuschung, schnell in Wohlbefinden der Seele (und bei angemessener Lebensordnung, auch scheinbar in Wohlbefinden des Leibes) verwandeln.

Nur bei diesen - zuerst aus der Seele entstandenen und unterhaltenden - Gemütskrankheiten

- **lassen sich** durch
  - psychische Heilmittel,
  - gutes Zureden,
  - Vernunftgründe,
  - oft auch durch eine gute verdeckte Täuschung
- **schnell** in ein Wohlbefinden der Seele verwandeln.
- **Aber nur,**
  - solange sie noch neu sind
  - und den Körperzustand noch nicht allzu sehr zerrüttet haben.

Geistes- und Gemütskrankheiten

1. **Fast alle sind Körperkrankheiten.**
   - **Verminderung** der Körpersymptome
   - **Erhöhung** des Symptoms der Geistes- und Gemütsverstimmung.

2. **Wenige sind aus geringer Gemütsschwäche entstanden.**
   - bei geringer Gemütsschwäche (Kränklichkeit vom Gemüte aus) nehmen sie ihren Anfang und schreiten fort.
   - verschlechtern oft auch den körperlichen Gesundheitszustand in großem Ausmaß.

↓

- durch anhaltenden Kummer, Kränkung, Ärgernis oder Beleidigungen
- durch großen und häufigen Anlass zu Furcht und Schreck

Besserung durch ...
- psychische Heilmittel
- gutes Zureden
- Vernunftgründe
- (gute Täuschung)

Aber nur:
- wenn noch relativ neu
- und wenn der Zustand noch nicht zu sehr zerrüttet ist

§ 227 (Psora bei Gemütskrankheiten)

§ 227
Aber auch bei diesen liegt ein Psora-Miasm zum Grunde, was nur seiner völligen Entwickelung noch nicht ganz nahe war, und es ist der Sicherheit gemäß, damit der Genesene nicht wieder, wie nur gar zu leicht, in eine ähnliche Geistes-Krankheit verfalle, ihn einer gründlichen, antipsorischen (auch wohl antisyphilitischen) Cur zu unterwerfen.

Doch auch diesen Gemütskrankheiten (zuerst aus der Seele entstanden) **liegt ein Psora-Miasma zugrunde**,

- das aber seiner vollständigen Entwicklung noch nicht ganz nahe war.
- Damit der Genesende **nicht wieder in eine ähnliche Geisteskrankheit verfällt** (was nur allzu leicht passiert), ist sicherheitshalber
  - o eine antipsorische Behandlung
  - o (oder auch eine antisyphilitische Behandlung)

  auszuführen.

Geistes- und Gemütskrankheiten

1. **Fast alle sind Körperkrankheiten.**
   - **Verminderung** der Körpersymptome
   - **Erhöhung** des Symptoms der Geistes- und Gemütsverstimmung.

2. **Wenige sind aus geringer Gemütsschwäche entstanden.**
   - bei geringer Gemütsschwäche (Kränklichkeit vom Gemüte aus) nehmen sie ihren Anfang und schreiten fort.
   - verschlechtern oft auch den körperlichen Gesundheitszustand in großem Ausmaß.

Aber auch hier liegt ein Psora-Miasma zugrunde,

- das noch nicht vollständig entwickelt war.

↓

Antipsorische Behandlung

↓

- durch anhaltenden Kummer, Kränkung, Ärgernis oder Beleidigungen
- durch großen und häufigen Anlass zu Furcht und Schreck

§ 228 (Therapeutische Begleitung)

§ 228
Bei den durch Körper-Krankheit entstandenen Geistes- und Gemüths-Krankheiten, welche einzig durch homöopathische, gegen das innere Miasm gerichtete Arznei, nächst sorgfältig angemessener Lebensordnung zu heilen sind, muß allerdings auch, als beihülfliche Seelen-Diät, ein passendes, psychisches Verhalten von Seiten der Angehörigen und des Arztes gegen den Kranken sorgfältig beobachtet werden. Dem wüthenden Wahnsinn muß man stille Unerschrockenheit und kaltblütigen, festen Willen, - dem peinlich klagenden Jammer, stummes Bedauern in Mienen und Gebehrden, - dem unsinnigen Geschwätze, nicht ganz unaufmerksames Stillschweigen, - einem ekelhaften und gräuelvollen Benehmen und ähnlichem Gerede, völlige Unaufmerksamkeit entgegensetzen. Den Verwüstungen und Beschädigungen der Außendinge beuge man bloß vor, verhüte sie, ohne dem Kranken Vorwürfe darüber zu machen, und richte alles so ein, daß durchaus alle körperlichen Züchtigungen und Peinigungen (1) **wegfallen. Dieß geht um desto leichter an, da beim Arzneieinnehmen - dem einzigen Falle, wo noch Zwang als Entschuldigung gerechtfertigt werden könnte - in der homöopathischen Heilart die kleinen Gaben hülfreicher Arznei dem Geschmacke nie auffallen, also dem Kranken ganz unbewußt in seinem Getränke gegeben werden können, so daß aller Zwang unnöthig wird.**

(1) Man muß über die Hartherzigkeit und Unbesonnenheit der Aerzte in mehren Krankenanstalten dieser Art erstaunen; ohne die wahre Heilart solcher Krankheiten auf dem einzig hülfreichen, homöopathisch arzneilichen (antipsorischen) Wege zu suchen, begnügen sich diese Grausamen, jene bedauernswürdigsten aller Menschen durch die heftigsten Schläge und andre qualvolle Martern zu peinigen. Sie erniedrigen sich durch dieß gewissenslose und empörende Verfahren tief unter den Stand der Zuchtmeister in Strafanstalten, denn diese vollführen solche Züchtigungen nur nach Pflicht ihres Amtes und an Verbrechern, jene aber scheinen ihre Bosheit gegen die vorausgesetzte Unheilbarkeit der Geistes- und Gemüths-Krankheiten, im demüthigenden Gefühle ihrer ärztlichen Nichtigkeit, durch Härte an den bedauernswürdigen, schuldlosen Leidenden selbst auszulassen, da sie zur Hülfe zu unwissend und zu träge zur Annahme eines zweckmäßigen Heilverfahrens sind.

Die Geistes- und Gemütskrankheiten, die durch Körperkrankheiten entstanden sind,

- **sind nur durch eine homöopathische - gegen das innere Miasma gerichtete - Arznei zu heilen**.
- Erforderlich gleichzeitig: eine angemessene Lebensordnung.
- **Ein passendes psychisches Verhalten des Arztes und der Angehörigen gegenüber dem Kranken** muss zusätzlich als mithelfende „Seelen-Diät" berücksichtigt (sorgfältig beachtet) werden.
  - Einem wütenden **Wahnsinnigen** ist stille Unerschrockenheit und kaltblütiger, fester Wille entgegenzusetzen.
  - Einem peinlich klagenden **Jammernden** ist stummes Bedauern in Mienen und Gesten entgegenzusetzen.
  - Einem **unsinnigen Geschwätzigen** ist ein etwas (nicht ganz) unaufmerksames Stillschweigen entgegenzusetzen.
  - Einem Menschen mit ekelhaftem und **grauenvollem Benehmen** und mit einem ähnlichen **Gerede** ist völlige Unaufmerksamkeit entgegenzusetzen.
  - **Verwüstungen und Beschädigungen** der Außendinge beugt man nur vor. Man verhindert sie, **ohne dem Kranken Vorwürfe darüber zu machen**.
    Außerdem richtet man alles so ein, dass alle körperlichen Züchtigungen und Peinigungen (1) wegfallen.
    Dies geht umso leichter, als bei der Arzneieinnahme - dem einzigen Fall, wo Zwang (als Entschuldigung) gerechtfertigt sein kann - in der Homöopathie die kleinen Gaben hilfreich sind, indem sie geschmacklich nie auffallen. So können sie dem Kranken ohne sein Wissen in sein Getränk gegeben werden, sodass kein Zwang erforderlich ist.

§ 228 (Fortsetzung)

Geistes- und Gemütskrankheiten

1. **Fast alle sind Körperkrankheiten.**
   - **Verminderung** der Körper-symptome
   - **Erhöhung** des Symptoms der Geistes- und Gemütsverstimmung.

2. **Wenige sind aus geringer Gemütsschwäche entstanden.**
   - bei geringer Gemütsschwäche nehmen sie ihren Anfang und schreiten fort.
   - verschlechtern oft auch den körperlichen Gesundheitszustand in großem Ausmaß.

↓

Antipsorische Behandlung + **passendes psychisches Verhalten** des Arztes und der Angehörigen

Passendes psychisches Verhalten

- **Wahnsinnigen** ⇨ Unerschrockenheit und fester Wille.
- **Jammernden** ⇨ stummes Bedauern.
- **unsinniges Geschwätz** ⇨ unaufmerksames Stillschweigen.
- **grauenvolles Benehmen, Gerede** ⇨ völlige Unaufmerksamkeit.
- **Verwüstungen und Beschädigungen** ⇨ beugt man vor. Man verhindert sie, **ohne dem Kranken Vorwürfe zu machen**.

(1) Man muss staunen über die **Hartherzigkeit und Unbesonnenheit der Ärzte in mehreren Krankenanstalten** dieser Art (Irrenhäuser). Ohne dass sie die wahre Heilung solcher Krankheiten auf dem einzigen hilfreichen, homöopathischen arzneilichen (antipsorischen) Weg versuchen, begnügen sie sich (die Grausamen) damit, diese bedauernswertesten aller Menschen durch **heftigste Schläge und andere Qualen zu peinigen.**
Sie (die Ärzte) erniedrigen sich durch dieses gewissenlose und empörende Verfahren zutiefst, tiefer als die Zuchtmeister in Strafanstalten. Denn diese (Zuchtmeister) führen die Züchtigungen nur in der Pflicht ihres Amtes und nur an Verbrechern aus. Jene (**die Ärzte**) **aber lasen ihre Bosheit** (gegen die vorausgesetzte Unheilbarkeit der Geistes- und Gemütskrankheiten) - in dem demütigen Gefühl ihrer ärztlichen Bedeutungslosigkeit (Nichtigkeit) - durch Härte an den bedauernswürdigen, schuldlosen Leidenden selbst aus. Zu unwissend, um zu helfen, sind sie zu träge, um ein zweckmäßiges Heilverfahren anzunehmen.

§ 229 (Umgang mit Geisteskrankheiten)

§ 229
Auf der andern Seite sind Widerspruch, eifrige Verständigungen, heftige Zurechtweisungen und Schmähungen, so wie schwache, furchtsame Nachgiebigkeit bei ihnen ganz am unrechten Orte, sind gleiche schädliche Behandlungen ihres Geistes und Gemüths. Am meisten werden sie jedoch durch Hohn, Betrug und ihnen merkliche Täuschungen erbittert und in ihrer Krankheit verschlimmert. Immer müßen Arzt und Aufseher den Schein annehmen, als ob man ihnen Vernunft zutraue. Dagegen suche man alle Arten von Störungen ihrer Sinne und ihres Gemüths von außen zu entfernen; es giebt keine Unterhaltungen für ihren umnebelten Geist, keine wohlthätigen Zerstreuungen, keine Belehrungen, keine Besänftigung durch Worte, Bücher oder andere Gegenstände für ihre, in den Fesseln des kranken Körpers schmachtende, oder empörte Seele, keine Erquickung für sie, als die Heilung; erst von ihrem zum Bessern umgestimmten Körper-Befinden strahlet Ruhe und Wohlbehagen auf ihren Geist zurück (2). .

(1) Nur in einer, eigens dazu eingerichteten Anstalt läßt sich die Heilung Wahnsinniger, Wüthender und Melancholischer bewerkstelligen, aber nicht im Kreise der Familie des Kranken.

Unpassendes Verhalten
(bei Geistes- und Gemütskrankheiten, die durch Körperkrankheiten entstanden sind)

- **Widerspruch**
- eifrige **Verständigung**
- heftige **Zurechtweisungen**
- **Schmähungen**
- furchtsame **Nachgiebigkeit**
- **Spott**
- **Betrug**
- bemerkbare **Täuschungen**

Arzt/Pfleger: immer den Anschein von Vernunft erwecken.

Alle Störungen von außen fernhalten:
- keine Unterhaltung
- keine Bekehrung und Besänftigung

Andererseits sind bei ihnen (Kranken mit Geistes- und Gemütskrankheiten, die durch Körperkrankheiten entstanden sind) folgende Dinge **unangebracht**:
- Widerspruch
- eifrige Verständigung
- heftige Zurechtweisungen
- Schmähungen
- furchtsame Nachgiebigkeit

- Dies sind genauso schädliche Behandlungen ihres Geistes und Gemüts.

- **Am meisten** werden sie (die Leidenden) durch
  - Spott,
  - Betrug
  - und bemerkbare Täuschungen

  erbittert und die Krankheit verschlimmert. Arzt und Pfleger müssen immer den Anschein von Vernunft erwecken.

- **Alle Störungen ihrer Sinne und ihres Gemüts von außen** versucht man zu entfernen. Es gibt
  - keine Unterhaltung für ihren umnebelten Geist.
  - Keine Belehrung und Besänftigung für ihre Seele durch Worte, Bücher oder andere Gegenstände.
- **Heilung ist für sie der einzige Genuss** (Erquickung).
- Erst wenn ihr **Körperbefinden umgestimmt** ist, strahlt Ruhe und Wohlbehagen auf ihren Geist zurück (1).

(1) Die **Heilung Wahnsinniger**, Wütender und Melancholischer lässt sich **nur in einer Anstalt** bewältigen, die eigens dazu eingerichtet ist. Aber nicht im Kreis der Familie (des Kranken).

§ 230 (Erfolge bei Geisteskrankheiten)

§ 230
Sind die, für den besondern Fall der jedesmaligen Geistes- oder Gemüths-Krankheit (- sie sind unglaublich verschieden -) gewählten Heilmittel, dem treulich entworfenen Bilde des Krankheits-Zustandes ganz homöopathisch angemessen, welches, wenn nur genug der nach ihren reinen Wirkungen gekannten Arzneien dieser Art zur Wahl vorhanden sind, auch desto leichter bei unermüdlicher Aufsuchung des passendst homöopathischen Heilmittels zu erreichen ist, da der Gemüths- und Geistes-Zustand eines solchen Kranken, als das Haupt-Symptom, sich so unverkennbar deutlich an den Tag legt -, so sind oft die kleinstmöglichen Gaben hinreichend, in nicht gar langer Zeit, die auffallendste Besserung hervorzubringen, was durch die größten, öftern Gaben aller übrigen, unpassenden (allöopathischen) Arzneien, bis zum Tode gebraucht, nicht zu erreichen war. Ja, ich kann aus vieler Erfahrung behaupten, daß sich der erhabne Vorzug der homöopathischen Heilkunst vor allen denkbaren Curmethoden, nirgend in einem so triumphirenden Lichte zeigt, als in alten Gemüths- und Geistes-Krankheiten, welche ursprünglich aus Körper-Leiden, oder auch nur gleichzeitig mit denselben entstanden waren.

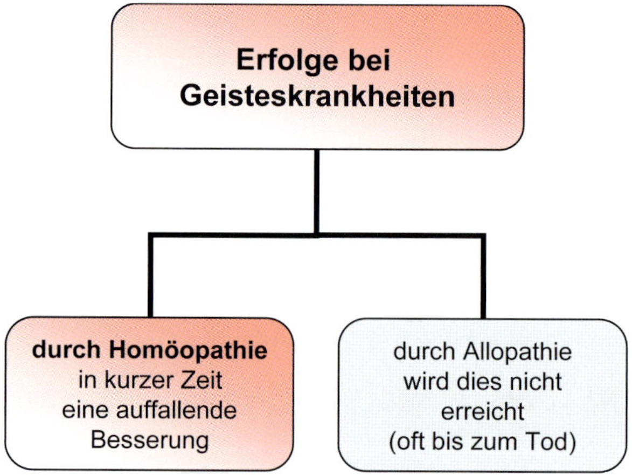

Wenn die **Heilmittel für die jeweilige Geistes- oder Gemütskrankheit dem Krankheitszustand homöopathisch angemessen** sind,

- kann man in eher kurzer (nicht sehr langer) Zeit eine auffallende Besserung erreichen.
- Durch größte und häufige Gaben unpassender (allopathischer) Arzneien - diese werden oft bis zum Tod angewendet - wird dies nicht erreicht.

Wenn einmal genug Arzneien vorhanden sind, deren reine Wirkung bekannt ist,

- dann ist - bei unermüdlicher Aufsuchung des passenden homöopathischen Heilmittels - diese Angemessenheit umso leichter zu erreichen.
- Denn der **Geistes- und Gemütszustand eines solchen Kranken** zeigt das Hauptsymptom unverkennbar deutlich.

Aufgrund vieler Erfahrungen kann ich **behaupten**,

- dass sich der **Vorteil** (Vorzug) **der homöopathischen Heilkunst** (vor allen erdenklichen Behandlungsmethoden) nirgends so triumphal zeigen wird wie bei den Gemüts- und Geisteskrankheiten,
- wenn sie ursprünglich aus Körperleiden oder (nur) gleichzeitig mit ihnen entstanden sind.

Übersicht Organon

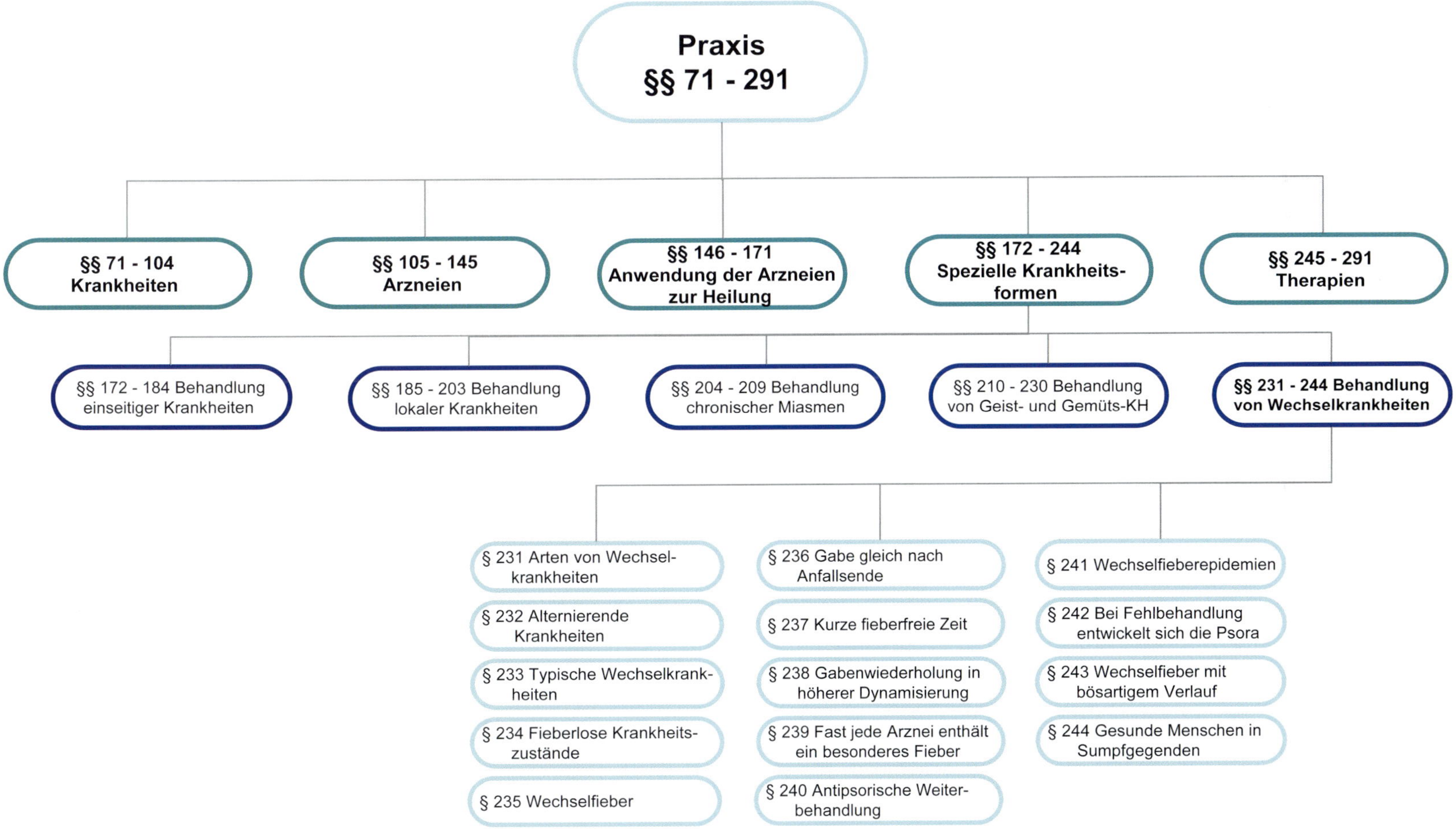

§ 231 (Arten von Wechselkrankheiten)

§ 231
Eine eigne Betrachtung verdienen noch die Wechselkrankheiten, sowohl diejenigen welche in bestimmten Zeiten zurückkehren - wie die große Zahl der Wechselfieber und die wechselfieberartig zurückkehrenden, fieberlos scheinenden Beschwerden - als auch die, worin gewisse Krankheitszustände in unbestimmten Zeiten mit Krankheitszuständen andrer Art abwechseln.

Die **Wechselkrankheiten** müssen auch eigens betrachtet werden. Es gibt

- jene, die zu (in) **bestimmten Zeiten wiederkehren**, wie
  - die große Zahl der Wechselfieber
  - und die wechselfieberartig zurückkehrenden, fieberlos erscheinenden Beschwerden

  (= typische Wechselkrankheit),
- jene, bei denen gewisse **Krankheitszustände zu unbestimmten Zeiten mit Krankheitszuständen anderer Art abwechseln** (= alternierende Krankheiten).

Arten von Wechselkrankheiten	
1. **die zu bestimmten Zeiten wiederkehren:** • verschiedene Wechselfieber • wechselfieberartige wiederkehrende, fieberlose Beschwerden. **= typische Wechselkrankheit**	2. **wenn Krankheitszustände** zu unbestimmten Zeiten **mit anderen Krankheitszuständen abwechseln** **= alternierende Krankheit**

§ 232 (Alternierende Krankheiten)

§ 232
Diese letztern, die alternirenden Krankheiten, sind ebenfalls sehr vielfach (1)**, gehören aber sämmtlich unter die Zahl der chronischen Krankheiten, sind meist ein Erzeugniß bloß entwickelter Psora, und nur zuweilen, wiewohl selten, mit einem syphilitischen Miasm complicirt; sie werden daher im erstern Falle mit antipsorischen Arzneien geheilt, im letztern aber, mit antisyphilitischen abwechselnd, wie im Buche von den chronischen Krankheiten gelehrt wird.**

(1) Es können zwei- und selbst dreierlei Zustände mit einander abwechseln. Es können z. B. bei zwiefachen Wechselzuständen gewisse Schmerzen unabgesetzt in den Füßen u.s.w. erscheinen, sobald eine Augen-Entzündung sich legt, welche dann wieder empor kommt, sobald der Gliederschmerz vor der Hand vergangen ist - es können Zuckungen und Krämpfe mit irgend einem andern Leiden des Körpers oder eines seiner Theile, unmittelbar abwechseln - es können aber auch bei dreifachen Wechsel-Zuständen, in einer anhaltenden Kränklichkeit, schnell Perioden von scheinbar erhöheter Gesundheit und einer gespannten Erhöhung der Geistes- und Körperkräfte (eine übertriebene Lustigkeit, eine allzu regsame Lebhaftigkeit des Körpers, Ueberfülle von Wohlbehagen, übermäßigen Appetit u.s.w.) eintreten, worauf dann, eben so unerwartet, düstere, melancholische Laune, unerträgliche, hypochondrische Gemüths-Verstimmung mit Störung mehrerer Lebens-Verrichtungen in Verdauung, Schlaf u.s.w. erscheint, die dann wiederum eben so plötzlich, dem gemäßigten Uebelbefinden der gewöhnlichen Zeiten Platz macht und so mehrere andre, mannigfache Wechselzustände. Oft ist keine Spur des vorigen Zustandes mehr zu bemerken, wann der neue eintritt. In andern Fällen sind dann nur noch wenige Spuren des vorhergegangenen Wechsel-Zustandes vorhanden; es bleibt wenig von den Symptomen des ersten Zustandes bei der Entstehung und Fortdauer des zweiten übrig. Zuweilen sind die krankhaften Wechsel-Zustände, ihrer Natur nach, einander völlig entgegengesetzt, wie z B. Melancholie mit lustigem Wahnsinn oder Raserei in Perioden abwechselnd.

Die alternierenden Krankheiten (also jene, bei denen gewisse Krankheitszustände zu unbestimmten Zeiten mit Krankheitszuständen anderer Art abwechseln)

- sind sehr vielfältig (1).
- Sie gehören zu den **chronischen Krankheiten** und sind
  - meist ein Produkt von **entwickelter Psora.** Diese werden daher mit **antipsorischen Arzneien** geheilt.
  - Manchmal (eher selten) sind sie mit einem **syphilitischen Miasma kompliziert**. Diese werden aber abwechselnd mit antisyphilitischen Arzneien geheilt, wie dies im Buch der chronischen Krankheiten gelehrt wird.

Arten von Wechselkrankheiten

1. die zu bestimmten Zeiten wiederkehren:	2. **wenn Krankheitszustände** zu unbestimmten Zeiten **mit anderen Krankheitszuständen abwechseln**
• verschiedene Wechselfieber • wechselfieberartige wiederkehrende, fieberlose Beschwerden. = typische Wechselkrankheit	**= alternierende Krankheit**

↓

Sind chronische Krankheiten ⇨ antimiasmatische Behandlung (antipsorisch, antisyphilitisch**)**

meist **Psora:**
dann **antipsorische** Arzneien

ab und zu mit **Syphilis kompliziert:**
dann abwechselnd **antipsorische** Arzneien und **antisyphilitische** Arzneien **anwenden**

§ 232 (Fortsetzung)

(1) Es **können zwei oder sogar drei Zustände miteinander abwechseln**.

- **Bei zweifachen Wechselzuständen** können zum Beispiel bestimmte ständige Schmerzen in den Füßen auftreten, wenn sich eine Augenentzündung legt. Diese Augenentzündung kommt aber dann wieder, sobald die Gliederschmerzen (vorläufig) vergangen sind.
  Es können Zuckungen und Krämpfe mit einem anderen Leiden des Körpers (oder eines seiner Teile) abwechseln.
- **Bei dreifachen Wechselzuständen** können bei anhaltender Kränklichkeit
  - schnell Perioden scheinbar erhöhter Gesundheit und (gespannter) Erhöhung der Geistes- und Körperkräfte (eine übertriebene Lustigkeit, eine allzu aktive Heftigkeit des Körpers, ein Überfluss an Wohlbehagen, übermäßiger Appetit usw.) eintreten.
  - Daraufhin erscheint genauso unerwartet eine düstere Melancholie, eine unerträgliche hypochondrische Gemütsverstimmung mit der Störung mehrerer Lebensverrichtungen (Verdauung, Schlaf usw.).
  - Diese Gemütsverstimmung macht dann wiederum plötzlich dem bekannten Übelbefinden der normalen Zeiten Platz.
- So gibt es viele verschiedene Wechselzustände. Oft ist keine Spur des vorigen Zustands mehr zu bemerken - wenn der neue Zustand eintritt. In anderen Fällen sind dann noch wenige Spuren des vorherigen Wechselzustandes vorhanden. Es bleibt wenig von den Symptomen des ersten Zustandes bei der Entstehung und Fortdauer des zweiten Zustandes übrig. Manchmal sind die krankhaften Wechselzustände völlig entgegengesetzt, wie z. B. Melancholie, die sich in Perioden mit lustigem Wahnsinn oder Raserei abwechselt.

§ 233 (Typische Wechselkrankheiten)

§ 233
Die typischen Wechselkrankheiten sind solche, wo in einer ziemlich bestimmten Zeit bei scheinbarem Wohlbefinden, ein sich gleichbleibender, krankhafter Zustand zurückkehrt, und in einer ebenfalls bestimmten Zeit wieder abtritt; man findet dieß sowohl in den anscheinend fieberlosen, aber typisch (zu gewissen Zeiten) kommenden und wieder vergehenden, krankhaften Zuständen, als auch in den fieberhaften - den vielfältigen Wechselfiebern.

Typische Wechselkrankheiten:
- Es kommt in einer ziemlich bestimmten Zeit - bei scheinbarem Wohlbefinden - ein gleichbleibender krankhafter Zustand zurück
- und vergeht in einer ebenfalls bestimmten Zeit wieder.

Man findet dies (die typischen Wechselkrankheiten)
- sowohl bei anscheinend fieberlosen krankhaften Zuständen (die typisch zu gewissen Zeiten kommen und vergehen)
- als auch bei den fieberhaften Zuständen - den vielfältigen Wechselfiebern.

Arten von Wechselkrankheiten

1. die zu **bestimmten Zeiten** (bei scheinbarem Wohlbefinden) **wiederkehren**.
- **Vergehen in einer bestimmten Zeit.**

a) fieberlos krankhafte Zustände (die typisch zu bestimmten Zeiten kommen und vergehen).
b) Vielfältige Wechselfieber

= typische Wechselkrankheit

2. wenn Krankheitszustände zu unbestimmten Zeiten mit anderen Krankheitszuständen abwechseln

= alternierende Krankheit

§ 234 (Fieberlose Krankheitszustände)

§ 234
Die gedachten, bei einem einzelnen Kranken zu bestimmten Zeiten, typisch, wiederkehrenden, fieberlos scheinenden Krankheits-Zustände (-sporadisch oder epidemisch pflegen sie nicht vorzukommen -) gehören jedesmal unter die chronischen, meist rein psorischen, nur selten mit Syphilis complicirten, und erhalten mit Erfolg dieselbe Behandlung; zuweilen ist jedoch der Zwischen-Gebrauch einer sehr kleinen Gabe potenzirter Chinarinde-Auflösung erforderlich, um ihren wechselfieberartigen Typus vollends auszulöschen.

Die **fieberlos scheinenden Krankheitszustände,**

- die bei einem bestimmten Kranken zu bestimmten Zeiten typisch (in gleicher Form) wiederkehren,
- (sporadisch oder epidemisch kommen sie nicht vor)
- gehören zu den **chronischen Krankheiten**.

Sie sind **meist psorisch**, nur selten mit Syphilis kompliziert

- und erhalten mit Erfolg die gleiche Behandlung.
- **Manchmal** ist jedoch der Zwischengebrauch einer sehr kleinen Gabe von potenzierter Chinarinde (-Auflösung) erforderlich,
- um ihren wechselfieberartigen Typus ganz auszuschalten.

Fieberlose (scheinende) **Wechselkrankheiten**
1. Kehren zu bestimmten Zeiten typisch wieder. 2. Sporadisch und epidemisch kommen sie nicht vor. **3. Sind chronische Krankheiten.** ▪ Meist Psora ⇨antipsorische Behandlung ▪ Selten mit Syphilis kompliziert. ▪ Manchmal ist die Zwischengabe von Chinarinde erforderlich.

§ 235 (Wechselfieber)

§ 235
Was die sporadisch oder epidemisch herrschenden (nicht in Sumpf-Gegenden endemisch hausenden) Wechselfieber (1) anlangt, so treffen wir dabei oft jeden Anfall (Paroxysm) gleichfalls aus zwei sich entgegen gesetzten Wechselzuständen (Kälte, Hitze - Hitze, Kälte), öfterer auch aus dreien (Kälte, Hitze, Schweiß) zusammengesetzt an. Deßhalb muß auch das für diese, aus der allgemeinen Classe geprüfter, gewöhnlich nicht antipsorischer Arzneien gewählte Heilmittel, entweder, (was das sicherste ist) ebenfalls beide, oder alle drei Wechselzustände ähnlich in gesunden Körpern erregen können, oder doch dem stärksten und sonderlichsten Wechselzustande (entweder dem Zustande des Frostes mit seinen Nebensymptomen, oder dem der Hitze mit ihren Neben-Symptomen, oder auch dem des Schweißes mit seinen Nebenbeschwerden, je nachdem der eine oder der andre Wechselzustand der stärkste und sonderlichste ist) homöopathisch, an Symptomen-Aehnlichkeit, möglichst entsprechen; doch müssen vorzüglich die Symptome des Befindens des Kranken, in der fieberfreien Zeit, zur Wahl des treffendsten, homöopathischen Heilmittels leiten (2).

(1) Die bisherige, noch in der unverständigen Kindheit liegende Pathologie, weiß nur von einem einzigen Wechselfieber, was sie auch das kalte Fieber nennt, und nimmt keine andre Verschiedenheit an, als nach der Zeit, in welcher die Anfälle wiederkehren, das tägliche, dreitägige, viertägige u.s.w. Es giebt aber außer den Rückkehr-Zeiten der Wechselfieber, noch weit bedeutendere Verschiedenheiten derselben; es giebt dieser Fieber unzählige, deren viele nicht einmal kalte Fieber genannt werden können, da ihre Anfälle in bloßer Hitze bestehen; wieder andere, welche bloß Kälte haben, mit oder ohne darauf folgenden Schweiß; wieder andere, welche Kälte über und über, zugleich mit Hitzempfindung oder bei äußerlich fühlbarer Hitze, Frost haben; wieder andre, wo der eine Paroxysm aus bloßem Schüttelfroste, oder bloßer Kälte, mit darauf folgendem Wohlbefinden, der andre aber aus bloßer Hitze besteht, mit oder ohne darauf folgenden Schweiß; wieder andere, wo die Hitze zuerst kommt und Frost erst darauf folgt; wieder andre, wo nach Frost und Hitze Apyrexie eintritt, und dann als zweiter Anfall, oft viele Stunden hernach, bloß Schweiß erfolgt; andere, wo gar kein Schweiß erfolgt, und noch andre, wo der ganze Anfall, ohne Frost oder Hitze, bloß aus Schweiß besteht, oder wo der Schweiß bloß während der Hitze vorhanden ist; - und so zeigen sich noch unglaubliche andre Verschiedenheiten, vorzüglich in Rücksicht der Neben-Symptome, des besondern Kopfwehes, des bösen Geschmacks, der Uebelkeit, des Erbrechens, des Durchlaufs, des fehlenden oder heftigen Durstes, der Leib- oder der Gliederschmerzen besondrer Art, des Schlafs, der Delirien, der Gemüths-Verstimmungen, der Krämpfe u.s.w., - vor, bei oder nach dem Froste, vor, bei oder nach der Hitze, vor, bei oder nach dem Schweiße, ...

Bei den sporadisch oder epidemisch herrschenden (nicht aber in den Sumpfgegenden endemisch hausenden) **Wechselfiebern** (1)

- ist oft **jeder Anfall** (Paroxysmus) aus zwei entgegengesetzten Wechselzuständen (Kälte, Hitze - Hitze, Kälte) zusammengesetzt.
- Öfters besteht dieser Paroxysmus auch aus drei Wechselzuständen (Kälte, Hitze, Schweiß).
- Das zu wählende - meist nicht antipsorische - **Heilmittel** muss
  - entweder ebenfalls (was das sicherste ist) beide oder alle drei Wechselzustände in ähnlicher Form in gesunden Körpern erzeugen (erregen) können
  - oder es muss dem stärksten und sonderlichsten Wechselzustand homöopathisch so weit wie möglich (Symptomenähnlichkeit) entsprechen:
    - entweder dem Frostzustand mit seinen Nebensymptomen
    - oder dem Hitzezustand mit seinen Nebensymptomen
    - oder dem Schweiß mit seinen Nebenbeschwerden,
    - je nachdem, welcher der Wechselzustände der stärkste und sonderlichste ist.

Doch **vor allem die Befindenssymptome** des Kranken **in der fieberfreien Zeit** müssen zur treffendsten homöopathischen Heilmittelwahl leiten (2).

Wechselfieber
1. Kehren zu bestimmten Zeiten typisch wieder. 2. Kommen sporadisch und epidemisch vor. **3. Jeder Anfall oft aus entgegengesetzten Wechselzuständen.** aus **2**: z. B. Kälte/Hitze oder aus **3**: z. B. Kälte/Hitze/Schweiß **4. Meist keine antipsorischen Heilmittel.** ▪ Muss alle Wechselzustände (2 oder 3) erregen können ▪ und dem stärksten Wechselzustand am meisten entsprechen, ▪ v. a. aber die **Befindenssymptome der fieberfreien Zeit abdecken.**

… und so noch andre zahllose Abweichungen. Alle diese sind offenbar sehr verschieden geartete Wechselfieber, deren jedes, ganz natürlich, seine eigne (homöopathische) Behandlung verlangt. Unterdrückt, das muß man gestehen, können zwar fast alle werden (wie so oft geschieht) durch große, ungeheure Gaben Rinde und ihres pharmaceutischen, schwefelsauern Auszugs, Chinin genannt, das ist, ihr periodisches Wiederkehren (ihr Typus) wird von ihr ausgelöscht, aber die Kranken, welche an solchen, nicht für Chinarinde geeigneten Wechselfiebern gelitten hatten (wie alle die, ganze Länder und selbst Gebirge überziehenden, epidemischen Wechselfieber sind) werden durch diese Auslöschung des Typus nicht gesund, nein! sie bleiben nur andersartig krank und kränker, oft weit kränker, als vorher, an eigenartigen, chronischen China-Sichthumen, die, selbst durch ächte Heilkunst, oft kaum in langer Zeit, vielleicht auch wohl nie wieder zur völligen Gesundheit herzustellen sind - und das will man Heilen nennen!

(2) Zuerst hat der Hr. Regierungsrath, Freiherr *von Bönninghausen* diesen, so viele Umsicht erfordernden Gegenstand am besten erläutert und die Wahl des, für die verschiednen Fieber-Epidemieen hülfreichen Heilmittels erleichtert durch seine Schrift: *Versuch einer homöopathischen Therapie der Wechselfieber, 1833. Münster bei Regensberg* .

(1) Die bisherige Pathologie (liegt noch in der unverständigen Kindheit) kennt nur ein einziges **Wechselfieber**, das sie das kalte Fieber nennt. Die Unterscheidung erfolgt nur nach der Zeit, in der die Anfälle wiederkehren: das tägliche, dreitägige, viertägige usw. Wechselfieber. Außer den Rückkehrzeiten des Wechselfiebers gibt es aber noch viel **bedeutendere Verschiedenheiten**.

- Es gibt davon unzählige Fieber, die nicht einmal das kalte Fieber genannt werden können, da ihre Anfälle nur aus Hitze bestehen.
- Andere wiederum bestehen nur aus Kälte – mit oder ohne darauf folgenden Schweiß.
- Wieder andere, welche übermäßige Kälte gleichzeitig mit Hitzeempfindung haben, oder die bei äußerlich fühlbarer Hitze Frost haben.
- Wieder andere, wo der eine Paroxysmus nur aus Schüttelfrost oder nur aus Kälte besteht - mit darauf folgendem Wohlbefinden.
- Wieder andere, wo der Paroxysmus nur aus Hitze mit oder ohne darauf folgendem Schweiß besteht.
- Wieder andere, wo die Hitze zuerst kommt und darauf der Frost folgt.
- Wieder andere, wo nach Frost und Hitze Apyrexie (fieberfreie Zeit) eintritt und dann als zweiter Anfall - oft viele Stunden danach - nur Schweiß folgt.
- Andere wiederum, wo überhaupt kein Schweiß entsteht.
- Wieder andere, wo der ganze Anfall ohne Frost und ohne Hitze - also nur aus Schweiß -besteht oder wo der Schweiß nur während der Hitze vorhanden ist.

Es zeigen sich noch andere **unglaubliche Verschiedenheiten - vor allem - hinsichtlich der Nebensymptome**,

- der besonderen Kopfschmerzen,
- des üblen Geschmacks,
- der Übelkeit,
- des Erbrechens,
- des Durchfalls,
- des fehlenden oder heftigen Durstes,
- der besonderen (Art der) Leib- oder Gliederschmerzen
- des Schlafs,
- der Delirien,
- der Gemütsverstimmungen,
- der Krämpfe
- usw.

Jeweils vor, bei oder nach dem Frost, der Hitze, dem Schweiß und noch anderer ähnlicher Abweichungen.

Dies sind alles sehr verschiedene Wechselfieber. **Jedes Wechselfieber verlangt natürlich seine eigene homöopathische Behandlung**. Fast alle Wechselfieber können zwar - wie dies oft geschieht - durch große (und ungeheure) Gaben **Chinarinde** und von **Chinin** (pharmazeutischer, schwefelsaurer Auszug der Chinarinde) unterdrückt werden. Das heißt ihr periodisches Wiederkehren (der Typus) wird von ihr ausgelöscht. Aber die Kranken - welche an nicht für Chinarinde geeigneten Wechselfiebern leiden (wie alle epidemischen Wechselfieber, die ganze Länder und sogar Gebirge überziehen) - werden durch diese Auslöschung des Typus nicht gesund. Sie bleiben nur andersartig krank und werden kränker. Oft weit kränker als vorher - und leiden an eigenartigen **chronischen Chinarinden-Siechtümern**. Bei diesen kann dann sogar durch die Homöopathie (echte Heilkunst) oft in langer Zeit nicht - oder überhaupt nie - wieder die völlige Gesundheit wiederhergestellt werden. **Das kann man nicht heilen nennen**!

(2) Herr Regierungsrat Freiherr von Bönninghausen hat diesen - so viel Umsicht erfordernden - Gegenstand zuerst am besten erläutert und hat die Wahl des - für die verschiedenen Fieberepidemien - hilfreichen Heilmittels durch seine Schrift erleichtert: **Versuch** (Abhandlung) **einer homöopathischen Therapie der Wechselfieber**, 1833. Münster bei Regensburg.

Anmerkung:

- **Epidemie:** massenhaftes Auftreten einer Krankheit, vor allem einer Infektionskrankheit, in einem begrenzten Gebiet u. Zeitraum.
- **Pandemie**: auf große Gebiete eines Landes oder Erdteils übergreifende Epidemie.
- **Endemie**: in einer Gegend heimische Krankheit, von der ein größerer Anteil der Bevölkerung regelmäßig erfasst wird.

§ 236 (Gabe gleich nach Anfallsende)

§ 236
Die Arzneigabe in diesem Falle, wird am zweckmäßigsten und hülfreichsten gleich, oder doch sehr bald nach Beendigung des Anfalls, sobald sich der Kranke einigermaßen davon wieder erholt hat, gegeben; da hat sie Zeit alle ihr möglichen Veränderungen des Organisms zur Gesundheit zu bewirken, ohne Sturm und ohne heftigen Angriff; während die Wirkung einer, gleich vor dem Paroxysm gereichten, auch noch so specifisch angemessenen Arznei, mit der natürlichen Krankheits-Erneuerung zusammentrifft und eine solche Gegenwirkung im Organism, einen so heftigen Widerstreit veranlaßt, daß ein solcher Angriff wenigstens viel Kräfte raubt, wo nicht gar das Leben in Gefahr setzt (1).
Giebt man aber die Arznei gleich nach Beendigung des Anfalls, das ist, zu der Zeit, wo die fieberfreieste Zwischenzeit eingetreten ist und ehe, auch nur von weitem, der künftige Paroxysm sich wieder vorbereitet, so ist die Lebenskraft des Organisms in möglichst guter Verfassung, von dem Heilmittel sich ruhig verändern und so in den Gesundheitszustand versetzen zu lassen.

(1) Dieß sieht man an den nicht ganz seltenen Todesfällen, wo eine mäßige Gabe Mohnsaft, im Fieber-Froste eingegeben, schnell das Leben raubte.

Arzneigabe bei Wechselfiebern

1. **Gleich** oder bald **nach Ende des Anfalls** (= fieberfreie Zeit).
   - Arznei kann dadurch Veränderungen mild bewirken.
   - Lebenskraft dann in bestmöglicher Verfassung (Arznei kann Organismus ruhig verändern).
2. **Falsch**:
   Arznei vor dem Paroxysmus geben.
   - Wirkung der Arznei trifft mit der Krankheit zusammen.
   - Lebenskraft verursacht starke Gegenwirkung ⇨ raubt viel Kraft (eventuell sogar das Leben).

Bei den sporadisch oder epidemisch herrschenden Wechselfiebern erfolgt **die Arzneigabe** am besten

- **gleich oder bald nach Ende des Anfalls** - sobald sich der Kranke wieder einigermaßen davon erholt hat.
  - Da hat die Arznei Zeit, alle Veränderungen des Organismus (zur Gesundheit) mild (ohne Sturm und ohne heftigen Angriff) zu bewirken.
- Wird dagegen eine passende Arznei **gleich vor dem Paroxysmus** gegeben,
  - dann trifft ihre **Wirkung** mit der natürlichen Krankheitserscheinung zusammen.
  - Sie veranlasst dann eine solche **Gegenwirkung** im Organismus - einen so heftigen Widerstreit (Abwehrstellung) - dass ein solcher Angriff viel Kraft raubt oder sogar das Leben gefährdet (1).

Gibt man die Arznei aber gleich nach dem Ende des Anfalls,

- also zu der Zeit, wo die fieberfreiste Zwischenzeit besteht und bevor der nächste Paroxysmus bevorsteht (wieder vorbereitet),
- dann ist die Lebenskraft des Organismus in bestmöglicher Verfassung,
- um sich vom Heilmittel ruhig verändern und in den Gesundheitszustand versetzen zu lassen.

(1) Dies sieht man öfters (nicht so selten) an den Todesfällen, wo eine mäßige Gabe Mohnsaft – im Fieberfrost gegeben – schnell das Leben raubte.

§ 237 (Kurze fieberfreie Zeit)

§ 237
Ist aber die fieberfreie Zeit sehr kurz, wie in einigen sehr schlimmen Fiebern, oder von Nachwehen des vorigen Paroxysms entstellt, so muß die homöopathische Arzneigabe schon zu der Zeit, wann der Schweiß sich zu mindern, oder die späteren Zufälle des verfließenden Anfalls sich zu mildern anfangen, gereicht werden.

Wenn die **fieberfreie Zeit**
- **sehr kurz** ist - wie bei einigen sehr schlimmen Fiebern -
- oder von Nachwehen des vorigen Paroxysmus verzerrt wird,

dann muss die homöopathische **Arzneigabe** schon zu der Zeit erfolgen,
- wenn der Schweiß
- oder die späteren Zufälle des vorigen (verfließenden) Anfalls

beginnen, sich zu mildern.

Arzneigabe bei Wechselfiebern

1. **Gleich** oder bald **nach Ende des Anfalls** (= fieberfreie Zeit).
   - Arznei kann dadurch Veränderungen mild bewirken.
   - Lebenskraft dann in bestmöglicher Verfassung (Arznei kann Organismus ruhig verändern).
2. **Falsch**:
   Arznei vor dem Paroxysmus geben.
   - Wirkung der Arznei trifft mit der Krankheit zusammen.
   - Lebenskraft verursacht starke Gegenwirkung ⇨ raubt viel Kraft (eventuell sogar das Leben).

Fieberfreie Zeit sehr kurz ....

1. **Gründe:**
   - bei sehr schlimmen Fiebern.
   - vom vorigen Paroxysmus verzerrt.
2. **Zeitpunkt der Arzneigabe dann**: wenn der
   - Schweiß
   - oder die späteren Zufälle (des vorigen Anfalls) sich zu mildern beginnen.

§ 238 (Gabenwiederholung in höherer Dynamisierung)

§ 238
Nicht selten tilgt die angemessene Arznei, mit Einer einzigen, kleinen Gabe mehrere Anfälle, bringt auch wohl allein die Gesundheit wieder; in den meisten Fällen aber muß man nach jedem Anfalle eine neue Gabe reichen; im besten Falle, das ist, wenn die Art der Symptome sich nicht geändert hat, Gaben derselben Arznei, welches nach der neuern Entdeckung der besten Gaben-Wiederholung (s. Anm. zu §. 270) unbeschwerlich geschieht mittels Dynamisirens jeder folgenden Gabe (durch 10, 12 Schüttel-Schläge der, die Arznei-Auflösung enthaltenden Flasche). Indessen findet sich dennoch zuweilen, wiewohl selten, nach mehren Tagen Wohlbefindens das Wechselfieber wieder ein. Diese Wiederkunft desselben Fiebers nach einer gesunden Zwischenzeit, ist aber nur dann möglich, wenn die Schädlichkeit, die das Wechselfieber zuerst erregte, noch immer wieder auf den Genesenden einwirkte, wie in Sumpf-Gegenden, in welchem Falle eine dauerhafte Wiederherstellung oft nur durch Entfernung dieser Erregungs-Ursache (wie durch Aufenthalt in einer bergigen Gegend, wenn es ein Sumpfwechselfieber war) möglich ist.

Gabenwiederholung bei Wechselfiebern

1. Teilweise:
   eine Gabe ⇨ bringt die Genesung
2. Meistens:
   nach jedem Anfall eine neue Gabe.
   - Symptome gleich: gleiche Arznei
   - Symptome anders: andere Arznei (Ähnlichkeit)
3. Manchmal:
   erscheint das Wechselfieber nach einigen Tagen wieder ⇨ Ursache (auslösende Schädlichkeit) des Wechselfiebers wirkt noch immer.
   - Aufenthalt in den Bergen (bei Sumpfwechselfieber)

- **Öfters** (nicht selten) tilgt eine **einzige kleine Gabe** (der angemessenen Arznei) mehrere Anfälle und bringt allein die Gesundheit wieder.
- In den **meisten Fällen** muss man aber nach jedem Anfall eine neue Gabe reichen.
  - Im besten Fall - d. h. wenn sich die (Art der) **Symptome nicht geändert** haben - gibt man dieselbe Arznei.
  - Nach der neuesten Entdeckung der besten **Gabenwiederholung** (siehe Anm. zu § 270) geschieht dies mühelos (unbeschwerlich) durch Dynamisierung jeder folgenden Gabe - durch 10, 12 Schüttelschläge der Flasche, welche die Arzneiauflösung enthält.

Manchmal, aber eher selten, **erscheint das Wechselfieber** nach mehreren Tagen (des Wohlbefindens) **wieder**.

- Dieses Wiederkehren desselben Fiebers (nach einer gesunden Zwischenzeit) ist nur möglich, wenn die Schädlichkeit - die das Wechselfieber zuerst erregte - noch immer auf den Genesenden einwirkt.
- So ist in Sumpfgegenden eine dauerhafte Wiederherstellung oft nur durch die Entfernung der Erregerursache möglich, zum Beispiel durch Aufenthalt in einer bergigen Gegend, wenn es ein Sumpfwechselfieber war.

§ 239 (Fast jede Arznei enthält ein besonderes Fieber)

§ 239
Da fast jede Arznei in ihrer reinen Wirkung ein eignes, besonderes Fieber und selbst eine Art Wechselfieber mit seinen Wechselzuständen erregt, was von allen den Fiebern, die von andern Arzneien hervorgebracht werden, abweicht, so findet man für die zahlreichen natürlichen Wechselfieber homöopathische Hülfe in dem großen Reiche der Arzneien und schon, für viele solche Fieber, in der mäßigen Zahl der bis jetzt an gesunden Körpern geprüften Arzneien.

Fast jede Arznei erregt (in ihrer reinen Wirkung)
- **ein eigenes, besonderes Fieber**,
- sogar eine Art Wechselfieber mit seinen Wechselzuständen,

das von allen Fiebern der anderen Arzneien abweicht.

Für die zahlreichen (natürlichen) Wechselfieber
- findet man also homöopathische Hilfe in dem großen Reich der Arzneien (Anm.: also generell)
- und für viele solcher Fieber findet man schon jetzt Hilfe in der mäßigen Zahl der Arzneien, die bisher an Gesunden geprüft wurden.

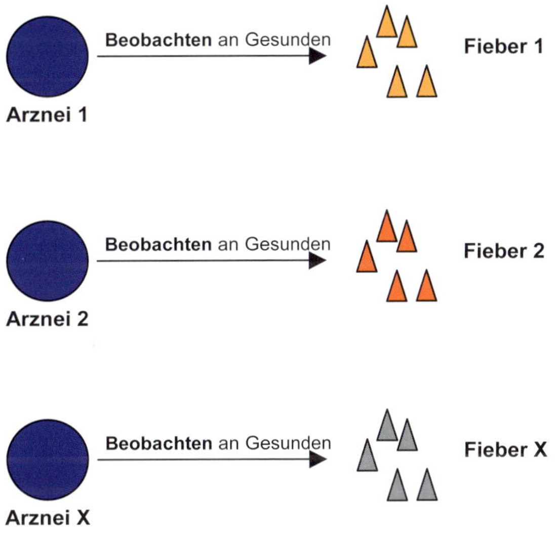

§ 240 (Antipsorische Weiterbehandlung)

§ 240
Wenn aber das, für die damals herrschende Epidemie von Wechselfieber gefundene, homöopathisch specifische Heilmittel bei dem einen oder dem andern Kranken keine vollkommne Heilung bewirkt, so ist stets, wenn nicht Sumpfgegend die Heilung verhindert, das psorische Miasm im Hinterhalte und es müssen dann antipsorische Arzneien bis zur völligen Hülfe angewendet werden.

Bewirkt das passende homöopathische Heilmittel (das für eine gerade herrschende Epidemie von Wechselfieber gefunden wurde) bei manchen Kranken **keine vollkommene Heilung**,

- **dann befindet sich** (außer die Heilung wird verhindert, weil es sich um eine Sumpfgegend handelt) **das psorische Miasma im Hintergrund**.
- Dann müssen antipsorische Arzneien bis zur völligen Genesung (Hilfe) angewendet werden.

Arzneigabe bei Wechselfiebern

1. **Gleich** oder bald **nach Ende des Anfalls** (= fieberfreie Zeit)**.**
   - Arznei kann dadurch Veränderungen mild bewirken.
   - Lebenskraft dann in bestmöglicher Verfassung (Arznei kann Organismus ruhig verändern).
2. **Falsch**:
   Arznei vor dem Paroxysmus geben.
   - Wirkung der Arznei trifft mit der Krankheit zusammen.
   - Lebenskraft verursacht starke Gegenwirkung ⇨ raubt viel Kraft (eventuell sogar das Leben).

Keine vollkommene Heilung ....

1. Grund**:**
   psorisches Miasma (im Hintergrund)
2. Vorgehensweise:
   antipsorische Arzneien bis zur völligen Genesung.

§ 241 (Wechselfieberepidemien)

§ 241
Epidemieen von Wechselfiebern, wo sonst keine endemisch sind, haben die Natur chronischer Krankheiten, aus einzelnen, acuten Anfällen zusammengesetzt; jede einzelne Epidemie ist eines eignen, den erkrankten Individuen gemeinsamen, sich gleichen Charakters, der, wenn er nach dem Inbegriffe der, Allen gemeinsamen Symptome aufgefunden ist, auf das, für die Gesammtheit der Fälle homöopathisch (specifisch) passende Heilmittel hinweist, welches dann auch fast immer hilft, bei Kranken, welche vor dieser Epidemie einer erträglichen Gesundheit genossen, das ist, die nicht an entwickelter Psora chronisch krank waren.

Wechselfieberepidemien (in Gebieten, wo sonst keine Wechselfieber endemisch sind)

- **sind wie** (haben die Natur) **chronische Krankheiten,**
- die aus einzelnen akuten Anfällen zusammengesetzt sind.

Jede einzelne Epidemie hat ihren eigenen (sich gleichen) **Charakter**,

- welcher den Kranken **gemeinsam** ist.
  - Wird dieser nach dem Inbegriff der Symptome - der allen gemeinsam ist - aufgefunden,
  - dann weist der **gemeinsame Charakter** auf das **Heilmittel** hin,
  - das für die Gesamtheit der Fälle homöopathisch (spezifisch) passend ist.
  - Diese Arznei hilft dann bei fast allen Kranken, die vor der Epidemie eine akzeptable Gesundheit hatten, d. h. die nicht an entwickelter Psora chronisch krank waren.

Wechselfieberepidemien
1. Art: • **sind wie chronische Krankheiten,** • aus einzelnen akuten Anfällen zusammengesetzt. 2. Charakter: • **jede hat ihren eigenen Charakter** • dieser ist den Erkrankten gemeinsam • **Heilmittel: Symptome, die den Erkrankten gemeinsam sind** • dieses Heilmittel **hilft fast bei allen Erkrankten**. (wenn vorher relativ gesund, d. h. nicht Psora vorhanden).

§ 242 (Bei Fehlbehandlung entwickelt sich die Psora)

§ 242
Hat man aber bei einer solchen Wechselfieber-Epidemie die ersten Anfälle ungeheilt gelassen, oder waren die Kranken durch allöopathische Mißhandlung geschwächt worden, so entwickelt sich die, leider bei so vielen Menschen schon, obgleich schlummernd inwohnende Psora, nimmt hier den Wechselfieber-Typus an und spielt dem Anscheine nach, die Rolle des epidemischen Wechselfiebers fort, so daß die Arznei, welche für die anfänglichen Paroxysmen hülfreich gewesen wäre, nun nicht mehr passend ist und nicht mehr helfen kann. Da hat man es vor der Hand bloß mit einem psorischen Wechselfieber zu thun, was dann gewöhnlich durch die feinsten Gaben Schwefel und Schwefelleber in hoher Potenz besiegt wird.

Bleiben bei einer solchen Epidemie

- **die ersten Fälle ungeheilt** (Anmerkung: wegen Fehlbehandlung)
- oder sind die Kranken durch eine allopathische Missbehandlung geschwächt,

dann entwickelt sich (die in vielen Menschen schlummernde) **Psora**.

- Die Psora nimmt hier den Wechselfiebertypus an und spielt (dem Anschein nach) die Rolle des epidemischen Wechselfiebers weiter.
- Die **Arznei**, welche für die anfänglichen Anfälle hilfreich gewesen wäre, passt nun nicht mehr (und kann nicht mehr helfen).
- Man hat es nun nur mehr mit einem **psorischen Wechselfieber** zu tun, das gewöhnlich durch die kleinsten (feinsten) Gaben
  - o Schwefel (Sulphur)
  - o und Schwefelleber (Hepar sulphuris)

  in hoher Potenz besiegt wird.

Wechselfieberepidemien

1. Art:
   - **Sind wie chronische Krankheit**.
   - aus einzelnen akuten Anfällen zusammengesetzt.
2. Charakter:
   - **jede ihren eigenen Charakter.**
   - dieser ist den Erkrankten gemeinsam
   - **Heilmittel: Symptome die den Erkrankten gemeinsam sind**
   - dieses Heilmittel **hilft fast bei allen Erkrankten** (wenn vorher relativ gesund, d.h. nicht Psora vorhanden).

Keine Heilung bei den ersten Fällen ....

1. Folge:
   Psora entwickelt sich
2. Weiterer Verlauf:
   - **Psora nimmt den Wechselfiebertypus an.**
   - (spielt die Rolle des Wechselfiebers weiter)
   - die ursprünglich Arznei passt nun nicht mehr.
   - nun ist das **psorische Wechselfieber** vorhanden.
   - Heilung durch:
     - Sulphur oder
     - Hepar Sulphur (in hoher Potenz)

§ 243 (Wechselfieber mit bösartigem Verlauf)

§ 243
Bei denjenigen, oft sehr bösartigen Wechselfiebern, die, außer in den Sumpfgegenden, eine einzelne Person befallen, muß zwar anfangs ebenfalls, wie bei den acuten Krankheiten überhaupt, denen sie in Rücksicht ihres psorischen Ursprungs ähneln, zuerst ein aus der Classe der übrigen, geprüften (nicht antipsorischen) Arzneien, homöopathisch für den speciellen Fall gewähltes Heilmittel, einige Tage über angewendet werden zur möglichsten Hülfe; wenn aber hiebei die Genesung dennoch zögert, so muß man wissen, daß man es mit der ihrer Entwickelung nahen Psora zu thun habe und daß hier bloß antipsorische Arznei gründliche Hülfe schaffen kann.

Jene bösartigen Wechselfieber, welche eine einzige Person befallen (außer in Sumpfgegenden),

- sind den akuten Krankheiten - in Bezug auf ihren psorischen Ursprung - ähnlich.
- Wie bei diesen muss **zu Beginn** (zur bestmöglichen Hilfe)
  - ein **Heilmittel** aus der Klasse der übrigen geprüften (nicht antipsorischen) Arzneien homöopathisch (für den speziellen Fall) gewählt werden
  - und über einige Tage angewendet werden.
- **Zögert die Genesung**,
  - so hat man es mit einer Entwicklung zu tun, welche nahe der Psora ist, und
  - hier können dann nur antipsorische Arzneien gründliche Hilfe verschaffen.

Wechselfieber mit bösartigem Verlauf

• welches eine einzige Person befällt (außer in Sumpfgegenden),
• sind akuten Krankheiten psorischen Ursprungs ähnlich.
• Zu Beginn: nicht antipsorische Heilmittel
  o über einige Tage anwenden.
• Genesung gelingt nicht:
  o Entwicklung nahe der Psora
  o antipsorische Arzneien geben.

§ 244 (Gesunde Menschen in Sumpfgegenden)

§ 244

Die in Sumpf-Gegenden und solchen, die den Ueberschwemmungen oft ausgesetzt sind, einheimischen Wechselfieber, machten der bisherigen Arztwelt viel zu schaffen und doch kann auch an Sumpf-Gegenden, ein gesunder Mensch in jungen Jahren sich gewöhnen und gesund bleiben, wenn er eine fehlerfreie Lebensordnung führt und nicht von Mangel, Strapazen oder zerstörenden Leidenschaften niedergedrückt wird. Die, dort endemischen Wechselfieber werden ihn höchstens nur als Ankömmling ergreifen, aber eine oder zwei der kleinsten Gaben hoch potenzirter Chinarinden-Auflösung, werden ihn bei einer, wie gesagt geordneten Lebensweise, bald davon befreien. Bei Personen aber, die bei gehöriger Leibes-Bewegung und gesunder Geistes- und Körper-Diät, vom Sumpf-Wechselfieber nicht durch eine oder ein Paar solcher kleinen Gaben China-Arznei befreiet werden können - liegt stets eine zur Entwickelung aufstrebende Psora zum Grunde und ihr Wechselfieber kann in der Sumpf-Gegend ohne antipsorische Behandlung nicht geheilt werden (1).

Zuweilen erfolgt bei diesen Kranken, wenn sie ohne Verzug die Sumpf-Gegend mit einer trocknen, bergigen vertauschen, anscheinend wieder Genesung, das Fieber verläßt sie, wenn sie noch nicht tief in Krankheit versunken sind, d.i. wenn die Psora noch nicht völlig bei ihnen entwickelt war und daher wieder in ihren latenten Zustand zurückkehren kennte; aber gesund werden sie ohne antipsorische Hülfe doch nie.

(1) Größere, oft wiederholte Gaben Chinarinde, auch wohl concentrirte China-Mittel, wie das Chininum sulphuricum, können solche Kranke allerdings von dem Typischen des Sumpf-Wechselfiebers befreien, aber die so Getäuschten bleiben wie schon oben bemerkt, andersartig leidend, an einem, zuweilen unheilbaren, China-Siechthume (s. Anm. zu §. 276.).

Gesunde in Sumpfgegenden

1. Allgemein:
   Gesunder kann sich an Sumpfgegenden gewöhnen und gesund bleiben, wenn er:
   - gesunde Lebensweise führt
   - nicht von übermäßigen Leidenschaften bedrückt wird.
   - als Ankömmling kann er erkranken ⇨ China ⇨ gesund.
2. Wenn keine Befreiung vom Sumpffieber möglich ist:
   - Grund: **aufstrebende Psora**
   - antipsorische Behandlung erforderlich
   - in Berggegenden scheinbare Genesung ⇨ Psora kehrt in die Latenz retour. Kranke sind aber nicht gesund.

Die Wechselfiber in Sumpfgegenden und Überschwemmungsgebieten machten den bisherigen Ärzten viel zu schaffen. Doch **auch an Sumpfgegenden kann sich ein gesunder Mensch** (in jungen Jahren) **gewöhnen und dort gesund bleiben**, wenn er

- eine fehlerfreie Lebensordnung führt
- und wenn er nicht von (mangelnden, strapaziösen oder zerstörenden) Leidenschaften niedergedrückt wird.

Die dort endemischen Wechselfieber werden ihn höchstens als Ankömmling ergreifen. Eine oder zwei der kleinsten Gabe von hoch potenzierter Chinarindenauflösung werden ihn bei geordneter Lebensweise bald davon befreien.

Bei Personen aber, welche bei angemessener Körperbewegung und Geistes- und Körperdiät **nicht vom Sumpf-Wechselfieber befreit werden können**,

- liegt eine aufstrebende Psora zugrunde. Ihr Wechselfieber kann in der Sumpfgegend ohne antipsorische Behandlung nicht geheilt werden (1).
- Manchmal scheinen diese Kranken wieder zu genesen, wenn sie in eine trockene, bergige Gegend siedeln. **Das Fieber verlässt sie,** wenn sie noch nicht sehr krank waren, d. h. wenn die Psora noch nicht völlig entwickelt war und wieder in ihren latenten Zustand zurückkehrt. Aber gesund werden sie ohne antipsorische Hilfe nie.

(1) **Größere, oft wiederholte Gaben von Chinarinde** oder auch konzentriertes Chinarindenmittel wie das Chininum Sulphuricum können solche Kranke zwar von dem Typischen des Sumpf-Wechselfiebers befreien. Aber die so Getäuschten bleiben andersartig leidend, an einem gelegentlich (zuweilen) unheilbaren **Chinarindensiechtum** (s. Anmerkung zu § 276).

Übersicht Organon

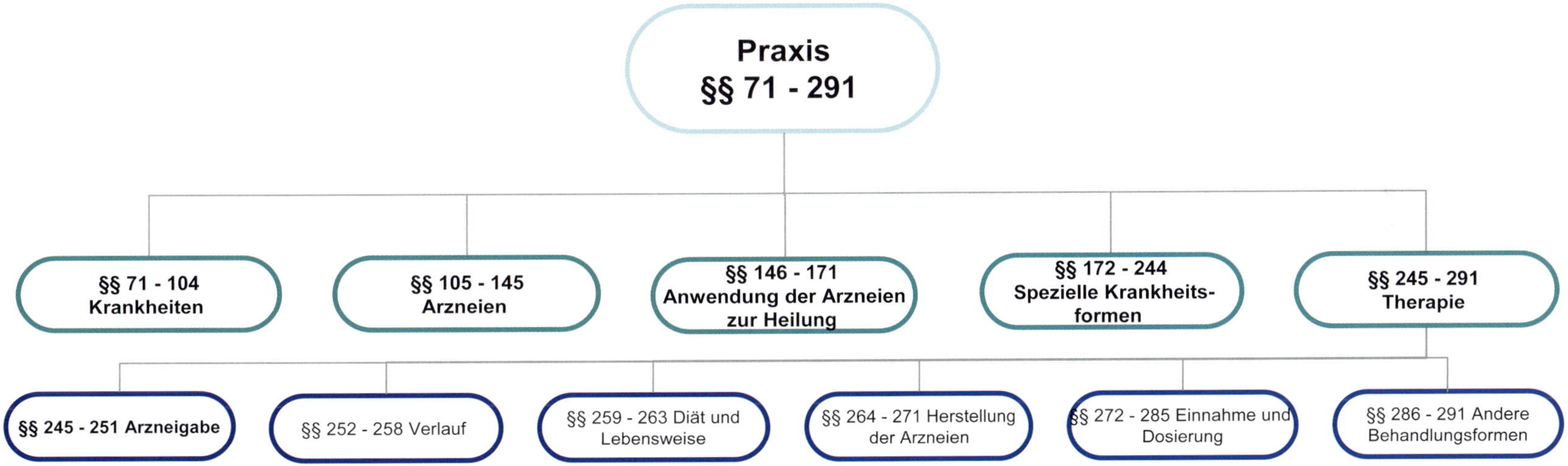

Übersicht Organon

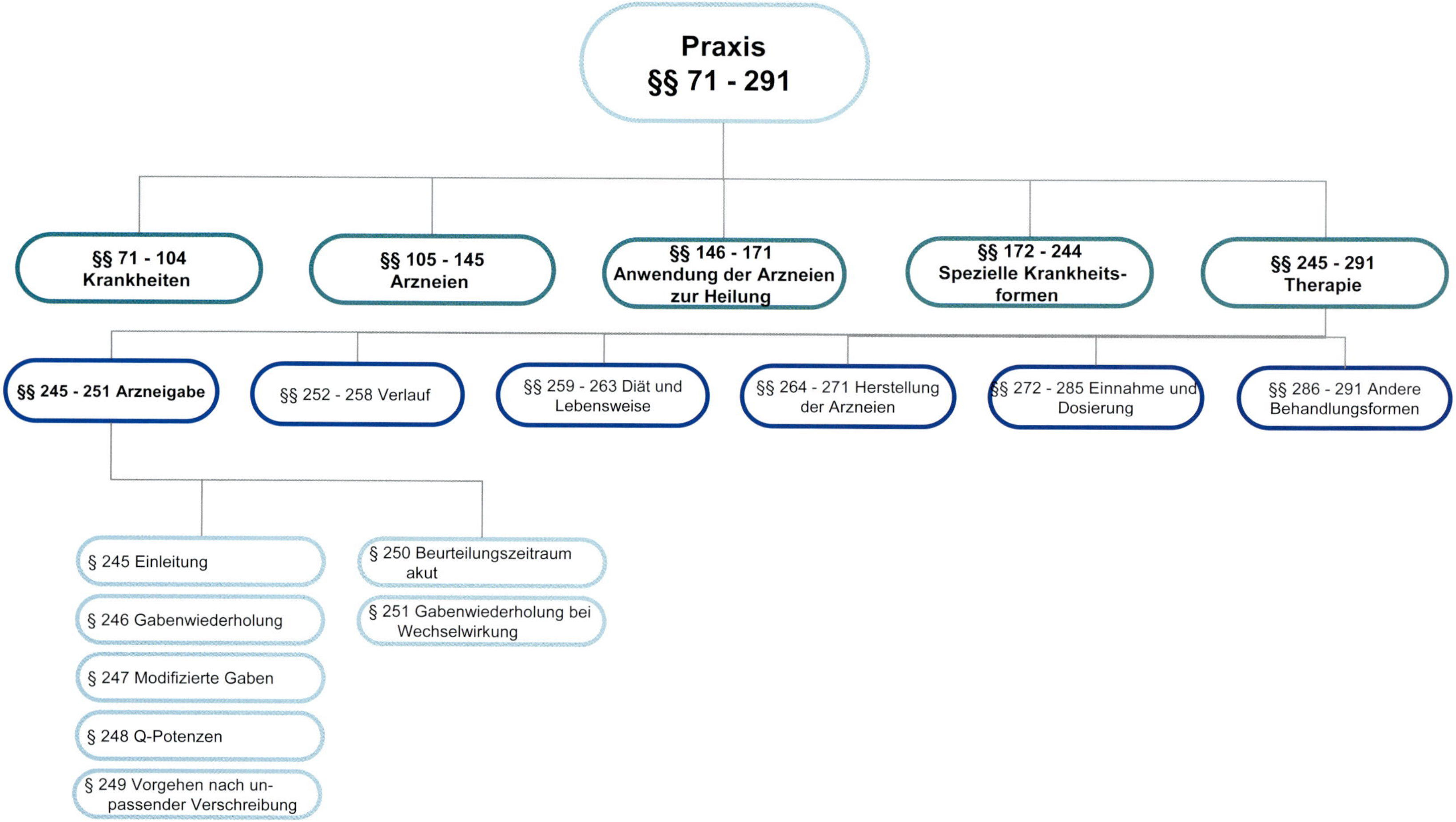

§ 245 (Einleitung)

§ 245

Nachdem wir nun gesehen haben, welche Rücksicht man bei der homöopathischen Heilung auf die Hauptverschiedenheiten der Krankheiten und auf die besondern Umstände in denselben zu nehmen hat, so gehen wir zu dem über, was von den Heilmitteln und ihrer Gebrauchsart, so wie von der dabei zu beobachtenden Lebensordnung zu sagen ist.

Wir haben in den bisherigen Paragrafen gesehen, welche **Rücksicht** man **bei der homöopathischen Heilung**

- auf die Hauptverschiedenheiten der Krankheiten
- und deren besondere Umstände

nehmen muss.

Wir **betrachten nun** (gehen nun zu)

- die Heilmittel und ihre Gebrauchsart
- sowie die dabei zu beachtende Lebensordnung.

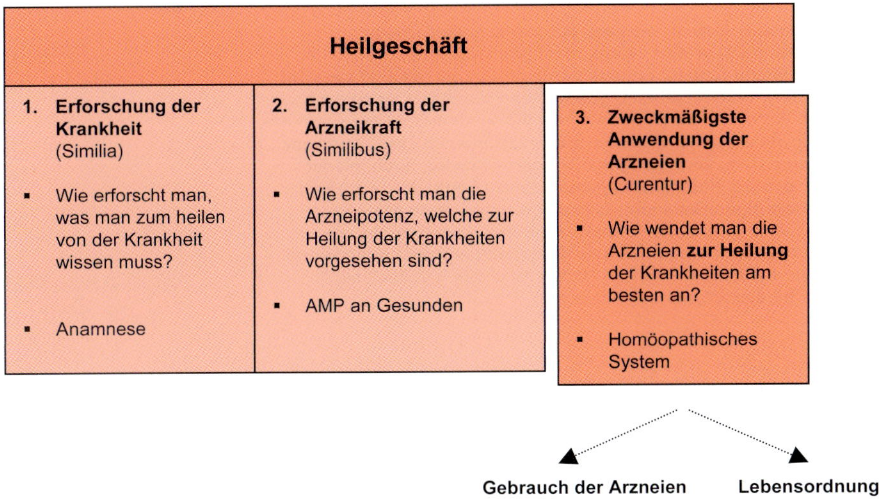

§ 246 (Gabenwiederholung)

§ 246
Jede, in einer Cur merklich fortschreitende und auffallend zunehmende Besserung ist ein Zustand der, so lange er anhält, jede Wiederholung irgend eines Arznei-Gebrauchs durchgängig ausschließt, weil alles Gute, was die genommene Arznei auszurichten fortfährt, hier seiner Vollendung zueilt. Dies ist in acuten Krankheiten nicht selten der Fall; bei etwas chronischen Krankheiten hingegen, vollendet zwar auch bei langsam fortgehender Besserung, zuweilen Eine Gabe treffend gewählter, homöopathischer Arznei die Hülfe, die dieses Mittel in solchem Falle seiner Natur nach auszurichten im Stande ist, in einem Zeitraume von 40, 50, 60, 100 Tagen. Aber theils ist dies sehr selten der Fall, theils muß dem Arzte, so wie dem Kranken viel daran liegen, daß, wäre es möglich, dieser Zeitraum bis zur Hälfte, zum Viertel, ja noch mehr abgekürzt und so weit schnellere Heilung erlangt werden könnte.

Und dieß läßt sich auch, wie neueste, vielfach wiederholte Erfahrungen mich gelehrt haben, recht glücklich ausführen, unter folgenden Bedingungen: erstens, wenn die Arznei mit aller Umsicht recht treffend homöopathisch gewählt war - zweitens, wenn sie hoch potenzirt, in Wasser aufgelöst und in gehörig kleiner Gabe in, von der Erfahrung als die schicklichsten, ausgesprochenen Zeiträumen zur möglichsten Beschleunigung der Cur gereicht wird, doch mit der Vorsicht, daß der Potenz-Grad jeder Gabe von dem der vorgängigen und nachgängigen Gaben um Etwas abweiche, damit das, zur ähnlichen Arzneikrankheit umzustimmende Lebensprincip, nie zu widrigen Gegenwirkungen sich aufgeregt und empört fühlen könne, wie bei unmodificirt erneuerten Gaben, vorzüglich schnell nach einander wiederholt, stets geschieht (*).

(1) Was ich, um diese widrigen Reactionen der Lebenskraft zu verhüten, in der fünften Ausgabe des Organons zu diesem Paragraph in einer langen Anmerkung sagte,war alles, was meine damalige Erfahrung mir gestattete; seit den letzten 4, 5 Jahren aber, durch mein, seitdem abgeändertes, neues, vervollkommtes Verfahren, sind alle diese Schwierigkeiten völlig gehoben. Dieselbe wohlgewählte Arznei kann nun täglich und zwar Monate lang, wo nöthig, fortgebraucht werden; und zwar so, daß wenn der niedre Potenz-Grad binnen einer oder zweier Wochen verbraucht ist, (denn bei der, nachstellend gelehrten, neuen Dynamisations-Weise, fängt der Gebrauch mit den untersten Graden an) man bei Behandlung chronischer Krankheiten, in gleicher Art zu den höheren Graden übergeht.

Jede bei einer Behandlung **merklich fortschreitende und auffallend zunehmende Besserung schließt** (solange sie anhält)

- **jede Wiederholung irgendeiner Arznei aus**,
- weil das Gute, was die eingenommene Arznei fortlaufend bewirkt, der Vollendung zueilt.
    - Bei **akuten** Krankheiten ist dies öfters (nicht selten) der Fall (Anm.: gemeint ist eine Gabe).
    - Bei **chronischen** Krankheiten vollendet eine Gabe der passenden homöopathischen Arznei die Hilfe - die dieses Mittel von seiner Natur aus ausrichten kann - bei langsam fortschreitender Besserung manchmal in 40, 50, 60 oder 100 Tagen.
        - Dies ist teilweise der Fall
        - und teilweise liegt dem Arzt und dem Kranken sehr viel daran, dass dieser Zeitraum möglichst (bis zur Hälfte, bis zum Viertel und noch) verkürzt wird und dadurch eine schnellere Heilung erreicht wird.

Nach **neuesten** und vielfach wiederholten **Erfahrungen** lässt sich dies sehr günstig unter folgenden Bedingungen erreichen:

1. Die **Arznei** muss passend homöopathisch gewählt sein.
2. Die Arznei muss **hoch potenziert** sein, **in Wasser aufgelöst** und in entsprechend **kleiner Gabe** gereicht werden. Und dies in **Zeiträumen**, die sich erfahrungsgemäß als die geeignetsten erwiesen haben (zur Beschleunigung der Behandlung).
3. Vorsichtshalber **muss der Potenzgrad jeder Gabe von den vorangehenden und nachfolgenden Gaben etwas abweichen**,
    - damit das Lebensprinzip - das zur ähnlichen Arzneikrankheit umzustimmen ist – nie zu ungünstigen (widrigen) Gegenwirkungen neigt.

§ 246 (Fortsetzung)

Gabenwiederholung
1. **Jede merklich zunehmende Besserung schließt – solange sie anhält – eine Gabenwiederholung aus.** Grund: Durch die Wirkung der Arznei kommt man der Genesung näher.
2. **Genesung durch eine Gabe:** Akut: schnell Chronisch: Wirkung der Arznei 40-100 Tage (bei langsam fortschreitender Besserung)
3. **Anliegen von Arzt und Kranken:** schnellere Heilung
4. **Schnellere Heilung durch:** • Arznei passend homöopathisch gewählt • Arznei hoch potenziert und in Wasser aufgelöst • Gabenwiederholung in den geeignetsten Zeiträumen (Erfahrungswerte) • **Potenzgrad muss von der vorhergehenden und der nachfolgenden Gabe abweichen.** Grund: damit die Lebenskraft nicht mit einer zu starken Gegenwirkung reagiert.

- Dies aber passiert bei unmodifizierten, neuerlichen Gaben, vor allem wenn sie schnell nacheinander wiederholt werden (1).

(1) Um diese **ungünstigen (widrigen) Reaktionen der Lebenskraft zu verhindern**, habe ich in der 5. Ausgabe des Organon in einer langen Anmerkung zu diesem Paragrafen alles gesagt, was mir damals bekannt war.
Seit 4 oder 5 Jahren sind diese **Schwierigkeiten behoben**, und zwar durch mein seitdem geändertes, neues, vervollkommnetes Verfahren.
Dieselbe gut gewählte Arznei kann nun **täglich** und wenn erforderlich **auch monatelang** eingenommen werden, bei der im Folgenden gelehrten, neuen Dynamisationsweise:

- Der Gebrauch fängt mit den untersten Gaben an.
- Wenn der niedrige Potenzgrad in 1 oder 2 Wochen verbraucht ist, geht man bei der Behandlung chronischer Krankheiten in gleicher Weise zu den höheren Graden über.

§ 247 (Modifizierte Gaben)

§ 247
Ganz dieselbe, unabgeänderte (1) Gabe Arznei, selbst nur einmal, geschweige viele Male nach einander (und, wenn die Cur nicht verzögert werden soll, in kurzen Zeiträumen) zu wiederholen, bleibt ein unausführbares Vorhaben. Das Lebensprincip nimmt solche ganz gleiche Gaben nicht ohne Widerstreben an, das ist, nicht ohne andere Symptome der Arznei laut werden zu lassen als die, der zu heilenden Krankheit ähnlichen, weil die vorige Gabe schon die von ihr zu erwartende Umstimmung des Lebensprinzips vollführt hatte, eine zweite, an Dynamisation ganz gleiche, unveränderte Gabe derselben Arznei daher ganz dasselbe auf das Lebensprinzip nicht mehr auszuführen vorfindet. Nun kann der Kranke durch eine solche unabgeänderte Gabe nur noch anders krank, im Grunde nur kränker werden als er schon war, indem jetzt nur diejenigen Symptome derselben Arznei zur Wirkung übrig bleiben, welche für die ursprüngliche Krankheit nicht homöopathisch sind, also kann auch kein Schritt vorwärts zur Heilung, sondern nur wahre Verschlimmerung des Kranken erfolgen. Sobald man aber die folgende Gabe jedesmal in ihrer Potenz um etwas abändert, das ist, etwas höher dynamisirt, (§. 269., 270.) so läßt das Kranke Lebensprinzip sich unbeschwert ferner durch dieselbe Arznei umstimmen (sein Gefühl von der natürlichen Krankheit ferner vermindern) und so der Heilung näher bringen.

(1) Man durfte daher von der, selbst bestens homöopathisch gewählten Arznei, z. B. ein Kügelchen von demselben Potenz-Grade, was zum ersten Male so wohl bekommen war, dem Kranken nicht bald darauf zum zweiten, dritten Male trocken einnehmen lassen, und wenn man von der in Wasser aufgelöseten Arznei, deren erste Gabe so wohl gethan, eine gleiche, selbst kleinere Gabe zum zweiten, dritten Male aus der ruhig da stehenden Flasche genommen und sie dem Kranken eingegeben hatte, selbst nach Zwischenräumen von ein paar Tagen, so bekam ganz dieselbe Arznei dem Kranken doch nicht wieder wohl, man mochte sie nun bei ihrer ursprünglichen Bereitung mit 10 Schüttelschlägen, oder wie ich, um diesen Nachtheil zu vermeiden, später vorschlug, selbst nur mit 2 Schüttelschlägen potenzirt gehabt haben; und zwar bloß aus oben angeführten Gründen.

Aber bei Modificirung jeder Gabe in ihrem Dynamisations-Grade, wie ich hier lehre, findet kein Anstoß statt, selbst bei öfterer Wiederholung der Gaben, und wäre die Arznei auch noch so hoch, mit noch so vielen Schüttel-Schlägen potenzirt worden. Man möchte fast sagen, daß erst unter mehreren verschiednen Formen angewandt, auch die best gewählte, homöopathische Arznei dem Lebensprincipe die krankhafte Verstimmung am besten entziehen und bei chronischen Krankheiten in ihm auslöschen könne.

Die ganz selbe unveränderte (1) **Arzneigabe** nur einmal - geschweige denn viele Male nacheinander (und in kurzen Zeiträumen, wenn die Kur nicht verzögert werden soll) - **zu wiederholen ist eine unausführbare Absicht**.

- Das Lebensprinzip nimmt solche **ganz gleichen Gaben** nur widerwillig (widerstrebend) an, d. h.
  - es lässt dabei auch andere Symptome der Arznei erscheinen als jene, welche der zu heilenden Krankheit ähnlich sind.
  - Die **vorherige Gabe** bewirkt schon die von ihr erwartete Umstimmung des Lebensprinzips.
  - Eine **zweite - gleich dynamisierte – unveränderte Gabe** derselben Arznei kann daher nicht mehr dasselbe auf das Lebensprinzip ausüben.
  - Durch eine **unveränderte** Gabe kann der Kranke nur noch anders krank werden - im Grunde nur kränker werden als er war.
  - Von derselben Arznei wirken nur diejenigen übrigen Symptome, die für die Krankheit nicht homöopathisch sind.
  - So kann kein Weg Richtung Heilung erfolgen, sondern nur eine Verschlimmerung des Kranken.
- Wenn man aber die **folgende Gabe jedes Mal in ihrer Potenz etwas abändert – das heißt etwas höher dynamisiert** (§§ 269, 270),
  - dann lässt sich das Lebensprinzip durch dieselbe Arznei weiter umstimmen und der Heilung näher kommen.
  - Das „Gefühl der Lebenskraft“ von der natürlichen Krankheit wird dadurch weiter vermindert.

(1) Selbst von der bestens gewählten homöopathischen Arznei
- darf man dem Kranken nicht z. B. ein Kügelchen vom selben Potenzgrad – das beim ersten Mal gut wirkte - bald darauf ein weiteres Mal oder ein drittes Mal **trocken** einnehmen lassen.

§ 247 (Modifizierte Gaben)

Modifizierte Gaben

1. **Die ganz gleiche (unveränderte) Arznei wird nur ein Mal gegeben und nicht wiederholt:**
   - weder ein Mal
   - noch mehrere Male
   - noch in kurzen Abständen

   Grund: Durch die Wirkung der Arznei kommt man der Genesung näher.

2. **Unveränderte Gaben werden von der Lebenskraft nur widerwillig angenommen:**
   - es erscheinen dann auch andere - nicht zur heilenden Krankheit ähnliche - Symptome.
   - vorherige Gabe bewirkt Umstimmung der Lebenskraft.
   - eine weitere unveränderte Gabe kann dann nicht mehr das Gleiche tun - gleich auf das Lebensprinzip wirken.
   - durch eine unveränderte Gabe wird der Kranke kränker (anders krank). Es wirken nur die Symptome, welche für die Krankheit nicht homöopathisch sind.

3. **Dynamisiert man aber jede Gabe etwas höher**, dann
   - Lässt sich die Lebenskraft durch die Arznei weiter umstimmen.
   - Man kommt dadurch der Heilung näher.
   - Das „Gefühl der Lebenskraft“ von der natürlichen Krankheit wird dadurch weiter vermindert.

- Auch wenn man von der **in Wasser aufgelösten Arznei** - deren erste Gabe so gut wirkte - eine gleiche oder auch eine kleinere Gabe ein weiteres oder drittes Mal aus der ruhig dastehenden Flasche entnimmt und sie dem Kranken gibt, selbst nach Zwischenräumen von ein paar Tagen, so bekommt die Arznei dem Kranken auch nicht wieder gut.
  - Dies ist unabhängig davon, ob man die Arznei bei der ursprünglichen Zubereitung mit 10 Schüttelschlägen
  - oder (wie ich später vorschlug, um diesen Nachteil zu vermeiden) mit zwei Schüttelschlägen potenziert hat (aber nur aus den oben genannten Gründen).

- Wenn aber **jede Gabe in ihrem Dynamisationsgrad modifiziert wird,**
  - dann findet kein Anstoß (Anm. der übrigen Symptome) statt, auch nicht bei häufiger Wiederholung der Gaben.
  - Auch wenn die Arznei noch so hoch und mit so vielen Schüttelschlägen potenziert worden ist.
  - Erst unter mehreren verschiedenen Formen angewendet (Anm.: gemeint ist die dynamisierte Arznei) kann auch die bestgewählte homöopathisch Arznei dem Lebensprinzip die krankhafte Verstimmung entziehen und bei chronischen Krankheiten im Lebensprinzip die krankhafte Verstimmung auslöschen.

§ 248 (Q-Potenzen)

§ 248
Zu dieser Absicht wird die Arznei-Auflösung (1) **vor jedem Male Einnehmen (mit etwa 8, 10, 12 Schüttel-Schlägen der Flasche) von Neuem potenzirt, wovon man den Kranken Einen, oder (steigend) mehrere Kaffee- oder Thee-Löffelchen einnehmen läßt, in langwierigen Krankheiten täglich, oder jeden zweiten Tag, in acuten aber, alle 6, 4, 3, 2 Stunden, in den dringendsten Fällen, alle Stunden und öfter. So kann in chronischen Krankheiten, jede richtig homöopathisch gewählte Arznei, selbst die, an sich von langer Wirkungs-Dauer, in täglicher Wiederholung Monate lang eingenommen werden, mit steigendem Erfolge. Ist aber die Auflösung (in 7, 8, oder in 14, 15 Tagen) verbraucht, so muß zu der folgenden Auflösung derselben Arznei - wenn ihr Gebrauch noch angezeigt ist - ein, oder (obwohl selten) mehre Kügelchen von einem andern (höhern) Potenz-Grade genommen werden, womit man so lange fortfährt, als der Kranke noch immer mehr Besserung davon spürt, ohne eine oder die andre, nie im Leben gehabte bedeutende Beschwerde davon zu erleiden. Denn wenn dieß sich ereignet, wenn der Rest der Krankheit in einer Gruppe abgeänderter Symptome erscheint, dann muß eine andre, jetzt mehr homöopathisch angemessene Arznei, an der Stelle der letztern gewählt, aber auch in ebenso wiederholten Gaben angewendet werden; doch nur auf gedachte Weise, das ist, nie ohne die Auflösung, bei jedesmaliger Gabe, durch gehörig starkes Schütteln um etwas zu modificiren, - in ihrem Potenz-Grade abzuändern, und so um etwas zu erhöhen. Zeigen sich hingegen bei fast täglicher Wiederholung der völlig homöopathisch passenden Arznei, zu Ende der Cur einer chronischen Krankheit, sogenannte (§. 161.) homöopathische Verschlimmerungen, so daß der Rest der Krankheits-Symptome sich wieder etwas zu erhöhen scheint (indem die, der ursprünglichen Krankheit so ähnliche Arznei-Krankheit, nun fast noch allein laut wird), dann müssen die Gaben entweder noch mehr verkleinert, und auch in längern Zeiträumen wiederholt, oder auch wohl mehrere Tage ganz ausgesetzt werden, um zu sehen, ob die Genesung keiner arzneilichen Hülfe mehr bedürfe, wo dann auch diese, bloß vom Ueberfluß der homöopathischen Arznei herrührende Schein-Symptome ebenfalls bald von selbst verschwinden und ungetrübte Gesundheit zurück lassen. Bedient man sich zur Cur bloß eines Fläschchens, (etwa Ein Quentchen verdünnten Weingeistes enthaltend, worin ein Kügelchen von der Arznei durch Schütteln aufgelöst sich befindet) worin täglich, oder alle 2, 3, 4 Tage gerochen werden soll, so muß auch dieses vor dem jedesmaligen Riechen 8, 10 Mal stark geschüttelt worden sein.**

(1) In 40, 30, 20, 15 oder 8 Eßlöffeln Wasser mit Zusatz von etwas Weingeist oder einem Stücke Holzkohle, ...

Zu diesem Zweck (der Modifizierung des Dynamisationsgrades bei jeder Gabe) wird die Arznei-Auflösung (1)

- **vor jeder Einnahme** - mit ungefähr 8 bis 12 Schüttelschlägen der Flasche - von Neuem potenziert.
- Davon lässt man den Kranken einen oder (ansteigend) mehrere Teelöffel einnehmen.
    - Bei **langwierigen** (chronischen) Krankheiten täglich oder jeden zweiten Tag.
    - Bei **akuten** Krankheiten alle 2 bis 6 Stunden.
    - In **dringendsten** Fällen jede Stunde oder noch öfter.

So kann bei **chronischen Krankheiten** jede passende Arznei - selbst jene von langer Wirkungsdauer - täglich und monatelang mit steigendem Erfolg eingenommen werden.

- Wenn die Auflösung nach 7 bis 15 Tagen **verbraucht** ist, dann muss für die folgende Auflösung derselben Arznei (wenn der Gebrauch noch angezeigt ist) ein oder selten mehrere Kügelchen von einem anderen (höheren) Potenzgrad genommen werden.
- Damit **fährt man so lange fort**, wie der Kranke eine zunehmende Besserung davon verspürt, aber ohne bedeutende Beschwerden - die er noch nie im Leben hatte - zu erleiden.
- Wenn sich das aber ereignet (**bedeutende Beschwerden, die er noch nie im Leben hatte**),
    - muss eine andere - jetzt besser homöopathisch passende Arznei - gewählt werden.
    - Diese muss aber ebenfalls in wiederholten Gaben angewendet werden. Aber niemals ohne die Auflösung bei jeder Gabe durch entsprechend starkes Schütteln etwas zu modifizieren - in ihrem Potenzgrad abzuändern - und so in ihrem Potenzgrad etwas zu erhöhen.

§ 248 (Fortsetzung)

… so läßt man sie an einem Faden in der Flasche hängen, und zieht sie jedesmal nur heraus, wenn die Flasche geschüttelt werden soll. Die Auflösung des Arznei-Kügelchens (denn mehr als Ein Kügelchen braucht man von einer gehörig dynamisirten Arznei selten dazu) in einer sehr großen Menge Wassers, kann man dadurch ersetzen, daß man von einer Auflösung z. B. in nur 7, 8 Eßlöffeln Wassers, nach vorgängigem, starkem Schütteln der Flasche, einen Eßlöffel in ein Trinkglas Wasser (von etwa 8, 10 Eßlöffel Inhalt) gießt, letzteres mehrmals stark umrührt und dem Kranken hievon die bestimmte Gabe eingiebt. Wenn der Kranke ungewöhnlich erregbar und empfindlich ist, so nimmt man aus dem, so stark umgerührten Glase, einen Thee- oder Kaffee-Löffel voll, den man in ein zweites Trinkglas Wasser stark einrührt, um davon dem Kranken einen Kaffeelöffel (oder etwas mehr) einzugeben. Es giebt Kranke von so hoher Erregbarkeit, daß man für sie ein drittes oder viertes Trinkglas zu gehöriger Verdünnung der Arznei-Auflösung, auf ähnliche Weise bereitet, anzuwenden nöthig hat. Jeden Tag nach dem Einnehmen schüttet man das so bereitete Trinkglas (oder die mehreren) weg, um es jeden Tag von Neuem zu bereiten. Das Streukügelchen in hoher Potenz wird am besten in einem Pülverchen zerquetscht, was ein paar Gran Milch-Zucker enthält, welches der Kranke dann nur in die, zur Auflösung bestimmte Flasche zu schütten braucht, um es in der bestimmten Menge Wasser aufzulösen.

Zeigen sich - wenn die passende Arznei fast täglich wiederholt wird - **gegen Ende der Behandlung einer chronischen Krankheit sogenannte homöopathische Verschlimmerungen,**

- o dann scheint sich der Rest der Krankheitssymptome wieder etwas zu erhöhen.
- o Die der ursprünglichen Krankheit ähnliche Arzneikrankheit wird nun fast allein laut (spürbar).
- o Dann müssen die Gaben entweder
  - noch mehr verkleinert und in längeren Zeiträumen wiederholt werden
  - oder mehrere Tage abgesetzt werden.
- o So kann man **beurteilen** (sehen), ob die Krankheit noch ärztliche Hilfe benötigt.
- o Die Scheinsymptome - die nur vom Überfluss der homöopathischen Arznei herkommen (herrühren),
  - verschwinden dann bald von selbst
  - und lassen nur Gesundheit zurück.

Benutzt man zur Behandlung ein Fläschchen, das verdünnten Weingeist enthält,

- in dem sich ein Kügelchen der durch Schütteln aufgelöste Arznei befindet,
- woran täglich oder alle zwei bis vier Tage gerochen werden soll,
- so muss auch diese vor jedem Riechen acht bis zehn Mal stark geschüttelt werden.

(1) Die Arznei in 8 bis 40 Esslöffel Wasser, **mit Zusatz von etwas Weingeist oder einem Stück Holzkohle auflösen**, um die Auflösung unverdorben zu erhalten.

- Nimmt man Holzkohle, so lässt man diese an einem Faden in die Flasche hängen und zieht sie jedes Mal heraus, wenn die Flasche geschüttelt werden soll.

Q-Potenzen

1. **Die Arznei wird vor jeder Einnahme mit 8-12 Schüttelschlägen neu potenziert.**

2. **Einen oder mehrere Teelöffel einnehmen.**
   - Chronisch Kranke: täglich oder jeden 2. Tag
   - Akut: alle 2 - 6 Stunden
   - Dringende Fälle: jede Stunde oder öfter.

Chronische Krankheiten

1. Einnahme täglich und monatelang mit steigendem Erfolg

2. Arznei nach 7 - 15 Tagen verbraucht: Auflösung mit einem anderen Potenzgrad.

3. Dies so lange fortführen:
   - wie zunehmende Besserung eintritt
   - ohne bedeutende Beschwerden (die er noch nie hatte)

4. Treten aber bedeutende neue (die er noch nie hatte) Beschwerden auf:
   - passendere Arznei wählen
   - Gabe aber ebenfalls immer modifizieren

5. Zeigt sich gegen Ende der Behandlung eine „homöopathische Verschlimmerung“
   - dann ist dies die „Arzneikrankheit“ ⇨
   - Gaben verkleinern
   - oder in größeren Abständen
   - oder absetzen.

   Die Arzneisymptome verschwinden dann bald von selbst.

- Die **Auflösung des Arzneikügelchens** (mehr als eines braucht man selten) in einer sehr großen Menge Wasser kann man dadurch ersetzen,
  - indem man von einer Auflösung - nach vorausgegangenem starken Schütteln der Flasche - ein Esslöffel in ein Trinkglas gibt,
  - das mit 7-8 Esslöffel Wasser gefüllt ist.
  - Dann rührt man stark um und gibt dem Kranken davon seine Gabe.
  - Ist der Kranke **ungewöhnlich empfindlich und erregbar**, dann entnimmt man (dem stark umgerührten) Glas einen Teelöffel und rührt es stark in ein zweites Trinkglas Wasser ein und gibt dem Kranken einen Teelöffel (oder etwas mehr).
    - Es gibt Kranke von solch hoher Empfindlichkeit, dass man ein drittes oder viertes Trinkglas verwenden muss (dies wird dann wieder zur Verdünnung entsprechend zubereitet).
    - Jeden Tag schüttet man nach der Einnahme das aufbereitete Trinkglas (oder die mehreren) weg und bereitet sie jeden Tag neu.
- Das **Streukügelchen** (in hoher Potenz) wird am besten in Pulver - das einige Gran Milchzucker enthält - zerquetscht.
  - Der Kranke braucht es nur in die zur Auflösung bestimmte Flasche zu schütten,
  - um es mit der bestimmten Menge Wasser aufzulösen.

§ 249 (Vorgehen nach unpassender Verschreibung)

§ 249
Jede für den Krankheits-Fall verordnete Arznei, welche im Verlaufe ihrer Wirkung neue, der zu heilenden Krankheit nicht eigenthümliche und zwar beschwerliche Symptome hervorbringt, ist nicht vermögend wahre Besserung zu erzeugen (1) **und nicht für homöopathisch gewählt zu halten; sie muß daher sobald als möglich, entweder wenn diese Verschlimmerung bedeutend war, erst durch ein Antidot zum Theil ausgelöscht werden** (2), **ehe man das, genauer nach Wirkungs-Aehnlichkeit gewählte, nächste Mittel giebt, oder bei nicht allzu heftigen widrigen Symptomen muß letzteres sogleich gereicht werden, um die Stelle jenes unrichtig gewählten zu ersetzen.**

(1) Da nach allen Erfahrungen, fast keine Gabe einer hoch potenzirten, specifisch passenden, homöopathischen Arznei bereitet werden kann, welche zur Hervorbringung einer deutlichen Besserung in der angemessenen Krankheit zu klein wäre (§. 161., 279.), so würde man zweckwidrig und schädlich handeln, wenn man, wie von der bisherigen Curmethode geschieht, bei Nicht-Besserung, oder kleiner Verschlimmerung, dieselbe Arznei, in dem Wahne, daß sie ihrer geringen Menge (ihrer allzu kleinen Gabe) wegen nicht habe dienlich sein können, wiederholen oder sie wohl gar noch verstärken wollte. Jede Verschlimmerung durch neue Symptome - wenn in der Geistes- und Körper-Diät nichts Böses vorgefallen ist - beweiset stets nur Unangemessenheit der vorigen Arznei in diesem Krankheitsfalle, deutet aber nie auf Schwäche der Gabe.
(2) Dem wohl unterrichteten und gewissenhaft behutsamen Arzt, kann nie der Fall vorkommen, daß er nöthig hätte, ein Antidot in seiner Praxis zu geben, wenn er, wie er soll, in der kleinst möglichen Gabe seine wohl gewählte Arznei zu brauchen anfängt; eine eben so kleine Gabe der besser ausgewählten bringt alles wieder in Ordnung.

Vorgehen bei **unpassender Verschreibung**

1. **Die Arznei bringt neue beschwerliche Symptome hervor**
   (die der zu heilenden Krankheit nicht eigen sind).
   ⇨ **die Arznei ist unpassend.**
2. **Ist die Verschlimmerung bedeutend:**
   - Antidot und dann
   - passenderes Mittel geben.
3. **Ist die Verschlimmerung nicht so bedeutend:**
   - passenderes Mittel sofort geben.

Wenn eine Arznei in ihrem Wirkungsverlauf **neue, beschwerliche Symptome hervorbringt**, die der zu heilenden Krankheit nicht eigen sind,
- dann kann die Arznei keine wirkliche Besserung erzeugen (1)
- und die Arznei ist homöopathisch nicht passend.

Wenn die Verschlimmerung bedeutend ist,
- muss sie erst durch ein Antidot zum Teil ausgelöscht werden (2),
- bevor man das nächste Mittel gibt (welches dann genauer nach der Wirkungsähnlichkeit gewählt wird).

Wenn die Symptome nicht allzu heftig und widrig sind,
- muss dieses neue, passendere Mittel sofort gegeben werden.

(1) Erfahrungsgemäß kann fast **keine Gabe** einer hoch potenzierten passenden homöopathischen Arznei zubereitet werden, die zu klein wäre, um eine bedeutende Besserung der Krankheit hervorzubringen (§§ 161, 279).
Man handelt **zweckwidrig und schädlich**, wenn man
- bei einer Nicht-Besserung
- oder einer kleinen Verschlimmerung

dieselbe Arznei wiederholt oder sogar noch verstärkt. Dies in dem Wahn, dass sie wegen ihrer geringen Menge nicht hilfreich sein konnte.

Eine Verschlimmerung durch neue Symptome (wenn in der Geistes- und Körperdiät nichts Nachteiliges vorgefallen ist) **beweist nur die Unangemessenheit der vorigen Arznei** in diesem Krankheitsfalle. Sie deutet nie auf eine zu schwache Gabe hin.

(2) Der gewissenhafte Arzt hat es **nie nötig, ein Antidot zu geben**, wenn er seine passende Arznei in der kleinstmöglichen Gabe zu gebrauchen anfängt. Eine ebenso kleine Gabe der **besser gewählten Arznei bringt alles wieder in Ordnung**.

§ 250 (Beurteilungszeitraum akut)

§ 250
So, wenn dem scharfsichtigen, genau nach dem Krankheitszustande forschenden Heilkünstler, sich in dringenden Fällen schon nach Verlauf von 6, 8, 12 Stunden offenbarte, daß er bei der zuletzt gegebenen Arznei eine Mißwahl gethan, indem der Zustand des Kranken, unter Entstehung neuer Symptome und Beschwerden, sich deutlich von Stunde zu Stunde, obschon nur immer um etwas verschlimmert, ist es ihm nicht nur erlaubt, sondern die Pflicht gebeut es ihm, den begangenen Mißgriff durch Wahl und Reichung eines nicht bloß erträglich passenden, sondern dem gegenwärtigen Krankheits-Zustande möglichst angemessenen homöopathischen Heilmittels wieder gut zu machen (§. 167.).

Manchmal zeigt sich dem Heilkünstler in dringenden Fällen schon nach 6 bis 12 Stunden,

- dass die **zuletzt gewählte Arznei schlecht gewählt war**.
- Der Zustand des Kranken verschlimmert sich stündlich unter Entstehung neuer Symptome und Beschwerden.
- Dann ist es seine **Pflicht**, den Fehlgriff durch ein anderes Heilmittel gutzumachen, das nicht nur etwas passt, sondern dem gegenwärtigen Krankheitszustand möglichst angemessen ist (§ 167).

Beurteilungszeitraum akut
• Dringende Fälle: oft schon nach 6 - 12 Stunden zeigt sich dass die Arznei unpassend ist ⇨ **der Zustand verschlechtert sich** o es entstehen neue Symptome und Beschwerden o das passendste Mittel anwenden

§ 251 (Gabenwiederholung bei Wechselwirkung)

§ 251
Es giebt einige Arzneien (z.B. Ignazsamen, auch wohl Zaunrebe und Wurzelsumach, zum Theil auch Belladonne), deren Veränderungskraft des Befindens der Menschen, größtentheils in Wechsel-Wirkungen - einer Art sich zum Theil entgegengesetzter Erstwirkungs-Symptome - besteht. Fände da, bei Verordnung einer derselben, nach strenger homöopathischer Wahl, der Heilkünstler dennoch keine Besserung, so wird er (in acuten Krankheiten, schon nach einigen Stunden) durch eine neue, eben so feine Gabe desselben Mittels, in den meisten Fällen, bald seinen Zweck erreichen (1).

(1) Wie ich im Vorworte zum Ignazsamen (im zweiten Theile der reinen Arzneimittellehre) umständlicher angegeben habe.

Einige Arzneien (z. B. Ignatia, Bryonia, Rhus toxicodendron, zum Teil auch Belladonna) **äußern ihre Kraft**, das Menschenbefinden umzuändern,

- **in Wechselwirkungen**.
- Das sind einander zum Teil entgegengesetzte Erstwirkungssymptome.

Erreicht der Heilkünstler **bei Verordnung einer dieser Arzneien dennoch keine Besserung**,

- so kann er diese Besserung durch eine neue Gabe desselben Mittels in den meisten Fällen erreichen (1).
- Bei akuten Krankheiten oft schon nach einigen Stunden.

(1) Wie im Vorwort zu Ignatia im 2. Teil der reinen Arzneimittellehre ausführlicher beschrieben.

Gabenwiederholung bei Wechselwirkung

• Tritt bei manchen Arzneien auf (Ignatia, Bryonia, Rhus toxicodendron, zum Teil auch Belladonna)
• Äußert sich in **Wechselwirkungen**
  o zum Teil entgegengesetzte Erstsymptome.
 	
• **Tritt bei Anwendung dieser Arzneien keine Besserung ein**,
  o dann wird dies meist durch eine Gabe des gleichen Mittels erreicht.
  o in akuten Fällen oft schon nach einer Stunde.

Übersicht Organon

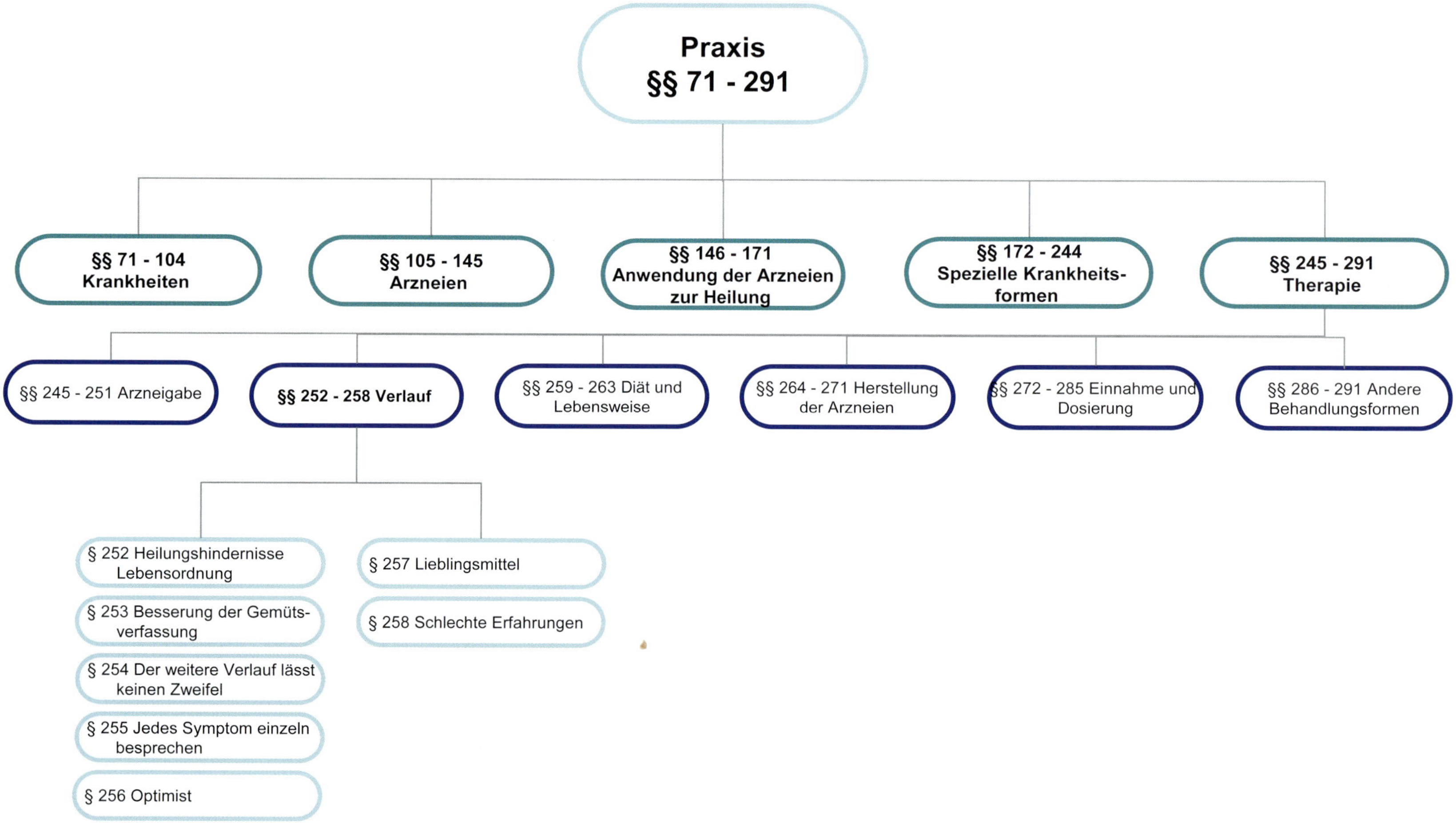

§ 252 (Heilungshindernisse Lebensordnung)

§ 252
Fände man aber beim Gebrauche der übrigen Arzneien, daß in der chronischen Krankheit die bestens homöopathisch gewählte Arznei, in der angemessenen (kleinsten) Gabe, die Besserung nicht förderte, so ist dieß ein gewisses Zeichen, daß die, die Krankheit unterhaltende Ursache noch fortwährt und daß sich in der Lebensordnung des Kranken oder in seinen Umgebungen, ein Umstand befindet, welcher abgeschaltet werden muß, wenn die Heilung dauerhaft zu Stande kommen soll.

Wenn bei einer **chronischen Krankheit** beim Gebrauch der übrigen Arzneien (Anm.: gemeint ist nach einer nicht ganz passenden Arznei) auch **die beste gewählte homöopathische Arznei** (in der angemessenen kleinsten Gabe) **die Besserung nicht fördert**,

- so ist dies ein **untrügliches** Zeichen dafür, dass die für die Krankheit unterhaltende Ursache noch weiter besteht.
- Es befindet sich
  - in der **Lebensordnung des Kranken**
  - oder **in seiner Umgebung**

  ein Umstand, welcher abgeschafft werden muss, damit die Heilung dauerhaft zustande kommt.

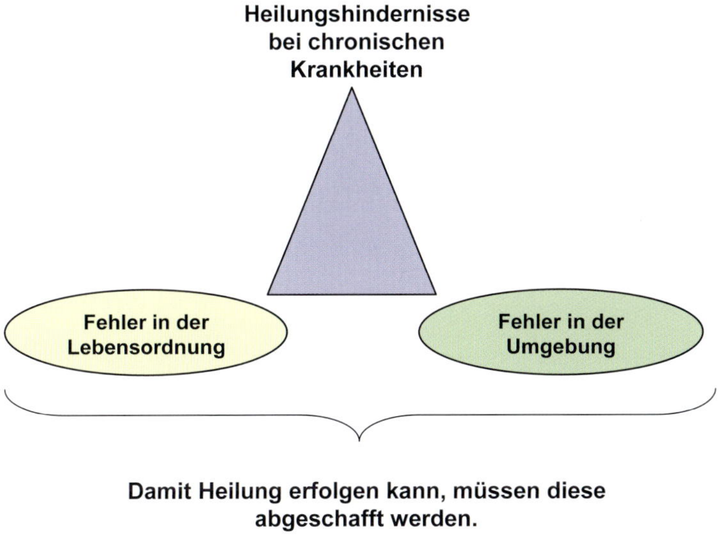

§ 253 (Besserung der Gemütsverfassung)

§ 253
Unter den Zeichen die in allen, vorzüglich in den schnell entstandenen (acuten) Krankheiten, einen kleinen, nicht jedermann sichtbaren Anfang von Besserung oder Verschlimmerung zeigen, ist der Zustand des Gemüths und des ganzen Benehmens des Kranken das sicherste und einleuchtendste. Im Falle des, auch noch so kleinen Anfanges von Besserung - eine größere Behaglichkeit, eine zunehmende Gelassenheit, Freiheit des Geistes, erhöhter Muth, eine Art wiederkehrender Natürlichkeit. Im Falle des, auch noch so kleinen Anfangs von Verschlimmerung aber, das Gegentheil- ein befangener, unbehülflicher, mehr Mitleid auf sich ziehender Zustand des Gemüthes, des Geistes, des ganzen Benehmens und aller Stellungen, Lagen und Verrichtungen, was bei genauer Aufmerksamkeit sich leicht sehen oder zeigen, nicht aber in Worten beschreiben läßt (1).

(1) Die Besserungszeichen am Gemüthe und Geiste lassen sich aber nur dann bald nach dem Einnehmen der Arznei erwarten, wenn die Gabe gehörig (d. i. möglichst) klein war; eine unnöthig größere, selbst der homöopathisch passendsten Arznei, wirkt zu heftig und stört Geist und Gemüth anfänglich allzu sehr und allzu anhaltend, als daß man an dem Kranken die Besserung bald gewahr werden könnte; anderer Nachtheile (§. 276) allzu großer Gaben hier zu geschweigen. Hier bemerke ich, daß gegen diese so nöthige Regel, am meisten von dünkelhaften Anfängern in der Homöopathik und von den, aus der alten Schule zur homoopathischen Heilkunst übergehenden Aerzten gesündigt wird. Diese scheuen in solchen Fällen, aus alten Vorurtheilen, die kleinsten Gaben der höheren Dynamisationen der Arzneien und müssen so, die großen Vorzüge und Segnungen jenes, in tausend Erfahrungen heilsamst befundenen Verfahrens entbehren, können nicht leisten, was die ächte Homöopathik vermag, und gehen sich daher mit Unrecht für deren Schüler aus.

Verlauf: **Besserung des Gemütes**

1. **Gemütsveränderungen** sind das sicherste Zeichen einer Besserung oder Verschlechterung
   ⇨ **vor allem bei akuten Krankheiten.**
2. **Besserung:**
   - größere Behaglichkeit, eine zunehmende Gelassenheit,
   - Freiheit des Geistes, erhöhter Mut
   - und eine Art von wiederkehrender Natürlichkeit.
3. **Verschlechterung:**
   - mehr mitleiderregender Zustand (Geist, Gemüt, Benehmen)
   - in allen Stellungen, Lagen und Verrichtungen.

Bei allen Krankheiten, aber **besonders bei akuten Krankheiten** sind jene kleinen Zeichen der sicherste und einleuchtendste Beginn einer Verbesserung oder Verschlechterung, **die den Zustand des Gemüts und des ganzen Benehmens des Kranken zeigen**.

- Bei einer noch so kleinen (Beginn von) **Besserung** zeigt sich eine
  - größere Behaglichkeit,
  - eine zunehmende Gelassenheit,
  - Freiheit des Geistes,
  - erhöhter Mut
  - und eine Art von wiederkehrender Natürlichkeit.
- Bei einer noch so kleinen (Beginn von) **Verschlimmerung** zeigt sich das Gegenteil, nämlich ein befangener, unbeholfener und mehr mitleiderregender Zustand
  - des Gemütes,
  - des Geistes,
  - des ganzen Benehmens
  - und aller Stellungen, Lagen und Verrichtungen.

Dies lässt sich bei großer Aufmerksamkeit **leicht sehen oder zeigen**, nicht aber in Worten beschreiben (1).

(1) Die **Besserungszeichen an Geist und Gemüt** sind nur dann bald nach der Einnahme der Arznei zu erwarten, wenn die Gabe **entsprechend klein** war.
- **Eine unnötig größere Gabe** (selbst der homöopathisch passenden Arznei) wirkt zu heftig und stört Geist und Gemüt (zu Beginn) zu sehr (und zu anhaltend), um am Kranken die Besserung **bald** erkennen zu können. Ganz zu schweigen von anderen Nachteilen (§ 276) zu großer Gaben.
- Gegen diese Regel wird am meisten von Anfängern der Homöopathie und von konvertierten Ärzten (von der alten Schule zur Homöopathie) verstoßen.
  Sie scheuen aus alten Vorurteilen die kleinsten Gaben (der höheren Dynamisation) der Arzneien. So müssen sie auf die großen Vorzüge der Homöopathie verzichten. Diese Anfänger können nicht das leisten, was die Homöopathie eigentlich leisten könnte, und geben sich daher zu Unrecht als Schüler der Homöopathie aus.

§ 254 (Der weitere Verlauf lässt keinen Zweifel)

§ 254
Die übrigen neuen, der zu heilenden Krankheit fremden Zufälle, oder im Gegentheile, die Verminderung der ursprünglichen Symptome, ohne Zusatz von neuen, werden dem scharf beobachtenden und forschenden Heilkünstler über die Verschlimmerung oder Besserung vollends bald keinen Zweifel mehr übrig lassen, obgleich es unter den Kranken einige giebt, welche theils die Besserung, theils die Verschlimmerung überhaupt, weder von selbst anzugeben unfähig, noch sie zu gestehen geartet sind.

Aber

- **die anderen neuen Zufälle** (die der zu heilenden Krankheit fremd sind)
- **oder aber die Verminderung der ursprünglichen Symptome** (ohne Zusatz von neuen Symptomen)

lassen dem scharf beobachtenden Heilkünstler über Besserung oder Verschlimmerung bald **keinen Zweifel mehr**.

Es gibt allerdings **einige Kranke, die unfähig sind**, eine Besserung oder Verschlimmerung

- selbst anzugeben
- noch sie zu gestehen.

Verlauf: **weiterer Verlauf entscheidet**
1. **Andere, neue Zufälle** (die der zu heilenden Krankheit fremd sind) ⇨ **Verschlechterung.** 2. **Verminderung der ursprünglichen Symptome** (ohne neue Symptome) ⇨ **Verbesserung.** **Einige Kranke sind unfähig, Veränderungen anzugeben oder einzugestehen.**

§ 255 (Jedes Symptom einzeln besprechen)

§ 255
Dennoch wird man auch bei diesen zur Ueberzeugung hierüber gelangen, wenn man jedes, im Krankheitsbilde aufgezeichnete Symptom einzeln mit ihnen durchgeht und sie außer diesen, über keine neuen, vorher ungewöhnlichen Beschwerden klagen können, auch keines der alten Zufälle sich verschlimmert hat. Dann muß, bei schon beobachteter Besserung des Gemüthes und Geistes, die Arznei auch durchaus wesentliche Minderung der Krankheit hervorgebracht haben, oder, wenn jetzt noch die Zeit dazu zu kurz gewesen wäre, bald hervorbringen. Zögert nun, im Fall der Angemessenheit des Heilmittels, die sichtbare Besserung doch zu lange, so liegt es entweder am unrechten Verhalten des Kranken, oder an andern, die Besserung hindernden Umständen.

Aber auch bei diesen Kranken (welche die Besserung nicht eingestehen)

- **erreicht man Gewissheit über eine Besserung oder Verschlechterung**,
- wenn man mit ihnen jedes einzelne Symptom (des Krankheitsbildes) einzeln durchgeht.
    - Wenn sie über **keine neuen ungewöhnlichen Beschwerden** klagen und sich auch **keiner der alten Symptome verschlimmert** hat
    - und eine **Besserung des Geistes und Gemüts beobachtet wurde,**
        - dann muss die Arznei eine **wesentliche Besserung** (Minderung) der Krankheit bewirkt haben
        - oder, wenn die Zeit noch zu kurz war, bald eine wesentliche Besserung hervorbringen.
    - **Verzögert sich die sichtbare Besserung zu lange**, so liegt das
        - entweder am unerlaubten Verhalten des Kranken
        - oder an den Umständen,

      die die Besserung verhindern.

Verlauf: weiterer Verlauf entscheidet

1. Andere, neue Zufälle (die der zu heilenden Krankheit fremd sind) ⇨ Verschlechterung.
2. Verminderung der ursprünglichen Symptome (ohne neue Symptome) ⇨ Verbesserung.

Einige Kranke sind unfähig, Veränderungen anzugeben oder einzugestehen.

Unfähig, Veränderungen anzugeben

1. **Jedes einzelne Symptom einzeln durchgehen**.
2. **Wesentliche Besserung, wenn**:
    - keine neuen ungewöhnlichen Beschwerden
    - alte Zufälle haben sich nicht verschlimmert
    - wenn eine Besserung des Geistes und Gemüts beobachtet wird

§ 256 (Optimist)

§ 256
Auf der andern Seite, wenn der Kranke diese oder jene neu entstandenen Zufälle und Symptome von Erheblichkeit erzählt - Merkmale der nicht homöopathisch passend gewählten Arznei - so mag er noch so gutmüthig versichern: er befinde sich in der Besserung (1), man hat ihm in dieser Versicherung dennoch nicht zu glauben, sondern seinen Zustand als verschlimmert anzusehen, wie es denn ebenfalls der Augenschein bald offenbar lehren wird.

(1) Dieß ist nicht selten der Fall bei Schwindsüchtigen mit Lungen-Eiterung.

Berichtet der Kranke andererseits von neuen Zufällen und Symptomen von Erheblichkeit
(= Merkmale der nicht homöopathisch passenden Arznei),

- dann nützt auch seine Aussage nichts, er finde sich auf dem Weg der Besserung (1).
- Man soll ihm dies nicht glauben, sondern seinen Zustand als **Verschlimmerung** ansehen,
- wie es die Betrachtung dann auch bald zeigen wird.

(1) Die ist öfters (nicht selten) der Fall bei Schwindsüchtigen (Tuberkulose) mit Lungeneiterung.

Optimisten (Schönseher)

1. **Kranke berichten von:**
   - neuen Zufällen und Symptomen
   - diese sind von Erheblichkeit
2. **Gleichzeitig sagt er, er befinde sich auf dem Weg der Besserung**:

   ⇨ in Wirklichkeit: **Verschlimmerung**

§ 257 (Lieblingsmittel)

§ 257
Der ächte Heilkünstler wird es zu vermeiden wissen, sich Arzneien vorzugsweise zu Lieblingsmitteln zu machen, deren Gebrauch er, zufälliger Weise, vielleicht öfterer angemessen gefunden und mit gutem Erfolge anzuwenden Gelegenheit gehabt hatte. Dabei werden seltener angewendete, welche homöopathisch passender, folglich hülfreicher wären, oft hintangesetzt.

Man vermeidet es, Arzneien zu **Lieblingsmitteln** zu machen,

- deren Gebrauch zufälligerweise öfters passend war
- und die man mit gutem Erfolg einsetzte.

Dadurch werden seltener gebrauchte Arzneien

- oft weniger beachtet,
- obwohl sie homöopathisch passender und daher (folglich) hilfreicher gewesen wären.

Lieblingsmittel
1. **„Lieblingsmittel“ vermeiden:** • nur weil zufällig öfter passend • die oft mit gutem Erfolg eingesetzt wurden 2. **… seltener gebrauchte Arzneien werden dadurch weniger beachtet**

§ 258 (Schlechte Erfahrungen)

§ 258
Eben so wird der ächte Heilkünstler auch die, wegen unrichtiger Wahl (also aus eigner Schuld) hie und da mit Nachtheil angewendeten Arzneien nicht aus mißtrauischer Schwäche beim fernern Heilgeschäfte hintansetzen, oder aus andern (unächten) Gründen, als denen, weil sie für den Krankheitsfall unhomöopathisch waren, vermeiden, eingedenk der Wahrheit, daß stets bloß diejenige unter den arzneilichen Krankheitspotenzen Achtung und Vorzug verdient, welche, in dem jedesmaligen Krankheitsfalle, der Gesammtheit der charakteristischen Symptome am treffendsten in Aehnlichkeit entspricht und daß keine kleinlichen Leidenschaften sich in diese ernste Wahl mischen dürfen.

Man vermeidet es, dass man Arzneien (beim weiteren Heilgeschäft) **nicht verwendet,**

- die man wegen unrichtiger Wahl (also aus eigener Schuld) ab und zu zum Nachteil angewendet hat,
  - o aus Misstrauen (misstrauischer Schwäche)
  - o oder aus anderen (unechten) Gründen.
- Man **verwendet eine Arznei nur dann nicht**, wenn sie für den Krankheitsfall unhomöopathisch ist.
- Nur die Arznei verdient den Vorzug, welche im jeweiligen Krankheitsfall der Gesamtheit der charakteristischen Symptome am treffendsten (in der Ähnlichkeit) entspricht.

Diese Wahl der Arznei darf nicht durch (kleinliche) **Leidenschaften beeinflusst werden**.

Schlechte Erfahrungen

1. Vermeiden: **Arzneien nicht anzuwenden,**
   die öfter unpassend waren.

2. **Eine Arznei wird nur dann nicht verwendet, wenn sie homöopathisch unpassend ist.**

Übersicht Organon

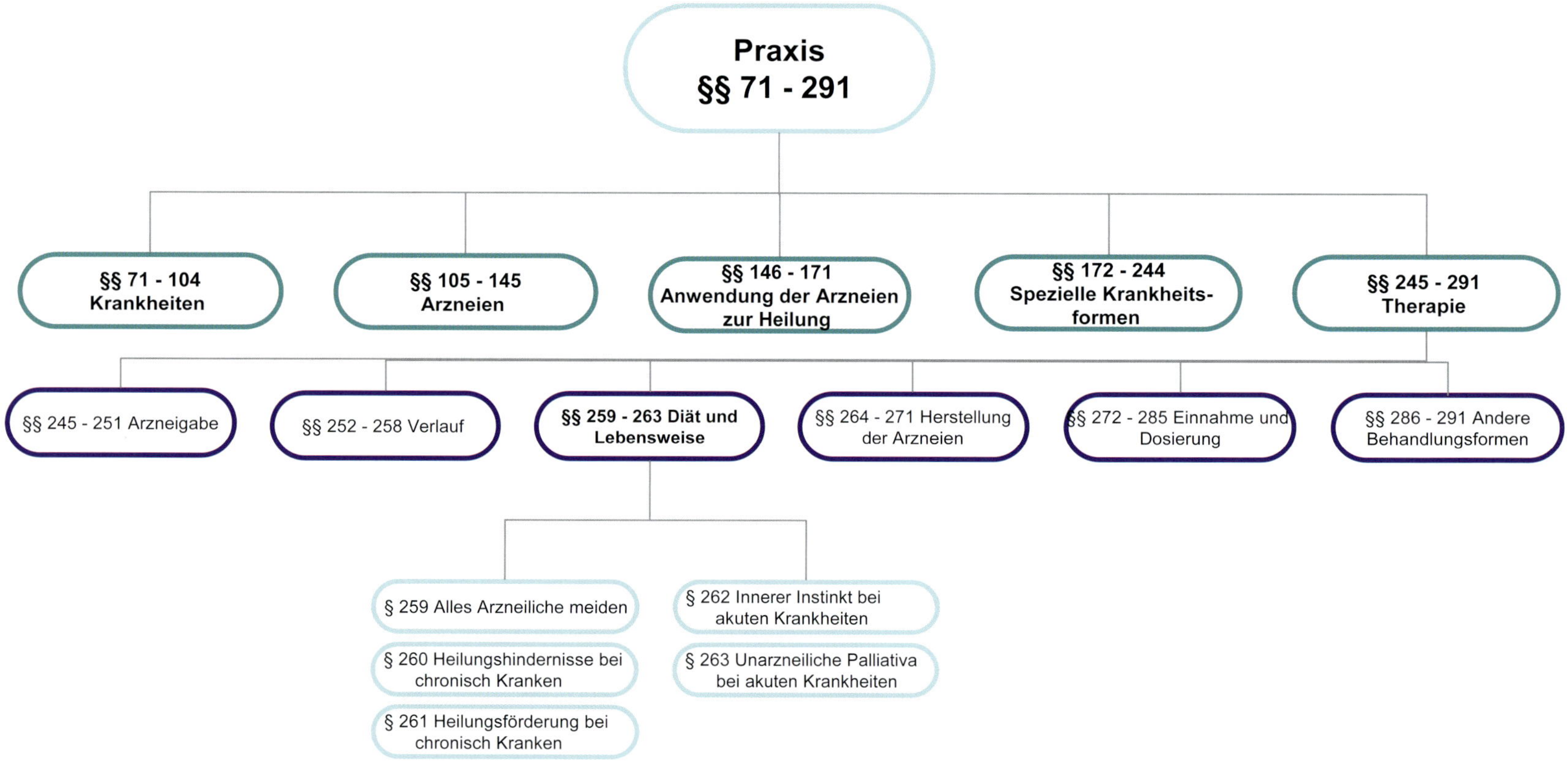

§ 259 (Alles Arzneiliche meiden)

§ 259
Bei der so nöthigen als zweckmäßigen Kleinheit der Gaben, im homöopathischen Verfahren, ist es leichtbegreiflich, daß in der Cur alles Uebrige aus der Diät und Lebensordnung entfernt werden müsse, was nur irgend arzneilich wirken könnte, damit die feine Gabe nicht durch fremdartig arzneilichen Reiz überstimmt und verlöscht, oder auch nur gestört werde (1).

(1) Die sanftesten Flötentöne, die aus der Ferne, in stiller Mitternacht, ein weiches Herz zu überirdischen Gefühlen erheben und in religiöse Begeisterung, hinschmelzen würden, werden unhörbar und vergeblich, unter fremdartigem Geschrei und Tags-Getöse.

Wegen der nötigen und zweckmäßigen **Kleinheit der Gaben** beim homöopathischen Verfahren **muss während der Behandlung**

- alles (übrige) aus der Diät und Lebensordnung entfernt werden,
- **was nur irgendwie arzneilich wirken könnte**.
- Die feine Gabe soll nicht durch einen fremdartigen arzneilichen Reiz
  - überstimmt,
  - ausgelöscht
  - oder gestört

  werden (1).

(1) Die sanftesten Flötentöne aus der Ferne - in der stillen Mitternacht - würden ein weiches Herz zu himmlischen Gefühlen erheben und in religiöse Begeisterung hinschmelzen lassen. Sie werden aber unhörbar unter Geschrei und Getöse.

Alles Arzneiliche meiden (Heilungshindernis)

1. Alles vermeiden: **was arzneilich ist** (wegen der Kleinheit der Gaben).
2. **Fremde Reize sollen die Arznei nicht**
   - überstimmen,
   - auslöschen
   - oder stören.

§ 260 (Heilungshindernisse bei chronisch Kranken)

§ 260
Für chronisch Kranke ist daher die sorgfältige Aufsuchung solcher Hindernisse der Heilung um so nöthiger, da ihre Krankheit durch dergleichen Schädlichkeiten und andere krankhaft wirkende, oft unerkannte Fehler in der Lebensordnung gewöhnlich verschlimmert worden war (1).

(1) Kaffee, feiner chinesischer und anderer Kräuterthee; Biere mit arzneilichen, für den Zustand des Kranken unangemessenen Gewächssubstanzen angemacht, sogenannte feine, mit arzneilichen Gewürzen bereitete Liqueure, alle Arten Punsch, gewürzte Schokolade, Riechwasser und Parfümerieen mancher Art, stark duftende Blumen im Zimmer, aus Arzneien zusammengesetzte Zahnpulver und Zahnspiritus. Riechkißchen, hochgewürzte Speisen und Saucen, gewürztes Backwerk und Gefrornes mit arzneilichen Stoffen, z. B. Kaffee, Vanille u.s.w. bereitet, rohe, arzneiliche Kräuter auf Suppen, Gemüße von Kräutern, Wurzeln und Keim-Stengeln (wie Spargel mit langen, grünen Spitzen), Hopfenkeime und alle Vegetabilien, welche Arzneikraft besitzen, Selerie, Petersilie, Sauerampfer, Dragun, alle Zwiebel-Arten, u.s.w.; alter Käse und Thierspeisen, welche faulicht sind, (Fleisch und Fett von Schweinen, Enten und Gänsen, oder allzu junges Kalbfleisch und saure Speisen; Salate aller Art), welche arzneiliche Nebenwirkungen haben, sind eben so sehr von Kranken dieser Art zu entfernen als jedes Uebermaß, selbst das des Zuckers und Kochsalzes, so wie geistige, nicht mit viel Wasser verdünnte Getränke; Stubenhitze, schafwollene Haut-Bekleidung, sitzende Lebensart in eingesperrter Stuben-Luft, oder öftere, bloß negative Bewegung (durch Reiten, Fahren, Schaukeln), übermäßiges Kind-Säugen, langer Mittagsschlaf im Liegen (in Betten), Lesen in wagerechter Lage, Nachtleben, Unreinlichkeit, unnatürliche Wohllust, Entnervung durch Lesen schlüpfriger Schriften, Onanism oder, sei es aus Aberglauben, sei es um Kinder-Erzeugung in der Ehe zu verhüten, unvollkommner, oder ganz unterdrückter Beischlaf; Gegenstände des Zornes, des Grames, des Aergernisses, leidenschaftliches Spiel, übertriebene Anstrengung des Geistes und Körpers, vorzüglich gleich nach der Mahlzeit; sumpfige Wohngegend und dumpfige Zimmer; karges Darben~ u.s.w. Alle diese Dinge müssen möglichst vermieden oder entfernt werden, wenn die Heilung nicht gehindert oder gar unmöglich gemacht werden soll. Einige meiner Nachahmer scheinen durch Verbieten noch weit mehrer, ziemlich gleichgültiger Dinge die Diät des Kranken unnöthig zu erschweren, was nicht zu billigen ist.

Bei chronisch Kranken ist das Aufsuchen solcher Heilungshindernisse umso erforderlicher, weil ihre Krankheit normalerweise durch solche Dinge verschlimmert wird (1) wie:

- Schädlichkeiten
- und andere krankhaft wirkende Fehler in der Lebensordnung.

(1) Beispiele:

- **Kaffee**
- **Kräutertee**
- **Bier** mit arzneilichen Gewächssubstanzen angemacht
- mit arzneilichen Gewürzen bereitete **Liköre**
- alle Arten **Punsch**
- gewürzte **Schokolade**
- **Riechwasser** und **Parfüme** mancher Art
- **stark duftende Blumen im Zimmer**
- aus Arzneien zusammengesetzte **Zahnpulver** und **Zahnspiritus**
- **Riechkisschen**
- **stark gewürzte Speisen und Saucen**
- **gewürztes Backwerk und Gefrorenes** mit arzneilichen Stoffen, z. B. Kaffee, Vanille usw. zubereitet
- **rohe, arzneiliche Kräuter auf Suppen**
- **Gemüse von Kräutern**
- **Wurzeln und Keimstängel** (wie Spargel mit langen, grünen Spitzen)
- **Hopfenkeime** und **alle Vegetabilien**, welche Arzneikraft besitzen
    - **Sellerie**
    - **Petersilie**
    - **Sauerampfer**
    - **Dragun** (Estragon)
    - alle **Zwiebel-Arten**
    - u.s.w.
- **alter Käse und Tierspeisen, welche faulig sind**
- **Fleisch und Fett von Schweinen, Enten und Gänsen**, oder **allzu junges Kalbfleisch** und **saure Speisen, Salate aller Art**, welche arzneiliche Nebenwirkungen haben, sind ebenso sehr von Kranken dieser Art zu entfernen wie …

§ 260 (Fortsetzung)

Heilungshindernisse bei chronischen Krankheiten
• Kaffee, Kräutertee, Bier, Liköre, Punsch • Schokolade • Riechwasser und Parfüme • stark duftende Blumen im Zimmer • Zahnpulver und Zahnspiritus, Riechkisschen • stark gewürzte Speisen und Saucen • gewürztes Backwerk und Gefrorenes • rohe, arzneiliche Kräuter auf Suppen • Gemüse von Kräutern • Wurzeln und Keimstängel (wie Spargel) • Keime • Sellerie, Petersilie, Sauerampfer, Dragun (Estragon) • alle Zwiebel-Arten • alter Käse und Tierspeisen, welche faulig sind • Fleisch und Fett von Schweinen, Enten und Gänsen oder allzu junges Kalbfleisch und saure Speisen • Salate aller Art, welche arzneiliche Nebenwirkungen haben • jedes Übermaß, selbst das des Zuckers und Kochsalzes • geistige, nicht mit viel Wasser verdünnte Getränke • Stubenhitze • schafwollene Haut-Bekleidung • sitzende Lebensart, nur negative Bewegung (Reiten,...) • übermäßiges Kind-Säugen • langer Mittagsschlaf im Liegen, Lesen in wagerechter Lage • Nachtleben, Unreinlichkeit, unnatürliche Wollust • Entnervung durch Lesen schlüpfriger Schriften • Onanie oder unvollkommner oder unterdrückter Beischlaf • Gegenstände des Zornes, des Grames, des Ärgernisses • leidenschaftliches Spiel • übertriebene Anstrengung des Geistes und Körpers • sumpfige Wohngegend und dumpfige Zimmer • karges Darben (Not, Mangel, Entbehrung) usw.

- **jedes Übermaß**, selbst das des Zuckers und Kochsalzes
- geistige, nicht mit viel Wasser verdünnte Getränke
- Stubenhitze
- **schafwollene Haut-Bekleidung**
- **sitzende Lebensart** in eingesperrter Stubenluft
- oder öfters bloß negative Bewegung (durch **Reiten**, **Fahren**, **Schaukeln**)
- **übermäßiges Kind-Säugen**
- **langer Mittagsschlaf** im Liegen (in Betten)
- **Lesen in waagrechter Lage**
- **Nachtleben**
- **Unreinlichkeit**
- **unnatürliche Wollust**
- Entnervung durch Lesen **schlüpfriger Schriften**
- **Onanie** oder, sei es aus Aberglauben, sei es um Kinder-Erzeugung in der Ehe zu verhüten, **unvollkommner, oder ganz unterdrückter Beischlaf**
- Gegenstände des **Zornes**, des **Grames**, des **Ärgernisses**
- **leidenschaftliches Spiel**
- **übertriebene Anstrengung des Geistes und Körpers**, vorzüglich gleich nach der Mahlzeit
- **sumpfige Wohngegend** und dumpfige Zimmer
- karges Darben (Not, Mangel, Entbehrung)
- usw.

Alle diese Dinge müssen
- möglichst vermieden oder entfernt werden, wenn die Heilung nicht gehindert oder gar unmöglich gemacht werden soll.
- Einige meiner Nachahmer scheinen noch weit mehr zu verbieten - ziemlich gleichgültige Dinge - welche die Diät des Kranken unnötig erschweren, was nicht zu billigen ist.

§ 261 (Heilungsförderung bei chronisch Kranken)

§ 261
Die, beim Arzneigebrauche in chronischen Krankheiten zweckmäßigste Lebensordnung, beruht auf Entfernung solcher Genesungs-Hindernisse und dem Zusatze des hie und da nöthigen Gegentheils: unschuldige Aufheiterung des Geistes und Gemüths, active Bewegung in freier Luft, fast bei jeder Art von Witterung, (tägliches Spazierengehen, kleine Arbeiten mit den Armen), angemessene, nahrhafte, unarzneiliche Speisen und Getränke u.s.w.

Die zweckmäßigste Lebensordnung beim Arzneigebrauch bei chronischen Krankheiten besteht durch

- die Entfernung von Genesungshindernissen
- und das Hinzufügen des (ab und zu erforderlichen) Gegenteils:
  - (unschuldige) Aufheiterung des Geistes und Gemüts
  - Aktive Bewegung an frischer Luft bei fast jeder Witterung (tägliches Spazierengehen, kleine Arbeiten mit den Armen)
  - (angemessene, nahrhafte) unarzneiliche Speisen und Getränke
  - usw.

Heilungsförderung bei chronischen Krankheiten
• **Entfernen der Genesungshindernisse** • **Hinzufügen des Gegenteils**: o Aufheiterung o Aktive Bewegung an frischer Luft o unarzneiliche Speisen und Getränke o usw.

§ 262 (Innerer Instinkt bei akuten Krankheiten)

§ 262
In hitzigen Krankheiten hingegen außer bei Geistesverwirrung - entscheidet der feine, untrügliche, innere Sinn des hier sehr regen, instinktartigen Lebens-Erhaltungs-Triebes, so deutlich und bestimmt, daß der Arzt die Angehörigen und die Krankenwärter bloß zu bedeuten braucht, dieser Stimme der Natur kein Hinderniß in den Weg zu legen, sei es durch Versagung dessen, was der Kranke sehr dringend an Genüssen fordert, oder durch schädliche Anerbietungen und Ueberredungen.

Bei hitzigen, **akuten Krankheiten** (außer bei Geistesverwirrung) ist

- **der innere Instinkt maßgebend** (entscheidet der feine, untrügliche innere Sinn des hier sehr regen, instinktartigen Lebenserhaltungs-triebs deutlich und bestimmt).
- Der Arzt weist die Angehörigen (und Krankenpfleger) an, dem nichts in den Weg zu legen.
  - Also nichts verwehren, was der Kranke dringend an Genüssen fordert,
  - auch nicht durch schädliche Angebote und Überredungen.

Heilungsförderung bei akuten Krankheiten
• **es ist der innere Instinkt maßgebend** (außer bei Geistesverwirrung) • **Nichts verwehren, was der Kranke an Genüssen fordert.**

§ 263 (Unarzneiliche Palliativa bei akuten Krankheiten)

§ 263
Zwar geht das Verlangen des acut Kranken, an Genüssen und Getränken, größtentheils auf palliative Erleichterungsdinge; sie sind aber nicht eigentlich arzneilicher Art und bloß einem derzeitigen Bedürfniß angemessen. Die geringen Hindernisse, welche diese, in mäßigen Schranken gehaltene Befriedigung, etwa der gründlichen Entfernung der Krankheit in den Weg legen könnte (1), werden von der Kraft der homöopathisch passenden Arznei und des durch sie entfesselten Lebensprincips, so wie von der durch das sehnlich Verlangte erfolgten Erquickung reichlich wieder gut gemacht, ja überwogen. Eben so muß auch in acuten Krankheiten die Temperatur des Zimmers und die Wärme oder Kühle der Bedeckungen, ganz nach dem Wunsche des Kranken eingerichtet werden. Alle geistigen Anstrengungen, so wie alle Gemüths-Erschütterungen, sind von ihm entfernt zu halten.

(1) Dieß ist jedoch selten. So hat z.B. in reinen Entzündungskrankheiten, wo Aconit so unentbehrlich ist, dessen Wirkung aber durch Gewächssäure-Genuß im Organism aufgehoben werden würde, der Kranke fast stets nur auf reines kaltes Wasser Verlangen.

Heilungsförderung bei akuten Krankheiten

- **es ist der innere Instinkt maßgebend** (außer bei Geistesverwirrung)
- **Nichts verwehren, was der Kranke an Genüssen fordert.**

Palliative Erleichterung bei akuten Krankheiten

- Verlangen vor allem **nach Genüssen und Getränken, die palliative Erleichterung bringen** (unarzneilich).
- Heilungshindernisse durch diese Palliativa sind selten.
- Sie werden wieder **gutgemacht durch**:
  - homöopathisch passende Arznei
  - durch den Genuss des Palliativs
- **Temperatur des Zimmers, Wärme/Kälte der Bedeckung usw.** ganz nach dem Wunsch des Kranken.

Bei akut Kranken geht das Verlangen nach Genüssen und Getränken großteils auf palliative Dinge, die „erleichtern“.

- Diese palliativen Sachen sind eigentlich unarzneilich und nur dem momentanen Bedürfnis entsprechend.
- Die Gabe dieser (in kleinen Mengen) palliativen Sachen kann der Entfernung der Krankheit nur geringe Hindernisse in den Weg legen (1).
- Sie werden aus folgenden Gründen **wieder gutgemacht** bzw. überwogen:
  - Durch die Kraft der homöopathisch passenden Arznei
  - und des durch die Arznei entfesselten Lebensprinzips
  - sowie durch den Genuss (die Erquickung) durch das sehnlich Verlangte.

Daher muss bei akuten Krankheiten
- die Temperatur des Zimmers und
- die Wärme oder Kühle der Bedeckung

ganz nach dem Wunsch des Kranken eingerichtet werden.

Aber alle **geistigen Anstrengungen und Gemütserschütterungen** sind vom Kranken fernzuhalten.

(1) Diese geringen Heilungshindernisse sind selten. So ist zum Beispiel bei reinen Entzündungskrankheiten Aconit unentbehrlich. Dessen Wirkung würde zwar durch Gewächssäuregenuss im Organismus aufgehoben werden, doch hat der Kranke hier fast immer nur Verlangen nach reinem, kalten Wasser.

Anm: das heißt **der akut Kranke verlangt selten nach etwas, das ihm nicht bekommen würde**.

Übersicht Organon

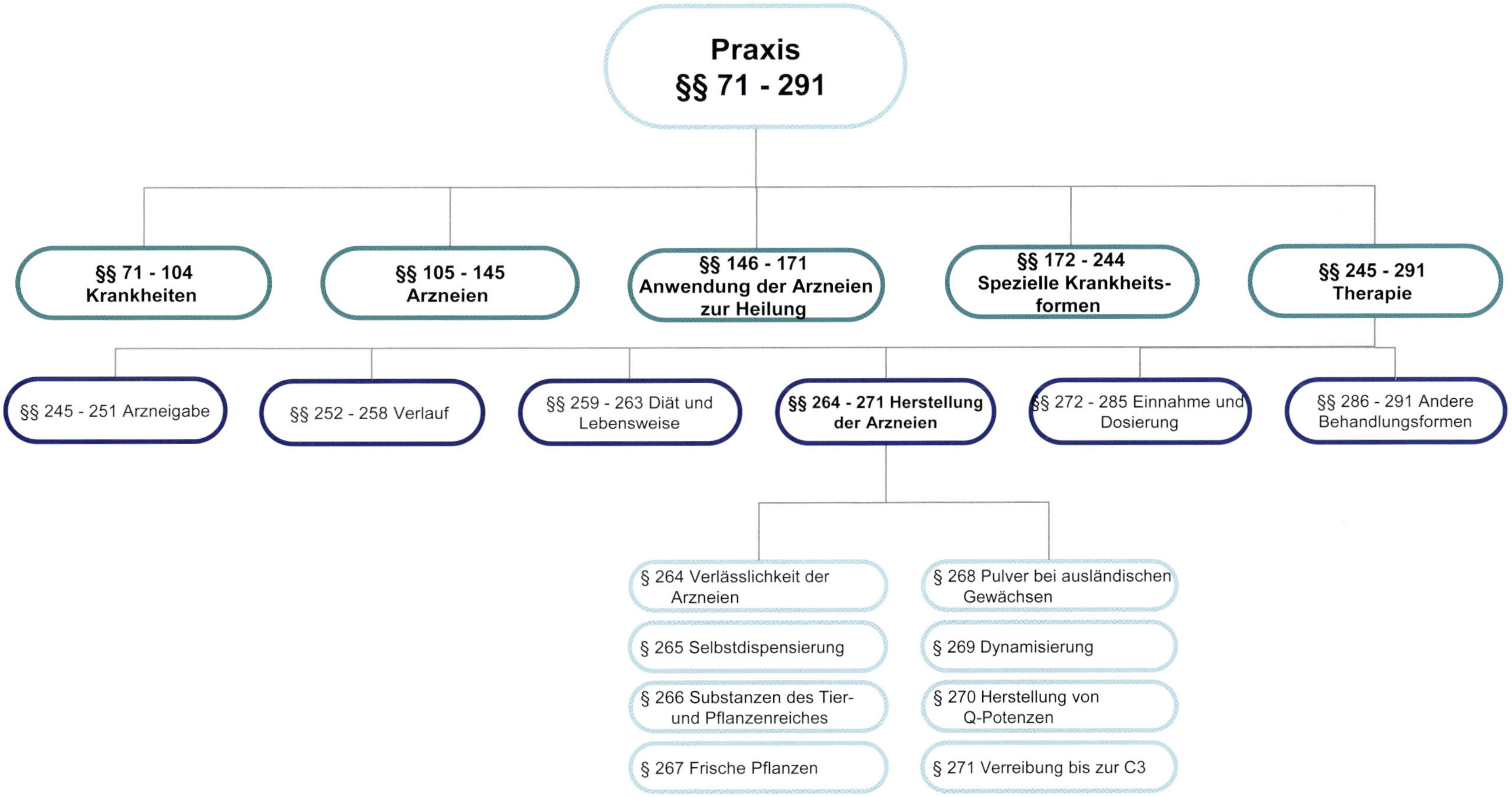

§ 264 (Verlässlichkeit der Arzneien)

§ 264
Der wahre Heilkünstler muß die vollkräftigsten, ächtesten Arzneien in seiner Hand haben, um sich auf ihre Heilkraft verlassen zu können, er muß sie selbst nach ihrer Aechtheit kennen .

Der wahre Heilkünstler muss
- die **kräftigsten und echtesten Arzneien** besitzen,
- um sich auf ihre Heilkraft verlassen zu können.
- Er muss **selbst** ihre Echtheit beurteilen können.

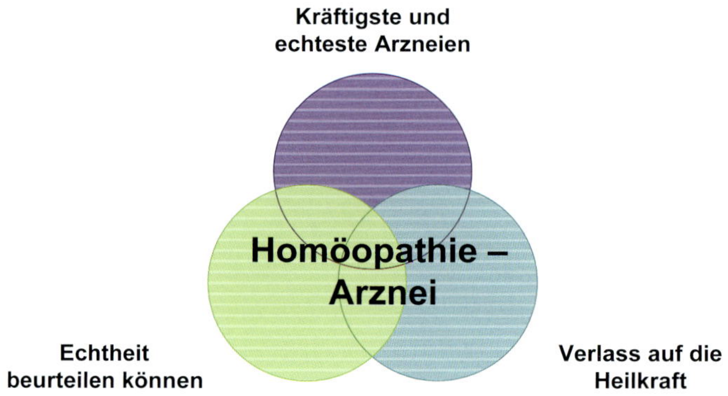

§ 265 (Selbstdispensierung)

§ 265
Es ist Gewissenssache für ihn, in jedem Falle untrüglich überzeugt zu sein, daß der Kranke jederzeit die rechte Arznei einnehme, und deßhalb muß er die richtig gewählte Arznei dem Kranken aus seinen eignen Händen geben, auch sie selbst zubereiten (2).

(2) Um dieses wichtige Grundprincip meiner Lehre aufrecht zu erhalten, habe ich seit dem Beginne ihrer Entdeckung viele Verfolgungen erduldet.

Der Heilkünstler **muss überzeugt** sein,

- dass **der Kranke jederzeit die richtige Arznei einnimmt**.
- Deshalb muss er die Arznei
  - selbst zubereiten
  - und dem Kranken aus seinen eigenen Händen geben (1).

(1) Um dieses wichtige Grundprinzip meiner Lehre aufrechtzuhalten, habe ich seit dem Beginn ihrer Entdeckung viele Verfolgungen erduldet.

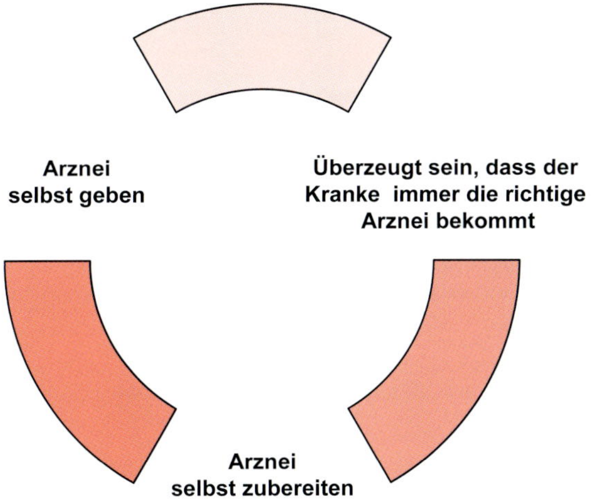

§ 266 (Substanzen des Tier- und Pflanzenreiches)

§ 266
Die Substanzen des Thier- und Pflanzen-Reiches, sind in ihrem rohen Zustande am arzneilichsten (1).

(1) Alle rohen Thier- und Pflanzen-Substanzen haben mehr oder weniger Arzneikräfte und können das Befinden der Menschen ändern, jede auf ihre eigne Art. Diejenigen Pflanzen und Thiere, deren die aufgeklärtesten Völker sich zur Speise bedienen, haben den Vorzug eines größern Gehaltes an Nahrungsstoffen, und welchen auch darin von den übrigen ab, daß die Arzneikräfte ihres rohen Zustandes, theils an sich nicht sehr heftig sind, theils vermindert werden durch die Zubereitung in der Küche und Haushaltung, durch Auspressen des schädlichen Saftes (wie die Cassave-Wurzel in Süd-Amerika), durch Gähren des Getreide-Mehls im Teige zur Brodbereitung, des ohne Essig bereiteten Sauerkrautes und der Salz-Gurken, durch Räuchern und durch die Gewalt der Hitze (beim Kochen, Schmoren, Rösten, Braten, Backen; der Kartoffeln, durch Gahr-Sieden mittels Wasser-Dampfes), wodurch die Arzneitheile mancher solcher Substanzen, zum Theil zerstört und verflüchtigt werden. Durch Zusatz des Kochsalzes (Einpökeln) und des Essigs (Saucen, Salate) verlieren wohl die Thier- und Gewächs-Substanzen viel von ihrer arzneilichen Schädlichkeit, erhalten aber dagegen andre Nachtheile von diesen Zusätzen.

Doch auch die arzneikräftigsten Pflanzen verlieren ihre Arzneikraft zum Theil oder auch gänzlich durch solche Behandlungen. Durch völliges Trocknen verlieren alle Wurzeln der Iris-Arten, des Märrettigs, der Aron-Arten und der Päonien, fast alle ihre Arzneikraft. Der Saft der heftigst arzneilich wirkenden Pflanzen wird durch die Hitze der gewöhnlichen Extract-Bereitung oft zur ganz unkräftigen, pechartigen Masse. Schon durch langes Stehen an der Luft wird der ausgepreßte Saft der an sich tödtlichsten Pflanzen ganz kraftlos; er geht von selbst bei milder Luftwärme schnell in Weingährung über, wodurch er schon viel Arzneikraft verloren hat und unmittelbar darauf in Essig- und Faul-Gährung, und wird so aller eigenthümlichen Arzneikräfte beraubt; das sich am Boden gesammelte und ausgewaschene Satzmehl, ist dann völlig unschädlich, wie jedes andere Stärkemehl. Selbst beim Schwitzen einer Menge über einander liegender, grüner Kräuter, geht der größte Theil ihrer Arzneikräfte verloren.

Substanzen des Tier- und Pflanzenreiches
▪ **sind im rohen Zustand am arzneilichsten.**

Die **Substanzen des Tier- und Pflanzenreiches** sind in ihrem rohen Zustand am arzneilichsten.

(1) **Alle rohen Tier- und Pflanzen-Substanzen** haben

- mehr oder weniger Arzneikräfte und können das Befinden der Menschen ändern,
- jede auf ihre eigene Art.

Jene Pflanzen und Tiere, die von den aufgeklärten Völkern verspeist werden, haben den Vorteil

- eines größeren Gehaltes an Nahrungsstoffen
- und unterscheiden sich von den übrigen darin, dass im rohen Zustand die Arzneikräfte einerseits nicht sehr stark sind und andererseits vermindert werden durch die Zubereitung in der Küche und Haushaltung,
    - durch Auspressen des schädlichen Saftes (wie die Cassave-Wurzel in Süd-Amerika),
    - durch Garen des Getreidemehls im Teige zur Brotbereitung,
    - des ohne Essig bereiteten Sauerkrautes und der Salz-Gurken,
    - durch Räuchern und durch die Gewalt der Hitze (beim Kochen, Schmoren, Rösten, Braten, Backen; der Kartoffeln, durch Garsieden mittels Wasser-Dampfes), wodurch die Arzneiteile mancher solcher Substanzen zum Teil zerstört und verflüchtigt werden.
    - Durch Zusatz des Kochsalzes (Einpökeln) und des Essigs (Saucen, Salate) verlieren wohl die Tier- und Gewächs-Substanzen viel von ihrer arzneilichen Schädlichkeit, erhalten aber dagegen andere Nachteile von diesen Zusätzen.

Doch **auch die arzneikräftigsten Pflanzen verlieren ihre Arzneikraft zum Teil** oder auch ganz durch solche Behandlungen.

- Durch völliges Trocknen verlieren alle Wurzeln der Iris-Arten, des Meerrettichs, der Aron-Arten und der Päonien, fast alle ihre Arzneikraft.
- Der Saft von stark arzneilich wirkenden Pflanzen wird durch die Hitze der gewöhnlichen Extract-Bereitung oft zur ganz unkräftigen, pechartigen Masse.

§ 266 (Fortsetzung)

- Schon durch langes Stehen an der Luft wird der ausgepresste Saft der an sich tödlichsten Pflanzen ganz kraftlos; er geht von selbst bei milder Luftwärme schnell in Weingärung über, wodurch er schon viel Arzneikraft verloren hat und unmittelbar darauf in Essig- und Faulgärung, und wird so aller eigentümlichen Arzneikräfte beraubt;
- das sich am Boden gesammelte und ausgewaschene Satzmehl ist dann völlig unschädlich, wie jedes andere Stärkemehl.
- Selbst beim Schwitzen einer Menge übereinander liegender, grüner Kräuter geht der größte Teil ihrer Arzneikräfte verloren.

§ 267 (Frische Pflanzen)

§ 267
Der Kräfte der einheimischen und frisch zu bekommenden Pflanzen, bemächtigt man sich am vollständigsten und gewißesten, wenn ihr ganz frisch ausgepreßter Saft unverzüglich mit gleichen Theilen Schwamm-zündenden Weingeistes wohl gemischt wird. Von dem nach Tag und Nacht in verstopften Gläsern abgesetzten Faser und Eiweiß-Stoffe wird dann das Helle abgegossen, zum Verwahren für den arzneilichen Gebrauch Von dem zugemischten Weingeiste wird alle Gährung des Pflanzensaftes augenblicklich gehemmt und auch für die Folge unmöglich gemacht und die ganze Arzneikraft des Pflanzensaftes erhält sich so (vollständig und unverdorben) auf immer, in wohl verstopften, an der Mündung mit geschmolzenem Wachse gegen alle Verdünstung des Inhaltes wohl verdichteten und vor dem Sonnenlichte verwahrten Gläsern (2).

(1) Buchholz (Taschenb. f. Scheidek. u. Apoth. a. d. J. 1815. Weimar, Abth. I. VI.) versichert seine Leser (und sein Recensent in der Leipziger Literaturzeitung 1816. N. 82. widerspricht nicht): diese vorzügliche Arzneibereitung habe man dem Feldzuge in Rußland (1812) zu danken, von woher sie (1813) nach Deutschland gekommen sei. Daß diese Entdeckung und diese Vorschrift, die er **mit meinen eignen Worten** aus der ersten Ausgabe des Organon's der rat. Heilkunde (§. 230. und Anmerk.) anführt, von mir herrühre und daß ich sie in diesem Buche schon zwei Jahre vor dem russischen Feldzuge (1810 erschien das Organon) **zuerst** der Welt mittheilte, das verschweigt er, nach der edeln Sitte vieler Deutschen, gegen das Verdienst ihrer Landsleute ungerecht zu sein. Aus Asiens Wildnissen her erdichtet man lieber den Ursprung einer Erfindung, deren Ehre einem Deutschen gebührt. Welche Zeiten! Welche Sitten! Man hat wohl ehedem auch zuweilen Weingeist zu Pflanzensäften gemischt, z.B. um sie zur Extractbereitung einige Zeit aufheben zu können, aber nie in der Absicht, sie in dieser Gestalt einzugeben.

(2) Obwohl gleiche Theile Weingeist und frisch ausgepreßter Saft, gewöhnlich das angemessenste Verhältniß bilden, um die Absetzung des Faser- und Eiweiß-Stoffes zu bewirken, so hat man doch für Pflanzen, welche viel zähen Schleim (z. B. Beinwellwurzel, Freisam-Veilchen u.s.w.) oder ein Uebermaß an Eiweiß-Stoff enthalten (z. B. Hundsdill-Gleiß, Schwarz-Nachtschatten u.s.w.), gemeiniglich ein doppeltes Verhältniß an Weingeist zu dieser Absicht nöthig. Die sehr saftlosen, wie Oleander, Buchs und Eibenbaum, Porst, Sadebaum u.s.w., müssen zuerst für sich zu einer feuchten, feinen Masse gestoßen, dann aber mit einer doppelten Menge Weingeist zusammengerührt werden, damit sich mit letzterm der Saft vereinige, und so ausgezogen, durchgepreßt werden könne; man kann letztere aber auch getrocknet, (wenn man gehörige Kraft beim Reiben in der Reibeschale anwendet) zur millionfachen Pulver-Verreibung mit Milchzucker bringen, und dann nach Auflösung eines Grans davon, die fernern flüssigen Dynamisationen verfertigen (s. §. 271.).

Die Kräfte der **einheimischen Pflanzen** - welche **frisch** zu bekommen sind - erhält man am vollständigsten (und sichersten),

- wenn ihr frisch ausgepresster Saft
- **unverzüglich** zu gleichen Teilen mit Weingeist gut gemischt wird.
- Von dem **Faser- und Eiweißstoff**, der sich (nach Tag und Nacht) in verschlossenen Gläsern abgesetzt hat,
- wird dann das Helle abgegossen und für den arzneilichen Gebrauch verwahrt (1).
- Der beigesetzte **Weingeist** hemmt sofort jede Gärung des Pflanzensaftes (und macht sie auch in Folge unmöglich).
- In **gut verschlossenen Gläsern** erhält sich die ganze **Arzneikraft** des Pflanzensaftes für immer (2), wenn
  - die Gläser an der Mündung mit verschmolzenem Wachs (gegen die Verdunstung) abgedichtet werden
  - und die Gläser vor Sonnenlicht geschützt sind.

Frische Pflanzen am kräftigsten …

- **Saft frisch auspressen**
- **sofort** (zu gleichen Teilen) **mit Weingeist vermischen**
- **das abgesetzte „Helle“ abgießen** und für den arzneilichen Gebrauch aufheben.
- Der Weingeist verhindert die Gärung.
- In **gut verschlossenen Gläsern** aufbewahren („für immer“)
  - mit Wachs abdichten
  - vor Sonnenlicht schützen

§ 267 (Frische Pflanzen)

§ 267
Der Kräfte der einheimischen und frisch zu bekommenden Pflanzen, bemächtigt man sich am vollständigsten und gewißesten, wenn ihr ganz frisch ausgepreßter Saft unverzüglich mit gleichen Theilen Schwamm-zündenden Weingeistes wohl gemischt wird. Von dem nach Tag und Nacht in verstopften Gläsern abgesetzten Faser und Eiweiß-Stoffe wird dann das Helle abgegossen, zum Verwahren für den arzneilichen Gebrauch Von dem zugemischten Weingeiste wird alle Gährung des Pflanzensaftes augenblicklich gehemmt und auch für die Folge unmöglich gemacht und die ganze Arzneikraft des Pflanzensaftes erhält sich so (vollständig und unverdorben) auf immer, in wohl verstopften, an der Mündung mit geschmolzenem Wachse gegen alle Verdünstung des Inhaltes wohl verdichteten und vor dem Sonnenlichte verwahrten Gläsern (2).

(1) Buchholz (Taschenb. f. Scheidek. u. Apoth. a. d. J. 1815. Weimar, Abth. I. VI.) versichert seine Leser (und sein Recensent in der Leipziger Literaturzeitung 1816. N. 82. widerspricht nicht): diese vorzügliche Arzneibereitung habe man dem Feldzuge in Rußland (1812) zu danken, von woher sie (1813) nach Deutschland gekommen sei. Daß diese Entdeckung und diese Vorschrift, die er **mit meinen eignen Worten** aus der ersten Ausgabe des Organon's der rat. Heilkunde (§. 230. und Anmerk.) anführt, von mir herrühre und daß ich sie in diesem Buche schon zwei Jahre vor dem russischen Feldzuge (1810 erschien das Organon) **zuerst** der Welt mittheilte, das verschweigt er, nach der edeln Sitte vieler Deutschen, gegen das Verdienst ihrer Landsleute ungerecht zu sein. Aus Asiens Wildnissen her erdichtet man lieber den Ursprung einer Erfindung, deren Ehre einem Deutschen gebührt. Welche Zeiten! Welche Sitten!
Man hat wohl ehedem auch zuweilen Weingeist zu Pflanzensäften gemischt, z.B. um sie zur Extractbereitung einige Zeit aufheben zu können, aber nie in der Absicht, sie in dieser Gestalt einzugeben.

(2) Obwohl gleiche Theile Weingeist und frisch ausgepreßter Saft, gewöhnlich das angemessenste Verhältniß bilden, um die Absetzung des Faser- und Eiweiß-Stoffes zu bewirken, so hat man doch für Pflanzen, welche viel zähen Schleim (z. B. Beinwellwurzel, Freisam-Veilchen u.s.w.) oder ein Uebermaß an Eiweiß-Stoff enthalten (z. B. Hundsdill-Gleiß, Schwarz-Nachtschatten u.s.w.), gemeiniglich ein doppeltes Verhältniß an Weingeist zu dieser Absicht nöthig. Die sehr saftlosen, wie Oleander, Buchs und Eibenbaum, Porst, Sadebaum u.s.w., müssen zuerst für sich zu einer feuchten, feinen Masse gestoßen, dann aber mit einer doppelten Menge Weingeist zusammengerührt werden, damit sich mit letzterm der Saft vereinige, und so ausgezogen, durchgepreßt werden könne; man kann letztere aber auch getrocknet, (wenn man gehörige Kraft beim Reiben in der Reibeschale anwendet) zur millionfachen Pulver-Verreibung mit Milchzucker bringen, und dann nach Auflösung eines Grans davon, die fernern flüssigen Dynamisationen verfertigen (s. §. 271.).

(1) **Buchholz versichert** seinen Lesern (und sein Rezensent in der Leipziger Literaturzeitung 1816, N. 82 widerspricht nicht): diese vorzügliche Arzneizubereitung habe man dem Feldzuge in Russland (1812) zu verdanken, von woher sie (1813) nach Deutschland gekommen sei. Dass diese Entdeckung und diese Vorschrift, die er **mit meinen eigenen Worten** aus der ersten Ausgabe des Organons der rat. Heilkunde (§ 230 und Anmerk.) anführt, von mir kommt und dass ich sie in diesem Buche schon zwei Jahre vor dem russischen Feldzuge (1810 erschien das Organon) **zuerst** der Welt mitteilte, das verschweigt er. Nach der edeln Sitte vieler Deutschen, gegen den Verdienst ihrer Landsleute ungerecht zu sein.
Man hat wohl früher auch zeitweise Weingeist zu Pflanzensäften gemischt, z. B. um sie zur Extraktbereitung einige Zeit aufheben zu können. Dies aber nie in der beschriebenen Absicht.

(2) Obwohl gleiche Teile Weingeist und frisch ausgepresster Saft normalerweise das beste Verhältnis bilden, um die Absetzung des Faser- und Eiweiß-Stoffes zu bewirken, so ist doch für Pflanzen,

- **welche viel zähen Schleim haben** (z. B. Beinwellwurzel, Freisam-Veilchen usw.)
- **oder ein Übermaß an Eiweiß-Stoff enthalten** (z. B. Hundsdill-Gleiß, Schwarz-Nachtschatten usw.),
  normalerweise ein doppeltes Verhältnis an Weingeist nötig.
- **Die sehr saftlosen Pflanzen,** wie Oleander, Buchs und Eibenbaum, Porst, Sadebaum usw., müssen zuerst zu einer feuchten, feinen Masse gestoßen werden, dann aber mit einer doppelten Menge Weingeist zusammengerührt werden, damit sich mit dem letzten Schritt der Saft vereinigt und so ausgezogen und durchgepresst werden kann. Man kann die sehr saftlosen Pflanzen aber auch getrocknet zur Pulver-Verreibung mit Milchzucker bringen und dann, nach Auflösung eines Grans davon, die flüssige Dynamisationen fortführen (s. § 271).

§ 268 (Pulver bei ausländischen Gewächsen)

§ 268
Die übrigen, nicht frisch zu erlangenden, ausländischen Gewächse, Rinden, Samen und Wurzeln, wird der vernünftige Heilkünstler nie in Pulverform auf Treu und Glauben annehmen, sondern sich von ihrer Aechtheit in ihrem rohen, ungepülverten Zustande vorher überzeugen, ehe er die mindeste arzneiliche Anwendung von ihnen macht (1).

(1) Um sie als Pulver zu verwahren, bedarf man einer Vorsicht, die man bisher in Apotheken fast nicht kannte und daher Pulver, von selbst gut getrockneten Thier- und Gewächs-Substanzen, in wohlverstopften Gläsern nicht unverdorben aufheben konnte. Die auch völlig trocknen, ganzen, rohen Gewächs-Substanzen, enthalten doch noch immer als unentbehrliche Bedingung des Zusammenhanges ihres Gewebes, einen gewissen Antheil Feuchtigkeit, welcher zwar die ganze, ungepülverte Drogue nicht hindert, in einem so trocknen Zustande zu verharren, als zu ihrer Unverderblichkeit gehört, für den Zustand des feinen Pulvers aber bei weitem zu viel wird. Die im ganzen Zustande völlig trockne Thier- und Gewächs-Substanz giebt daher, fein gepülvert, ein einigermaßen feuchtes Pulver, welches, ohne in baldige Verderbniß und Verschimmelung überzugehen, in verstopften Gläsern nicht aufgehoben werden kann, wenn es nicht vorher von dieser überflüssigen Feuchtigkeit befreit worden war. Dieß geschieht am besten, wenn das Pulver auf einer flachen Blechschale mit hohem Rande, die in einem Kessel kochenden Wassers schwimmt (d. i. im Wasserbade), ausgebreitet und so weit mittels Umrührens getrocknet wird, daß alle kleinen Theile desselben nicht mehr klümperig zusammenhängen, sondern wie trockner, feiner Sand sich leicht von einander entfernen und leicht verstieben. In diesem trocknen Zustande, lassen sich die feinen Pulver, auf immer unverderblich, in wohl verstopften und versiegelten Gläsern aufbewahren, in ihrer ursprünglichen, vollständigen Arzneikraft, ohne je mietig oder schimmlicht zu werden; am besten, wenn die Gläser vor dem Tageslichte (in verdeckten Büchsen, Kasten, Schachteln) verwahrt werden. In nicht luftdicht verschlossenen Gefäßen und nicht vom Zugange des Sonnen- und Tageslichtes entfernt, verlieren alle Thier- und Gewächs-Substanzen mit der Zeit immer mehr und mehr an ihrer Arzneikraft, selbst im ganzen, weit mehr aber noch im Pulverzustande.

Pulver bei ausländischen Gewächsen
▪ **sind im rohen Zustand auf Echtheit zu überprüfen.** ▪ Nie in Pulverform „blind“ annehmen.

Die anderen übrigen - nicht frisch zu bekommenden - **ausländischen Gewächse, Rinden, Samen und Wurzeln**

- nimmt der vernünftige Heilkünstler nie in Pulverform im blinden Glauben (auf Treu und Glauben) an.
- Sondern **er überzeugt sich in ihrem rohen** (ungepulverten) **Zustand von der Echtheit**, bevor er überhaupt eine (die mindeste) arzneiliche Anwendung davon macht (1).

(1) Um Gewächse als Pulver zu verwahren, bedarf man einer **Vorkehrung**, die man bisher in Apotheken fast nicht kannte. Daher konnte man bisher Pulver selbst von gut getrockneten Tier- und Gewächssubstanzen in gut verschlossenen Gläsern nicht unverdorben aufheben.
Die auch völlig trockenen, ganzen, rohen Gewächs-Substanzen enthalten doch noch immer für den Zusammenhang ihres Gewebes, einen gewissen Anteil Feuchtigkeit. Dieser hindert zwar die ganze, ungepulverte Droge nicht, in einem so trockenen Zustande zu verweilen, als sie zu ihrer Unverderblichkeit benötigt. Für den Zustand des feinen Pulvers ist dies aber viel zu viel. Die im ganzen Zustande völlig trockne Tier- und Gewächs-Substanz gibt daher, fein gepulvert, ein einigermaßen feuchtes Pulver, welches, ohne in baldige Verderbnis und Verschimmelung überzugehen, in verstopften Gläsern nicht aufgehoben werden kann, wenn es nicht vorher von dieser überflüssigen Feuchtigkeit befreit worden war.
Dies geschieht am besten, wenn das Pulver auf einer flachen Blechschale mit hohem Rande, die in einem Kessel kochenden Wassers schwimmt (das ist im Wasserbade), **ausgebreitet und so weit durch Umrühren getrocknet wird**, dass alle kleinen Teile nicht mehr klumpig zusammenhängen, sondern wie trockener, feiner Sand sich leicht voneinander entfernen. In diesem trockenen Zustand lassen sich die feinen Pulver für immer unverderblich, in gut verstopften und versiegelten Gläsern aufbewahren: Also mit ihrer ursprünglichen, vollständigen Arzneikraft, ohne je miefig oder schimmlig zu werden. Am besten ist es, wenn die Gläser vor dem Tageslicht (in verdeckten Büchsen, Kasten, Schachteln) verwahrt werden. In nicht luftdicht verschlossenen Gefäßen und nicht vom Sonnen- und Tageslicht geschützt, verlieren alle Tier- und Gewächssubstanzen mit der Zeit immer mehr und mehr an ihrer Arzneikraft. Sowohl im Ganzen, weit mehr aber noch im Pulverzustand.

§ 269 (Dynamisierung)

§ 269
Die homöopathische Heilkunst entwickelt zu ihrem besondern Behufe die innern, geistartigen Arzneikräfte der rohen Substanzen, mittels einer ihr eigenthümlichen, bis zu meiner Zeit unversuchten Behandlung, zu einem, früher unerhörten Grade, wodurch sie sämmtlich erst recht sehr, ja unermeßlich - durchdringend wirksam und hülfreich werden (1), selbst diejenigen unter ihnen, welche im rohen Zustande nicht die geringste Arzneikraft im menschlichen Körpern äußern. Diese merkwürdige Veränderung in den Eigenschaften der Natur-Körper, durch mechanische Einwirkung auf ihre kleinsten Theile, durch Reiben und Schütteln (während sie mittels Zwischentritts einer indifferenten Substanz, trockner oder flüssiger Art, von einander getrennt sind) entwickelt die latenten, vorher unmerklich, wie schlafend (2) in ihnen verborgen gewesenen, dynamischen (§. 11.) Kräfte, welche vorzugsweise auf das Lebensprinzip, auf das Befinden des thierischen Lebens Einfluß haben (3).
Man nennt daher diese Bearbeitung derselben Dynamisiren, Potenziren (Arzneikraft-Entwickelung) und die Produkte davon, Dynamisationen (4) oder Potenzen in verschiednen Graden.

(1) Lange vor dieser meiner Erfindung, waren schon durch die Erfahrung mehrere Veränderungen bekannt geworden, welche in verschiednen Natur-Substanzen durch Reiben hervorgebracht werden; z. B. Wärme, Hitze, Feuer, Geruchs-Entwickelung in an und für sich geruchlosen Körpern, Magnetisirung des Stahls u.s.w. Doch hatten alle diese, durch Reiben erzeugten Eigenschaften, nur auf das Physische und Leblose Bezug; aber das Natur-Gesetz, nach welchem physiologische und pathogenische, den lebenden Organism in seinem Befinden umändernde Kräfte, in der rohen Materie der Arzneimittel, ja selbst in den, sich noch nie als arzneilich erwiesenen Natur-Substanzen, durch Reiben und Schütteln erzeugt werden doch unter der Bedingung, daß dies mittels Zwischentritts eines unarzneilichen (indifferenten) Mediums in gewissen Verhältnissen geschehe - Dieses wunderbare physische, vorzüglich aber physiologisch-pathogenische Natur-Gesetz, war vor meiner Zeit noch nicht entdeckt worden.
Was Wunder also, wenn die jetzigen Naturkündiger und Aerzte (hiemit noch unbekannt) bisher an die zauberische Heilkraft der, nach homöopathischer Lehre bereiteten (dynamisirten) und in so kleiner Gabe angewendete Arzneimittel, bisher nicht glaubten!

(2) So ist auch in der Eisen-Stange und dem Stahl-Stabe eine im Innern derselben schlummernde Spur von latenter Magnet-Kraft nicht zu verkennen, indem beide, wenn sie nach ihrer Verfertigung durch Schmieden aufrecht gestanden haben, mit dem untern Ende den Nordpol einer Magnet-Nadel abstoßen und den Südpol anziehen, ...

Die homöopathische Heilkunst entwickelt durch ihre eigentümliche Behandlung die inneren, geistartigen Arzneikräfte der rohen Substanzen bis zu einem früher **ungeheuerlichen Grad**.

- Erst **dadurch** werden sie unermesslich durchdringend wirksam und hilfreich (1).
    - **Selbst jene Substanzen unter ihnen, die im rohen Zustand nicht die geringste Arzneikraft im menschlichen Körper äußern.**

- Diese merkwürdige **Veränderung der Eigenschaften der Substanzen** (Naturkörper) geschieht durch
    - mechanische Einwirkung auf ihre kleinsten Teile,
    - durch Reiben und Schütteln,
    - während sie durch Einmengen (Dazwischentreten) einer indifferenten (nicht beteiligten) Substanz von trockener oder flüssiger Art voneinander getrennt sind.

- Sie **entwickeln** die **latenten** (verborgenen) **dynamischen Kräfte** (§ 11),
    - die vorher kaum oder nicht wahrnehmbar waren,
    - also wie schlafend (2) in den Naturkörpern verborgen waren.
    - Diese haben hauptsächlich auf das Lebensprinzip einen Einfluss, auf das Befinden des (tierischen) Lebens (3).
    - Man nennt daher diese Bearbeitung **Dynamisieren, Potenzieren** (Arzneikraftentwicklung)
    - und die Produkte davon **Dynamisationen** (4) oder Potenzen in verschiedenen Graden.

… während ihr oberes Ende sich an der Magnet-Nadel als Südpol erweist. Aber dies ist nur eine latente Kraft; nicht einmal die feinsten Eisen-Späne können von einem der beiden Enden eines solchen Stabes magnetisch angezogen oder festgehalten werden. Nur erst wenn wir diesen Stahl-Stab dynamisiren, ihn mit einer stumpfen Feile stark nach Einer Richtung hin reiben, wird er zum wahren, thätigen, kräftigen Magnete, kann Eisen und Stahl an sich ziehen und selbst einem andern Stahl-Stabe, durch bloße Berührung, ja selbst sogar in einiger Entfernung gehalten, magnetische Kraft mittheilen, in desto höherem Grade je mehr man ihn so gerieben hatte, und ebenso entwickelt Reiben der Arznei-Substanz und Schütteln ihrer Auflösung (Dynamisation, Potenzirung) die medicinischen, in ihr verborgen liegenden Kräfte und enthüllt sie mehr und mehr, oder vergeistiget vielmehr die Materie selbst, wenn man so sagen darf.

(3) Sie bezieht sich aus diesem Grunde bloß auf die Erhöhung und stärkere Entwickelung ihrer Macht, Veränderungen im Befinden der Thiere und Menschen hervorzubringen, wenn jene Naturkörper in diesem verbesserten Zustande der lebenden, empfindenden Faser ganz nahe gebracht werden, oder dieselbe berühren (beim Einnehmen oder Riechen); so wie ein Magnet-Stab, vorzüglich wenn seine magnetische Kraft verstärkt (dynamisirt) worden, in einer, dessen Pol nahe liegenden oder ihn berührenden Stahlnadel, nur magnetische Kraft erzeugt, den Stahl aber in seinen übrigen chemischen und physischen Eigenschaften nicht ändert, auch keine Veränderung in andern Metallen (z. B. im Messing) hervorbringt; eben so wenig, als die dynamisirten Arzneien auf leblose Dinge irgend eine Wirkung ausüben.

(4) Man hört noch täglich die homöopathischen Arznei-Potenzen bloß Verdünnungen nennen, da sie doch das Gegentheil derselben, d.i. wahre Aufschließung der Natur-Stoffe und zu Tage-Förderung und Offenbarung der in ihrem innern Wesen verborgen gelegenen, specifischen Arzneikräfte sind, durch Reiben und Schütteln bewirkt, wobei ein zu Hülfe genommenes, unarzneiliches Verdünnungs-Medium bloß als Neben-Bedingung hinzutritt. Verdünnung allein, z.B. die, der Auflösung eines Grans Kochsalz, wird schier zu bloßem Wasser; der Gran Kochsalz verschwindet in der Verdünnung mit vielem Wasser und wird nie dadurch zur Kochsalz-Arznei, die sich doch zur bewundernswürdigsten Stärke, durch unsere wohlbereiteten Dynamisationen, erhöhet.

(1) **Schon lange vor meiner Erfindung** (geistartige Arzneikräfte der rohen Substanzen) waren mehrere Veränderungen bekannt, welche in verschiedenen Natur-Substanzen durch Reiben hervorgebracht werden, z. B.

- Wärme, Hitze, Feuer,
- Geruchsentwickelung in an und für sich geruchlosen Körpern
- Magnetisierung des Stahls
- usw.

Aber alle diese durch Reiben erzeugten Eigenschaften hatten nur auf das Physische und Leblose Bezug.
Aber nach einem **Naturgesetz** werden durch Reiben und Schütteln

- auch physiologische (chemisch-physikalische Vorgängen in lebenden Organismen)
- und krank machende (pathogenetische)

Kräfte in der rohen Materie der Arzneimittel erzeugt, die den lebenden Organismus in seinem Befinden umstimmen. Ja selbst in jenen Natursubstanzen, die sich noch nie als arzneilich erwiesen haben. Dies erfolgt aber nur, wenn dies durch Einmengen (Dazwischentreten) eines unarzneilichen (indifferenten) Mediums in einem gewissen Verhältnis erfolgt. Dieses wunderbare physische, vorzüglich aber physiologisch-pathogenetische Natur-Gesetz war vor meiner Zeit noch nicht entdeckt worden.
Kein Wunder also, wenn die jetzigen Naturkundigen und Ärzte – die damit noch nicht vertraut sind - bisher nicht an die zauberische Heilkraft glaubten der nach der homöopathischen Lehre hergestellten und in so kleiner Gabe angewendeten Arzneimitteln.

(2) Auch in der **Eisenstange und dem Stahlstab ist eine im Innern schlummernde Spur von latenter Magnetkraft** zu erkennen. Beide - wenn sie nach dem Schmieden aufrecht stehen – stoßen sie mit dem unteren Ende den Nordpol einer Magnetnadel ab und ziehen den Südpol an. Das obere Ende erweist sich als Südpol.
Aber dies ist nur eine latente Kraft; nicht einmal die feinsten Eisenspäne können von einem der beiden Enden (eines solchen Stabes) magnetisch angezogen oder festgehalten werden.
Erst wenn dieser Stahlstab dynamisiert wird, man ihn also mit einer stumpfen Feile stark in eine Richtung hin reibt, wird er zum tätigen, kräftigen Magnet. Dann kann er Eisen und Stahl anziehen und sogar einem andern Stahlstab – nur durch Berührung (ja selbst sogar in einiger Entfernung gehalten) – seine magnetische Kraft mitteilen. Dies umso stärker, je mehr man ihn gerieben hatte.

§ 269 (Fortsetzung)

Dynamisierung

1. **Erst durch die Dynamisierung erreichen die Substanzen diese ungeheueren Kräfte.**

2. Selbst jene Substanzen, welche im rohen Zustand nicht die geringste Wirkung zeigen.

3. **Die Veränderung der Substanzen erfolgt durch:**
   - mechanische Einwirkung auf ihre kleinsten Teile, durch
     - Reiben
     - und Schütteln,
   - während sie durch Einmengung einer unbeteiligten Substanz voneinander getrennt sind.

4. **Die latenten verborgenen dynamischen Kräfte**
   - die vorher kaum wahrnehmbar waren,
   - haben hauptsächlich auf das Lebensprinzip einen Einfluss – auf das Befinden des Lebens.

4. Diese Bearbeitung nennt man **Dynamisieren oder Potenzieren** (Arzneikraftentwicklung)

5. Die Produkte davon nennt man **Dynamisationen oder Potenzen.**

Genauso entstehen durch **Reiben der Arznei-Substanz** und **Schütteln ihrer Auflösung** (Dynamisation, Potenzierung) die medizinischen (in ihr verborgen liegenden) Kräfte. Sie enthüllt sie immer mehr oder vergeistigt vielmehr die Materie selbst, wenn man so sagen darf.

(3) Die **Veränderung der Eigenschaften der Natursubstanzen** bezieht sich deshalb nur auf die Erhöhung und stärkere Entwicklung ihrer Macht, **Veränderungen im Befinden der Tiere und Menschen hervorzubringen**,
- wenn jene Naturkörper der lebenden, empfindenden Faser ganz nahe gebracht werden oder dieselbe berühren (beim **Einnehmen oder Riechen**).
- Auch ein Magnet-Stab - vor allem wenn seine magnetische Kraft verstärkt (dynamisiert) wurde - erzeugt in einer Stahlnadel – die seinem Pol nahe liegt oder ihn berührt - **nur magnetische Kraft**.
- Der Stahl wird aber in seinen übrigen chemischen und physischen Eigenschaften nicht geändert.
  - Er bringt auch keine Veränderung in anderen Metallen (zum Beispiel im Messing) hervor.
  - Genauso wie die **dynamisierten Arzneien auf leblose Dinge keine Wirkung ausüben**.

(4) Homöopathische Arzneien werden immer **nur Verdünnungen** genannt. Dies obwohl sie doch genau das Gegenteil sind. Sie sind
- die Aufschließung der Naturstoffe
- sowie die Zutageförderung und Offenbarung der inneren verborgen gelegenen, spezifischen Arzneikräfte.
- Dies wird durch Reiben und Schütteln bewirkt, wobei ein zur Hilfe genommenes, unarzneiliches Verdünnungsmedium nur als Nebenbedingung hinzutritt.
- Verdünnung allein - z. B. die Auflösung von Kochsalz - wird fast nur zu Wasser. Das Kochsalz verschwindet in der Verdünnung mit vielem Wasser und wird dadurch nie zur Kochsalz-Arznei.

§ 270 (Herstellung von Q-Potenzen)

§ 270
Um nun diese Kraft-Entwickelung am besten zu bewirken, wird ein kleiner Theil der zu dynamisirenden Substanz, etwa Ein Gran, zuerst durch dreistündiges Reiben mit dreimal 100 Gran Milchzucker auf die unten (1) angegebne Weise zur millionfachen Pulver-Verdünnung gebracht. Aus Gründen die weiter unten in der Anmerkung (6) angegeben sind, wird zuerst Ein Gran dieses Pulvers in 500 Tropfen eines, aus Einem Theile Branntwein und vier Theilen destillirtem Wasser bestehenden Gemisches aufgelöst und hievon ein einziger Tropfen in ein Fläschchen gethan. Hiezu fügt man 100 Tropfen guten Weingeist (2) und giebt dann dem, mit seinem Stöpsel zugepfropften Fläschgen, 100 starke Schüttelstöße mit der Hand gegen einen harten, aber elastischen Körper (3) geführt. Dies ist die Arznei im ersten Dynamisations-Grade, womit man feine Zucker-Streukügelchen (4) erst wohl befeuchtet (5) dann schnell auf Fließpapier ausbreitet, trocknet und in einem zugepfropften Gläschen aufbewahrt, mit dem Zeichen des ersten (I) Potenzgrades. Hievon wird nur ein einziges (6) Kügelchen zur weitern Dynamisirung genommen, in ein zweites, neues Fläschgen gethan (mit Einem Tropfen Wasser, um es aufzulösen) und dann mit 100 Tropfen guten Weingeistes auf gleiche Weise, mittels 100 starker Schüttel-Stöße dynamisirt. Mit dieser geistigen Arznei-Flüssigkeit werden wiederum Streukügelchen benetzt, schnell auf Fließpapier ausgebreitet, getrocknet, in einem verstopften Glase vor Hitze und Tageslicht verwahrt und mit dem Zeichen des zweiten Potenz-Grades (II.) versehen. Und so fährt man fort, bis durch gleiche Behandlung Ein aufgelöstes Kügelchen XXIX mit 100 Tropfen Weingeist, mittels 100 Schüttel-Stößen, eine geistige Arznei-Flüssigkeit gebildet hat, wodurch damit befeuchtete und getrocknete Streukügelchen den Dynamisations-Grad XXX erhalten. Durch diese Bearbeitung roher Arznei-Substanzen, entstehen Bereitungen, welche hiedurch erst die volle Fähigkeit erlangen, die leidenden Theile im kranken Organism treffend zu berühren und so durch ähnliche, künstliche Krankheits-Affection dem in ihnen gegenwärtigen Lebensprincipe das Gefühl der natürlichen Krankheit zu entziehen. Durch diese mechanische Bearbeitung, wenn sie nach obiger Lehre gehörig vollführt worden ist, wird bewirkt, daß die, im rohen Zustande sich uns nur als Materie, zuweilen selbst als unarzneiliche Materie darstellende Arznei-Substanz, mittels solcher höhern und höhern Dynamisationen, sich endlich ganz (7) zu geistartiger Arznei-Kraft subtilisirt und umwandelt, welche an sich zwar nun nicht mehr in unsere Sinne fällt, für welche aber das arzneilich gewordene Streukügelchen, schon trocken, weit mehr jedoch in Wasser aufgelöst, der Träger wird und in dieser Verfassung die Heilsamkeit jener unsichtbaren Kraft im kranken Körper beurkundet.

Damit diese Kraftentwicklung (der Substanzen) **am besten erreicht wird**,

- muss ein kleiner Teil der zu **dynamisierenden Substanz** - etwa **ein Gran** (63 mg),
  - zuerst durch dreistündiges Reiben
  - mit 300 (3 mal 100) Gran Milchzucker auf die unten (1) angegebene Weise
  - zur millionenfachen Pulververdünnung gebracht werden **(= C3).**
- Aus den in der Anmerkung 6 angegebenen Gründen wird zunächst
  - ein Gran dieses Pulvers
  - in 500 Tropfen eines Gemisches aus (= 1:500)
    - 1 Teil Branntwein (100 Tropfen)
    - und 4 Teilen destilliertem Wasser (400 Tropfen)

    aufgelöst.
- Von dieser Auflösung wird **ein einziger Tropfen** in ein Fläschchen gegeben und 100 Tropfen Weingeist (2) hinzugefügt (=1:50.000).
- Das Fläschchen wird zugestöpselt.
  - Dann gibt man mit der Hand 100 starke Schüttelschläge gegen einen harten elastischen Gegenstand (3).
  - Dies ist die **Arznei im ersten Dynamisationsgrad (= Q1).**
- Damit werden feine **Zuckerstreukügelchen** (4) (Globuli)
  - erst befeuchtet (5),
  - dann schnell auf Fließpapier ausgebreitet, getrocknet,
  - in einem zugestopften Gläschen aufbewahrt
  - und beschriftet mit dem ersten Potenzgrad (I).
- Davon wird ein **einziges (6) Kügelchen zur weiteren Dynamisation** genommen.
  - Es wird in ein zweites, neues Fläschchen gegeben,
  - ein Tropfen Wasser hinzugefügt, um es aufzulösen
  - und dann mit 100 Tropfen Weingeist auf die gleiche Art durch 100 starke Schüttelschläge dynamisiert.

(1) Anm. Man trägt den dritten Theil von 100 Gran Milchzucker-Pulver in eine glasirte, porcellanene, am Boden mit feinem, feuchtem Sande mattgeriebene Reibeschaale und thut **dann oben auf** dies Pulver Einen Gran von der zu bearbeitenden gepülverten Arznei-Substanz (Einen Tropfen Quecksilbers, Steinöls u.s.w.). Der, zur Dynamisation anzuwendende Milchzucker, muß von jener vorzüglich reinen Gattung sein, welche an Fäden krystallisirt, in Form rundlicher Stangen zu uns kömmt. Einen Augenblick lang mischt man Arznei und Pulver mittels eines Spatels von Porcellan zusammen und reibt etwa 6, 7 Minuten lang mit dem, unten matt geriebenen, porcellanenen Pistill, die Mischung ziemlich stark; darauf scharrt man vom Boden der Reibeschaale und unten vom ebenfalls unten matt geriebenen Pistill die Masse wohl auf, um sie gleichartig zu machen, binnen etwa 3, 4 Minuten; sechs bis sieben Minuten lang fährt man dann wieder, ohne Zusatz, mit der Reibung in gleicher Stärke fort und scharrt während 3, 4 Minuten vom Boden des Mörsers und unten vom Pistill, das Geriebene auf, worauf man das zweite Drittheil des Milchzuckers hinzuthut, einen Augenblick lang das Ganze mit dem Spatel umrührt, mit gleicher Stärke 6, 7 Minuten lang reibt, darauf etwa 3, 4 Minuten lang wieder aufscharrt, das Reiben 6, 7 Minuten lang ohne Zusatz wiederholt und 3, 4 Minuten lang aufscharrt; ist dies geschehen, so nimmt man das letzte Drittheil Milchzucker, rührt mit dem Spatel um, reibt wieder 6, 7 Minuten lang stark, scharrt während etwa 3, 4 Minuten zusammen und schließt endlich mit der letzten, 6, 7 minütlichen Reibung und sorgfältigsten Einscharrung. Das so bereitete Pulver, wird in einem wohl zugepfropften, vor Sonne und Tageslicht geschützten Fläschgen aufbewahrt, welches man mit dem Namen der Substanz und mit der Aufschrift des ersten Products 100, bezeichnet. Um nun dies Product bis zu 10.000 zu erheben, nimmt man einen Gran des Pulvers /100, trägt ihn mit dem Drittheil von 100 Gran gepülverten Milchzuckers in die Reibeschaale, mischt das Ganze mit dem Spatel zusammen und verfährt dann wie oben angezeigt; indem man jedoch sorgfältig jedes Drittheil zweimal stark verreibt, jedesmal während etwa 6, 7 Minuten und unterdeß während etwa 3, 4 Minuten aufscharrt, bevor man das zweite und letzte Drittheil des Milchzuckers dazuthut. Nach Hinzufügung eines jeden dieser Drittheile, verfährt man auf dieselbe Weise wie zuvor. Wenn alles beendigt ist, thut man das Pulver in ein wohl verpfropftes, mit der Aufschrift /10.000 versehenes Fläschchen. Wenn man nun in derselben Art mit Einem Gran dieses letzten Pulvers verfährt, so erhebt man dasselbe auf I.d.h. auf die millionste Potenz, dergestalt, daß jeder Gran dieses Pulvers den Millionsten Theil eines Grans der ursprünglichen Substanz enthält. Demnach erfordert eine solche Pulverbereitung für drei Grade sechsmal 6, 7 Minuten zur Verreibung und sechsmal 3, 4 Minuten zum Aufscharren, was folglich **eine Stunde** für jeden Grad bedingt. Dann enthält nach der ersten, einstündigen Reibung das Präparat in jedem Grane 1:100, ...

- Mit dieser (geistigen) Arzneiflüssigkeit werden **wiederum**
  - o Streukügelchen benetzt,
  - o schnell auf Fließpapier ausgebreitet, getrocknet,
  - o in einem verschlossenen Glas vor Hitze und Tageslicht geschützt
  - o und mit dem Zeichen des **zweiten Potenzgrades** (II) **(= Q2)** beschriftet.
- **So fährt man auf gleiche Weise fort**, bis ein aufgelöstes Kügelchen XXIX (29)
  - o mit 100 Tropfen Weingeist
  - o durch 100 Schüttelschläge
  - o eine geistige Arzneiflüssigkeit gebildet hat.
  - o Die damit befeuchteten und getrockneten Streukügelchen erhalten den **Dynamisationsgrad XXX** (30) **(= Q30).**

....

Erst durch diese Bearbeitung der rohen Arzneisubstanzen

- entstehen Zubereitungen davon, welche die volle Fähigkeit besitzen,
- die leidenden Teile im kranken Organismus zu berühren und so dem Lebensprinzip durch ähnliche künstliche Krankheitsaffektionen das **Gefühl der natürlichen Krankheit zu entziehen**.

Wenn die **mechanische Bearbeitung** wie oben angegeben genau durchgeführt wird,

- dann bewirkt sie, dass sich die Arzneisubstanz (im rohen Zustand nur oft sogar unarzneiliche Materie) durch solch immer höhere Dynamisationen schließlich ganz (7) zu geistartiger Arzneikraft subtilisiert (verfeinert) und umwandelt.
- Dies ist für unsere Sinne nicht mehr wahrnehmbar.
- Das arzneilich gewordene **Streukügelchen** (schon in trockenem Zustand, aber vielmehr noch in Wasser aufgelöst) wird zum **Träger**. In diesem Zustand zeigt es die Heilsamkeit - jener unsichtbaren Kraft - im kranken Körper.

§ 270 (Fortsetzung)

...
nach der zweiten jeder Gran 1:10.000 und nach der dritten und letzten in jedem Grane 1/1000.000 der dazu angewendeten Arzneisubstanz (#). Mörser, Pistill und Spatel müssen wohl gereinigt sein, ehe die Bereitung einer andern Arznei damit unternommen wird. Mit warmem Wasser wohl gewaschen und rein abgetrocknet, werden Mörser, Pistill und Spatel, dann nochmals eine halbe Stunde lang in einem mit Wasser gefüllten Kessel ausgekocht; man müßte denn etwa die Vorsicht so weit treiben wollen, diese Werkzeuge auf Kohlen einer, bis zum Anfang des Glühens gesteigerten Hitze auszusetzen.

(#) Dies sind die drei Grade der trockenen Pulver-Verreibung, welche wohl vollführt, schon einen guten Anfang zur Kraft-Entwickelung (Dynamisation) der Arzneisubstanz bewirkt haben.

(2) womit das Potenzirungs-Fläschchen zu zwei Dritteln angefüllt wird.

(3) Etwa auf ein mit Leder eingebundenes Buch.

(4) Man läßt sie unter seinen Augen vom Zuckerbäcker aus Stärke-Mehl und Rohr-Zucker verfertigen, und die so verkleinten Streukügelchen mittels der nöthigen Siebe zuerst von den allzu feinen, staubartigen Theilen befreien, dann aber durch einen Durchschlag gehen, dessen Löcher nur solche Kügelchen durchlassen, wovon 100 Einen Gran wiegen, - die brauchbarste Kleinheit für den Bedarf eines homöopathischen Arztes.
(5) Man hat ein kleines zylindrisches Gefäß von der Form eines Fingerhutes von Glas, Porcellan oder Silber, mit einer feinen Oeffnung am Boden, worein man die Streukügelchen tut, welche man arzneilich machen will; hierin befeuchtet man sie mit etwas von dem so dynamisirten arzneilichen Weingeiste, rührt sie um, und klopft dann das kleine (umgekehrte) Gefäß, auf das Fließpapier aus, um sie schnell zu trocknen.
(6) Als noch nach der anfänglichen Vorschrift immer ein voller Tropfen der Flüssigkeit niedrern Potenz-Grades zu 100 Tropfen Weingeist zum höher Potenziren genommen ward, war dies Verhältniß des Verdünnungs-Mediums zu der, darin zu dynamisirenden Arznei-Menge, (100. zu 1.) viel zu eng beschränkt, als daß eine Menge solcher Schüttel-Schläge, ohne große Gewalt anzuwenden, die Kräfte der angewendeten Arznei-Substanz gehörig und in hohem Grade hätten entwickeln können, wie mich mühsame Versuche davon überzeugt haben. Nimmt man aber ein einziges solches Streukügelchen, wovon 100 einen Gran wiegen, um es mit hundert Tropfen (Weingeist) zu dynamisiren, so wird das Verhältniß wie 1 zu 50,000, ja größer noch, indem 500 solcher Streukügelchen noch nicht völlig Einen Tropfen zu ihrer Befeuchtung annehmen können. Bei diesem ungleich höherm Verhältnisse zwischen Arzneistoff und Verdünnnngs-Medium, können viele Schüttel-Schläge des mit Weingeist bis zu 2/3 angefüllten Fläschchens eine bei weitem größere Kraft-Entwickelung hervorbringen. ...

Anmerkung:

- Auch bei den C-Potenzen bevorzugte Hahnemann - wann immer möglich - die Verreibung bis zur C3.

(1) Man füllt ein Drittel von 100 Gran (ca. 2 g) **Milchzucker-Pulver** in eine glasierte Porzellanschale.

- Diese wurde am Boden mit feinem, feuchtem Sand matt geriebenen.
- Man gibt dann **oben auf das Pulver ein Gran der pulverisierten Arzneisubstanz** (oder einen Tropfen Quecksilber, Steinöl, ...).
- Der Milchzucker muss besonders rein sein, eine Art, die an Fäden kristallisiert und in rundlichen Stangen zu uns kommt.
- Kurz mischt man Arznei und Pulver mit einem Spatel (Spachtel) aus Porzellan zusammen und **reibt 6-7 Minuten die Mischung ziemlich stark** mit dem (unten matten) Pistill (Stempel des Mörsers) aus Porzellan.
- Darauf scharrt man vom Boden der Reibeschale und vom Pistill die Masse gut auf - etwa 3-4 Minuten.
- 6-7 Minuten lang fährt man dann mit dem Reiben wieder fort und scharrt während 3-4 Minuten vom Boden des Mörsers und unten vom Pistill das Geriebene auf.
- **Nun gibt man das zweite Drittel des Milchzuckers hinzu.**
- Man rührt dann kurz das Ganze mit dem Spatel um und reibt dann mit gleicher Stärke 6-7 Minuten. Dann scharrt man wieder 3-4 Minuten lang wieder auf.
- Man wiederholt das Reiben 6-7 Minuten und scharrt dann wieder 3-4 Minuten auf.
- **Nun gibt man das letzte Drittel des Milchzuckers hinzu.**
- Man rührt dann kurz das Ganze mit dem Spatel um und reibt dann mit gleicher Stärke 6-7 Minuten. Dann scharrt man 3-4 Minuten lang wieder auf.
- Man wiederholt das letzte Reiben 6-7 Minuten und scharrt sorgfältigst wieder auf (Einscharrung).
- Das Pulver wird in einem gut verschlossenen Fläschchen aufbewahrt - vor Sonne und Tageslicht geschützt.
- Man beschriftet es mit dem Namen der Substanz und mit „**erstes Produkt/100**".
- --
- Um dieses Produkt **zur 10.000** zu erheben, nimmt man **ein Gran** des Pulvers/100,
- tut es mit einem Drittel von 100 Gran Milchzucker in die Reibeschale,
- mischt das Ganze mit dem Spatel zusammen und verfährt dann wie oben. Jedoch indem man jedes Drittel sorgfältig zweimal stark verreibt, jedes Mal 6-7 Minuten, zwischendurch 3-4 Minuten lang aufscharrt, bevor man das zweite und dann das letzte Drittel des Milchzuckers hinzu gibt.

...
Werden aber bei einem so geringen Verdünnungs-Medium, wie 100. zu 1. der Arznei sehr viele Stöße mittels einer kräftigen Maschine gleichsam eingezwungen, so entstehen Arzneien, welche, vorzüglich in den höhern Dynamisations-Graden, fast augenblicklich, aber mit stürmischer, ja gefährlicher Heftigkeit, besonders auf den schwächlichen Kranken einwirken, ohne dauernde, gelinde Gegenwirkung des Lebensprincips zur Folge zu haben. Die von mir angegebne Weise hingegen, erzeugt Arznei von höchster Kraft-Entwickelung und gelindester Wirkung, die aber, wohl gewählt, alle kranken Punkte heilkräftig berührt (*). Von diesen weit vollkommner dynamisirten Arzneibereitungen, kann man in acuten Fiebern die kleinen Gaben von den niedrigsten Dynamisations-Graden, selbst der Arzneien von langdauernder Wirkung, (z. B. Belladonne) auch in kurzen Zwischenräumen wiederholen, so wie in Behandlung chronischer Krankheiten am besten mit den niedrigsten Dynamisations-Graden den Anfang machen und wo nöthig, zu den höhern Graden übergehen, den immer kräftiger werdenden, obgleich stets nur gelind wirkenden.

(*) Nur in den sehr seltenen Fällen, wo bei schon fast völlig hergestellter Gesundheit und bei guter Lebenskraft, dennoch ein altes, beschwerliches Localübel unverrückt fortdauert ist es nicht nur erlaubt, sondern sogar unumgänglich nöthig, die, sich dafür als homöopathisch hülfreich erwiesene Arznei, jedoch mittelst vieler Hand-Schüttelschläge bis zu einem sehr hohen Grade potenzirt, in steigenden Dosen einzugeben, worauf ein solches Localübel oft wunderbarer Weise sehr bald verschwindet.
(7) Man wird diese Behauptung nicht unwahrscheinlich finden, wenn man erwägt, daß bei dieser Dynamisations-Weise, (deren Präparate ich nach vielen mühsamen Versuchen und Gegen-Versuchen als die kräftigsten und zugleich mildest wirkenden, d. i. als die vollkommensten befunden habe) das Materielle der Arznei sich bei jedem Dynamisations-Grade um 50,000 mal verringert und dennoch Unglaublich an Kräftigkeit zunimmt, so daß die fernere Dynamisation der in 125,000,000,000,000,000,000 erst zur dritten Potenz, zum Kubik- Inhalt erhobnen Cardinale, (50,000), wenn man letztere mit sich selbst multiplicirt und so in stetiger Progression bis zum dreißigsten Grade der Dynamisation fortschreitet, einen Bruchtheil giebt, der sich kaum mehr in Zahlen aussprechen lassen würde. Ungemein wahrscheinlich wird es hiedurch, daß die Materie mittels solcher Dynamisationen (Entwickelungen ihres wahren, innern, arzneilichen Wesens) sich zuletzt gänzlich in ihr individuelles geistartiges Wesen auflöse und daher in ihrem rohen Zustande, eigentlich nur als aus diesem unentwickelten geistartigen Wesen bestehend betrachtet werden könne.

- Nach Hinzufügung jedes Drittels verfährt man auf die gleiche Weise wie zuvor.
- Wenn alles fertig ist, gibt man das Pulver in ein gut verschlossenes Fläschchen und versieht es mit der **Aufschrift 10.000**.
- ---
- Verfährt man mit einem Gran des letzten Pulvers 10.000 auf die gleiche Art, dann erhebt man es **zur I., d. h. zur millionsten Potenz** (= C3). Jedes Gran des Pulvers enthält dann den millionsten Teil eines Grans der ursprünglichen Substanz.
- Eine solche Pulverbereitung für 3 Grade erfordert also
  - 6 mal 6-7 Minuten zur Verreibung,
  - 6 mal 3-4 Minuten zur Aufscharren,
    in Summe also circa **eine Stunde für jeden Grad**.
- Nach der
  - ersten einstündigen Reibung enthält das Präparat in jedem Gran 1/100,
  - nach der zweiten Reibung jedes Gran 1/10.000
  - und nach der dritten und letzen Reibung in jedem Gran 1/1.000.000 der ursprünglichen Substanz (*).
- ---
- **Mörser, Pistill und Spatel müssen gut gereinigt werden**, bevor man eine andere Arznei damit bereitet.
  - Mit warmem Wasser gut waschen und rein abtrocknen.
  - Dann alles noch einmal eine halbe Stunde in einem Wasserkessel ausgekocht.
  - Möchte man noch vorsichtiger sein, dann setzt man die Sachen einer Hitze auf Kohlen aus, die bis zum Beginn des Glühens gesteigert wird.

(*) Dies sind die drei Grade der trockenen Pulverreibung, welche gut durchgeführt schon einen guten Anfang zur Kraft-Entwicklung (Dynamisation) der Arzneisubstanz bewirkt haben.

(2) Womit das Potenzierungs-Fläschchen zu 2/3 angefüllt wird.

(3) Etwa auf ein mit Leder eingebundenes Buch.

(4) Man lässt die **feinen Zuckerstreukügelchen** unter eigener Aufsicht vom Zuckerbäcker aus Stärkemehl und Rohrzucker herstellen.

§ 270 (Fortsetzung)

...
Werden aber bei einem so geringen Verdünnungs-Medium, wie 100. zu 1. der Arznei sehr viele Stöße mittels einer kräftigen Maschine gleichsam eingezwungen, so entstehen Arzneien, welche, vorzüglich in den höhern Dynamisations-Graden, fast augenblicklich, aber mit stürmischer, ja gefährlicher Heftigkeit, besonders auf den schwächlichen Kranken einwirken, ohne dauernde, gelinde Gegenwirkung des Lebensprincips zur Folge zu haben. Die von mir angegebne Weise hingegen, erzeugt Arznei von höchster Kraft-Entwickelung und gelindester Wirkung, die aber, wohl gewählt, alle kranken Punkte heilkräftig berührt (*). Von diesen weit vollkommner dynamisirten Arzneibereitungen, kann man in acuten Fiebern die kleinen Gaben von den niedrigsten Dynamisations-Graden, selbst der Arzneien von langdauernder Wirkung, (z. B. Belladonne) auch in kurzen Zwischenräumen wiederholen, so wie in Behandlung chronischer Krankheiten am besten mit den niedrigsten Dynamisations-Graden den Anfang machen und wo nöthig, zu den höhern Graden übergehen, den immer kräftiger werdenden, obgleich stets nur gelind wirkenden.

(*) Nur in den sehr seltenen Fällen, wo bei schon fast völlig hergestellter Gesundheit und bei guter Lebenskraft, dennoch ein altes, beschwerliches Localübel unverrückt fortdauert ist es nicht nur erlaubt, sondern sogar unumgänglich nöthig, die, sich dafür als homöopathisch hülfreich erwiesene Arznei, jedoch mittelst vieler Hand-Schüttelschläge bis zu einem sehr hohen Grade potenzirt, in steigenden Dosen einzugeben, worauf ein solches Localübel oft wunderbarer Weise sehr bald verschwindet.
(7) Man wird diese Behauptung nicht unwahrscheinlich finden, wenn man erwägt, daß bei dieser Dynamisations-Weise, (deren Präparate ich nach vielen mühsamen Versuchen und Gegen-Versuchen als die kräftigsten und zugleich mildest wirkenden, d. i. als die vollkommensten befunden habe) das Materielle der Arznei sich bei jedem Dynamisations-Grade um 50,000 mal verringert und dennoch Unglaublich an Kräftigkeit zunimmt, so daß die fernere Dynamisation der in 125,000,000,000,000,000,000 erst zur dritten Potenz, zum Kubik- Inhalt erhobnen Cardinale, (50,000), wenn man letztere mit sich selbst multiplicirt und so in stetiger Progression bis zum dreißigsten Grade der Dynamisation fortschreitet, einen Bruchtheil giebt, der sich kaum mehr in Zahlen aussprechen lassen würde. Ungemein wahrscheinlich wird es hiedurch, daß die Materie mittels solcher Dynamisationen (Entwickelungen ihres wahren, innern, arzneilichen Wesens) sich zuletzt gänzlich in ihr individuelles geistartiges Wesen auflöse und daher in ihrem rohen Zustande, eigentlich nur als aus diesem unentwickelten geistartigen Wesen bestehend betrachtet werden könne.

- Dann lässt man die verkleinerten Streukügelchen mittels der nötigen Siebe zuerst von den allzu feinen, staubartigen Teilen befreien, dann aber durch einen Durchschlag gehen, dessen Löcher nur solche Kügelchen durchlassen, wovon 100 einen Gran wiegen.
- Dies ist die Einheit (Kleinheit) für den Bedarf eines homöopathischen Arztes.

(5) **Befeuchtung der Zuckerstreukügelchen**: Man gibt sie in ein kleines zylindrisches Gefäß von der Form eines Fingerhutes von Glas, Porzellan oder Silber, mit einer feinen Öffnung am Boden.
- Darin befeuchtet man sie mit etwas dynamisierten, arzneilichen Weingeist und rührt sie um.
- Dann klopft man das kleine (umgekehrte) Gefäß auf das Fließpapier aus, um sie schnell zu trocknen.

(6) **Einziges Kügelchen**: Bei der ursprünglichen Vorschrift wurde noch ein voller Tropfen der Flüssigkeit niedrigen Potenz-Grades zu 100 Tropfen Weingeist zum Höherpotenzieren genommen.
Dabei war dann das Verhältnis des Verdünnungsmediums zur Arznei (100:1) viel zu eng beschränkt, als dass die Schüttelschläge (ohne große Gewalt anzuwenden) die Kräfte der Arzneisubstanz ausreichend hätten entwickeln können.
- Nimmt man aber ein einziges solches Streukügelchen (100 davon wiegen 1 Gran) und dynamisiert es mit hundert Tropfen (Weingeist), dann wird das Verhältnis **1:50.000**. Sogar noch größer, weil 500 solcher Streukügelchen nicht ganz einen Tropfen (zu ihrer Befeuchtung) aufnehmen (annehmen) können.
- Bei diesem deutlich höheren Mischungsverhältnis zwischen Arzneistoff und Verdünnungsmedium können **viele Schüttelschläge** – des mit Weingeist bis zu 2/3 gefüllten Fläschchens – eine viel größere Kraftentwicklung hervorbringen.
- Werden aber - bei einem so geringen Verdünnungsmedium wie **100 : 1** der Arznei sehr viele Stöße (mittels einer kräftigen Maschine) aufgezwungen, dann entstehen Arzneien mit folgender Eigenschaft:
    - Sie wirken auf den schwächlichen Kranken fast sofort mit einer großen Heftigkeit (besonders in den höheren Dynamisationsgraden),
    - ohne eine (andauernde) milde Gegenwirkung des Lebensprinzips zur Folge zu haben.
- Die von mir (vorher) angegebene Herstellungsweise **1: 50.000** erzeugt dagegen
    - Arzneien von höchster Kraftentwicklung
    - und mildester Wirkung.

§ 270 (Fortsetzung)

Herstellung der Q-Potenzen
1. Ein Gran der Substanz (63 mg) muss zuerst durch dreistündiges Reiben mit 300 (3 mal 100) Gran Milchzucker verrieben werden **(= C3).** 2. Ein Gran dieses Pulvers wird dann in 500 Tropfen eines Gemisches aus (= **1:500**) 1 Teil Branntwein (100 Tropfen) und 4 Teilen destilliertem Wasser (400 Tropfen) aufgelöst. 3. Von dieser Auflösung wird **ein einziger Tropfen** in ein Fläschchen gegeben und 100 Tropfen Weingeist (2) hinzugefügt. (=**1:50.000**). Das Fläschchen wird zugestöpselt. 4. Dann gibt man mit der Hand 100 starke Schüttelschläge gegen einen harten elastischen Gegenstand. 5. Die **Arznei ist im ersten Dynamisationsgrad (= Q1**). 6. Damit werden feine **Zuckerstreukügelchen** (Globuli) befeuchtet, auf Fließpapier ausgebreitet, getrocknet, in einem Gläschen aufbewahrt und beschriftet mit dem ersten Potenzgrad (I). 7. Davon wird ein **einziges** (6) **Kügelchen zur weiteren Dynamisation** genommen. 8. Es wird in ein zweites Fläschchen gegeben, ein Tropfen Wasser hinzugefügt, aufgelöst und dann mit 100 Tropfen Weingeist auf die gleiche Art durch 100 starke Schüttelschläge dynamisiert. 9. Damit werden **wiederum** Streukügelchen benetzt, auf Fließpapier ausgebreitet, getrocknet, in einem verschlossenen Glas vor Hitze und Tageslicht geschützt und mit dem Zeichen des **zweiten Potenzgrades** (II) **(= Q2)** beschriftet. 10. So fährt man fort, bis ein aufgelöstes Kügelchen XXIX (29) mit 100 Tropfen Weingeist durch 100 Schüttelschläge eine geistige Arzneiflüssigkeit ist. 11. Die damit befeuchteten und getrockneten Streukügelchen erhalten den **Dynamisationsgrad XXX** (30) **(= Q30).**

- Richtig gewählt berühren sie alle kranken Stellen (Punkte) heilsam (heilkräftig) **(*)**.
- Bei akuten Fiebern kann man die kleinen Gaben der niedrigsten Dynamisationsgrade auch in kurzen Zwischenräumen wiederholen. Dies sogar bei Arzneien mit lang anhaltender Wirkung (z. B. Belladonna).
- Bei der Behandlung chronischer Krankheiten beginnt man am besten mit den niedrigsten Dynamisationsgraden und geht, wenn es erforderlich ist, zu den höheren Graden über. Diese werden immer kräftiger, obwohl sie immer nur mild wirken.

(*) In sehr seltenen Fällen - bei schon fast hergestellter Gesundheit und bei guter Lebenskraft - **dauert ein altes beschwerliches Lokalübel dennoch weiter** (unverrückt) **an**.

- Hier ist es **absolut erforderlich**, die Arznei – welche sich als passend erwiesen hat – in steigender Dosis und in sehr hohem Potenzierungsgrad einzugeben.
- Ein solches Lokalübel verschwindet dann oft auf wundersame Weise sehr schnell.

(7) **Bei dieser Dynamisationsweise** (kräftigste, wirksamste, mildeste und vollkommenste) verringert sich das Materielle der Arznei bei jedem Dynamisationsgrad 50.000-mal und nimmt dennoch unglaublich an Kraft zu.

- In der 3. Potenz ist die Zahl bereits 125.000.000.000.000.000.000 (50.000^3). Multipliziert man diese Zahl mit sich selbst ansteigend bis zur 30. Potenz, dann ergibt die weitere Dynamisation einen Bruchteil, der sich kaum noch ausdrücken lässt.
- **Wahrscheinlich löst sich die Materie durch solche Dynamisationen** (Entwicklung ihres inneren arzneilichen Wesens) **zuletzt ganz in ihr geistartiges Wesen auf.**
- In ihrem rohen Zustand kann sie nur als unterentwickeltes geistartiges Wesen verstanden werden.

§ 271 (Verreibung bis zur C3)

§ 271
Wenn der Arzt seine homöopathischen Arzneien selbst bereitet, wie er zur Menschen-Rettung aus Krankheiten, billig immer thun sollte (*) **so kann er, weil dazu wenig roher Stoff nöthig ist, wenn er den ausgepreßten Saft zum Behufe der Heilung nicht etwa nöthig hat, die frische Pflanze selbst anwenden, indem er etwa ein Paar Gran davon in die Reibeschale thut, um sie mit dreimal 100 Gran Milchzucker zur millionfachen Verreibung zu bringen (§. 270), ehe die weitere Potenzirung eines aufgelösten, kleinen Theiles der letztern, durch Schütteln vorgenommen wird; ein Verfahren, welches man auch mit den übrigen, rohen Arzneistoffen trockner und öliger Natur zu beobachten hat**.

(*) Bis der Staat dereinst, nach erlangter Einsicht von der Unentbehrlichkeit vollkommen bereiteter homöopathischer Arzneien dieselbe durch eine fähige unparteiische Person verfertigen lassen wird, um sie den, in homöopathischen Spitälern im Heilen geübten und praktisch, wie theoretisch geprüften und so legitimierten, homöopathischen Aerzten des Landes unentgeltlich verabfolgen zu lassen, damit der Arzt nicht nur von der Güte dieser göttlichen Werkzeuge zum Heilen überzeugt sei, sondern sie auch seinen Kranken (Reichen und Armen) ohne Bezahlung geben könne.

Herstellung der C3 bei ganzen Pflanzen
1. Einige Gran der Substanz in der Reibeschale mit
2. 3 mal 100 Gran Milchzucker bis zur C3 verreiben.
3. Ein aufgelöster Teil davon wird durch Schütteln dann weiter potenziert.

Bereitet der homöopathische Arzt seine Arzneien selbst - wie er es immer tun sollte (1),

- und wenn er nicht den ausgepressten Saft (zum Zweck der Heilung) benötigt,
- dann kann er die frische Pflanze selbst anwenden.
- Dazu ist etwas roher Stoff erforderlich.
    - Man gibt ein paar Gran davon in die Reibeschale
    - und bringt sie mit 3 mal 100 Gran Milchzucker zur millionenfachen Verreibung (§ 270) = C3.
    - Ein aufgelöster kleiner Teil davon wird dann durch Schütteln weiter potenziert.

Dieses Verfahren hat man auch bei den übrigen rohen Arzneistoffen anzuwenden (zu beachten).

(1) Bis einmal der Staat - nachdem er von der Unentbehrlichkeit der homöopathischen Arzneien überzeugt ist - diese durch eine fähige (unparteiische) Person herstellen lässt,

- um sie in homöopathischen Spitälern,
- den homöopathischen Ärzten des Landes - welche im Heilen geübt sind und praktisch, wie theoretisch geprüft und damit legitimiert sind - unentgeltlich verabreichen lässt,
- damit der Arzt nicht nur von der Güte dieser göttlichen Werkzeuge zum Heilen überzeugt ist, sondern sie auch seinen Kranken (Reichen und Armen) ohne Bezahlung geben kann.

Übersicht Organon

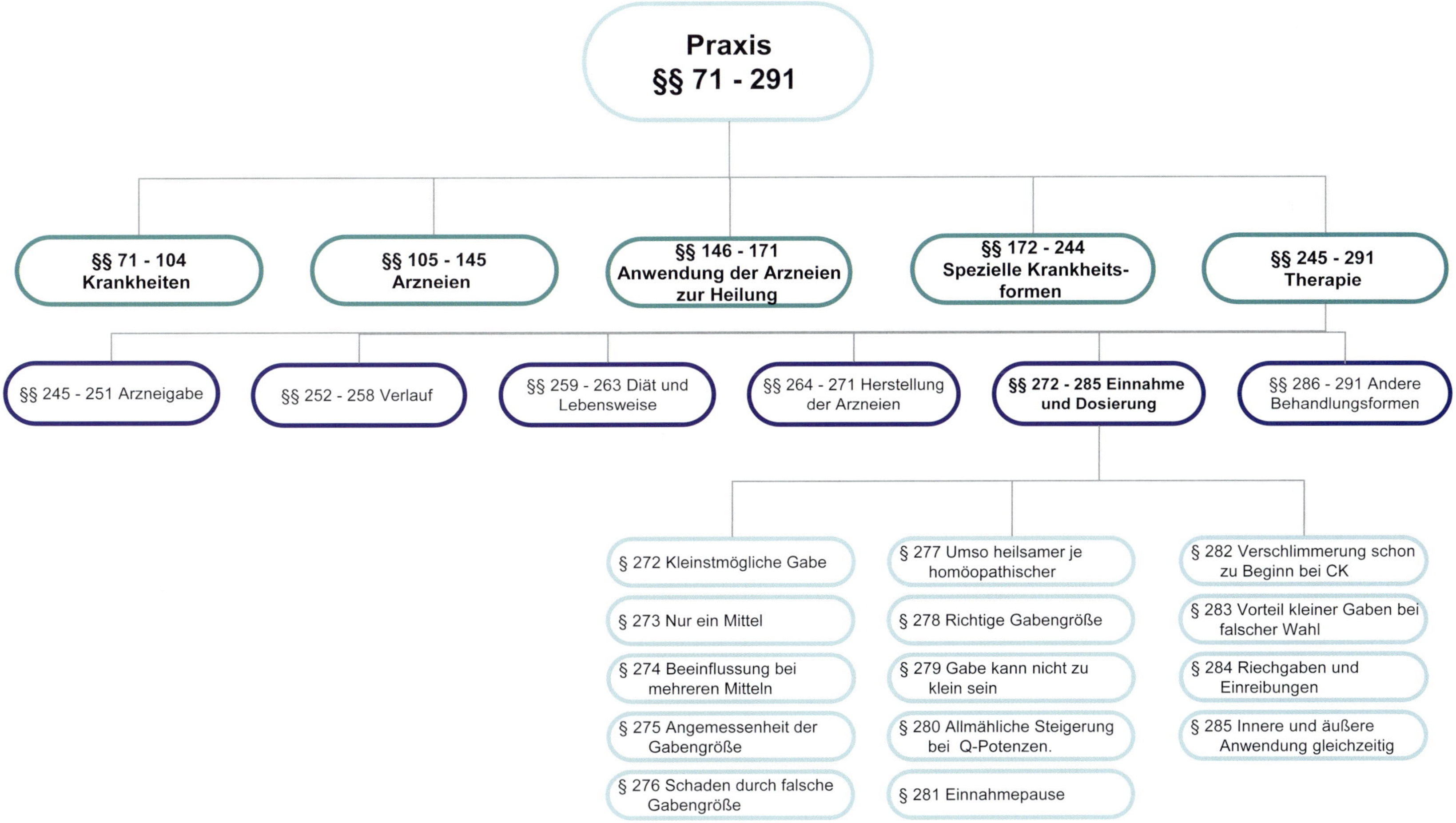

§ 272 (Kleinstmögliche Gabe)

§ 272
Ein solches Kügelchen (1) trocken auf die Zunge gelegt, ist eine der kleinsten Gaben für einen mäßigen, so eben entstandnen Krankheits-Fall. Hier werden nur wenige Nerven von der Arznei berührt, aber ein gleiches Kügelchen unter etwas Milchzucker zerquetscht, in vielem Wasser (§. 247.) aufgelöst und vor jedem Einnehmen wohl geschüttelt, giebt eine weit stärkere Arznei zum Gebrauche auf viele Tage. Jede noch so kleine Menge hiervon als Gabe gereicht, berührt dagegen sogleich viele Nerven.

(1) Diese Streukügelchen (m. s. §. 270.) behalten ihre Arzneikraft viele Jahre lang, wenn sie gegen Sonnenlicht und Hitze verwahrt bleiben.

Für einen mäßigen, soeben entstandenen (akuten) Krankheitsfall ist **ein** solches (Q-Potenz) **Kügelchen - trocken auf die Zunge gelegt**
- die kleinste Gabe.
- Hier werden nur wenige Nerven von der Arznei berührt.

Ein gleiches Kügelchen
- mit (unter) etwas Milchzucker zerquetscht
- und in viel Wasser (§ 247) **aufgelöst**
- und vor jeder Einnahme gut geschüttelt,
- ergibt eine **weit stärkere Arznei** (für den Gebrauch über viele Tage).
- Jede noch so kleine Menge berührt (als Gabe gereicht) schnell viele Nerven.

(1) Diese Streukügelchen (§ 270) behalten ihre Arzneikraft viele Jahre lang, wenn sie gegen Sonnenlicht und Hitze geschützt bleiben.

Kleinste Gabe

Akute Krankheit:

- **Ein Globuli der Q-Potenz trocken auf die Zunge gelegt ist die kleinstmögliche Gabe.**
  (nur wenige Nerven werden von der Arznei berührt)

- **Ein gleiches Globuli**
  - mit Milchzucker zerquetscht
  - und in viel Wasser aufgelöst
  - und vor jeder Einnahme gut geschüttelt

  ergibt eine viel stärkere Arznei.
  (viele Nerven werden von der Arznei berührt)

§ 273 (Nur ein Mittel)

§ 273
In keinem Falle von Heilung ist es nöthig und deßhalb allein schon unzulässig, mehr als eine einzige, einfache Arzneisubstanz auf einmal beim Kranken anzuwenden. Es ist nicht einzusehen, wie es nur dem mindesten Zweifel unterworfen sein könne, ob es naturgemäßer und vernünftiger sei, nur einen einzelnen, einfachen (1) wohl gekannten Arzneistoff auf einmal in einer Krankheit zu verordnen, oder ein Gemisch von mehreren, verschiednen. In der einzig wahren und einfachen, der einzig naturgemäßen Heilkunst, in der Homöopathie, ist es durchaus unerlaubt, dem Kranken zwei verschiedne Arzneisubstanzen auf einmal einzugeben.

(1) Die durch chemische Verwandtschaft, in unabänderlichen Verhältnissen zweier einander entgegengesetzter Substanzen, zusammengesetzten Neutral- und Mittelsalze, so wie die im Schooß der Erde entstandnen, geschwefelten Metalle und die, durch Kunst in sich stets gleichbleibenden Verhältnissen zusammengesetzten Verbindungen des Schwefels mit Laugensalzen und Erden (z.B. geschwefeltes Natron, geschwefelte Kalkerde), so wie die, aus Weingeist und Säuren durch Destillation verbundenen Aether-Arten, könne sammt dem Phosphor als **einfache** Arznei-Substanzen vom homöopathischen Arzte angenommen und bei Kranken gebraucht werden. Hingegen sind jene, durch Säuren bewirkten Auszüge der sogenannten Alkaloiden aus den Pflanzen, großer Verschiedenheit in ihrer Bereitung unterworfen (z.B. Chinin, Strichnin, Morphin) und können daher von dem homöopathischen Arzte nicht als einfache, sich gleichbleibende Arzneien angenommen werden; zumahl da er an den Pflanzen selbst, in ihrer natürlichen Beschaffenheit (Chinarinde, Krähenaugen, Opium) schon alles besitzt, was er zum Heilen von ihnen bedarf. Ueberdieß sind ja die Alkaloiden nicht die einzigen Arznei-Bestandtheile der Pflanzen.

Nur ein Mittel anwenden

1. **Immer nur ein Mittel beim Kranken anwenden.**
2. Mehrere sind niemals zulässig.

Es ist immer nur eine einzige einfache Arznei auf einmal beim Kranken anzuwenden.

- Mehr ist niemals erforderlich oder zulässig.

Es besteht kein Zweifel ob es naturgemäßer oder vernünftiger ist,

- nur einen **einzelnen, einfachen** (1), gut gekannten Arzneistoff auf einmal bei einer Krankheit zu verordnen
- oder ein Gemisch von mehreren verschiedenen Arzneistoffen.

In der Homöopathie - der einzig wahren Heilkunst - **ist es nicht erlaubt, dem Kranken zwei verschiedene Arzneisubstanzen auf einmal zu geben.**

(1) **Als einfache Arzneisubstanzen können** vom Homöopathen angenommen und **beim Kranken angewendet werden**:

- Neutral- und Mittelsalze, die durch chemische Verwandtschaft in unabänderlichen Verhältnissen von zwei einander entgegengesetzten Substanzen zusammengesetzt sind.
- Geschwefelte Metalle, die im Schoß der Erde entstanden sind.
- Verbindungen des Schwefels mit Laugensalzen und Erden, die (durch Kunst) in stets gleichbleibendem Verhältnis zusammengesetzt sind (geschwefeltes Natron, geschwefelte Kalkerde, …).
- Ätherarten, die durch Weingeist und Säuren mittels Destillation verbunden sind.
- Phosphor.

Die (durch Säuren bewirkten) Auszüge der Alkaloide aus den Pflanzen unterliegen dagegen in ihrer Zubereitung großer Verschiedenheit (Chinin, Strychnin, Morphin). Sie können daher vom Homöopathen nicht als einfache, gleichbleibende Arzneien angenommen werden.
In ihrer natürlichen Beschaffenheit als Pflanze selbst (China, Nux vomica, Opium) besitzt man schon alles, was zum Heilen benötigt wird.
Außerdem sind die Alkaloide nicht die einzigen Arzneibestandteile der Pflanzen.

§ 274 (Beeinflussung bei mehreren Mitteln)

§ 274
Da der wahre Heilkünstler bei ganz einfachen, einzeln und unvermischt angewendeten Arzneien schon findet, was er nur irgend wünschen kann, (künstliche Krankheitspotenzen, welche die natürlichen Krankheiten durch homöopathische Kraft vollständig zu überstimmen, sie für das Gefühl des Lebensprincips auszulöschen und dauerhaft zu heilen vermögen,) so wird es ihm nach dem Weisheitsspruche: „daß es unrecht sei durch Vielfaches bewirken zu wollen, was durch Einfaches möglich," nie einfallen, je mehr als einen einfachen Arzneistoff als Heilmittel auf einmal einzugeben, schon deßhalb nicht, weil, gesetzt auch, die einfachen Arzneien waren auf ihre reinen, eigenthümlichen Wirkungen, im ungetrübten, gesunden Zustande des Menschen völlig ausgeprüft, es doch unmöglich vorauszusehen ist, wie zwei und mehrere Arznei-Stoffe in der Zusammensetzung einander in ihren Wirkungen auf den menschlichen Körper hindern und abändern konnten und weil dagegen ein einfacher Arzneistoff bei seinem Gebrauche in Krankheiten, deren Symptomen-Inbegriff genau bekannt ist, schon vollständig und allein hilft, wenn er homöopathisch gewahlt war, und selbst in dem schlimmsten Falle, wo er der Symptomen-Aehnlichkeit nicht ganz angemessen gewählt werden konnte, und also nicht hilft, doch dadadurch nützt, daß er die Heilmittel-Kenntniß befördert, indem durch die in solchem Falle von ihm erregten neuen Beschwerden diejenigen Symptome bestätigt werden, welche dieser Arzneistoff sonst schon in Versuchen am gesunden menschlichen Körper gezeigt hatte; ein Vortheil, der beim Gebrauche aller zusammengesetzten Mittel wegfällt (1).

(1) Bei der treffend homöopathisch für den wohl überdachten Krankheitsfall gewählten und innerlich gegebenen Arznei, nun vollends noch einen, aus andern Arzneistoffen gewählten Thee trinken, ein Krautersäckchen oder eine Bähung aus mancherlei andern Kräutern auflegen, oder ein andersartiges Klystier einspritzen und diese oder jene Salbe einreiben zu lassen, wird der vernünftige Arzt dem unvernünftigen allöopathischen Schlendrian überlassen.

Niemals mehrere Mitteln anwenden

1. **Immer nur ein Mittel beim Kranken anwenden.**
2. Es ist **unmöglich vorauszusehen**, wie zwei oder mehrere Arzneien sich behindern oder verändern.

Der wahre Heilkünstler findet bei den einfachen Arzneien - einzeln und unvermischt angewendet – **alles, was er braucht**:

- Künstliche Krankheitspotenzen, welche
  - die natürliche Krankheit durch hom. Kraft überstimmen,
  - und sie für das Gefühl des Lebensprinzip auslöschen und dauerhaft heilen können.
- Daher wird es ihm **nie einfallen** - gemäß dem Spruch „es ist unrecht, durch Vielfaches bewirken zu wollen, was durch Einfaches möglich ist" - **mehr als einen einfachen Arzneistoff auf einmal zu geben**.
- Selbst wenn die Arzneien **völlig ausgeprüft** wären, wäre es trotzdem unmöglich vorauszusehen, wie zwei oder mehrere Arzneistoffe einander in ihren Wirkungen (auf den menschlichen Körper) behindern oder verändern.
- Dagegen hilft ein **einfacher** homöopathischer **Arzneistoff** – dessen Symptomeninbegriff genau bekannt ist - vollständig und allein.

Selbst im **schlechtesten Fall** - wenn der einfache Arzneistoff der Symptomenähnlichkeit nicht ganz passend gewählt werden konnte - wenn also die Arznei nicht hilft, dann nützt er dennoch dadurch,

- dass er die Kenntnis über die Heilmittel fördert.
- Denn durch die neuen - von einem solchen unpassenden Mittel erregten - Beschwerden, werden die Symptome bestätigt, die dieser Arzneistoff sonst schon bei Versuchen an Gesunden gezeigt hat.
- Ein Vorteil, der beim Gebrauch zusammengesetzter Mittel wegfällt (1).

(1) Bei der für den Krankheitsfall **treffend homöopathisch gewählten Arznei** nun zusätzlich noch andere Verfahren anzuwenden bleibt den unvernünftigen Allopathen überlassen, wie:

- einen Tee aus anderen Arzneistoffen trinken.
- Ein Kräutersäckchen oder eine Bähung (feuchtwarme Umschläge) aus verschiedenen anderen Kräutern auflegen,
- oder ein andersartiges Klistier einspritzen
- und diese oder jene Salbe einreiben zu lassen.

§ 275 (Angemessenheit der Gabengröße)

§ 275
Die Angemessenheit einer Arznei für einen gegebnen Krankheitsfall, beruht nicht allein auf ihrer treffenden homöopathischen Wahl, sondern eben so wohl auf der erforderlichen, richtigen Größe oder vielmehr Kleinheit ihrer Gabe. Giebt man eine allzu starke Gabe von einer, auch für den gegenwärtigen Krankheitszustand völlig homöopathisch gewählten Arznei, so muß sie, ungeachtet der Wohlthätigkeit ihrer Natur an sich, dennoch schon durch ihre Größe und den hier unnöthigen, überstarken Eindruck schaden, welchen sie auf die Lebenskraft und durch diese gerade auf die empfindlichsten und von der natürlichen Krankheit schon am meisten angegriffenen Theile im Organism, vermöge ihrer homöopathischen Aehnlichkeits-Wirkung macht.

Die Angemessenheit einer Arznei beruht

- nicht allein auf ihrer treffenden homöopathischen Wahl,
- sondern **genauso auf der erforderlichen, richtigen Größe** (oder vielmehr Kleinheit) **der Gabe**.
- Gibt man eine **allzu starke Gabe** einer völlig homöopathisch passenden Arznei,
  - dann **schadet** sie schon durch ihre Größe
  - und den unnötigen, überstarken Eindruck, welchen sie auf die Lebenskraft ausübt.
  - Dadurch werden genau die empfindlichsten - und von der natürlichen Krankheit schon am meisten angegriffenen - Teile im Organismus (aufgrund ihrer homöopathischen Ähnlichkeitswirkung) betroffen.

Angemessenheit der Gabengröße

1. **Die Angemessenheit der Arznei beruht nicht nur auf ihrer Wahl, sondern auch auf der richtigen Größe der Gabe.**

2. **Wird eine zu große Gabe gegeben:**
   - übt eine übergroße Wirkung auf die Lebenskraft aus (Schaden)
   - dadurch werden jene Teile, welche schon durch die Krankheit am meisten angegriffen sind, betroffen.

§ 276 (Schaden durch falsche Gabengröße)

§ 276
Aus diesem Grunde schadet eine Arznei, wenn sie dem Krankheitsfalle auch homöopathisch angemessen war, in jeder allzu großen Gabe und in starken Dosen um so mehr, je homöopathischer und in je höherer Potenz (1) sie gewählt war, und zwar weit mehr als jede eben so große Gabe einer unhomöopathischen, für den Krankheitszustand in keiner Beziehung passenden (allöopathischen) Arznei. Allzu große Gaben einer treffend homöopathisch gewählten Arznei und vorzüglich eine öftere Wiederholung derselben, richten in der Regel großes Unglück an. Sie setzen nicht selten den Kranken in Lebensgefahr, oder machen doch seine Krankheit fast unheilbar. Sie löschen freilich die natürliche Krankheit für das Gefühl des Lebensprincips aus, der Kranke leidet nicht mehr an der ursprünglichen Krankheit von dem Augenblicke an, wo die allzu starke Gabe der homöopathischen Arznei auf ihn wirkt, aber er ist alsdann stärker krank von der ganz ähnlichen, nur weit heftigern Arznei-Krankheit, welche höchst schwierig wieder zu tilgen ist (2).

(1) Das in neuern Zeiten von einigen Homöopathikern, den größern Gaben ertheilte Lob beruht darauf, daß sie sich theils niedrigerer Potenzgrade der zu reichenden, nach bisheriger Art dynamisirten Arznei bedienten (wie etwa ich selbst vor vielen Jahren, in Ermangelung bessern Wissens gethan) theils darauf, daß ihre Arzneien nicht homöopathisch gewahlt, und auch vom Verfertiger sehr unvollkommen bereitet waren.

(2) So entstehen fast unheilbare Quecksilber-Siechthume durch anhaltend gebrauchte, angreifende, allöopathisch in großen Gaben gegen die Syphilis verordnete Quecksilber-Mittel, da doch, wenn der Schanker nicht durch äußere Mittel vertrieben worden wäre (wie es durch die Allöopathie immer geschieht), eine oder etliche Gaben eines milden, aber wirksamen Quecksilber-Mittels, die ganze venerische Krankheit sammt dem Schanker in wenigen Tagen gewiß gründlich geheilt haben würden. Eben so giebt auch der Allöopath die Chinarinde und das Chinin in Wechselfiebern, wo solche richtig homöopathisch angezeigt waren und wo Eine sehr kleine Gabe hochpotenzirter China unfehlbar helfen mußte (in Sumpf-Wechselfiebern, und selbst bei Personen, die an keiner offenbaren Psora-Krankheit litten) in sehr großen Gaben, Tag für Tag, und erzeugt dadurch (während zugleich die Psora entwickelt wird), ein chronisches China-Siechthum, welches den Kranken wo nicht allmälig tödtet, durch Verderbniß innerer, für's Leben wichtiger Organe, vorzüglich der Milz und der Leber, ihn doch wenigstens Jahre lang in einem traurigen Gesundheits-Zustande leiden macht. Ein homöopathisches Gegenmittel wider diese Art, durch Uebermaß des Gebrauchs großer Gaben homöopathischer Arzneien erzeugter Uebel, ist kaum denkbar.

Aus diesem Grund (§ 275 - zu große Gabe schadet den am meisten angegriffenen Teilen) **schadet eine homöopathisch passende Arznei**,

- in jeder zu großen Gabe
- und in starken Dosen.
- **Dies umso mehr**,
  - je homöopathischer und je höher die Potenz (1) gewählt wurde.
  - Sie schadet wesentlich mehr als jede ebenso große Gabe einer unhomöopathischen, unpassenden (allopathischen) Arznei.
  - **Allzu große Gaben** einer treffend homöopathisch gewählten Arznei und **eine häufige Wiederholung** derselben richten in der Regel großes Unglück an.
    - Sie setzen öfters (nicht selten) den Kranken in Lebensgefahr
    - oder machen seine Krankheit fast unheilbar.
    - Sie **löschen** freilich die **natürliche Krankheit** für das Gefühl des Lebensprinzips aus, der Kranke leidet nicht mehr an der ursprünglichen Krankheit von dem Augenblicke an, wo die allzu starke Gabe der homöopathischen Arznei auf ihn wirkt.
    - Aber er ist **dann stärker krank** von der ganz ähnlichen, viel heftigeren Arzneikrankheit, welche höchst schwierig wieder zu tilgen ist (2).

(1) Das Lob - welches Homöopathen in letzter Zeit den größeren Gaben aussprachen - beruht darauf,

- dass sie teils niedrigere Potenzgrade der Arznei verwendeten (wie auch ich selbst vor vielen Jahren, in Ermangelung besseren Wissens)
- teils darauf, dass ihre Arzneien
  - nicht homöopathisch gewählt wurden
  - und auch vom Hersteller sehr unvollkommen bereitet waren.

Schaden durch falsche Gabengröße

1. **Homöopathisch passende Arznei schadet:**
   - in jeder zu großen Gabe
   - in zu starken Dosen

   Sie schadet umso mehr,
   - je homöopathischer sie ist
   - je höher die Potenz ist
   - sie schadet mehr als jede unpassende Arznei.

2. **Großer Schaden durch:**
   - zu große Gaben
   - speziell in Verbindung mit einer häufigen Wiederholung

   Auswirkungen:
   - teilweise Lebensgefahr
   - Krankheit fast unheilbar
     - stärker krank durch die heftigere Arzneikrankheit (natürliche Krankheit ist gelöscht)
     - Die Arzneikrankheit ist dann viel schwieriger zu heilen.

(2) Arzneikrankheit: **Durch den anhaltenden Gebrauch und in großen Gaben (allopathisch) gegen die Syphilis verordnete Quecksilber-Mittel entstehen fast unheilbare Quecksilber-Siechtümer.**
   - Wenn aber der Schanker nicht durch äußere Mittel vertrieben worden wäre (wie es durch die Allöopathie immer geschieht), würden eine oder etliche Gaben eines milden, aber wirksamen Quecksilber-Mittels die ganze venerische Krankheit samt dem Schanker in wenigen Tagen gewiss gründlich heilen.

- **Ebenso gibt der Allopath die Chinarinde und das Chinin täglich und in großen Gaben bei Wechselfiebern** und erzeugt dadurch - während zugleich die Psora entwickelt wird - ein chronisches China-Siechtum, welches dem Kranken,
  - wenn es ihn nicht mit der Zeit tötet,
  - dennoch - innere, fürs Leben wichtige - Organe, vor allem die Milz und die Leber, beschädigt oder zerstört oder ihn zumindest jahrelang in einem traurigen Gesundheitszustande leiden lässt.
  - Ein homöopathisches Gegenmittel dagegen (durch übermäßigen Gebrauch großer Gaben homöopathischer Arzneien erzeugter Übel) ist kaum denkbar.
- Er gibt also Chinarinde oder Chinin, wo diese Arzneien homöopathisch angezeigt wären und wo eine sehr kleine Gabe hochpotenzierter China sicher (unfehlbar) helfen würde (bei Sumpf-Wechselfiebern, und selbst bei Personen, die an keiner offenbaren Psora-Krankheit litten).

§ 277 (Umso heilsamer je homöopathischer)

§ 277
Aus gleichem Grunde, und da eine wohl dynamisirte Arznei, bei vorausgesetzter, gehöriger Kleinheit ihrer Gabe, um desto heilsamer und fast bis zum Wunder hülfreich wird, je homöopathischer sie ausgesucht war, muß auch eine Arznei, deren Wahl passend homöopathisch getroffen worden, um desto heilsamer sein, je mehr ihre Gabe zu dem für sanfte Hilfe angemessensten Grade von Kleinheit herabsteigt.

Eine gut dynamisierte Arznei ist umso heilsamer
(und fast bis zum Wunder hilfreich),

- je homöopathischer sie ausgesucht wurde,
- und bei entsprechender Kleinheit ihrer Gabe.
- Sie ist (wenn sie also homöopathisch passend ist) **umso heilsamer**, je mehr die Gabengröße von der Kleinheit ist, die für die sanfte Hilfe am meisten angemessen ist.

Eine Arznei ist umso heilsamer ...
1. je homöopathischer sie ist, 2. bei entsprechender Kleinheit der Gabe

§ 278 (Richtige Gabengröße)

§ 278
Hier entsteht nun die Frage, welches dieser, für so gewisse als sanfte Hülfe angemessenste Grad von Kleinheit sei, wie klein also, zum Behufe der besten Heilung die Gabe jeder einzelnen, für einen Krankheitsfall homöopathisch gewählten Arznei sein müsse? Diese Aufgabe zu lösen, für jede Arznei insbesondere zu bestimmen, welche Gabe derselben zu homöopathischem Heilzwecke genüge und dabei doch so klein sei, daß die sanfteste und schnellste Heilung dadurch erreicht werde, ist, wie man leicht einsehen kann, nicht das Werk theoretischer Muthmaßung; grübelnder Verstand, klügelnde Vernünftelei geben darüber eben so wenig Auskunft als es möglich ist, alle denkbaren Falle im Voraus in einer Tabelle zu verzeichnen. Einzig nur reine Versuche, sorgfältige Beobachtung der Erregbarkeit jedes Kranken und richtige Erfahrung können dieß in jedem besondern Falle bestimmen und es wäre thöricht, die großen Gaben unpassender (allöopathischer) Arznei der alten Praxis, welche die kranke Seite des Organismus nicht homöopathisch berühren, sondern nur die von der Krankheit unangegriffenen Theile angreifen, gegen dasjenige aufstellen zu wollen, was reine Erfahrung über die nöthige Kleinheit der Gaben, zum Behufe homöopathischer Heilungen ausspricht.

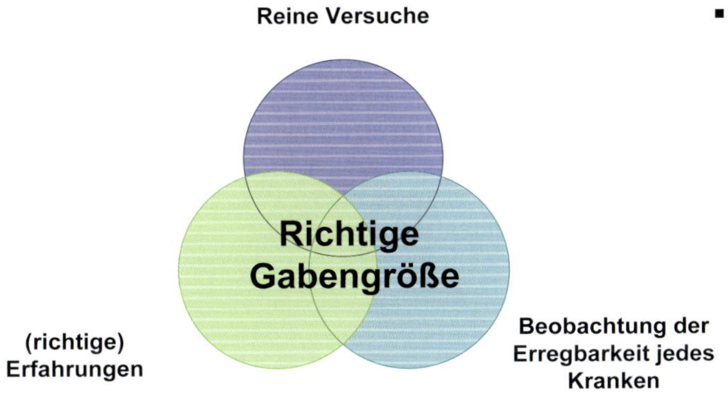

.... aber nicht theoretisch

Es stellt sich folgende **Frage: Was ist der angemessenste Grad von Kleinheit der Gabe, der für eine gewisse und sanfte Hilfe erforderlich ist?** Wie klein muss die Gabe (jeder einzelnen homöopathisch gewählten Arznei) für die beste Heilung sein?

- Dies kann **nicht theoretisch** bestimmt werden (für jede Arznei zu bestimmen, welche Gabe zum homöopathischen Heilzweck genügt und dabei doch so klein ist, dass die sanfteste und schnellste Heilung dadurch erreicht wird).
- Weder Mutmaßungen noch grübelnder Verstand noch klügelnde Vernunft bringen einen hier weiter.
- **Einzig und allein** durch
  - o reine Versuche,
  - o sorgfältige Beobachtung der Erregbarkeit jedes Kranken
  - o und richtige Erfahrungen

  kann dies in jedem besonderen Fall (**in der Praxis**) bestimmt werden.
- Es wäre **dumm** (töricht),
  - o die großen Gaben unpassender (allopathischer) Arzneien der alten Praxis,
  - o welche die kranken Stellen (Seite) des Organismus nicht homöopathisch berühren, sondern nur die von der Krankheit unangegriffenen Teile angreifen,
  - o gegen das anzuführen,
  - o was reine Erfahrung über die nötige Kleinheit der Gaben zur homöopathischen Heilung lehrt.

§ 279 (Gabe kann nicht zu klein sein)

§ 279
Diese reine Erfahrung nun zeigt *durchgängig*, daß, wenn der Krankheit nicht offenbar beträchtliche Verderbniß eines wichtigen Eingeweides zum Grunde liegt, (auch wenn sie unter die chronischen und complicirten gehörte) und, selbst wenn bei der Cur alle andern, fremdartig arzneilichen Einwirkungen auf den Kranken entfernt gehalten worden waren - die Gabe des homöopathisch gewählten, hoch potenzirten Heilmittels für den Anfang der Cur einer wichtigen, (vorzüglich chronischen) Krankheit, in der Regel nie so klein bereitet werden kann, daß sie nicht noch stärker als die natürliche Krankheit wäre, daß sie dieselbe nicht, wenigstens zum Theil, zu überstimmen, nicht schon einen Theil derselben im Gefühle des Lebensprincips auszulöschen und so schon einen Anfang der Heilung zu bewirken vermöchte.

Gabe kann nicht zu klein sein
1. **Die Gabe kann zu Beginn nicht so klein sein, dass sie nicht stärker als die natürliche Krankheit ist.** 2. **Sodass:** - sie die Krankheit zumindest zum Teil überstimmen kann - oder zum Teil Gefühle des Lebensprinzips auslöschen kann - und so schon einen Anfang der Heilung bewirkt.

Die reine Erfahrung zeigt durchgängig,
- sofern der Krankheit nicht eine beträchtliche Schädigung eines wichtigen Organs zugrunde liegt (auch wenn sie unter die chronischen und komplizierten Krankheit gehört)
- und sofern bei der Kur alle anderen, fremdartig arzneilichen Einwirkungen auf den Kranken entfernt gehalten worden sind,

dass die Gabe des homöopathisch gewählten, hoch potenzierten **Heilmittels für den Anfang der Kur** einer wichtigen, (vorzüglich chronischen) Krankheit **in der Regel nie so klein bereitet werden kann,**
- **dass sie nicht stärker als die natürliche Krankheit ist**.
- Dass sie diese Krankheit nicht
  - wenigstens zum Teil überstimmen kann
  - oder zum Teil im Gefühle des Lebensprinzips auslöschen kann
  - und so schon einen Anfang der Heilung bewirkt.

§ 280 (Allmähliche Steigerung bei Q-Potenzen)

§ 280
Die Gabe der anhaltend dienlichen, keine neuen, beschwerlichen Symptome erzeugenden Arznei wird, allmälig erhöhet so lange fortgesetzt, bis der Kranke, bei allgemeinem Besserbefinden, anfängt, eine oder mehrere seiner alten, ursprünglichen Beschwerden auf's Neue in mäßigem Grade zu spüren. Dieß deutet bei einer so allmäligen Erhöhung der, jedesmal durch Schütteln modificirten, (§. 247.) sehr gemäßigten Gaben, auf nahe Heilung, nämlich darauf, daß nun das Lebens-Princip fast nicht mehr nöthig habe, durch die ähnliche Arznei-Krankheit afficirt zu werden, um das Gefühl für die natürliche Krankheit zu verlieren (§. 148.), deutet an, wie das nun von natürlicher Krankheit freiere Lebens-Princip anfängt, bloß noch etwas an derjenigen homöopathischen Arznei-Krankheit zu leiden, die sonst homöopathische Verschlimmerung genannt wird.

Allmähliche Steigerung bei Q-Potenzen

1. **Die Arzneigabe,**
   - die laufend hilft
   - und keine neuen bedeutenden Symptome erzeugt,

   wird allmählich erhöht.
2. **Dies wird so lange fortgesetzt, bis:**
   - der Kranke (bei allgemeinen besseren Befinden) anfängt, neuerlich seine alten Beschwerden in geringem Ausmaß zu spüren.
3. **Dies deutet auf eine bevorstehende Heilung hin.**
4. **Das Lebensprinzip beginnt, etwas an der „Arzneikrankheit" zu leiden** = homöopathische Verschlimmerung.

Jene Gabe der Arznei,

- die beständig hilft (anhaltend dienlich ist)
- und keine neuen, beschwerlichen Symptome erzeugt,

wird allmählich erhöht und dies wird so lange fortgesetzt,

- o bis der Kranke - bei allgemeinem besseren Befinden -
- o **anfängt**, eine oder mehrere seiner alten, ursprünglichen Beschwerden aufs Neue in mäßigem Grade zu spüren.

- **Dies deutet** (bei der allmählichen Erhöhung der sehr gemäßigten Gabe, welche jedes Mal durch Schütteln modifiziert (§ 247) wurde) **auf eine bevorstehende Heilung hin**.
- Und dies deutet darauf hin, dass das Lebensprinzip es nun fast nicht mehr nötig hat, durch die ähnliche Arzneikrankheit affiziert zu werden, um das Gefühl für die natürliche Krankheit zu verlieren (§ 148).
- Das nun - von der natürlichen Krankheit - freiere Lebensprinzip fängt an,
  - o nur noch etwas an der homöopathischen Arzneikrankheit zu leiden,
  - o die sonst **homöopathische Verschlimmerung** (Anmerkung: „Spätverschlimmerung") genannt wird.

§ 281 (Einnahmepause)

§ 281
Um sich hiervon zu überzeugen, läßt man nun den Kranken 8, 10, 15 Tage lang ohne alle Arznei und giebt ihm indeß nur etwas Milchzucker-Pulver. Waren nun die wenigen, letzten Beschwerden, bloß von der Arznei, welche die ehemaligen, ursprünglichen Krankheits-Symptome nachahmte, so vergehen diese Beschwerden binnen wenigen Tagen oder Stunden und zeigt sich dann in diesen, von Arznei freien Tagen, bei fortgesetzter guter Lebensordnung des Kranken, nichts mehr von der ursprünglichen Krankheit, so ist er sehr wahrscheinlich geheilt. Sollten sich aber in den letzten Tagen noch Spuren von den ehemaligen Krankheits-Symptomen zeigen, so sind dieß noch Reste der nicht ganz erloschenen, ursprünglichen Krankheit, welche aufs Neue mit höhern Dynamisations-Graden der Arznei auf angegebne Art behandelt werden müssen. Die ersten kleinsten Gaben müssen dann natürlich auch, wenn Heilung erfolgen soll, wieder allmälig erhöht werden, doch weit weniger und langsamer bei Kranken, an denen man eine beträchtliche Erregbarkeit wahrnimmt, als bei Unempfänglichern, bei welchen letztern man schneller mit den Gaben steigen kann. Es giebt Kranke, deren ungemeine Erregbarkeit sich zu der der Unempfänglichsten, wie 1000 zu 1 verhält.

Einnahmepause bei Q-Potenzen

1. **Ob es ich um eine „Arzneikrankheit“ handelt, überprüft man mit einer Arzneipause von 8 bis 15 Tagen.**
2. **Waren die Symptome nur von der Arznei,**
   - dann vergehen sie innerhalb weniger Tage (Stunden)
   - die ursprüngliche Krankheit ist dann wahrscheinlich geheilt.
   - Voraussetzung: gute Lebensordnung
3. **Bleiben noch Spuren der ehemaligen Symptome**, dann
   - sind das noch Reste der ursprünglichen Krankheit.
   - Diese müssen mit höheren Dynamisationen behandelt werden.
   - Diese müssen dann auch wieder erhöht werden.

Es gibt Kranke mit extrem großer Erregbarkeit
(Erhöhung der Gaben weit langsamer).

Um sich davon („Spätverschlimmerung“) zu überzeugen,
- lässt man nun den Kranken 8 bis 15 Tage lang ohne jede Arznei
- und gibt ihm stattdessen nur Placebos (etwas Milchzucker-Pulver).

Waren nun die wenigen, letzten Beschwerden nur von der Arznei, welche die ehemaligen, ursprünglichen Krankheitssymptome nachahmten,
- so **vergehen** diese Beschwerden innerhalb weniger Tage oder Stunden.
  - Und **zeigt sich** dann - in diesen arzneifreien Tagen - nichts mehr von der ursprünglichen Krankheit, so ist er sehr **wahrscheinlich geheilt**.
  - Vorausgesetzt: dauernde gute Lebensordnung des Kranken.

Sollten sich aber in den letzten Tagen noch Spuren von den ehemaligen Krankheitssymptomen zeigen,
- so sind dies nur noch Reste der nicht ganz erloschenen, ursprünglichen Krankheit,
  - welche **neuerlich** mit höheren Dynamisationsgraden der Arznei auf die angegebene Art behandelt werden müssen.
  - Die ersten kleinsten Gaben müssen dann natürlich auch, wenn Heilung erfolgen soll, wieder allmählich erhöht werden,
  - aber **weit weniger und langsamer bei Kranken, an denen man eine beträchtliche Erregbarkeit wahrnimmt**, als bei Unempfänglicheren, bei welchen man schneller die Gaben steigern kann.
- Es gibt Kranke, deren **extrem große Erregbarkeit** sich zu der der Erregbarkeit der Unempfänglichsten wie 1000:1 verhält.

§ 282 (Verschlimmerung schon zu Beginn bei chronischen Krankheiten)

§ 282
Im Fall bei der Cur, vorzüglich der chronischen Krankheiten, die ersten Gaben schon eine sogenannte homöopathische Verschlimmerung, d. i. eine merkliche Erhöhung der zuerst erforschten, ursprünglichen Krankheits-Symptome hervorbrächten und gleichwohl jede wiederholte Gabe (nach §. 247.) vor dem Einnehmen durch Schütteln etwas modificirt (hoher dynamisirt) worden war, so wäre dieß ein sicheres Zeichen, daß die Gaben allzu groß waren (1).

(1) Die Regel, für die chronischen Krankheiten, bei ihrer homöopathischen Behandlung mit den kleinst möglichen Gaben den Anfang zu machen und nur ganz allmälig sie zu verstärken, leidet eine merkliche Ausnahme bei der Heilung der drei großen Miasmen, während sie noch auf der Haut blühen, d.i. bei der unlängst ausgebrochenen **Krätze**, dem unberührt (an den Zeugungstheilen, den Scham- oder Mund-Lippen, u.s.w.) gebliebenen **Schanker** und den **Feigwarzen**. Diese vertragen nicht nur, sondern sie erfordern sogar, gleich Anfangs, große Gaben ihrer specifischen Heilmittel von immer höherem und höherem Dynamisations-Grade, täglich, (auch wohl mehrmal des Tags) eingenommen. Bei ihnen ist, wenn man so verfährt, nicht zu befürchten, daß, wie bei Behandlung im Innern verborgner Krankheiten, die allzu große Gabe, wahrend sie die Krankheit ausgelöscht hat, schon durch ihre Uebergröße einen Anfang zur Arznei-Krankheit und beim Fortgebrauche, eine chronische Arznei-Krankheit erzeugen könnte. Bei gedachten, offen daliegenden Blüthen dieser drei Miasmen ist dieß nicht der Fall; da kann man an den täglichen Fortschritten in ihrer Heilung sichtlich wahrnehmen, um wie viel durch die große Gabe dem Lebensprincipe das Gefühl von diesen Krankheiten täglich entzogen worden ist; denn keine von diesen dreien kann in Heilung übergegangen sein, ohne daß der Arzt durch ihr Verschwinden die Ueberzeugung erhalten hätte, daß nun keine dieser Arzneien mehr nöthig sei. Da die Krankheiten im Allgemeinen nur dynamische Eingriffe auf das Lebens-Prinzip sind und ihnen nichts Materielles, keine Materia peccans zum Grunde liegt (wie die alte Schule seit Jahrtausenden in ihrem Irrwahne gefabelt und hienach immer zum Ruine der Kranken kurirt hat), so ist auch in diesen Fällen nichts Materielles hinweg zu nehmen, wegzuschmieren, wegzubeitzen, nichts abzubinden, oder abzuschneiden, ohne den Kranken lebenslang unendlich kränker und unheilbarer zu machen (s. chron. Krankh. I. Theil), als er es bei der unangetasteten Blüthe dieser drei großen Miasmen war. Das dynamisch-feindlich auf das Lebens-Princip Ausgeübte, ist das Wesentliche dieser äußern Zeichen innern, bösartigen Miasm's, was bloß durch Einwirkung einer homöopathischen Arznei auf das Lebens-Princip auszulöschen ist, die dasselbe aber auf ähnliche Weise stärker afficiert und ihm so das Gefühl des innern und äußern geistartigen Krankheits-Feindes entzieht, dergestalt, …

Bringen bei der Behandlung, vorzüglich der chronischen Krankheiten,

- **schon die ersten Gaben eine sogenannte homöopathische Verschlimmerung hervor**, d. h. eine merkliche Erhöhung der ursprünglichen Krankheitssymptome,
- obwohl jede wiederholte Gabe (nach § 247) vor dem Einnehmen durch Schütteln etwas modifiziert (höher dynamisiert) wurde,
- so ist das ein **sicheres Zeichen, dass die Gaben zu groß sind** (1).

Verschlimmerung schon zu Beginn (vor allem bei chronischen Krankheiten)
1. **Schon zu Beginn eine merkliche Erhöhung der Krankheitssymptome.** 2. **Es wurde aber jede Gabe vor der Einnahme modifiziert.** 3. Dies ist ein **Zeichen**, dass die **Gaben zu groß** sind..

(1) **Die Regel**, bei der homöopathischen Behandlung chronischer Krankheiten mit den kleinstmöglichen Gaben den Anfang zu machen und sie nur ganz allmählich zu verstärken, **gilt nicht bei der Heilung der drei großen Miasmen, während sie noch auf der Haut blühen**, das heißt

- bei der unlängst ausgebrochenen Krätze,
- dem unberührt (an den Zeugungsteilen, den Scham- oder Mund-Lippen, usw.) gebliebenen Schanker
- und den Feigwarzen.

- **Diese erfordern sogar gleich von Beginn an große Gaben ihres spezifischen Heilmittels** von immer höherem und höherem Dynamisationsgrade, dies täglich (oder auch mehrmals am Tag) eingenommen.

… daß dieser dann für das Lebens-Princip (für den Organism) nicht mehr existirt und so den Kranken frei vom Uebel und geheilt entläßt.

Doch lehrt die Erfahrung, daß zwar die Krätze sammt ihrem Ausschlage, so wie der Schanker mit dem innern, venerischen Miasm, bloß durch die innerlich eingenommenen, specifischen Arzneien geheilt werden können und müssen; die Feigwarzen aber, wenn sie schon eine Zeit lang unbehandelt dastanden, auch die äußere Auflegung ihrer specifischen, zugleich innerlich angewendeten Arzneien, zur vollkommenen Heilung nöthig haben.

- Es ist bei ihnen (wenn man so verfährt) **nicht zu befürchten**, dass (wie bei der Behandlung der im inneren verborgenen Krankheiten) die allzu große Gabe,
  - während sie die Krankheit auslöscht,
  - schon durch ihre Übergröße einen Anfang zur Arzneikrankheit macht
  - und beim Fortgebrauche eine chronische Arzneikrankheit erzeugen könnte.

Bei den offen daliegenden Blüten dieser drei Miasmen ist dies nicht der Fall.

- Dies kann man an den täglichen Fortschritten in ihrer Heilung sichtlich wahrnehmen, um wie viel von diesen Krankheiten durch die große Gabe dem Gefühl des Lebensprinzips täglich entzogen wird.
- Keine von diesen drei Krankheiten kann geheilt sein, ohne dass der Arzt durch ihr Verschwinden merkt, dass nun keine dieser Arzneien mehr erforderlich ist.
- Die Krankheiten sind im Allgemeinen nur dynamische Eingriffe auf das Lebensprinzip. Sie sind nichts Materielles, es liegt ihnen keine Materia peccans (sündiger Stoff) zugrunde (wie die alte Schule seit Jahrtausenden in ihrem Wahn fabelt und danach immer zum Ruin des Kranken behandelt).
- **Auch ist in diesen Fällen nichts Materielles hinwegzunehmen, wegzuschmieren, wegzubeizen, nichts abzubinden oder abzuschneiden, ohne den Kranken lebenslang unendlich kränker und unheilbarer zu machen** (siehe chronische Krankheiten, I. Teil), als mit der unangetasteten Blüte dieser drei großen Miasmen.
- Das, was dynamisch-feindlich auf das Lebensprinzip ausgeübt wird, ist das Wesentliche dieser äußeren Zeichen des inneren, bösartigen Miasmas. Es kann nur durch Einwirkung einer homöopathischen Arznei auf das Lebensprinzip ausgelöscht werden. Die Arznei affiziert es ähnlich aber stärker und entzieht ihm so das Gefühl des inneren und äußeren geistartigen Krankheits-Feindes. Dies so, dass dieser dann für das Lebensprinzip (für den Organismus) nicht mehr existiert und so den Kranken frei vom Übel und geheilt entlässt.

  Die Erfahrung lehrt, dass zwar
  - die Krätze samt ihrem Ausschlag
  - sowie auch der Schanker mit dem inneren, venerischen Miasma

  nur durch die innerlich eingenommenen, spezifischen Arzneien geheilt werden können und müssen.
  Die Feigwarzen aber - wenn sie schon eine Zeit lang unbehandelt bestehen - benötigen zur vollkommenen Heilung auch die äußere Auflegung ihrer spezifischen (zugleich innerlich angewendeten) Arzneien.

§ 283 (Vorteil kleiner Gaben bei falscher Wahl)

§ 283
Um nun ganz naturgemäß zu verfahren, wird der wahre Heilkünstler seine, für alle Rücksichten bestens gewählte, homöopathische Arznei, auch schon deßhalb nur in so kleiner Gabe verordnen, damit, wenn ihn ja einmal menschliche Schwäche verleitet hätte, eine unpassendere Arznei anzuwenden, der Nachtheil von ihrer, der Krankheit unangemessenen Beschaffenheit nur so gering sein könne, daß er durch die eigne Kraft des Lebens und durch alsbaldige Entgegensetzung (§. 249) des nun, nach Wirkungs-Aehnlichkeit passender gewählten Heilmittels (ebenfalls in kleinster Gabe) schnell wieder ausgelöscht und gut gemacht werden könne.

Um naturgemäß zu arbeiten, **verordnet der wahre Heilkünstler** die passende, homöopathische **Arznei nur in kleiner Gabe**.

- Verleitet ihn einmal menschliche Schwäche dazu, eine **unpassende Arznei** anzuwenden, so ist der Nachteil nur gering.

Der Nachteil wird schnell wieder ausgelöscht und gut gemacht

- durch die eigene Kraft des Lebens
- und durch baldige Entgegensetzung (§ 249) des nun, nach Wirkungs-Ähnlichkeit passender gewählten Heilmittels (ebenfalls in kleinster Gabe).

Vorteil kleiner Gaben bei falscher Wahl
1. **Es wird eine unpassende homöopathische Arznei angewendet** (aus menschlicher Schwäche). 2. **Der Nachteil dadurch ist nur gering.** 3. **Der Nachteil wird ausgelöscht und gut gemacht**, durch • die eigene Kraft des Lebens, • die Entgegensetzung des passenderen Heilmittels

§ 284 (Riechgaben und Einreibungen)

§ 284

Außer der Zunge, dem Munde (1) und dem Magen, die am gewöhnlichsten beim Einnehmen von der Arznei afficiert werden, sind vorzüglich die Nase und die Athmungs-Organe für die Einwirkung der Arzneien in flüssiger Gestalt empfänglich, durch Riechen und Einathmen durch den Mund. Doch ist auch die ganze, übrige, mit ihrem Oberhäutchen umkleidete Haut unseres Körpers, für die Einwirkung der Arznei-Auflösungen geschickt, vorzüglich wenn die Einreibung mit der gleichzeitigen Einnahme verbunden wird.

(1) Bewundernswürdig hülfreich ist die Kraft der Arzneien auf den Säugling, durch die Milch, welche die Mutter oder Amme ihm reicht. Jede Krankheit des Kindes weicht der, für dasselbe richtig gewählten, homöopathischen, von der Amme in sehr mäßigen Gaben eingenommenen Arznei und wird auf diese Art weit leichter und sicherer bei diesen neuen Erdenbürgern ausgetilgt als je in späterer Zeit geschehen könnte. Da den meisten Säuglingen die Psora durch die Milch der Amme mitgetheilt zu werden pflegt, wenn sie dieselbe nicht schon durch Erbschaft von der Mutter besitzen, so werden sie auf angegebene Art, durch die so arzneilich gewordene Milch der Amme, zugleich antipsorisch dagegen geschützt. Doch ist die Besorgung der Mütter, in ihrer (ersten) Schwangerschaft, durch eine gelinde, antipsorische Cur, vorzüglich mittels der, in dieser Ausgabe (§. 270) beschriebenen, neuen Dynamisationen des Schwefels, unentbehrlich, um die fast stets bei ihnen vorhandene, schon durch Erbschaft ihnen mitgetheilte Psora, Erzeugerin der meisten chronischen Krankheiten, in ihnen und ihrer Leibesfrucht zu vertilgen, damit ihre Nachkommenschaft im Voraus dagegen geschützt sei. Dies ist so wahr, daß die Kinder so behandelter Schwangern gemeiniglich weit gesünder und kräftiger auf die Welt kommen, so daß jedermann darüber erstaunt. Eine neue Bestätigung der großen Wahrheit der, von mir aufgefundenen Psora-Theorie.

Bei der Einnahme der Arzneien in flüssiger Gestalt **werden** normalerweise **folgende Teile affiziert**:

- die Zunge,
- der Mund (1)
- und der Magen.

Außerdem sind vor allem auch

- die Nase (durch Riechen)
- und die Atmungs-Organe (durch Einatmen durch den Mund)

für die Einwirkung der Arzneien empfänglich.

Doch ist auch die ganze, übrige - mit ihrem Oberhäutchen umkleidete - Haut unseres Körpers

- für die Einwirkung der Arznei-Auflösungen geeignet.
- Vor allem dann, wenn die Einreibung mit der gleichzeitigen Einnahme der Arznei verbunden wird.

Riechgaben und Einreibungen

- **Bei Einnahme über den Mund werden affiziert:**
  - Zunge
  - Mund
  - Magen
- **Weitere Möglichkeiten:**
  - Nase (Riechen)
  - Atmungsorgane (Einatmen durch den Mund)
  - ganze Haut des Körpers (vor allem wenn gleichzeitig die innere Arznei angewendet wird)

(1) **Bewundernswert hilfreich ist die Kraft der Arzneien auf die Säuglinge**, und zwar durch die Milch, welche die Mutter oder Amme ihnen gibt.
Jede Krankheit des Kindes weicht der homöopathischen Arznei,
- die für das Kind richtig gewählt wurde
- und von der Amme in sehr mäßigen Gaben eingenommenen wird.
- Die Krankheit wird bei diesen Säuglingen auf diese Art viel leichter und sicherer getilgt, als dies je später geschehen kann.

Den meisten Säuglingen wird die Psora
- durch die Milch der Amme mitgeteilt,
- falls sie diese nicht schon durch Erbschaft von der Mutter besitzt.
- So werden die Säuglinge durch die arzneiliche Milch der Amme zugleich antipsorisch dagegen geschützt.
- Doch ist die **Versorgung der Mütter** in ihrer (ersten) Schwangerschaft, **durch eine milde, antipsorische Kur,**
  - vor allem mittels der, in dieser Ausgabe in § 270 beschriebenen, neuen Dynamisationen des Schwefels - unentbehrlich,
  - um die fast stets bei ihnen vorhandene, schon durch Erbschaft ihnen mitgeteilte Psora, Erzeugerin der meisten chronischen Krankheiten,
  - in ihnen und ihrer Leibesfrucht zu vertilgen, damit ihre Nachkommenschaft im Voraus dagegen geschützt ist.
- **Die Kinder solcher behandelten Schwangeren kommen im allgemeinen viel gesünder und kräftiger auf die Welt**, sodass jeder darüber erstaunt ist. Dies ist eine weitere Bestätigung der von mir aufgefundenen Psoratheorie.

§ 285 (Innere und äußere Gaben gleichzeitig)

§ 285
Daher kann die Heilung sehr alter Krankheiten dadurch befördert werden, daß der Arzt diesselbe Arznei-Auflösung, die innerlich eingenommen sich für den Kranken heilsam zeigt, auch äußerlich (an dem Rücken, den Armen, den Ober- und Unterschenkeln) täglich einreiben läßt, doch unter Vermeidung der Theile, welche an Schmerzen, oder Krämpfen oder an Haut-Ausschlägen leiden (1).

(1) Hieraus erklären sich die, obschon seltenen Wunderkuren, wo langwierig verkrüppelte Kranke, doch mit heiler, reiner Haut in einem mineralischen Bade, dessen arzneiliche Bestandtheile (von ungefähr) dem alten Uebel homöopathisch angemessen waren, schnell und auf immer nach wenigen Bädern genasen. Dagegen richteten die Mineral-Bäder auch sehr oft um so größern Schaden bei Kranken an, denen sie die Hautausschläge vertrieben, worauf gewöhnlich, nach kurzem Wohlsein, das Lebensprincip das innere, ungeheilte Uebel auf einer andern Stelle des Körpers zum Ausbruch kommen ließ, die weil wichtiger für Leben und Wohlsein ist, so daß dafür z.B. bisweilen der Seh-Nerve gelähmt ward und Amaurose entstand, bisweilen die Krystallinse sich verdunkelte, das Gehör verschwand, Wahnsinn, oder erstickendes Asthma erfolgte, oder auch eine Apoplexie den Leiden des getäuschten Kranken ein Ende machte. Ein Haupt-Grundsatz für den homöopathischen Heilkünstler (wodurch er sich vor jedem sogenannten Arzt aller ältern Schulen auszeichnet) ist, daß er bei keinem seiner Kranken irgend ein Arzneimittel anwendet, dessen krankhafte Einwirkungen auf den gesunden Menschen nicht vorher sorgfältig ausgeprüft und ihm bekannt worden wären (§. 20., 21.). Nach bloßer Vermuthung einer etwanigen Heilsamkeit in einer, der vorliegenden, ähnlichen Krankheit, oder auf Hören-Sagen, „daß ein Mittel in einer so oder so benannten Krankheit geholfen habe", ein nach seinen positiven Wirkungen auf Menschen-Befinden ungekanntes Mittel dem Kranken verordnen, dies gewissenlose Wagstück wird der menschenliebende Homöopathiker dem Allöopathen überlassen. Ein ächter Arzt und Ausüber unserer Kunst, wird daher nie seinen Kranken in eins von den unzähligen mineralischen Bädern schicken, weil sie fast sämtlich nach ihrer genauen, positiven Wirkung auf gesundes Menschen-Befinden völlig ungekannt und, bei ihrem Mißbrauche, unter die heftigsten, gefährlichsten Arzneimittel zu zählen sind. Auf diese Art, während aus den berühmtesten solcher Bäder, unter Tausend, vom unwissenden Arzt allöopathisch ungeheilt und so blindlings dorthin geschickten Kranken, Einer oder zwei von ungefähr geheilt, ja oft nur scheinbar geheilt zurückkommen und das Wunder ausposaunen, schleichen sich unterdessen mehrere Hunderte, mehr oder weniger verschlimmert, in der Stille davon und ein Rest derselben bleibt zurück, um sich dort zur ewigen Ruhestätte anzuschicken; eine Thatsache, wovon so viele, die berühmtesten Bäder umgebende, angefüllte Todten-Aecker Zeugniß geben (*).
...

Die Heilung sehr alter Krankheiten kann daher dadurch gefördert werden,
- dass dieselbe Arzneiauflösung, die **innerlich eingenommen** wird und sich für den Kranken heilsam zeigt,
- auch **äußerlich** (an dem Rücken, den Armen, den Ober- und Unterschenkeln) **täglich einreiben lässt**, aber nicht an den Teilen, welche
  - an Schmerzen oder Krämpfen
  - oder an Haut-Ausschlägen leiden (1).

Innere und äußere Gaben gleichzeitig

1. **Die Heilung sehr alter Krankheiten kann gefördert werden:**
   - innere Arznei
   - wird auch äußerlich eingerieben (täglich)
2. **Die Einreibung aber nicht an Teilen:**
   - mit Schmerzen
   - oder Hautausschlägen

(1) **Daraus erklären sich die seltenen Wunderheilungen von langwierig** (verkrüppelten) **Kranken** mit heiler reiner Haut **in einem Mineralbad**.
- Sind die **arzneilichen Bestandteile** (zufällig) dem alten Übel homöopathisch angemessen, dann genesen die Kranken schnell und für ewig nach einigen Bädern.
- Dagegen richteten die Mineralbäder auch sehr oft **umso größeren Schaden** bei Kranken an, denen sie die Hautausschläge vertreiben.
  - Nach einer kurzen Besserung sorgt das Lebensprinzip dafür, dass das **innere ungeheilte Übel** an einer anderen Stelle des Körpers zum Ausbruch kommt. Diese Stellen sind aber weit wichtiger für das Leben und das Wohlsein, z. B. wird manchmal
    - der Sehnerv gelähmt und es entsteht Amaurose (schwarzer Star),
    - manchmal verdunkelt sich die Kristalllinse
    - oder man wird taub
    - oder Wahnsinn entsteht
    - oder erstickendes Asthma
    - oder ein Apoplex macht dem Leben (des Getäuschten) ein Ende.

...
(*) Ein wahrer, homöopathischer Heilkünstler also, der nie ohne richtige Grundsätze handelt, nie das ihm anvertraute Leben seiner Kranken gewissenlos auf's Spiel setzt, auf ein Glücksspiel, dessen Treffer sich wie 1 zu 500 oder 1000 der Nieten verhält, (Nieten, welche in Verschlimmerungen oder Tod bestehen) wird nie irgend einen seiner Kranken einer solchen Gefahr aussetzen und ihn auf gut Glück zur Cur in ein mineralisches Bad schicken, wie so häufig vom Allöopathen geschieht, um den, von ihm oder Andern verderbten Kranken auf eine gute Art endlich los zu werden.

Ein **Haupt-Grundsatz** für den Homöopathen ist es,

- dass er bei jedem Kranken nur ein Arzneimittel anwendet, dessen krankhafte Wirkung auf den Gesunden vorher sorgfältig geprüft wurde und ihm bekannt ist (§ 20, 21).
- Dadurch unterscheidet er sich vom Arzt der alten Schule.
- **Nur nach**
  - **Vermutungen** (aufgrund einer Krankheit, die der vorhandenen ähnlich ist)
  - **oder auf Hörensagen** (dass ein Mittel bei einer Krankheit geholfen hatte)
  wendet er keine Arznei an, deren positive Wirkung auf das Menschenbefinden unbekannt ist. Diese Vorgehensweise überlässt er den Allopathen.

Ein echter Arzt und Homöopath wird daher **nie** seinen Kranken in ein Mineralbad schicken,

- weil die Wirkungen der Mineralbäder - das gesunde Menschenbefinden umzustimmen - fast alle unbekannt sind. Bei ihrem Missbrauch zählen sie zu den heftigsten und gefährlichsten Arzneimitteln.
- Auf diese Weise kommen unter tausend Kranken einer oder zwei irgendwie geheilt, oft auch nur scheinbar geheilt zurück. Diese posaunen dann das Wunder aus. Der Großteil kommt aber mehr oder weniger verschlimmert retour und der Rest bleibt zurück, um dort die ewige Ruhestätte zu finden. Dies ist eine Tatsache, wovon so viele (der berühmtesten Bäder umgebende) Totenäcker Zeugnis geben (*).

(*) Ein wahrer Homöopath aber,

- der nie ohne richtige Grundsätze handelt und der nie das ihm anvertraute Leben seiner Kranken gewissenlos aufs Spiel setzt, auf ein Glücksspiel, dessen Treffer sich wie 1 zu 500 oder 1000 der Nieten verhält, (Nieten, welche in Verschlimmerungen oder Tod bestehen),
- wird nie irgendeinen seiner Kranken einer solchen Gefahr aussetzen und ihn auf gut Glück zur Kur in ein mineralisches Bad schicken - wie dies so häufig von Allopathen geschieht - um den (verpfuschten) Kranken auf diese Art endlich loszuwerden.

Übersicht Organon

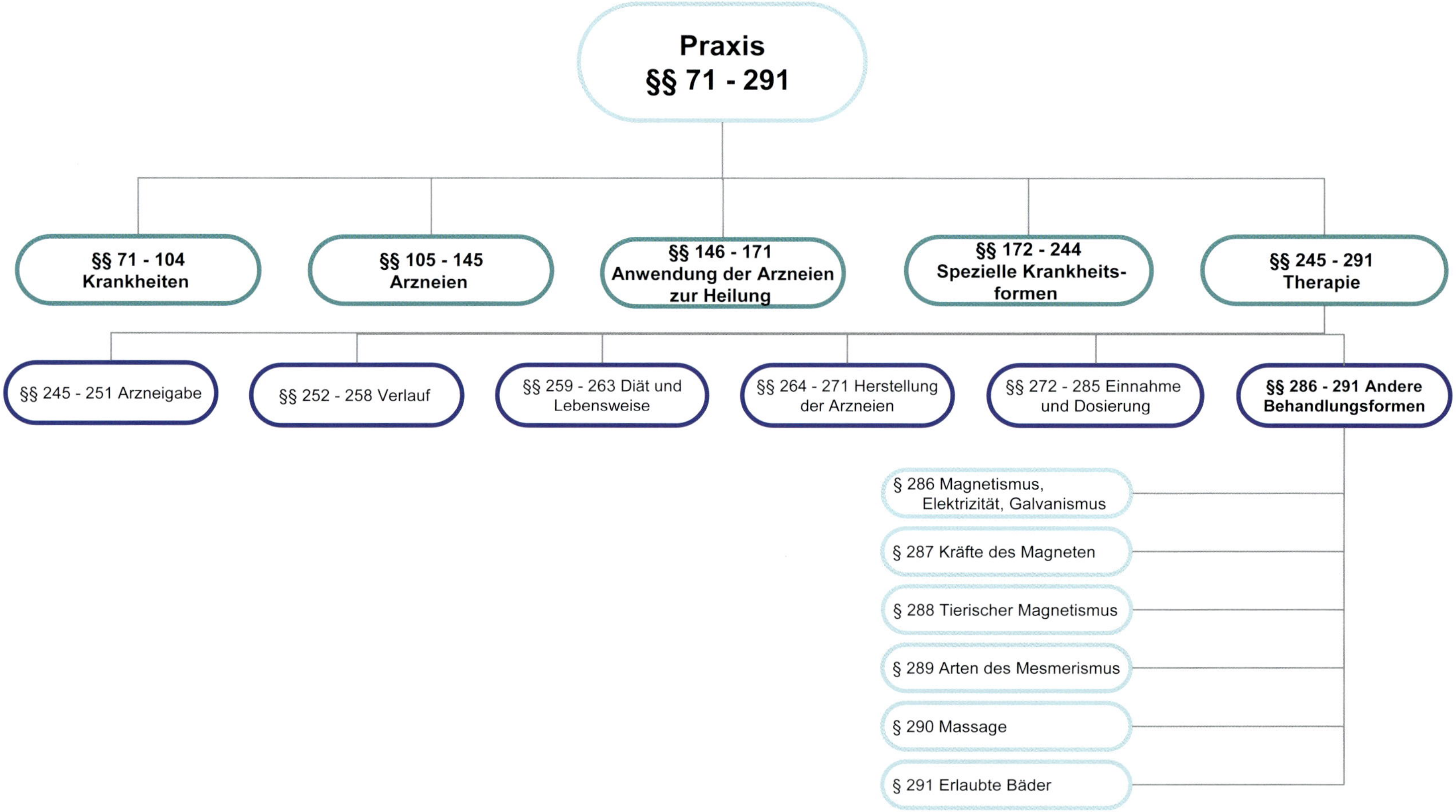

§ 286 (Magnetismus, Elektrizität, Galvanismus)

§ 286
Nicht weniger homöopathisch als die eigentlich so genannten Arzneien, welche durch Einnehmen in den Mund, Einreiben in die Haut oder mittels Riechens Krankheiten aufheben, und nicht weniger mächtig wirkt die dynamische Kraft des mineralischen Magnets, der Elektricität und des Galvanismus auf unser Lebensprincip, und es können Krankheiten, vorzüglich der Sensiblität und Irritabilität, Krankheiten abnormen Gefühls und der unwillkührlichen Muskelbewegungen, dadurch geheilt werden. Doch liegt die sichere Art der Anwendung der beiden letztern, so wie der sogenannten elektro-magnetischen Maschine, noch viel zu sehr im Dunkeln, um von ihnen homöopathische Anwendung zu machen. Wenigstens hat man von Elektricität und Galvanism bisher nur palliative Anwendung, zu großem Schaden der Kranken, gemacht. Die positiven, reinen Wirkungen beider auf den gesunden menschlichen Körper, sind bisher noch wenig ausgeprüft.

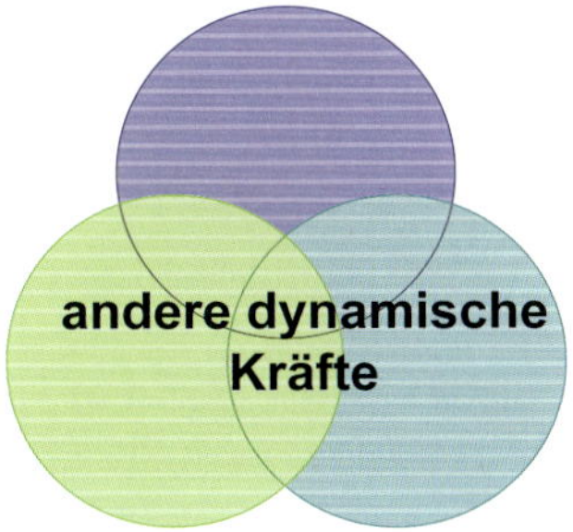

Die dynamischen Kräfte
- des (mineralischen) **Magnets**,
- der **Elektrizität**
- und des **Galvanismus** (Einwirkung von elektrischem Strom)

wirken genauso homöopathisch und mächtig auf das Lebensprinzip, um Krankheiten aufzuheben, **wie die Arzneien,** welche
- in den Mund eingenommen werden,
- auf die Haut eingerieben
- oder durch Riechen aufgenommen werden.

Vor allem Krankheiten
- der Sensibilität (Empfindlichkeit der Sinne) und Irritabilität (Erregbarkeit, Reizbarkeit),
- des abnormen Gefühls
- und der unwillkürlichen Muskelbewegungen

können durch sie (Magnetismus, Elektrizität, Galvanismus) geheilt werden.

Doch ist die **sichere Anwendung**
- der von Elektrizität und Galvanismus
- sowie der elektromagnetischen Maschine

noch zu unklar, um sie homöopathisch anzuwenden.

Elektrizität und Galvanismus wurden bisher nur palliativ angewendet,
- **zum großen Schaden der Kranken**.
- Ihre gesunden reinen Wirkungen auf Gesunde sind bisher noch wenig geprüft.

§ 287 (Kräfte des Magneten)

§ 287
Der Kräfte des Magnets kann man sich schon sicherer zum Heilen bedienen, nach den in der reinen Arzneimittellehre dargelegten, positiven Wirkungen des Nord- und des Süd-Pol's eines kräftigen Magnetstabes. Obwohl beide Pole gleich kräftig sind, stehen sie doch in der Art ihrer Wirkung einander gegenüber. Die Gaben lassen sich mäßigen durch die kürzere oder längere Zeit des Anlegens des einen oder des andern Pol's, je nachdem mehr die Symptome des Süd- oder die des Nord-Pol's angezeigt sind. Als Antidot einer allzuheftigen Wirkung, dient die Auflegung einer Platte blanken Zinks.

Die Kräfte des Magneten kann man schon sicherer anwenden (zum Heilen bedienen),

- nach den positiven Wirkungen des Nord- und Südpols (eines kräftigen Magnetstabes),
- welche in der „Reinen Arzneimittellehre" beschrieben sind.

Obwohl beide Pole gleich stark sind, wirken sie dennoch entgegengesetzt. **Die Gaben lassen sich dosieren**, indem

- durch eine kürzere oder längere Zeit des Anlegens
- des einen oder des anderen Pols (je nachdem, ob mehr die Symptome des Nord- oder Südpols angezeigt sind).
- Als Antidot (einer zu heftigen Wirkung) verwendet man eine Platte aus blankem Zink (welche aufgelegt wird).

Magnetismus
1. Sicherer anzuwenden als Elektrizität und Galvanismus. **2. Positive Wirkungen von Nord- und Südpol in der reinen Arzneimittellehre beschrieben.** 3. Nord- und Südpol wirken entgegengesetzt. **4. Dosierung**: • Zeit des Anlegens. • Antidot: Platte aus Zink

§ 288 (Tierischer Magnetismus)

§ 288
Hier finde ich noch nöthig, des von der Natur aller übrigen Arzneien abweichenden, sogenannten thierischen Magnetisms, oder vielmehr des (dankbarer nach Mesmer, seinem ersten Begründer, zu benennenden) Mesmerisms Erwähnung zu thun. Diese, oft thörichter Weise, wahrend eines ganzen Jahrhunderts geleugnete oder geschmähte Heilkraft, ein wundersames, unschätzbares, dem Menschen verliehenes Geschenk Gottes, mittels dessen durch den kräftigen Willen eines gutmeinenden Menschen auf einen Kranken durch Berührung und selbst ohne dieselbe, ja selbst in einiger Entfernung die Lebenskraft des gesunden mit dieser Kraft begabten Mesmerirer in einem andern Menschen dynamisch einströmt, (wie einer der Pole eines kräftigen Magnet-Stabes in einen Stab rohen Stahl's) wirkt auf verschiedene Weise: indem sie in dem Kranken teils die hie und da in seinem Organismus mangelnde Lebenskraft ersetzt, teils die in andern Stellen allzusehr angehäufte und unnennbare Nervenleiden erregende und unterhaltende Lebenskraft ableitet, mindert und gleicher verteilt und überhaupt die krankhafte Verstimmung des Lebensprincips der Kranken auslöscht und mit der normalen des auf ihn kräftig einwirkenden Mesmerirers ersetzt, z.B. bei alten Geschwüren, bei Amaurose, bei Lähmungen einzelner Glieder u.s.w. Manche schnelle Schein-Cur mit großer Natur-Kraft begabter Zoo-Magnetiker in allen Zeitaltern, gehört hieher. Am glänzendsten aber zeigte sich die Wirkung von mitgetheilter Menschenkraft auf den ganzen Organism, bei Wiederbelebung einiger, geraume Zeit im Scheintode gebliebner Personen, durch den kräftigsten, gemüthlichsten Willen eines, in voller Lebenskraft blühenden Mannes (1), eine Art Todten Erweckung, wovon die Geschichte mehrere unleugbare Beispiele aufweist. Ist die mesmerirende Person, des einen oder andern Geschlechts, zugleich eines gutmüthigen Enthusiasm's fähig (wohl gar seiner Ausartung, der Bigotterie, des Fanatisms, des Mysticisms oder menschenliebiger Schwärmerei), so ist sie um desto mehr im Stande, bei dieser philantropischen, sich selbst aufopfernden Verrichtung, nicht nur die Kraft ihrer vorherrschenden Gemüthlichkeit auf den ihrer Hülfe bedürfenden Gegenstand ausschließlich zu richten, sondern auch gleichsam dort zu concentriren und so zuweilen anscheinende Wunder zu thun.

(1) Vorzüglich eines solchen, wie es deren wenige unter den Menschen giebt, welcher bei großer Gutmüthigkeit und vollständiger Körperkraft, einen sehr geringen, oder gar keinen Begattungs-Trieb besitzt, bei welchem also die, bei allen Menschen auf Bereitung des Samens zu verwendenden, feinen Lebens-Geister in Menge vorhanden und bereit sind, sich durch willenskräftige Berührung andern Personen mitzutheilen. Einige dergleichen heilkräftige Mesmerirer, die ich kennen lernte, besaßen alle diese besondern Eigenschaften.

Auch erwähnt gehört der **tierische Magnetismus**.

- Er weicht von der Natur aller übrigen Arzneien ab
- und wird nach seinem Begründer Mesmer **Mesmerismus** genannt.
- Die Heilkraft wurde dummerweise ein ganzes Jahrhundert geleugnet oder geschmäht.
- Doch sie ist ein wundersames Geschenk Gottes.
- **Durch den kräftigen Willen eines wohlwollenden Menschen**
  - strömt - durch Berührung (aber auch ohne Berührung) selbst in einiger Entfernung - die Lebenskraft des gesunden (mit dieser Gabe ausgestatteten) Mesmerierers in einen anderen Menschen dynamisch ein (wie ein Pol eines kräftigen Magnetstabes in einen Stab aus rohem Stahl).
  - Sie ersetzt im Kranken die Lebenskraft - die ab und zu in seinem Organismus fehlt.
  - Sie leitet die Lebenskraft ab - wenn sie an einer Stelle zu stark ist (zu sehr angehäuft) und dadurch Nervenleiden erregt oder unterhält – mindert sie und verteilt sie gleichmäßiger.
  - Sie löscht die krankhafte Verstimmung des Lebensprinzips des Kranken und ersetzt sie mit der normalen Stimmung des Lebensprinzip des Mesmerierers (der auf ihn kräftig einwirkt wie z. B. bei alten Geschwüren, bei Amaurose (schwarzer Star), bei Lähmungen einzelner Glieder usw.).

Schnelle Scheinheilungen durch tierischen Magnetismus (Zoo-Magnetiker) **gab es zu allen Zeiten**.

- Am besten zeigt sich die Wirkung davon bei der Wiederbelebung von Menschen (durch den kräftigsten, gutmütigsten Willen eines in voller Lebenskraft blühenden Mannes (1)),
- die seit längerer Zeit scheintot waren.

§ 288 (Tierischer Magnetismus - Fortsetzung)

Mesmerismus (tierischer Magnetismus)

1. Geschenk Gottes.
2. **Durch den kräftigen Willen eines Menschen strömt Lebenskraft in den anderen Menschen ein.**
3. **Wirkungen**:
   - ersetzt im Kranken die fehlende Lebenskraft.
   - leitet Lebenskraft ab, wenn sie an einer Stelle zu stark ist.
   - löscht die krankhafte Verstimmung des Lebensprinzips und ersetzt sie mit der gesunden Lebenskraft des Mesmerierers.

- Dies ist eine Art Totenerweckung, wovon die Geschichte mehrere Beispiele aufweist.
- Manchmal ist die Person (beiderlei Geschlechts)
  - auch zu einem gutmütigen Enthusiasmus fähig
  - oder sogar zu einer Ausartung wie
    - Bigotterie (zur Schau gestellte Frömmigkeit)
    - Fanatismus,
    - Mystizismus (schwärmerisches religiöses Denken/Glaube)
    - oder menschenliebender Schwärmerei.

  Diese Person ist dann umso mehr imstande, diese philanthropische (menschenfreundliche), dabei sich selbst aufopfernde Kraftverrichtung (ihrer vorherrschenden Gutmütigkeit) nicht nur auf den Gegenstand zu richten, welcher die Hilfe braucht, sondern auch dort die Kraft zu konzentrieren und damit anscheinend Wunder zu vollbringen.

(1) Besonders eines solchen, von denen es nur **wenige unter den Menschen** gibt. Bei großer Gutmütigkeit und vollständiger Körperkraft besitzt er einen sehr geringen oder gar keinen Geschlechtstrieb.
Die feinen Lebensgeister, die bei allen Menschen auf die Samenbereitung verwendet werden, sind bei ihnen in großer Zahl vorhanden und bereit, sich durch willenskräftige Berührung anderen Personen mitzuteilen. Die zur Heilung fähigen Mesmerierer, die ich kennenlernte, besaßen **alle** diese besonderen Eigenschaften.

Anm.: gemeint ist die Umlenkung der Sexualkraft.

§ 289 (Arten des Mesmerismus)

§ 289
Alle die gedachten Arten von Ausübung des Mesmerisms, beruhen auf einer dynamischen Einströmung von mehr oder weniger Lebenskraft in den Leidenden, und werden daher positiver Mesmerism genannt (1)**.**
Eine dem entgegengesetzte Ausübung des Mesmerismus aber verdient, da sie das Gegentheil bewirkt, negativer Mesmerism genannt zu werden. Hieher gehören die Striche, welche zur Erweckung aus dem Nachtwandlerschlafe gebraucht werden, so wie alle die Handverrichtungen, welche mit den Namen Calmiren und Ventiliren belegt worden sind. Am sichersten und einfachsten wird diese Entladung der, bei ungeschwächten Personen in einem einzelnen Theile übermäßig angehäuften Lebenskraft, durch den negativen Mesmerism bewirkt, mittels einer sehr schnellen Bewegung der flachen, ausgestreckten rechten Hand, etwa parallel, einen Zoll entfernt vom Körper, vom Scheitel herab bis über die Fuß-Spitzen geführt (2)**.**
Je schneller dieser Strich vollführt wird, eine desto stärkere Entladung bewirkt er. So wird z. B. beim Scheintode einer vordem gesunden (3)**.**
Frauensperson, wenn ihre dem Ausbruche nahe Menstruation plötzlich durch eine heftige Gemüthserschütterung gehemmt worden war, die, wahrscheinlich in den Präcordien angehäufte Lebenskraft, durch einen solchen negativen Schnellstrich entladen und wieder im ganzen Organismus ins Gleichgewicht gesetzt, so daß gewöhnlich die Wiederbelebung allsogleich erfolgt (4)**, so mildert auch zuweilen ein gelinder, weniger schneller Negativstrich, bei sehr reizbaren Personen, die zuweilen allzu große Unruhe und ängstliche Schlaflosigkeit, welche von einem allzu kräftig gegebnen positiven Striche herrührte u. s. w.**

(1) Mit Fleiß gedenke ich hier, wo ich von der entschiedenen und sichern Heilkraft des positiven Mesmerism's zu sprechen hatte, nicht jener, höchlich zu mißbilligenden Uebertreibung desselben, wo vermittelst, während halber, ja oft ganzer Stunden auf einmal wiederholte, selbst täglich fortgesetzte Striche dieser Art, bei nervenschwachen Kranken jene ungeheure Umstimmung des ganzen Menschenwesens herbeigeführt ward, die man Somnambulism und Hellsichtigkeit (clairvoyance) nennt, worin der Mensch, der Sinnenwelt entrückt, mehr der Geisterwelt anzugehören scheint - ein höchst unnatürlicher und gefährlicher Zustand, wodurch man nicht selten chronische Krankheiten zu heilen vergeblich versucht hat.

...

Die Ausübungsarten des Mesmerismus beruhen darauf, dass (mehr oder weniger) **Lebenskraft in den Leidenden einströmt**.

- Dies wird **positiver Mesmerismus** genannt (1).
- Wird der Mesmerismus entgegengesetzt ausgeübt, dann bewirkt dies das Gegenteil. Dies wird **negativer Mesmerismus** genannt. Dazu gehören:
  - o jene Striche, die zur Weckung aus dem Nachtwandelschlaf verwendet werden,
  - o und jene Handverrichtungen, die als
    - Kalmieren (beruhigen, zur Ruhe bringen)
    - und Ventilieren (abnorm schnell ein- und ausatmen)
    bezeichnet werden.
  - o Die **Entladung der Lebenskraft,** die in einem Teil übermäßig angehäuft ist, erfolgt durch negativen Mesmerismus.
    - Dies erfolgt (am sichersten und einfachsten) mittels einer sehr schnellen Bewegung der flachen, ausgestreckten rechten Hand, etwa parallel, einen Zoll entfernt vom Körper, vom Scheitel herab bis über die Fußspitzen (2).
    - Je schneller dieser Strich ausgeführt wird, desto stärker ist die Entladung.
    - Z. B. beim Scheintode einer vorher gesunden (3) Frau, bei der die Menstruation kurz vor dem Beginn ist und dann plötzlich durch eine heftige Gemütserschütterung gehemmt wird, wird die - wahrscheinlich in den Präkordien (vor dem Herz) angehäufte Lebenskraft - durch einen solchen negativen Schnellstrich entladen und wieder der ganze Organismus ins Gleichgewicht versetzt, sodass gewöhnlich die Wiederbelebung sofort erfolgt (4).
    - Teilweise mildert auch ein leichter, langsamer Negativstrich (bei sehr reizbaren Personen, die eine allzu

...

(2) Daß die, entweder positiv oder negativ zu mesmerirende Person, an keinem Theile mit Seide bekleidet sein dürfe, ist eine schon bekannte Regel; aber weniger bekannt ist es, daß der Mesmerirer, wenn er selbst auf Seide steht, seine Lebenskraft in vollerem Maße dem Kranken mittheilen kann, als wenn er auf dem bloßen Fußboden steht.

(3) Einer chronisch schwächlichen, lebensarmen Person ist daher ein, vorzüglich sehr schneller Negativstrich, auf jeden Fall, äußerst schädlich.

(4) Ein zehnjähriger, kräftiger Knabe auf dem Lande, ward wegen einer kleinen Unpäßlichkeit, früh von einer sogenannten Streicherin mit beiden Daumenspitzen von der Herzgrube aus, unter den Rippen hin, sehr kräftig, mehrmals gestrichen, und verfiel sogleich mit Todtenblässe in eine solche Unbesinnlichkeit und Bewegungslosigkeit, daß man ihn mit aller Mühe nicht erwecken konnte und ihn fast für todt hielt. Da ließ ich ihm von seinem ältesten Bruder einen möglichst schnellen, negativen Strich vom Scheitel bis über die Füße hin geben, und augenblicklich war er wieder bei Besinnung, munter und gesund.

Arten des Mesmerismus

1. **Positiver Mesmerismus:**
   Lebenskraft strömt in den Kranken ein.

2. **Negativer Mesmerismus:**
   Lebenskraft wird vom Kranken abgezogen.

große Unruhe und ängstliche Schlaflosigkeit haben) die Auswirkungen von einem allzu kräftig gegebenen positiven Striche usw.

(1) Im Gegensatz zu der geschilderten sicheren Heilkraft des positiven Mesmerismus ist die Übertreibung zu missbilligen.
Durch **Striche** (dieser Art), die oft eine halbe oder ganze Stunde **wiederholt** werden und auch noch täglich fortgesetzt werden, wird bei nervenschwachen Kranken jene ungeheuere Umstimmung des ganzen Wesens des Menschen herbeigeführt, die man Somnambulismus (Schlafwandeln) und Hellsichtigkeit nennt.
Darin scheint der Mensch den Sinnen entrückt zu sein und mehr der Geisterwelt anzugehören. Dies ist ein höchst unnatürlicher und gefährlicher Zustand, mit dem man oft vergeblich sucht, chronische Krankheiten zu heilen.

(2) Die (positiv oder negativ) zu mesmerierende Person darf an keinem Teil mit Seide bekleidet sein. Dies ist eine bekannte Regel. Weniger bekannt ist, dass der Mesmerierer, wenn er selbst auf Seide steht, seine Lebenskraft in vollerem Maße dem Kranken mitteilen kann, als wenn er auf dem bloßen Fußboden steht.

(3) Einer chronisch schwächlichen, lebensarmen Person ist daher auf jeden Fall ein sehr schneller Negativstrich äußerst schädlich.

(4) Ein zehnjähriger, kräftiger Bub (auf dem Lande) wurde wegen einer kleinen Unpässlichkeit früh von einer sogenannten Streicherin mit beiden Daumenspitzen von der Herzgrube aus, unter die Rippen hin, sehr kräftig, mehrmals gestrichen. Er verfiel sogleich mit Totenblässe in eine solche Unbesinnlichkeit und Bewegungslosigkeit, dass man ihn mit aller Mühe nicht erwecken konnte und ihn fast für tot hielt. Da ließ ich ihm von seinem ältesten Bruder einen möglichst schnellen, negativen Strich vom Scheitel bis über die Füße hin geben und augenblicklich war er wieder bei Besinnung, munter und gesund.

§ 290 (Massage)

§ 290
Hieher gehört zum Theil auch das sogenannte Massiren, durch eine kräftige, gutmüthige Person, welche dem chronisch krank Gewesenen, zwar Geheilten, aber noch in langsamer Erholung begriffenen, und noch an Abmagerung, Schwäche der Verdauung und Schlafmangel Leidenden, die Muskeln der Gliedmaßen, der Brust und des Rückens einzeln ergreift, sie mäßig drückt und gleichsam knetet, wodurch das Lebensprincip angeregt wird, in seiner Gegenwirkung den Ton der Muskel und ihrer Blut- und Lymph-Gefäße wieder herzustellen. Bei dieser Verrichtung, die man bei denen, welche noch an reizbarem Gemüthe leiden, nicht übertreiben darf, ist natürlich die mesmerische Einwirkung die Hauptsache.

Das sogenannte **Massieren** gehört teilweise auch hierher.

- Es erfolgt durch eine kräftige, gutmütige Person,
- **welche dem von einer chronischen Krankheit Geheilten**,
  - der noch (langsame) Erholung benötigt
  - und noch an Abmagerung, Schwäche der Verdauung und Schlafmangel leidet,
- **die Muskeln der Gliedmaßen, der Brust und des Rückens**
  - einzeln ergreift,
  - sie mäßig drückt und gleichsam knetet,
  - wodurch das Lebensprinzip angeregt wird.
  - In seiner Gegenwirkung versucht das Lebensprinzip den Muskeltonus (Ton der Muskel) und den der Blut- und Lymphgefäße wiederherzustellen.
  - Bei diesem Massieren (das man bei denen, welche noch reizbar sind, nicht übertreiben darf) ist natürlich die Einwirkung des Mesmerismus der Hauptgrund.

Massage
Für die positive Wirkung ist die Einwirkung des Mesmerismus der Hauptgrund.

§ 291 (Erlaubte Bäder)

§ 291
Die Bäder von reinem Wasser, erweisen sich theils als palliative, theils als homöopathisch dienliche Beihülfs-Mittel, in Herstellung der Gesundheit bei acuten Uebeln, so wie bei der Reconvalescenz soeben geheilter chronisch-Kranken, unter gehöriger Rücksicht auf den Zustand des Genesenden, so wie auf die Temperatur des Bades, die Dauer und die Wiederholung desselben. Sie bringen aber, selbst wohl angewendet, doch nur physisch wohlthätige Veränderungen im kranken Körper hervor, sind also an sich keine eigentliche Arznei. Die lauen Wasserbäder von 250 bis 270 R. dienen zur Erweckung der, bei Scheintodten (Erfrornen, Ertrunkenen, Erstickten) schlummernden Irritabilität der Faser, wodurch das Gefühl der Nerven betäubt war. Obgleich hier nur palliativ, erweisen sich dieselben doch, zumal in Verbindung mit Kaffee-Trank und Reiben mit der Hand, oft hinreichend wirksam und können in Fällen, wo die Irritabilität sehr ungleich vertheilt und in einigen Organen allzu sehr angehäuft ist, wie bei einigen hysterischen Krämpfen und Kinder-Convulsionen homöopathische Beihülfe leisten. Eben so erweisen sich die kalten Wasserbäder von 10 bis 60 R. bei der Reconvalescenz, arzneilich von chronischen Krankheiten hergestellter Personen, bei deren Mangel an Lebens-Wärme, als homöopathische Beihülfe durch augenblickliche und später, bei öfter wiederholten Eintauchungen, als palliative Wiederherstellung des Ton's der erschlafften Faser, zu welcher Absicht solche Bäder von mehr als augenblicklicher, selbst Minuten langer Dauer und von immer niedrigerer Temperatur anzuwenden sind; ein Palliativ, welches, weil es nur physisch wirkt, nicht mit dem Nachtheile eines hintendrein zu befürchtenden Gegentheils verbunden ist, wie bei dynamisch arzneilichen Palliativen stattfindet.

Die **Bäder mit reinem Wasser** erweisen sich (bei der Herstellung der Gesundheit)

- bei akuten Übeln
- sowie in der Rekonvaleszenz soeben geheilter chronisch Kranker
  - teilweise als palliativ
  - und teilweise als homöopathisch dienliche Hilfsmittel.

Dabei ist **zu berücksichtigen**:

- der Zustand des Genesenden
- die Temperatur des Bades
- die Dauer und Wiederholung des Bades.

Selbst wenn sie richtig angewendet werden, bringen sie nur physische (wohltätige) Veränderungen (im Kranken) hervor und sind deshalb an sich keine eigentliche Arznei.

- **Lauwarme Wasserbäder** von 31° bis 34° dienen bei Scheintoten (Erfrorenen, Ertrunkenen, Erstickten) zur Erweckung der (schlummernden Irritabilität der) Faser,
  - durch welche das Gefühl der Nerven betäubt war.
  - Obwohl dies nur palliativ wirkt, erweist es sich in Kombination
    - mit Kaffee
    - und Reiben mit der Hand

    oft als ausreichend wirksam.
  - Wenn die **Irritabilität** (Erregbarkeit, Reizbarkeit) sehr ungleich verteilt und in einigen Organen sehr angehäuft ist,
    - wie bei einigen hysterischen Krämpfen oder Konvulsionen von Kindern,
    - dann können sie eine Unterstützung (Beihilfe) leisten.
- **Kalte Wasserbäder** von 7° bis 13° dienen durch augenblickliches Eintauchen als homöopathische Hilfe,

- o bei rekonvaleszenten Personen - die arzneilich wieder von chronischen Krankheiten hergestellt wurden - mit Mangel an Lebenswärme.
- o Nach öfter wiederholtem Eintauchen bewirken sie die palliative Wiederherstellung des Tonus der erschlafften Faser.
- o Zu diesem Zweck sind die Bäder länger - für Minuten - und mit immer niedrigeren Temperaturen anzuwenden.
- o Dieses Palliativ wirkt nur physisch. Und darum ist es nicht mit dem Nachteil verbunden, dass ein Gegenteil befürchtet werden muss (wie bei dynamisch arzneilichen Palliativen).

Erlaubte Bäder

1. **Bäder mit reinem Wasser allgemein:**
   - teilweise palliativ
   - teilweise homöopathisch hilfreich
   - bringen nur wohltuende Veränderungen hervor und sind deshalb nicht arzneilich.
2. **Lauwarme Wasserbäder:** 31 – 34 Grad
   - bei Scheintoten zur Erweckung der schlummernden Faser
   - hilft palliativ, aber ist gemeinsam mit Kaffee und Reiben oft wirksam.
3. **Kalte Wasserbäder:** 7 bis 13 Grad
   - dienen als homöopathische Hilfe durch sofortiges Eintauchen,
   - bei Mangel an Lebenswärme
   - palliative Wiederherstellung des Tonus